全国中医药行业高等教育"十四五"规划教材

全国高等中医药院校规划教材（第十一版）

中医食疗学

（新世纪第二版）

（供中医学、中西医临床医学、中药学、
护理学、食品卫生与营养学等专业用）

主　编　施洪飞　方　泓

U0364464

中国中医药出版社

·北　京·

图书在版编目（CIP）数据

中医食疗学 / 施洪飞，方泓主编 . —2 版 . —北京：
中国中医药出版社，2021.6（2025.3 重印）
全国中医药行业高等教育"十四五"规划教材
ISBN 978-7-5132-6854-7

Ⅰ . ①中⋯ Ⅱ . ①施⋯ ②方⋯ Ⅲ . ①食物疗法—
中医学院—教材 Ⅳ . ① R247.1

中国版本图书馆 CIP 数据核字（2021）第 053578 号

融合出版数字化资源服务说明

全国中医药行业高等教育"十四五"规划教材为融合教材，各教材相关数字化资源（电子教材、PPT 课件、视频、复习思考题等）在全国中医药行业教育云平台"医开讲"发布。

资源访问说明

扫描右方二维码下载"医开讲 APP"或到"医开讲网站"（网址：www.e-lesson.cn）注册登录，输入封底"序列号"进行账号绑定后即可访问相关数字化资源（注意：序列号只可绑定一个账号，为避免不必要的损失，请您刮开序列号立即进行账号绑定激活）。

资源下载说明

本书有配套 PPT 课件，供教师下载使用，请到"医开讲网站"（网址：www.e-lesson.cn）认证教师身份后，搜索书名进入具体图书页面实现下载。

中国中医药出版社出版

北京经济技术开发区科创十三街 31 号院二区 8 号楼
邮政编码 100176
传真 010-64405721
河北品睿印刷有限公司印刷
各地新华书店经销

开本 889×1194 1/16 印张 26 字数 703 千字
2021 年 6 月第 2 版 2025 年 3 月第 7 次印刷
书号 ISBN 978-7-5132-6854-7

定价 95.00 元

网址 www.cptcm.com

服 务 热 线 010-64405510   微信服务号 zgzyycbs
购 书 热 线 010-89535836   微商城网址 https://kdt.im/LIdUGr
维 权 打 假 010-64405753   天猫旗舰店网址 https://zgzyycbs.tmall.com

如有印装质量问题请与本社出版部联系（010-64405510）

全国中医药行业高等教育"十四五"规划教材
全国高等中医药院校规划教材（第十一版）

《中医食疗学》
编 委 会

主 编

施洪飞（南京中医药大学）　　　　　方　泓（上海中医药大学）

副主编（以姓氏笔画为序）

刘泽萱（南京中医药大学翰林学院）　　吴玉泓（深圳大学）

辛　宝（陕西中医药大学）　　　　　周步高（江西中医药大学）

钱占红（内蒙古医科大学）　　　　　唐华伟（河南中医药大学）

戴　霞（山东中医药大学）

编 委（以姓氏笔画为序）

马　赟（首都医科大学）　　　　　　马凤丽（云南中医药大学）

王千怀（山西中医药大学）　　　　　王明强（贵州中医药大学）

尹德辉（海南医学院）　　　　　　　朱　虹（扬州大学医学院）

乔　铁（辽宁中医药大学）　　　　　刘海洋（黑龙江中医药大学佳木斯学院）

孙许涛（黑龙江中医药大学）　　　　孙红艳（新疆医科大学）

杨贵真（河北中医学院）　　　　　　余　涛（浙江中医药大学）

沈红艺（上海中医药大学）　　　　　张　聪（北京中医药大学）

陈晓甜（南京大学医学院）　　　　　范丽丽（广西中医药大学）

林　雅（福建中医药大学）　　　　　周密思（湖北中医药大学）

郑国银（海军军医大学）　　　　　　胡　思（湖南中医药大学）

段长伟（长春中医药大学）　　　　　夏哲远（安徽中医药大学）

郭丽娜（广州中医药大学）　　　　　韩　娟（天津中医药大学）

蔡建伟（南京中医药大学）

学术秘书（以姓氏笔画为序）

沈　佳（南京中医药大学）　　　　　赵海磊（上海中医药大学）

匡海学（黑龙江中医药大学教授、教育部高等学校中药学类专业教学指导委员会主任委员）

吕志平（南方医科大学教授、全国名中医）

吕晓东（辽宁中医药大学党委书记）

朱卫丰（江西中医药大学校长）

朱兆云（云南中医药大学教授、中国工程院院士）

刘　良（广州中医药大学教授、中国工程院院士）

刘松林（湖北中医药大学校长）

刘叔文（南方医科大学副校长）

刘清泉（首都医科大学附属北京中医医院院长）

李可建（山东中医药大学校长）

李灿东（福建中医药大学校长）

杨　柱（贵州中医药大学党委书记）

杨晓航（陕西中医药大学校长）

肖　伟（南京中医药大学教授、中国工程院院士）

吴以岭（河北中医药大学名誉校长、中国工程院院士）

余曙光（成都中医药大学校长）

谷晓红（北京中医药大学教授、教育部高等学校中医学类专业教学指导委员会主任委员）

冷向阳（长春中医药大学校长）

张忠德（广东省中医院院长）

陆付耳（华中科技大学同济医学院教授）

阿吉艾克拜尔·艾萨（新疆医科大学校长）

陈　忠（浙江中医药大学校长）

陈凯先（中国科学院上海药物研究所研究员、中国科学院院士）

陈香美（解放军总医院教授、中国工程院院士）

易刚强（湖南中医药大学校长）

季　光（上海中医药大学校长）

周建军（重庆中医药学院院长）

赵继荣（甘肃中医药大学校长）

郝慧琴（山西中医药大学党委书记）

胡　刚（江苏省政协副主席、南京中医药大学教授）

侯卫伟（中国中医药出版社有限公司董事长）

姚　春（广西中医药大学校长）

徐安龙（北京中医药大学校长、教育部高等学校中西医结合类专业教学指导委员会主任委员）

高秀梅（天津中医药大学校长）

高维娟（河北中医药大学校长）

郭宏伟（黑龙江中医药大学校长）

唐志书（中国中医科学院副院长、研究生院院长）

彭代银（安徽中医药大学校长）

董竞成（复旦大学中西医结合研究院院长）

韩晶岩（北京大学医学部基础医学院中西医结合教研室主任）

程海波（南京中医药大学校长）

鲁海文（内蒙古医科大学副校长）

翟理祥（广东药科大学校长）

秘书长（兼）

陆建伟（国家中医药管理局人事教育司司长）

侯卫伟（中国中医药出版社有限公司董事长）

办公室主任

周景玉（国家中医药管理局人事教育司副司长）

李秀明（中国中医药出版社有限公司总编辑）

办公室成员

陈令轩（国家中医药管理局人事教育司综合协调处处长）

李占永（中国中医药出版社有限公司副总编辑）

张岠宇（中国中医药出版社有限公司副总经理）

芮立新（中国中医药出版社有限公司副总编辑）

沈承玲（中国中医药出版社有限公司教材中心主任）

编审专家组

前　言

　　为全面贯彻《中共中央 国务院关于促进中医药传承创新发展的意见》和全国中医药大会精神，落实《国务院办公厅关于加快医学教育创新发展的指导意见》《教育部 国家卫生健康委 国家中医药管理局关于深化医教协同进一步推动中医药教育改革与高质量发展的实施意见》，紧密对接新医科建设对中医药教育改革的新要求和中医药传承创新发展对人才培养的新需求，国家中医药管理局教材办公室（以下简称"教材办"）、中国中医药出版社在国家中医药管理局领导下，在教育部高等学校中医学类、中药学类、中西医结合类专业教学指导委员会及全国中医药行业高等教育规划教材专家指导委员会指导下，对全国中医药行业高等教育"十三五"规划教材进行综合评价，研究制定《全国中医药行业高等教育"十四五"规划教材建设方案》，并全面组织实施。鉴于全国中医药行业主管部门主持编写的全国高等中医药院校规划教材目前已出版十版，为体现其系统性和传承性，本套教材称为第十一版。

　　本套教材建设，坚持问题导向、目标导向、需求导向，结合"十三五"规划教材综合评价中发现的问题和收集的意见建议，对教材建设知识体系、结构安排等进行系统整体优化，进一步加强顶层设计和组织管理，坚持立德树人根本任务，力求构建适应中医药教育教学改革需求的教材体系，更好地服务院校人才培养和学科专业建设，促进中医药教育创新发展。

　　本套教材建设过程中，教材办聘请中医学、中药学、针灸推拿学三个专业的权威专家组成编审专家组，参与主编确定，提出指导意见，审查编写质量。特别是对核心示范教材建设加强了组织管理，成立了专门评价专家组，全程指导教材建设，确保教材质量。

　　本套教材具有以下特点：

　　1.坚持立德树人，融入课程思政内容

　　将党的二十大精神进教材，把立德树人贯穿教材建设全过程、各方面，体现课程思政建设新要求，发挥中医药文化育人优势，促进中医药人文教育与专业教育有机融合，指导学生树立正确世界观、人生观、价值观，帮助学生立大志、明大德、成大才、担大任，坚定信念信心，努力成为堪当民族复兴重任的时代新人。

　　2.优化知识结构，强化中医思维培养

　　在"十三五"规划教材知识架构基础上，进一步整合优化学科知识结构体系，减少不同学科教材间相同知识内容交叉重复，增强教材知识结构的系统性、完整性。强化中医思维培养，突出中医思维在教材编写中的主导作用，注重中医经典内容编写，在《内经》《伤寒论》等经典课程中更加突出重点，同时更加强化经典与临床的融合，增强中医经典的临床运用，帮助学生筑牢中医经典基础，逐步形成中医思维。

3.突出"三基五性",注重内容严谨准确

坚持"以本为本",更加突出教材的"三基五性",即基本知识、基本理论、基本技能,思想性、科学性、先进性、启发性、适用性。注重名词术语统一,概念准确,表述科学严谨,知识点结合完备,内容精炼完整。教材编写综合考虑学科的分化、交叉,既充分体现不同学科自身特点,又注意各学科之间的有机衔接;注重理论与临床实践结合,与医师规范化培训、医师资格考试接轨。

4.强化精品意识,建设行业示范教材

遴选行业权威专家,吸纳一线优秀教师,组建经验丰富、专业精湛、治学严谨、作风扎实的高水平编写团队,将精品意识和质量意识贯穿教材建设始终,严格编审把关,确保教材编写质量。特别是对32门核心示范教材建设,更加强调知识体系架构建设,紧密结合国家精品课程、一流学科、一流专业建设,提高编写标准和要求,着力推出一批高质量的核心示范教材。

5.加强数字化建设,丰富拓展教材内容

为适应新型出版业态,充分借助现代信息技术,在纸质教材基础上,强化数字化教材开发建设,对全国中医药行业教育云平台"医开讲"进行了升级改造,融入了更多更实用的数字化教学素材,如精品视频、复习思考题、AR/VR等,对纸质教材内容进行拓展和延伸,更好地服务教师线上教学和学生线下自主学习,满足中医药教育教学需要。

本套教材的建设,凝聚了全国中医药行业高等教育工作者的集体智慧,体现了中医药行业齐心协力、求真务实、精益求精的工作作风,谨此向有关单位和个人致以衷心的感谢!

尽管所有组织者与编写者竭尽心智,精益求精,本套教材仍有进一步提升空间,敬请广大师生提出宝贵意见和建议,以便不断修订完善。

国家中医药管理局教材办公室

中国中医药出版社有限公司

2023 年 6 月

编写说明

　　本教材为普通高等教育"十四五"规划教材，是根据《国务院办公厅关于加快医学教育创新发展的指导意见》《教育部 国家卫生健康委 国家中医药管理局关于深化医教协同进一步推动中医药教育改革与高质量发展的实施意见》的精神，在国家中医药管理局宏观指导下，由国家中医药管理局教材办公室、中国中医药出版社组织，由南京中医药大学、上海中医药大学等相关院校专家编写的中医食疗学本科教材。本教材供中医学、中西医临床医学、中药学、护理学、食品卫生与营养学等相关专业学习中医食疗学课程使用。

　　中医食疗学，亦即中医临床营养学，是在中医药理论指导下，研究饮食治疗疾病的一门学科。它是中医临床医学的重要组成部分，在预防医学、康复医学、老年医学等领域也占有极其重要的地位。本教材的编写遵循正本清源、回归中医、重视临床实践的原则，按中医临床的病证名介绍辨证食疗，以图临床应用时证证都有对应食疗方。

　　本教材分为上篇、中篇、下篇三部分。上篇介绍中医食疗学的概念以及发展简史，中医食疗学的特点、基本原则、方法、禁忌，八种体质人的饮食养生；中篇介绍阴阳五行、藏象、气血津液、经络和病因病机，诊法与辨证，可食性中药的性味、归经、功效应用，解表类、清热类等十四类食疗配方的组成、功效、方解等，中医食疗科的建设，中医经典食疗内容选读等；下篇分九章，按中医内科、外科、妇科、儿科、皮肤科、男科、眼科、耳鼻喉科、温病顺序排列，介绍100多个常见中医病证的食疗。各个病证分设病因病机、辨证要点、食疗原则、辨证食疗等栏目；每个证型下分设证候、证机概要、食疗方法、推荐食材、推荐食疗方等栏目。

　　本教材编写分工如下：上篇由施洪飞、沈红艺编写。中篇，第四章由朱虹、马赟、孙许涛、董思佳、杨贵真、施洪飞编写；第五章由吴玉泓、段长伟、胡思、王千怀、孙红艳编写；第六章由辛宝、施洪飞编写；第七章由周步高、韩娟、乔铁、尹德辉、范丽丽、马凤丽编写；第八章由郭丽娜、刘泽萱、夏哲远、陈晓甜编写；第九章由沈佳编写。下篇，感冒、哮病、喘证、肺胀、肺痨由方泓编写；咳嗽、厥证、不寐、中暑由郑国银、施洪飞编写；心悸、胸痹、癫狂、郁证由乔铁编写；胃痛、噎膈、呕吐、呃逆、泄泻、便秘、闭经、痛经、绝经前后诸证、带下过多、带下过少、妊娠恶阻由钱占红编写；胁痛、黄疸、积聚、鼓胀、瘿病、疟疾由吴玉泓编写；水肿、淋证、癃闭、腰痛、冻疮、白屑风、蛇串疮由唐华伟编写；血证、自汗盗汗、内伤发热由朱虹编写；消渴、遗精、耳鸣耳聋由刘海洋编写；虚劳、肥胖、白疕由蔡建伟编写；痉证、颤证、痿证、痹证由范丽丽编写；头痛、眩晕、中风由胡思编写；术前与术后、疔疮、痈、有头疽、附骨疽、瘰疬、流痰、乳痈、乳癖由周步高编写；瘤与岩由赵海磊编写；痔、湿疮、风瘙痒、瘾疹、粉刺、精浊、男性不育症由余涛编写；月经不调、经间期出血、经行乳房胀痛、胎漏胎动不安、产后恶露不绝、产后缺乳、不孕症由戴霞编写；积滞、疳证、厌食、口疮、佝偻病、遗尿、水痘由张聪编写；牛皮癣、白驳风由周密思编写；阳痿、早泄、精癃由刘泽萱编写；夜盲、绿风内障、青风内障、视瞻有色、聚星障、瞳神紧小、圆翳内障、近视由林雅编写；鼻渊、口臭、口疮、中耳炎、音哑、鼻咽癌由王明强编写；春温、暑温、湿温、温疫由施洪飞编写；食疗方整理由施洪飞完成。

本次教材编写在第一版基础上，还融入了课程思政内容，促进中医药人文教育与专业教育有机融合。并新增配套融合出版数字化资源，旨在增进学生的学习兴趣并加强对教材内容的深入了解。

本教材的编写过程中，得到了南京中医药大学的吴勉华教授的指导，在此深表感谢！教材编写继承了"十三五"规划教材按辨证分型食疗加以介绍的方法，在此对"十三五"规划教材《中医食疗学》编委会表示衷心感谢！感谢刘志勇、吴华等专家为本教材付出的辛勤劳动！

《中医食疗学》编委会

2021 年 6 月

目 录

上篇
中医食疗学概述

第一节　中医食疗学的概念

食疗，顾名思义，即以膳食作为治疗疾病的手段，即饮食疗法。中医食疗学，是在中医药理论指导下，研究饮食治疗疾病的一门学科。它是中医临床医学的重要组成部分，在预防医学、康复医学、老年医学等领域也占有极其重要的地位。

"药食同源"，1400多年前的《备急千金要方》一书就有"食治"篇，之后有《食疗本草》等饮食疗法专著相继问世。食疗，历史文献中多以"食养""食治""食疗"等名称出现。"食疗"与"食养"含义并非完全等同，"食养"重在"养"，主要应用于健康人群以达到养生之目的，或应用于疾病恢复期的人群以促进健康的重新获得；而"食疗"主要应用于患病人群，以达到治疗疾病的目的。

中医食疗方的作用机理和药物疗法基本一致，主要表现在扶正和祛邪两方面。正如唐代孙思邈所说："食能排邪而安脏腑，悦神爽志以资气血。"同时他还指出药疗不同于食疗之处，"药性刚烈，犹如御兵"。

第二节　中医食疗学发展简史

一、远古至周代

远古时期，人类在生存与繁衍的过程中，发现并总结出许多既可饱腹充饥，又能治疗疾病的食物，并将食物中具有显著治疗作用者分离出来，称为药物，故有"药食同源"之说。燧人氏钻木取火，炮生为熟，令人无腹疾，有异于禽兽。火的应用是人类的一大进步，由生食到熟食，缩短了食物消化的过程，减少了胃肠道疾病；扩大了食物的范围，使人们能够得到更多的营养素，增强了体质，促进了智力的发展，还治愈了许多疾病。

殷商时代，宰相伊尹著有《汤液经》一书，记录了采用烹调技术制药疗疾的过程。《吕氏春秋·本味》记载伊尹与商汤谈及："调和之事，必以甘、酸、苦、辛、咸，先后多少，其齐甚微，皆有自起。"其"阳朴之姜，招摇之桂"不仅阐述了烹调技艺，还指出姜、桂既是食物，又是药物，不仅为调味佳品，还可辛温发散风寒、宣通阳气、温胃止呕。酒的使用在古代已相当广泛，少量饮用可通经活血，兴奋精神，并作为烹饪食物调味之用。《山海经》一书中，载有药品110余种，其中不少既是食物，也是药物。在湖南马王堆三号汉墓出土的《五十二病方》中，食物类药品占四分之一，如乳汁、蜜、猪脂、牛脂、食盐等，书中所载50余种疾病，有一半左右可行食疗。

周代，生产力得到较快发展，各行各业的分工也较细。据《周礼·天官》记载，医生又称医工，分为4种，即食医、疾医、疡医、兽医等。食医的任务是根据当时帝王的身体状况，随时调配膳食，选用珍禽异兽、鲜果时蔬，与各种滋补药物一起，烹饪制成色香味俱美的佳肴，供帝王食用。而疾医掌养万民之疾病，可用"五味、五谷、五药养其病"。这说明用五味与五谷从饮食方面治疗疾病，是当时治病的首选方法，可见古人对食疗的重视程度。另外，周朝还设有检查监督饮食卫生的"内饔"官职，"辨腥臊膻香之不可食者"，以确保饮食清洁卫生，对中医食疗学的发展也有积极意义。

二、秦汉时代

《黄帝内经》为食疗学的发展奠定了理论基础，并指出了饮食过量或偏嗜可以致病，如《素问·痹论》谓之"饮食自倍，肠胃乃伤"。食物的五味对人的生理病理均有一定的影响。《素问·宣明五气》指出："辛走气，气病无多食辛；咸走血，血病无多食咸；苦走骨，骨病无多食苦；甘走肉，肉病无多食甘；酸走筋，筋病无多食酸。"《灵枢·五味论》说："酸走筋，多食之令人癃；咸走血，多食之令人渴；辛走气，多食之令人洞心；苦走骨，多食之令人变呕；甘走肉，多食之令人悗心。"《灵枢·五味》："脾病者，宜食粳米饭、牛肉、枣、葵；心病者，宜食麦、羊肉、杏、薤；肾病者，宜食大豆黄卷、猪肉、粟、藿；肝病者，宜食麻、犬肉、李、韭；肺病者，宜食黄黍、鸡肉、桃、葱。"同时强调食物必须要合理调和，配伍恰当，食物的选用与五脏相应，亦常以五味分类，如《素问·脏气法时论》说："五谷为养，五果为助，五畜为益，五菜为充，气味合而服之，以补精益气。"《灵枢·五味》说："五味各走其所喜，谷味酸，先走肝；谷味苦，先走心；谷味甘，先走脾；谷味辛，先走肺；谷味咸，先走肾。"另外，在药治与食疗的关系上，指出食疗更倾向于调养，如《素问·五常政大论》说："大毒治病，十去其六；常毒治病，十去其七；小毒治病，十去其八；无毒治病，十去其九。谷肉果菜，食养尽之，无使过之，伤其正也。"《黄帝内经》共载有13首治疗方剂，其中食疗方占6首。

战国至秦汉时期，人们对应用食疗有了较为广泛的研究，包括食疗配伍规律、饮食禁忌以及中药联合治疗等。如秦始皇寻求长生不老之药和食物，张骞出使西域，带回石榴、核桃、胡瓜、苜蓿、芫荽、西瓜、无花果等食物，马援又从交趾带回薏苡仁种子，大大增加了食物的品种，促进了食疗的发展。

《汉书·艺文志》著录的《神农皇帝食禁》说明，先秦时期人们极其重视饮食宜忌，并且总结出一些中医食疗规律。《神农本草经》中收录了中药365种，其中食物多达50种，上品中有酸枣、葡萄、大枣、海蛤等22种，中品中有干姜、海藻、败酱、赤小豆、黍米、粟米、龙眼、蟹等19种，下品中也有9种食物，并记录了这些食物的功效。张仲景所著的《伤寒杂病论》，所述食疗内容主要有3个方面：一是确定食疗的原则，即辨证择食、辨证配膳，书中确立的辨证论治原则对食疗的具体运用有重要的指导价值；二是选用不少食疗方剂，如桂枝汤、百合鸡子黄汤、当归生姜羊肉汤、蜜煎导方、猪肺汤等；三是比较详细地论述了食禁问题，如肝病禁辛、心病禁咸、脾病禁酸、肺病禁苦、肾病禁甘的五脏病食禁，并指出应注意食物相克。此外，在《伤寒杂病论》中专列"禽兽鱼虫禁忌并治"和"果实菜谷禁忌并治"两篇，讨论了"食禁"的问题。

三、晋唐时代

东汉末年三国分裂的局面结束以后，晋王朝建立，直至隋唐，政治渐趋稳定，经济繁荣，食疗学呈现了较快的发展。东晋张湛撰《养生要集》。南北朝时期，刘休著有《食方》。隋以前有关食疗的专书有 27 种，但多已失传。隋以后，食疗颇受人们的重视。

葛洪的《肘后备急方》中，食疗应用不仅广泛，而且记载有不少具有较高科学价值的内容。他在"治风毒脚弱痹满上气方"中指出："取好豉一升……以好酒三斗渍之，三宿可饮，随人多少，欲预防不必待时，便与酒煮豉服之……"同时书中还载有 3 个"食禁"专篇，即卷七中之"治食中诸毒方""治防避饮食诸毒方""治卒饮酒大醉诸病方"。

南北朝陶弘景撰写《本草经集注》，将《神农本草经》上中下三品的药物分类，发展为按药物的自然属性分类，即分为玉石、草木、虫兽、果、菜、米食以及有名未用药七大类，其中米食、果、菜、虫兽类药就有 195 种，增加了不少常用食物，如大麦、昆布、海藻等。

唐代的中医食疗学有了长足的发展，如孙思邈著的《备急千金要方》中已有"食治"专篇，明确提出："夫为医者，当须先洞晓病源，知其所犯，以食治之；食疗不愈，然后命药。""安身之本必资于食，食能排邪而安脏腑，悦神爽志，以资血气，若能用食平疴，释情遣疾者，可谓良工。"他把食疗作为治疗疾病的首选方法，详细介绍了谷、肉、果、菜等食物的治病作用，提出了"以脏补脏"的原则。如用动物肝（羊肝、牛肝）治疗夜盲症，用赤小豆、黑豆、大豆等治疗脚气病，用谷皮（椿树皮）煮粥，常食以预防脚气，并将能否正确应用食疗治病作为衡量医者技术良莠的重要标准之一。孟诜在孙思邈《备急千金要方·食治》的基础上，广搜民间之所传、医家之所创，加以己见，著成《食疗本草》，为我国第一部食疗专著。该书不仅重视食物的营养价值，而且特别重视食物的治疗作用，详细分析了食物的性味、配伍、功效、禁忌等，对食物的加工、烹调皆有阐明。

王焘所撰《外台秘要》记述的 6000 余首方剂中，食疗方剂不少，有关食疗内容非常丰富，如治寒痢用生姜汁合白蜜，谷皮煮粥防脚气病，治咳嗽时忌食生葱、蒜，治痔疮时忌饮酒及生冷等。

昝殷著《食医心鉴》，本书以食治为主，共列 15 类食方。

南唐陈士良收集神农、陶弘景、苏恭、孟诜、陈藏器诸家有关饮食之论，对饮食以类归之，附以食医诸方及四时调养脏腑之法而成《食性本草》十卷，对食疗做了系统的总结，为中医食疗的发展做出了贡献。

四、宋元时代

宋代用饮食治病防病已很普遍，《太平圣惠方》中，将食疗保健的作用总结为"病时治病，平时养身"，即具有食疗与食养两方面作用，并且列举了多种保健食品，如软食之粥、羹，硬食之索饼，饮料之酒、浆、茶、乳，菜肴之肝、肚，点心之灌藕等，该书所载的食用方和食膳类型对后世食疗学发展影响很大。《圣济总录》记有食治方 285 个，食膳类型又增加了散、饮、汁、煎、饼、面等。陈达叟著《本心斋蔬食谱》，载蔬食二十谱，别具一格。林洪著《山家清供》，载各种食品 102 种，不但治病，且赏心悦目，促进食欲。陈直所撰《养老奉亲书》是一本老年疾病治疗保健学著作，内载老年食疗方剂 162 首，对老年人的食疗贡献甚大。

到了元代，中医学在食疗方面有了相当大的发展。饮膳太医忽思慧著《饮膳正要》，是我国第一部营养学专著，它超越了食疗的旧概念，从营养的观点出发，认为病后服药不如在未病前注意营养以预防疾病。"夫安乐之道，在于保养……"《饮膳正要》全书共3卷，它继承了食、养、医结合的传统，对每一种食品都同时注意它的养生和医疗效果。因此，本书所载的基本上都是保健食品，且对所载的各种食品均详述其制作方法、烹调细则。如椒羹面，用川椒3钱、白面4两做面条煮食，治胃弱呕吐不能食；黑牛髓煎，用黑牛髓半斤、生地黄半斤、白沙蜜半斤和匀熬成膏，治肾弱、骨败伤、瘦弱无力等。该书民族特色十分突出，记有西域及少数民族的食品，例如果品中的八檐仁、必思达，料物中的马思答吉、咱夫兰、哈昔泥、回回青等。《饮膳正要》将我国食物本草研究从着重于"食治"推进到着重于"食补"的新阶段，可以说是中医食疗学发展史上的一块里程碑，它标志着中医食疗学的日趋成熟和高度发展。此外，贾铭《饮食须知》、吴瑞《日用本草》、娄居中《食治通说》、郑樵《食鉴》等，都从不同侧面论述了食疗，对中医食疗学的发展做出了一定贡献。

五、明清时代

食疗学的发展到明清时期逐渐成熟，一方面名医辈出，另一方面出现了不少医学名著和食疗专著。

朱橚撰写的《救荒本草》二卷，记载了414种野生食用植物的产地、形态、性味、毒性、食用部位、食用方法等，以备荒年之用。并详细介绍了有毒植物的加工处理方法。

徐春甫编纂的《古今医统大全》，详细记载了药膳的烹制方法，如第九十八卷记载了各种类型的饮食，像酒、醋、酱、茶汤、菜蔬、肉类、鲜果类、酪酥、蜜饯诸果等。吴禄辑的《食品集》是明嘉靖年间的一部食疗专书，分上下两卷，并分谷部、果部、菜部、兽部、禽部、虫鱼部及水部，共计7部，书中附录部分记载了饮食之宜忌。

李时珍的《本草纲目》在食疗学方面有突出贡献：一是收集的食物资料丰富；二是保存了不少有关食疗内容的佚文；三是收集了大量的食疗方法，如在"百病主治药"部分"痢"病虚寒证下有秫米、丹黍米、粳米、白扁豆、扁豆花、糯谷、山药、大蒜、生姜、浮麦、麦面、小麦粉，以及蜀椒、胡椒、鲤鱼、鲫鱼、龟甲、乌骨鸡、牛乳、牛肝、羊脂、羊肝、羊肾、猪肝、猪肠等数十种食物。

高濂《遵生八笺》是一部养生学专著，在食养部记有汤类32种、粥类35种，书中强调了食疗养生保健的原则。

龚廷贤著《寿世保元》，着重阐述了饮食失节的危害性。他指出："在谷肉果菜中，嗜而欲食之，必自裁制，勿使过焉，则不伤其正。或有伤于食，必先问其人。"

食疗学的理论和实践在清代都得到了很大发展。对于食疗学内容的认识也渐趋完善。如康熙年间沈李龙所编纂的《食物本草会纂》，可谓广辑群书，书中精选了孙思邈《备急千金要方·食治》、孟诜《食疗本草》至清代的食疗内容，全书共12卷，自卷一至卷十将食物分为水部、火部、谷部、菜部、果部、鳞部、介部、禽部、兽部等。著名温病学家叶天士、吴鞠通总结的五汁饮、牛乳饮等食疗方在急性热病中得到广泛应用。王孟英撰写的《随息居饮食谱》一书，专论食疗，是一部指导食疗的专著，在序中他指出："颐生无元妙，节其饮食而已。食而不知其味，已为素餐；若饱食无教，则近于禽兽。"

章穆的《调疾饮食辩》将食疗方按功用分为发表方、温中方、行气方等56种，费伯雄的《费氏食养三种》则将食疗方按风、寒、暑、湿、燥、气、血、痰、虚进行了分类，便于临床应用时寻找。其他尚有叶盛辑的《古今治验食物单方》、文晟辑的《本草饮食谱》等都有很高的学术价值。

回顾这一时期食疗学的发展，可以看出它从理论到实践已经形成了一门独立的学科。可以说《本草纲目》就是食疗学科形成的代表性著作，它以"药食同源"为根据，在阴阳五行学说的指导下，从整体观念出发，详细地记述了食物的效用。同时，王孟英《随息居饮食谱》的问世，进一步说明辨证论治在食疗方面得到了很好的应用，也标志着明清时期食疗学已经走向了成熟。

六、近现代

近现代，在前人丰富经验积累的基础上，食疗学得到了进一步的发展，现在已作为一门学科提出，反映出食疗在理论和应用方面已经成熟。

近年来，关于食疗学著作大量出版，食疗在临床上也得到了广泛应用。许多医药学家、营养烹饪工作者都投身于食疗的科学研究，使中医食疗进一步科学化、现代化。叶橘泉的《叶橘泉食物中药与便方》，窦国祥的《饮食治疗指南》，钱伯文、孟仲法等的《中国食疗学》，施奠邦的《中医食疗营养学》，翁维健的《中医饮食营养学》，倪世美的《中医食疗学》等，都对中医营养理论、保健膳食的制作，以及各种疾病的饮食治疗方法进行了系统整理和研究。

第二章
中医食疗基础理论

扫一扫，查阅本章数字资源，含PPT、音视频、图片等

第一节　中医食疗学的特点

中医食疗学理论体系是经过长期实践，在唯物论和辩证法思想指导下逐步形成的，它来源于实践，反过来又指导实践。它有三个基本特点：一是整体观念，二是辨体、辨证施食，三是首重脾胃。

一、整体观念

整体观念是古代唯物论和辩证法思想在中医食疗学中的体现，它贯穿于人体生理、病理、诊法、辨证、食养、食疗等各个方面。

1. 人体是有机的整体　人体是由若干组织和器官组成的，各个组织或器官，都有着各自不同的功能，这些不同的功能又是整体活动的组成部分，决定了机体的整体统一性。因而在生理上相互联系，以维持生理活动的协调平衡；在病理上则相互影响。机体整体统一性的形成，是以五脏为中心，配以六腑，通过经络系统"内属于脏腑，外络于肢节"的作用而实现的。五脏代表着人体的五个系统，人体所有器官都可以包含在这五个系统中。人体是以五脏为中心，通过经络系统，把六腑、五体、五官、九窍、四肢百骸等全身组织器官联系成有机整体，并通过精、气、血、津液的作用，来完成机体统一的功能活动。这种五脏一体观反映了人体内部器官不是孤立的，而是相互关联的一个统一整体。

2. 人与自然界的统一性　人生活在自然界中，自然界的变化可以直接或间接地影响人体，而人体则相应地产生反应，属于生理范围内的，为生理的适应性，超越了这个范围，则为病理性反应。自然界季节气候的变化，昼夜晨昏的运转，地方区域的不同，都对人体有不同的影响。如自然界一年中有春温、夏热、长夏湿、秋燥、冬寒的气候变化，人体受它的影响，也随之以不同的生理功能来适应。春夏阳气发泄，气血容易趋向于体表，表现为皮肤松弛、疏泄多汗等；秋冬阳气收藏，气血容易趋向于里，表现为皮肤致密、少汗多尿等。地区气候、地理环境和生活习惯的不同，也影响着人体的生理活动。如江南多湿热，则人体腠理多疏松；北方多燥寒，则人体腠理多致密。

3. 饮食是整体协调的重要因素　饮食是协调机体自身整体性及其与自然界统一性的重要因素。饮食对人体的作用是整体、综合的作用，中医食疗学十分注重饮食对人体的整体作用。

首先，饮食对人体自身的完整性有着重要的影响。饮食物中的精微物质被消化、吸收，生成人体的气血津液，从而成为人体脏腑组织器官功能活动的物质基础，这是所有饮食物对人体的共

同作用。饮食物通过自身的性味功效对人体各种脏腑组织器官产生的作用，是以五脏为中心的。如饮食五味对五脏及其所属组织器官各产生不同作用，而通过五脏与五体之间的关系，五味对五体也产生相应特殊的作用；五味过食，积久增气，又容易损伤五脏之气，从而损伤五体；而五体有病，又通过五味与五脏的关系各有节制。由此可见，饮食对人体的作用是以五脏为中心并通过五脏影响全身组织器官的，因此，中医食疗学在制定具体的食养食疗措施时，也总是以整体观念为基础的。

其次，合理的饮食是协调人体与自然界的重要因素。饮食是人与自然界接触最为密切的因素。人类自诞生以来，就在不断寻求满足人体健康需要的饮食内容和方式，对于自然界中有些不能改变或不易改变的因素，人们尽量从饮食中去寻求有利因素以弥补不足。季节气候的变化，地区方域的差异，是不能改变的，尽管有些不利因素可以避之，但最终会产生一些不利影响。中医食疗学提出了因时制宜、因地制宜的饮食观点，用以调节人与自然的关系。如气候寒凉的时候避免食用寒凉的食物，气候温热的时候避免食用温热的食物。

二、辨体、辨证施食

辨体、辨证施食是中医食疗学认识人体生理与病理，进行食养与食疗的基本原则，是中医食疗学对人的生理、病理的一种特殊的研究和处理方法，也是中医食疗学的重要特点之一。

1. 辨体施食　所谓辨体，就是将四诊（望、闻、问、切）所收集的人的一般身体信息资料，通过分析其气血阴阳本质，概括、判断为某种性质的体。施食，则是根据辨体的结果，确定相应的食养方法。辨体是决定食养的前提和依据，施食是饮食养生的手段和方法。辨体施食是指导日常饮食养生的基本原则。饮食养生的保健效果直接取决于辨体的正确与否。辨体首先着眼于体的分析，然后才能正确地施食。如高年肾虚，可见腰酸膝软、听力减退、阳事减弱等现象，此为年老之人肾之精气逐渐减退的正常生理表现，但是由于个体内在因素的差异和所处环境条件的影响，又常表现为阴虚和阳虚两种不同的体质。只有把高年肾虚所表现的"体"是属于阴虚还是属于阳虚辨别清楚，才能确定用滋补肾阴法或温补肾阳法，从而给予适当的饮食。

2. 辨证施食　证，即证候，是机体在疾病发展过程中的某一阶段的病理概括。辨证是决定食疗的前提和依据，施食是治疗疾病的手段和方法之一。辨证施食是饮食治疗的基本原则。在饮食治疗中，首先要注重证的分辨，然后才能正确地施食。例如感冒，出现发热恶寒、头身疼痛等症状，病属在表，但由于致病因素和机体反应性不同，又常表现为风寒感冒、风热感冒两种不同的证。只有把感冒所表现的"证"是属于风寒还是风热辨别清楚，才能确定用辛温解表或辛凉解表方法，从而给予相应的饮食。辨证施食能辩证地看待病和证的关系，既可看到一种病的几种不同的证，又可看到不同的病在其发展过程中可以出现同一种证，因此在实际应用时，可相应采取"同病异食"或"异病同食"的方法来处理。所谓"同病异食"，是指同一种疾病，由于发病的时间、地区以及患者机体的反应性不同，或处于不同的发展阶段，所以表现的证不同，因而食疗方法也不一样。以感冒为例，暑季感冒，由于感受暑湿邪气，故在食疗时必须用一些芳香化湿食物，以祛暑湿。不同的疾病，在其发展过程中，由于出现了相同病机，因而也可采用同一方法进行食疗，这就是"异病同食"。如久痢脱肛、胃下垂等，虽为不同的病，但如果均表现为中气下陷证，就都可以用升提中气的方法食疗。

三、首重脾胃

首先注重脾胃的调理保健，是中医食疗学的又一特点。饮食是人类赖以生存的基础，饮食活动是人体生命活动的重要表现之一，是健康长寿的保证。饮食消化吸收的场所是脾胃，消化与吸收依赖的是健全的脾胃功能，只有脾胃健运，才能接受饮食物并将其转化为精微物质，输送到周身百骸而营养五脏六腑，方能发挥对人体的营养与保健作用。如果饮食不当，首先伤害的是脾胃，脾胃一伤，百病由生。

1. 脾胃保健的先行性　脾胃为后天之本，人自母体分娩后，生长发育以及维持日常生理活动的能源由外界饮食提供，脾胃直接受纳饮食物，进行腐熟，使对人体有用的水谷精微（食气）发散到人体的各脏腑组织，成为各脏腑组织器官运动的能源（脏腑之气）。脾胃消化吸收的水谷精微首先濡养脾胃，这是脾胃对营养物质应用的直接优先性，也是人体特殊的生理需要。只有脾胃得到了充分的滋养，才能进一步使饮食变化精微，以滋气血津液。另外，人体的摄食与消化吸收会引起额外的能量消耗，这种额外消耗的能量来自脾胃优先吸收的物质。如对蛋白质、脂肪等的消化吸收，要依靠糖的帮助参与，而糖特别是葡萄糖、蔗糖等是脾胃优先吸收的。由此可见，为了有效地消化吸收，应注意到脾胃对营养物质的优先应用性。脾胃在饮食活动中的先行性，以及脾胃对水谷精微应用的优先性决定了饮食保健在脾胃系统的先行性。所以一般在进行食养食疗时，首先要以健脾益气行气的食物来调理脾胃，使之健运通畅，然后再投以食养食疗之品。

2. 饮食不节首伤脾胃　饮食不节是人体发病原因之一，饮食物主要依靠脾胃消化，故饮食不节首先损伤脾胃，导致脾胃升降失常，从而聚湿生痰化热或变生他病。饮食不节包括饥饱失常、饮食不洁、饮食偏嗜等方面。饥饱失常是饮食量的失调，过饥即摄食不足，以致气血生化乏源，造成正气虚弱，抵抗力降低，易生疾病；过饱即饮食过量，超过了脾胃的消化能力，也会导致脾胃的损伤。饮食不洁指进食不清洁的食物，直接损伤脾胃，可引起多种胃肠疾病、寄生虫病、食物中毒等严重后果。饮食偏嗜是指人们对于某些食物的片面爱好，这会导致人体的阴阳失调，或某些营养物质缺乏而生病。饮食偏嗜可概括为寒热偏嗜、五味偏嗜。如嗜食精白米面易患脚气病；过食生冷则易损伤脾阳，导致寒湿内生，发生腹痛泄泻等；过食肥甘厚味，或嗜酒无度，以致湿热痰浊内生，气血郁滞，常可发生痔疮下血，以及肠胃痈疡等。

3. 饮食保健首重脾胃　基于脾胃保健的先行性以及饮食不节首伤脾胃的特点，饮食保健必须首先注重脾胃的保健，做到处处以脾胃健运为先，时时以饮食有节为重，食物烹调必须以利于消化吸收为要。无论是饮食养生还是饮食治疗，脾胃健运才能有效地吸取水谷精微，达到养生或治疗的目的。在进行食养食疗特别是食补之前，首先要调整好脾胃的功能。

养成优良的饮食习惯，做到饮食有节，才能避免饮食不节对人体的危害。饮食有节是形与神俱的重要条件，是指饮食要有一定的节度与规律，饥饱要适当，冷热要适宜，五味要兼顾。烹调的目的在于提高食物的消化率，消除食物中的有害因素，从而达到帮助脾胃、保护脾胃的作用。在实际应用中，要灵活使用各种烹调方法，使之利于脾胃的消化吸收。如在炒菜时要上浆挂糊、旺火急炒以避免维生素流失，对一些食物则要煮熟炖烂，以杀灭有害物质（如细菌、虫卵、抗营养因子等），并改变食物结构，缩短消化过程。

第二节　食疗的基本原则

食物虽然作用平和，但仍有一定的偏性，故在食疗时须根据食物的特点而灵活取舍，合理利用，根据个体需要，选用相应食物，或者合理搭配，以符合人体健康需要。主要有以下基本原则。

一、整体性原则

人体作为一个有机整体，与自然界息息相通，人体内环境与自然环境间呈动态平衡，若因内外环境的改变或致病因素的干扰，破坏了平衡，则可能导致疾病的发生。如气候突然变化，人体骤受寒冷，可导致脏腑功能失调，应及时应用祛寒食物以维持和促使人体内外环境的相对稳定和平衡。

二、三因制宜原则

1. 因时制宜 食物的摄入本身就是自然界对人体内环境的一种直接干预，是保持人体内外环境相对统一的重要因素。正确运用不同性能的食物可以使人体顺应气候变化，保持内外环境的稳定，如夏季应多食西瓜、绿豆等，秋季应多食梨子等，冬季应多食羊肉、狗肉等。

2. 因地制宜 我国地域广阔、物产丰富，但人们生活的地理位置和生态环境差别较大，故其生活环境和饮食结构不尽相同。注重地域性，是提高食物疗效的重要方面，亦是使人体顺应不同地理环境的重要条件，如东南沿海地区潮湿温暖，宜食清淡、长于除湿的食物；西北高原地区寒冷干燥，宜食性温热、长于散寒润燥的食物。

3. 因人制宜 人体的生理病理状况，随着年龄的变化和性别、体质的不同而有明显区别，若根据个人的不同年龄、性别、体质，有选择性地摄入食物，就可能起到防病治病、保持健康的作用。如儿童身体娇嫩，为稚阴稚阳之体，宜选用性质平和、易于消化，又能健脾开胃的食物，而应慎食滋腻峻补之品；老年人气血阴阳渐趋虚弱，身体各部功能亦较低下，故宜选用具有补益作用的食物，凡过于寒凉或温热及难于消化的食物均应慎用。如男性在生理上因消耗体力过多，应注意阳气的守护，宜多食补气助阳的食物；而女性则有经、孕、产、乳等特殊生理时期，容易伤血，故宜食清凉、阴柔、补血之品。阳虚者，宜食温热补益之品；阴虚者，宜食养阴补血之品。气虚易患感冒者，宜食补气之品；湿热较甚者，宜食清淡渗利之品。总之，充分利用食物的各种性能，调节和稳定人体的内环境，使之与自然环境相适应，方能保持健康，祛病延年。

三、平衡膳食原则

平衡膳食原则，即在可能的情况下，尽可能食用多种食物，而使种类齐全，数量充足，比例适当，避免偏食。嗜食某种食物可致使体内某些营养物质缺乏，谷物、肉类、蔬菜、水果，在膳食中均应尽可能占有适当比例，以保证机体的需求。在日常生活中，经常可见到因为饮食偏嗜而引发的疾病，如过食辛辣温热性食物，可造成口渴咽干、腹痛便秘等。我国古代医家早就认识到了这一点，如《素问·五脏生成》曾指出："多食咸则脉凝泣而变色，多食苦则皮槁而毛拔，多食辛则筋急而爪枯，多食酸则肉胝而唇揭，多食甘则骨痛而发落。"故尽管食物都有营养机体的作用，但因其性能不同，偏嗜不仅起不到营养作用，反而会导致脏腑功能失调，阴阳乖戾，危害健康，滋生疾病。因此，平衡膳食是食疗中的一个重要的应用原则。

第三节 食疗方法

选择具有不同功能的食物，或通过食物与中药配伍，经过烹调加工，可以制成体现中医汗、下、温、清、和、补、消等不同治疗法则的饮食。主要食疗法则有汗法、化痰止咳法、清热法、理气法、补气健脾法、补血滋阴法、补肾益精法和益阴生津法。

一、汗法

汗法是辛温解表法和辛凉解表法的总称。它具有宣发肺气、调畅营卫、开泄腠理的作用。

辛温解表法具有散寒解表、宣肺止咳等作用。如选用生姜、葱白、芫荽、胡椒和紫苏、杏仁制成姜糖饮、生姜葱白饮、胡椒面、芫荽拌香干等，用于外感风寒、发热恶寒、无汗等症。

辛凉解表法具有清肺解表、止咳等作用。如选用薄荷、葛根、豆豉、菊花和桑叶、芦根、连翘制成桑叶菊花芦根饮、连翘芦根薄荷汤等，用于外感风热、发热有汗、头痛口渴、咽痛等症。

二、化痰止咳法

化痰止咳法是宣肺化痰法与止咳平喘法的总称。

宣肺化痰法具有宣肺温化寒痰或清化热痰的作用。如选用姜汁、莱菔子和苏子、白芥子等制成生姜三子养亲汤，用于外感风寒、咳嗽、痰液清稀等症；选用竹沥等制成鲜竹沥饮等，用于肺热咳嗽、痰液浓稠等症。

止咳平喘法是宣肺化痰平喘与益气润肺平喘的总称。宣肺化痰平喘法具有宣肺化痰、止咳平喘的作用。如选用梨、枇杷、莱菔子和杏仁、川贝制成川贝杏仁梨饮、莱菔子杏仁枇杷饮等，用于肺气不宣、咳嗽气喘等症。益气润肺平喘法具有健脾补肾、益气润肺、平喘降逆的作用。如选用核桃、花生、鸡蛋和白果、杏仁制成四仁鸡子粥，用于老年体虚、喘息等症。

三、清热法

清热法是清热泻火法与清热解毒法的总称。

清热泻火法具有清热、泻火、除烦、生津、止渴的作用。如选用芦根、西瓜皮、莲子心、荷叶、丝瓜和竹叶、栀子制成竹叶芦根栀子汤、莲心西瓜皮荷叶粥等，用于内热盛、烦躁、口渴、口腔溃疡等症。

清热解毒法具有清邪热、解热毒的作用。如选用鱼腥草、橄榄、野菊花、马齿苋、绿豆、绿豆衣、柿霜、西瓜霜和金银花制成金银花绿豆汤、橄榄菊花饮等，用于咽喉肿痛、双蛾肿大等症。

四、理气法

理气法是疏肝理气法与健胃行气和中法的总称。

疏肝理气法具有疏肝解郁、理气宽中的作用。如选用佛手、橘皮、玫瑰花、代代花、茴香和荔枝核、橘核、香附制成橘核茴香汤、香附橘皮茶、佛手橘皮茶等，用于疝气痛、胸胁胀痛、腹痛等症。

健胃行气和中法具有理气健脾、燥湿化痰的作用。如选用橘皮、茯苓、佛手、香橼皮、刀豆、柿蒂、冬瓜子和制半夏制成二陈汤、丁香柿蒂汤等，用于湿痰咳嗽、胸膈痞闷、恶心呕吐、嗳气吞酸、呃逆不止等症。

五、补气健脾法

补气健脾法是补气法与健脾法的总称。

补气法具有补肺气、益脾气、增强脏腑功能、强壮体质等作用，适用于气虚体质和气虚证患者。如补益肺气法选用大枣、饴糖、蜂蜜、鸡肉和人参、党参、黄芪，制成补虚正气粥、芪参糖等，用于肺虚气弱、喘息短气、语声低怯、易感冒等症。补益脾气法选用糯米、大枣、猪肚、鸡肉、鹌鹑、山药和党参、白术等，制成大枣粥、山药羹等，用于脾虚、精神困顿、四肢无力、食少便溏等症。

健脾法具有健脾除湿、益气升陷等作用，适用于脾虚体质或表现为脾虚证的患者。如健脾除湿法选用莲子、芡实、薏苡仁、赤小豆、扁豆、鲫鱼、鳝鱼和茯苓、白术等，制成莲子猪肚、赤小豆鲤鱼汤等，用于脾虚水湿不运、面浮身重、四肢肿满、肠鸣泄泻等症。益气升陷法选用鸡肉、羊肉、鸽肉、鲫鱼、大枣、糯米和人参、黄芪、升麻等，制成归芪鸡、人参粥等，用于气短声怯、大便滑泄、脱肛、子宫下垂、胃下垂、崩漏带下等属中气下陷者。益气摄血法选用花生、大枣、龙眼肉、鳝鱼、墨鱼和黄芪、三七等，制成花生红枣汤、归芪鸡等，用于气不摄血的吐血、便血、齿衄、崩漏等症。

六、补血滋阴法

补血滋阴法是补血法与滋阴法的总称。

补血法具有增强生血功能、补充血液不足和补心养肝、濡养身体等作用，适用于营血生化不足，久病血虚及各种失血后之血虚证。如益气生血法选用胡萝卜、花生、菠菜、大枣、黄鳝、龙眼肉、鸡肉、猪肝、羊肉和黄芪、人参、当归等，制成归参鳝鱼羹、济生当归羊肉汤等，用于气血两虚、面色㿠白、晕眩心悸等症。补血养心法选用龙眼肉、荔枝、大枣、葡萄、猪心、鸡肉和人参、当归、酸枣仁、茯苓等，制成蜜饯姜枣龙眼、归参炖猪心等，用于心血不足、心悸怔忡、健忘失眠等症。补血养肝法选用胡萝卜、菠菜、猪肝、鸡肝和枸杞、桑椹、何首乌、当归等，制成猪肝炒枸杞苗、桑椹膏、枸杞当归葡萄酒等，用于肝血亏虚、视物昏花、眩晕胁痛、惊惕肉𥆧、手足麻木等症。

滋阴法具有滋补阴液、濡养筋骨、涵敛阳气等作用，适用于阴虚体质或热病久病后阴液不足的患者。如滋阴息风法选用桑椹、黑豆、鳖肉、龟肉、牡蛎肉、鸡子黄和龟甲、鳖甲、白芍等，制成小定风珠羹、龟甲胶、鳖甲胶、阿胶鸡子黄汤等，用于肝阴不足、虚风内动所致的手足抽动、筋脉拘急、头目眩晕等症。滋阴清热法选用梨、藕、荸荠、甘蔗、龟肉、鳖肉、牛乳、鸡子黄和生地黄、龟甲、枸杞子、桑椹等，制成荸荠甘蔗汤、梨汁饮、藕汁饮、生地鸡、清炖乌龟、百合枸杞鸡蛋汤等，用于阴虚火盛、五心烦热、骨蒸潮热、盗汗颧红等症。

七、补肾益精法

补肾益精法具有补肾气、充元阳、填精髓、强筋骨等作用，适用于肾气不足、精髓亏虚所致的发育迟缓、早衰或遗精不育等症。如补肾滋阴法选用芝麻、黑豆、枸杞子、桑椹、牛乳、猪肾等，制成枸杞炒腰花、双耳汤、芝麻桑椹膏等，用于肾虚亏损、眩晕耳鸣、腰膝酸软、潮热盗汗、消渴遗精等症。温补肾气法选用核桃仁、栗子、韭菜、狗肉、麻雀肉和肉苁蓉、淫羊藿等，制成核桃仁炒韭菜、狗肉煲等，用于腰膝酸软、畏寒肢冷、夜尿清长、阳痿遗精等症。填精补髓法选用芝麻、黑豆、龟肉、海参、淡菜、鳖肉、猪肾、紫河车、猪脊髓、羊脊髓和肉苁蓉、鹿茸、枸杞子等，制成羊蜜膏、圣济猪肾羹等，用于肾精亏虚、腰脊酸痛、须发早白、虚赢少气、发育迟缓等症。

八、益阴生津法

益阴生津法是益胃生津法与润燥生津法的总称。

益胃生津法具有益胃阴、生津液的作用，适用于津液不足、口干唇燥、便秘等症。如选用梨、甘蔗、荸荠、藕、牛乳、芝麻、蜂蜜和麦冬、石斛等，制成五汁饮、益胃汤等，用于胃阴不足、口燥咽干、大便燥结等症。

润燥生津法具有润肺燥、生津液的作用，适用于肺燥津伤、咳嗽咽干等症。如选用梨、百合、藕、荸荠、柿、枇杷、蜂蜜、冰糖、猪肺、牛乳和沙参、麦冬等，制成蜜饯雪梨、银耳百合羹等，用于肺燥阴伤、鼻干、咽喉干痛、干咳无痰或痰中带血，以及肌肤干燥等症。

第四节　食疗禁忌

不同食物均有各自的特性或偏性，因此在防治疾病时应根据辨证施食的原则有针对性地选择营养与功效显著的食物，如果应用不恰当或滥用，不但于治疗疾病无补，而且可产生不良反应。张仲景《金匮要略·禽兽鱼虫禁忌并治》中告诫："所食之味，有与病相宜，有与身有害，若得宜则益体，害则成疾。"故用相宜食物治病养病，称为食疗或食养，而不相宜食物则应禁之，称之为禁口或忌口。因此，中医食疗应重视各种食物禁忌及病中禁忌。

一、食物禁忌

食物禁忌，习称食忌、忌口。指在某种情况下某些食物不能食用，否则会导致身体出现偏差，甚至引起病变。不同食物性能（偏性）有差异，尽管都有可食性和营养功能，但在防治疾病时，是有一定范围的，如果滥用即可产生不良反应和副作用。食物禁忌有如下几项：

1. 配伍禁忌　一般情况下，食物都可以单独使用，有时为了矫味或提高某方面的作用，常将不同食物搭配起来食用，其中有些食物不宜在一起配合应用，即所谓配伍禁忌。据文献记载，柿子忌螃蟹，葱忌蜂蜜，鳖鱼忌苋菜等。关于食物配伍禁忌，《金匮要略》以及历代本草著作中都有不少记载，但古人对某些食物禁忌经验性成分较多，故应客观分析看待，并有必要运用现代科学技术做进一步研究。

2. 胎产禁忌　妇女胎前产后饮食应有不同。妊娠期由于胎儿生长发育的需要，机体的阴血相对不足，而阳气则偏盛，因此凡辛热温燥之物不宜食用，即所谓"产前宜凉"。若有妊娠恶阻者，则更应忌用油腻、腥臭及不易消化的食物。产后随着胎儿的娩出，气血均受到不同程度的损伤，机体常呈虚寒状态，同时多兼瘀血内停，此时凡属寒凉、酸收、辛酸、发散之品均应忌食，故有"产后宜温"之说。

3. 偏食当忌　五味各有所偏，适时适量搭配食物益于身体，过食易致弊，如经常食用猪肉易发胖、多痰，偏食鱼易出现火旺证，所以有"肉生痰，鱼生火"之说。食物品种应多样化，也就是前面所说的平衡膳食的原则。

二、药食同用禁忌

中医食疗中常将食物与药物一起应用，是取药物之性，用食物之味，食借药力，药助食威，二者相辅相成，相得益彰。但部分食物与药物同用会降低中药原有的疗效（如人参与萝卜、茶叶），甚至产生毒副作用（如海藻与甘草等）。

三、四时进食禁忌

一年四季，春夏秋冬，气候交替，周而复始。人类为了适应自然的变化，必须"顺四时而适寒暑"。《素问·四气调神大论》指出"春夏养阳，秋冬养阴"的四时顺养原则。根据中医学理论，四时进食应考虑五脏功能。《饮膳正要》说："春气温，宜食麦以凉之，不可一于温也，禁温饮食及热衣服……夏气热，宜食菽（绿豆）以寒之，不可一于热也，禁温饮食、饱食、湿地、濡衣服……秋气燥，宜食麻（芝麻）以润其燥，禁寒饮食、寒衣服……冬气寒，宜食黍以热性治其寒，禁热饮食、温炙衣服。"

早春时节，乍暖还寒，要少吃黄瓜、冬瓜、茄子、绿豆芽等寒性食物，多吃些葱、姜、蒜、韭菜、芥菜等温性食物，以祛阴散寒，使春阳上升。暮春气温日渐升高，应以清淡饮食为主，在适当进食优质蛋白类食物及蔬果之外，可饮用绿豆汤、酸梅汤、绿茶等；不宜进食羊肉、狗肉、麻辣火锅以及辣椒、花椒、胡椒等大辛大热之品，以防邪热化火，变生疮、痈、疖肿等疾病。

夏日炎热，忌食狗肉、羊肉、辣椒等辛温之品，宜食用绿豆、金银花、西瓜、梨等清热养阴之品。秋天气候干燥，易伤肺金，故忌辛辣、干燥的食物以及炒货等，宜进食梨、蜂蜜、芝麻等滋润之品。

冬天气候寒冷，寒邪易伤肾阳，因此不宜过食生冷瓜果及偏寒凉性的食物，宜进食温热性的食物如核桃、羊肉等。

四、病中禁忌

病中禁忌是指在患病的过程中不宜食用或禁用某些食物。阳虚忌寒凉，阴虚忌温燥。如寒性病患者，应忌食寒凉、生冷食物等；热性病患者，应忌食温燥、伤阴食物及烟、酒等；失眠患者，忌喝浓茶、咖啡类易兴奋的饮品；水肿患者，忌咸食；消渴患者，忌食糖及含糖量高的食物等；脑血管病、心脏病、高血压患者，应忌食肥肉、脂肪含量高的食物及动物内脏等；黄疸胁痛者，应忌食动物脂肪、辛辣食物及烟、酒等；皮肤病患者，应忌食鱼、虾、蟹等腥膻发物及辛辣刺激性食物等；动脉硬化、高血压患者，忌食人参；慢性支气管炎、支气管哮喘、肺气肿患者，尤其是肺功能不全者，切忌睡前喝酒，否则会在睡眠中出现呼吸不规则甚至呼吸停止等，严重时可危及生命；眼疾者忌食大蒜等。

第三章

辨体施食

扫一扫，查阅本章数字资源，含PPT、音视频、图片等

体质学说是中医学的一大特色，根据天赋体质的差别对人进行分类，是中医理论体系的重要组成部分，其理论丰富而且实践性强。在日常生活中，常可见到在同样的致病条件下，有的人感而为病，有的人却安然无恙；同样患感冒，有的人出现风寒症状，有的人却出现风热症状，这主要与人的体质有关。

中医根据不同体质类型，进行针对性预防。饮食应以中医"四气五味"理论为基础，根据食物的寒热温凉等性味的不同，选择针对性的食疗方案，能改善症状，提高生活质量。

第一节　阳虚体质人食养

【体质机理】阳虚往往以气虚为前提，气虚与阳虚的区别在于阳虚时不仅脏腑功能减退，而且伴有寒象。先天不足、久病体虚、寒邪伤阳，均可使脏腑出现阳虚征象。

【症状】阳虚体质者在倦怠无力、气短懒言、脉弱无力等气虚症状的基础上，还常见畏寒喜暖、四肢不温、脘腹冷痛、小便清长、舌淡体胖、体温偏低等征象。心阳虚者，除心气虚等基本症状外，还兼见四肢不温、冷汗、脉微欲绝等征象；脾阳虚者，兼见久泻不止、四肢发冷、肢体浮肿、小便不利等征象；肾阳虚者，兼畏寒肢冷、腰酸腿痛、遗精滑精、阳痿早泄、夜尿频多等征象。

【食养方法】

1.阳虚体质者应用性味甘温的温补之品以补养，但要缓补，就是使用性能比较温和的食物，缓慢地补益。同时要注意养阴。脾阳虚者应用温运脾阳法、温胃祛寒法，消除中焦之虚寒；心阳虚者应用温补心阳法治疗；肾阳虚者应用温肾助阳法。

2.禁生冷寒凉饮食。阳虚体质者食生冷食物或性寒凉的食物可进一步损伤阳气，使寒邪益盛，往往积"寒"成疾，使脏腑功能更为低下。

【推荐食材】

1.常用补阳食物　肉桂、花椒、丁香、虾、核桃仁、狗肉、羊肉、韭菜、鹿肉、牛鞭、狗鞭、鹿鞭、辣椒、黄鳝等。

2.常用温补食物　粳米、小麦、高粱、洋葱、大蒜、鸡肉、海参、淡菜、带鱼、鳊鱼、糯米、扁豆、刀豆、芫荽、大枣、杨梅、杏子、樱桃、龙眼、荔枝、栗子、猪肚、赤砂糖、饴糖、酒、生姜、茴香等。

【推荐食养方】

1.山药肉桂粥　鲜山药150g，肉桂5g，粳米100g。山药去皮洗净切丁，肉桂洗净布包，粳

米淘洗干净备用。三味入砂锅，加水适量煮成粥，常食之。

2.核桃仁粥　核桃仁 50g，小米适量，一起入锅煮烂，入红糖调味。作点心用。

3.韭菜炒鲜虾仁　韭菜 250g，鲜虾 400g。韭菜洗净，切段，鲜虾剥去壳洗净，葱切成段，姜切成末备用。烧热锅，入植物油，先将葱下锅炒香，再放虾和韭菜，烹黄酒，连续翻炒至虾熟透，起锅装盘即可。佐餐食用。

4.羊肉粥　鲜羊肉 100g，粳米 100g。鲜羊肉洗净，切薄片，葱、姜切成颗粒。粳米洗净，与羊肉、葱、姜、盐同放锅内，加水适量，先用武火煮沸，再用文火煮成粥即可。佐餐食用。

5.狗肉粥　狗肉 150g，糯米（或粳米）100g。狗肉洗净，切小块，生姜切颗粒。糯米（或粳米）洗净与狗肉同放锅内，放入生姜，加水适量，先用武火煮沸，再用文火炖煮成粥，盐调味。佐餐食用。

6.龙眼肉粥　龙眼肉 15g，粳米 100g。粳米洗净，与龙眼肉同放锅内，先用武火煮沸，再用文火煮成粥。佐餐食用。

7.龙眼蛋汤　鲜龙眼肉 50g（或干龙眼肉 25g），鸡蛋 2 个，干大枣 15 个，红糖适量。大枣、龙眼肉洗净，加水适量煮至枣烂熟，将鸡蛋打散冲入汤内稍煮，加糖。作点心服用。

第二节　阴虚体质人食养

【**体质机理**】阴虚体质往往由慢性消耗性疾病，或热病后期，或房劳内伤，或失血耗液而致，出现阴液亏损、功能虚亢的征象。

【**症状**】低热潮热，手足心热，口干唇红，便燥便秘，尿黄且少，舌红绛干，苔少，脉细数；或经期提前，色暗量少，盗汗遗精等。心阴虚以心悸健忘，惊悸不安，失眠多梦，脉细为主，兼见低热心烦，潮热盗汗，口干舌燥，舌红且干，脉细数；肝阴虚可见头昏胀痛，目眩，耳鸣耳聋，眼干咽干，两胁隐痛，躁恐不安，舌红苔少，脉弦细数，兼见面热颧红，午后更盛，失眠多梦等阴虚阳亢征象；脾阴不足可见便秘，口干，呃逆，恶心，舌干苔薄，食少乏力，脉弱而数等；肺阴虚可见干咳少痰，潮热盗汗，咽燥声嘶，手足心热，舌红少苔，脉细数，甚者可见痰中夹带血丝；肾阴虚可见头昏耳鸣，口干咽痛，腰酸乏力，遗精早泄，手足心热，颧红潮热，脉细而数。

【**食养方法**】

1.滋阴与清热兼顾，宜用清补之品。

2.脏腑阴虚之中常以某一脏腑虚亏为主，应辨明阴虚病位以补之。心阴虚者应养心阴，滋肝肾；肝阴虚者宜育阴潜阳，滋养肝阴，平肝息风；脾阴虚者应滋养脾阴，益胃生津；肺阴虚者可滋阴润肺，常用润燥生津法；肾阴虚者予以滋阴补肾。

3.真阴不足，可涉及精、血、津、液的亏损。因此，在调治阴虚的同时，注意结合填精、养血、滋阴等法。

4.养阴兼顾理气健脾。滋阴食物多性柔而腻，久服易伤脾阳，引起胃纳呆滞、腹胀腹泻等，故可在滋阴方中加一些陈皮之类的理气健脾之品。

5.忌油腻厚味、辛辣、温热之品，以免燥热损伤阴液。

6.戒烟。

【**推荐食材**】

1.常用补阴食物　蜂蜜、猪脑、猪肺、猪肉、豆腐、芝麻、燕窝、鸭肉、松子、银耳、黑豆、黑芝麻、麦冬、桑椹、蛤蜊肉、鹅肉、鸭蛋、牛乳、豆浆、甘蔗、香蕉、梨、西红柿等。

2. 常用养阴生津食物 番茄、甜菜、苋菜、西瓜、甜瓜、枇杷、芒果、桑椹、梨、柿子、罗汉果、菠萝、椰子、甘蔗、荸荠、百合、麦冬、葛根、玉竹等。

【推荐食养方】

1. 秋梨白藕汁饮 梨 500g，藕 500g，白砂糖适量。取鲜藕、梨洗净，压榨取汁，加白砂糖少许即可。经常饮服。

2. 莲子粥 莲子 20g，糯米（或粳米）100g。莲子去心风干磨粉，将洗净的糯米与莲子同放锅内，加水适量煮粥。佐餐食用。

3. 百合粥 鲜百合 50g（或干百合 30g），粳米 100g，冰糖（或白糖）适量。鲜百合洗净（干百合泡发），将洗净的粳米放锅内，加水适量，先用武火煮沸，再用文火煮至半熟，将百合放入同煮成粥，加糖。佐餐食用。

4. 麦冬粥 麦冬 30g，粳米 100g，冰糖适量。先将麦冬煎取汁，入粳米加适量水，煮至粥成，加冰糖调味即可。佐餐食用。

5. 黑芝麻粥 黑芝麻 15g，粳米 100g，蜂蜜少许。黑芝麻洗净，晒干炒熟磨粉。将洗净的粳米放锅内，加水适量，先用武火煮沸，再用文火煮至粥成时放入黑芝麻、蜂蜜即可。佐餐食用，大便溏泄者慎用。

6. 葛根粉粥 葛根粉 30g，粳米 100g。粳米洗净，放锅内，加水适量，先用武火煮沸，再用文火煮至粥将成时放入葛根粉煮熟成粥。佐餐食用。

7. 甜浆粥 鲜豆浆 300～500mL，粳米 100g，冰糖少许。粳米洗净与鲜豆浆同放入锅内，加水适量，先用武火煮沸，再用文火煮成粥后加入冰糖，再煮沸 1～2 次。佐餐食用。

第三节　气虚体质人食养

【体质机理】气虚体质是指人一身之气不足，以气息低弱、脏腑功能状态低下为主要特征。

【症状】倦怠无力，气短懒言，声音低微，多汗自汗，心悸怔忡，头晕耳鸣，食欲不振，腹胀便溏，舌淡苔白，脉弱无力。心气虚者常见惊悸不安，气短且活动时加重，期前收缩等；肺气虚者见咳嗽无力，气短懒言，声微自汗等；脾气虚者常见食少厌言，消瘦，腹胀，大便溏薄，面色萎黄等；肾气虚者可见腰腿酸软，小便频数且清长，下肢浮肿，性欲低下等。肝气虚者较少见。

【食养方法】

1. 补益脾肺，兼顾心肾。气虚证多与肺、脾、心、肾虚损有关，食养应以分别补其脏虚为原则。由于"气之根在肾"，因此，补气时可酌加枸杞子、桑椹、蜂蜜等益肾填精之品。

2. 食性平和，宜为平补。气虚表现多为脏腑功能减退，尚未出现寒象，宜用营养丰富易于消化的食物。

3. 气血两虚者治宜益气生血、益气活血、益气摄血。

4. 忌寒湿、油腻、厚味食物。

【推荐食材】

1. 补气类食物 糯米、粳米、小米、粟米、大麦、荞麦、栗子、花生、榛子仁、刀豆、白扁豆、山药、香菇、猴头菇、大枣、猪肚、羊肚、牛肉、鸡肉、乳鸽、鹌鹑、鲫鱼、泥鳅、带鱼、鲳鱼、鲈鱼、黄花鱼、红糖、饴糖、黄芪等。

2. 平补类食物 豆制品、墨鱼、蛋、猪肉、猪肾、黑鱼、淡菜、山药、粳米、大枣、茯苓等。

3. 温补类食物　冬虫夏草、核桃仁、羊肉、狗肉、肉桂、干姜等。

【推荐食养方】

1. 黄芪炖鸡　生黄芪 30g，母鸡 1 只。将母鸡去毛及内脏，洗净，再将黄芪放入母鸡腹中缝合，置锅中加水及姜、葱、大料、盐等佐料炖煮至鸡烂熟。佐餐食用。

2. 薏苡仁粥　薏苡仁 50 ～ 100g，粳米 100g，糖或盐适量。薏苡仁、粳米洗净，放入锅内，加水适量，先用武火煮沸，再用文火煮至粥熟。食用时加入糖或盐。佐餐食用。

3. 大枣粥　大枣 10 ～ 15 个，粳米 100g，冰糖适量。大枣、粳米洗净放锅内，加水适量，先用武火煮沸，再用文火煮至米烂枣熟成粥，加入冰糖。佐餐食用。

4. 鸡汁粥　母鸡汤 1000mL，粳米 50g，盐、葱适量。粳米洗净放锅内，加入母鸡汤，再加入适量水，先用武火煮沸，再用文火煮至粥熟，加入盐、葱。佐餐食用。

5. 白扁豆粥　白扁豆 60g，粳米 100g。白扁豆、粳米洗净，放入锅内，加水适量，先用武火煮沸，再用文火煮至粥成。佐餐食用。

6. 白茯苓粥　伏苓粉 15g，粳米 100g。将洗净的粳米与茯苓粉同放入锅内，加水适量，先用武火煮沸，再用文火煮至米烂成粥。可经常食用。

第四节　血虚体质人食养

【体质机理】血虚体质是指营血不足、濡养功能减弱。常因失血过多或生血不足而致。

【症状】主要表现为面色苍白或萎黄，心悸失眠，头晕眼花，肢端麻木，月经量少且色淡，颜面、眼睑、唇甲缺乏血色，舌淡，脉细无力。心血虚者，主要有心悸怔忡，头晕健忘，面色苍白，舌淡，脉细等；肝血虚者可见面色萎黄，头昏眼花，肢端麻木，爪甲淡白，视力减退，月经色淡量少、延期，失眠多梦，脉弦细等。

【食养方法】

1. 多食含铁食物。铁是组成血红蛋白的主要原料，应补充含铁较多的食物如动物肝脏、黑木耳、芝麻酱、蛋黄等。

2. 选择优质蛋白。蛋白质是供给人体生长、更新和修补组织的重要物质，蛋白质含量高的食物可促进铁的吸收，有利于血红蛋白的合成。血虚者应采用高蛋白食物，如肉、蛋、鱼、虾、豆类等。

3. 禁食油腻厚味及油炸香燥之物。

【推荐食材】

1. 常用补血食物　龙眼肉、荔枝、桑椹、胡萝卜、羊肝、猪肝、牛肝、兔肝、鸡肝、鸡肉、猪心、葡萄、红糖、大枣、乌骨鸡、阿胶、枸杞、五味子等。

2. 含铁较多食物　动物肝脏、黑木耳、海带、虾、南瓜子、芝麻酱、淡菜、紫菜、黄豆、黑豆、牛肾、菠菜、芹菜、苜蓿、番茄、油菜、动物血液等。

3. 高蛋白质食物　虾米、海参、乌贼、鱿鱼、鱼肚、带鱼、黄鱼、干贝、牛乳、蛋、兔肉、牛肝、猪肝、猪肉、牛肉、豆及其制品等。

4. 益气生血食物　牛肉、黄鳝、黄豆、花生、大枣、胡萝卜、龙眼肉、鸡肉、猪肝、羊肉等。

【推荐食养方】

1. 龙眼桑椹汤　龙眼肉 15g，桑椹 300g，蜂蜜适量。将龙眼肉及桑椹放锅内水煮，至龙眼肉膨胀后倒出，待凉后加入适量蜂蜜。可经常食用。

2. 酱醋羊肝　羊肝 500g，芡粉、酱油、醋、糖、黄酒、姜、葱各少许。羊肝洗净、切片、外裹芡粉汁，放入热素油内爆炒，烹以酱油、醋、糖、黄酒、葱等调料，嫩熟即可。佐餐食用。

3. 枸杞粥　枸杞子 30g，粳米 100g。将枸杞子、粳米洗净放入锅内，加水适量，先用武火煮沸，再用文火煮至粥成。可经常食用。

4. 木耳粥　黑木耳 30g，粳米 100g，大枣 5 个。木耳用清水浸泡半天，去杂质，大枣、粳米洗净，将木耳、大枣、粳米同放入锅，加水适量，先用武火煮沸，再用文火煮至木耳、粳米、大枣烂熟，将红糖加入稍煮片刻。佐餐食用。

5. 补血饭　黄芪 10g，当归 5g，大枣 10 个，龙眼肉 10g，白扁豆 20g，粳米 100g，红糖适量。黄芪、当归先煎取汁，大枣洗净去核，龙眼肉、白扁豆洗净。先将白扁豆放入锅内，加适量水煮至半熟，加入粳米、大枣、龙眼肉、红糖，再加入黄芪、当归煎煮成的汁，拌匀，用文火煮至粥成。佐餐食用。

6. 枸杞五味茶　枸杞子 5g，五味子 5g。将枸杞子和五味子粉碎为粗末，每次各用 5g，加水 250mL 煎煮，或用沸水冲泡饮用。代茶饮。

7. 糯米阿胶粥　阿胶 30g，糯米 30g，红糖适量。将阿胶捣碎，放铁锅内炒至黄色，研为细末。将糯米洗净，放置锅内，加水适量，先用武火煮沸，再用文火煮至将熟时加入阿胶粉和红糖，搅拌至胶化粥成。佐餐食用。

第五节　痰湿体质人食养

【体质机理】痰湿质，亦称为"腻滞质"。肥胖、好酒、喜甜食者多为此种体质类型。肺主气，肺金受伤则气滞，无法推动津液输布而为痰；脾主湿，脾土不运则湿停而为痰；肾主水，肾阳不足则水泛而为痰。肺脾肾为"统痰之要"，痰湿属阴，易伤气伤阳。

【症状】体形多肥胖，身重如裹，口甜而黏，口干不饮，大便不实，中脘易痞满，苔多腻，脉或濡或滑。

【食养方法】

1. 健脾利湿、化痰泄浊。饮食上应注意掌握低脂低糖、清淡少盐，即性质平和、热量较低、营养丰富、容易消化的平衡膳食。忌各种易于留湿的食物，如面食类、甜食、酒、冷饮、蚕豆等。

2. 适当通利，消脂利湿。痰湿质多与饮食膏粱厚味及环境洼地多湿等有关，故饮食宜萝卜、冬瓜、芹菜、赤小豆等消滞通利之品。

3. 禁食油腻厚味、辛辣食物或发物。

4. 力戒烟酒。烟为辛热秽浊之物，易生热助湿。酒性热而质湿，饮酒无度，必助热生痰，酿成湿热。

【推荐食材】薏苡仁、苋菜、竹笋、茭白、黄瓜、葫芦、佛手、海带、海藻、海蜇、蛏肉、玉米、赤小豆、绿豆、豇豆、豌豆、蚕豆、扁豆、地瓜、茯苓、冬瓜、荷叶、肉豆蔻、草果等。

【推荐食养方】

1. 扁豆薏苡仁粥　扁豆 30g，薏苡仁 15g，粳米 60g。将扁豆、薏苡仁、粳米洗净，加水煮成粥。佐餐食用。

2. 佛手茶　鲜佛手 15g（或干品 6g），开水冲泡。代茶频饮。

3. 豆蔻草果炖乌鸡 乌骨雌鸡 1 只，肉豆蔻 15g，草果 6g。将肉豆蔻、草果炒焦，装入鸡腹扎定煮熟即可。饮汤食肉。

4. 草果炖鸡 乌骨雄鸡 1 只，草果 5g，莲肉 15g，糯米 15g，胡椒 3g。将草果、莲肉、糯米、胡椒末放入洗净的乌鸡腹中，小火煮至鸡熟烂。空腹食之。

5. 荷叶米粉肉 新鲜荷叶 5 张，瘦猪肉 250g，大米粉 250g，调料适量。猪肉切成厚片，加入酱油、精盐、食油、淀粉等搅拌均匀备用。将荷叶洗净裁成方块，把肉和米粉包入荷叶内，卷成长方形，放蒸笼中蒸 30 分钟，取出即可食用。佐餐食用。

第六节 瘀血体质人食养

【体质机理】引起血瘀的常见原因有寒凝、气滞、气虚、外伤等。

【症状】面色黧黑，肌肤甲错，口唇爪甲紫黯，或皮下紫斑，妇女常见经闭。舌质紫黯，或见瘀斑、瘀点，脉象细涩。

【食养方法】活血祛瘀，疏利通络。

【推荐食材】山楂、黑豆、黄豆、香菇、茄子、油菜、羊血、芒果、番木瓜、当归、红花、红糖、洋葱、黄酒、葡萄酒等。

【推荐食养方】

1. 山楂粥 山楂 20g，粳米 60g，红糖适量。将山楂洗净，与粳米一起入锅，加适量水，小火煮成稠粥，红糖调味即可。经常食用。

2. 蒜泥茄子 茄子 250g，蒜头 1 个，调料少许。茄子洗净下水焯熟，撕成细条状，加入捣成泥的蒜头，再加上精盐、味精、少量麻油，拌匀即可。佐餐食用。

3. 洋葱葡萄酒 洋葱 1 个，葡萄酒 1 瓶（500mL）。将洋葱切细条，放入葡萄酒中密闭浸泡 1 周即可。每日 2 次，每次 50mL。

4. 当归红花酒 当归 20g，红花 50g，葡萄酒 500mL。将当归切片，与红花一起放入葡萄酒中浸泡 10 天即可。每日 1 次，每次 50mL。

第七节 气郁体质人食养

【体质机理】引起气郁的常见原因有病邪内阻，或七情郁结，或阳气虚弱、温运无力等。

【症状】易失眠，抑郁脆弱，敏感多疑，易患梅核气等。

【食养方法】健脾理气，疏肝解郁。

【推荐食材】柑橘、玫瑰花、绿萼梅、豆豉、荞麦、高粱、刀豆、蘑菇、萝卜、洋葱、苦瓜、丝瓜、海带等。

【推荐食养方】

1. 三花茶 玫瑰花 7 朵，代代花 3 朵，绿萼梅 3 朵。将上三花放入杯中，用沸水冲泡即可。代茶饮。

2. 佛手陈皮茶 佛手柑 3g，陈皮 3g，绿茶 3g。将上三味放入杯中，用沸水冲泡。代茶饮。

3. 大蒜炒丝瓜 丝瓜 250g，大蒜 50g。丝瓜去皮切段，大蒜敲碎，用植物油炒熟，调味即可。佐餐食用。

第八节　湿热体质人食养

【体质机理】引起湿热的常见原因有先天遗传，或长期居住在低洼潮湿处，或嗜食油腻、甜食，或长年饮酒等。

【症状】形体偏胖，面部油亮，口苦口干，口气重，神倦困，烦躁易怒，男子阴囊潮湿，女子带下量多，大便干或黏滞，小便短赤，脉滑数。湿热体质人群易患疮疖、黄疸、火热病证等。

【食养方法】

1. 清热化湿。

2. 忌辛辣燥烈、温热大补的食物。如辣椒、生姜、大葱、大蒜、狗肉、羊肉、牛肉、鹿肉等。

3. 戒烟、酒。烟草为辛热秽浊之物，易于生热助湿。酒性热而质湿，堪称湿热之最。

【推荐食材】薏苡仁、莲子、赤小豆、绿豆、鲫鱼、冬瓜、莴苣、丝瓜、葫芦、苦瓜、黄瓜、西瓜、白菜、芹菜、卷心菜、莲藕、空心菜、鸭肉等。

【推荐食养方】

1. 凉拌二瓜　黄瓜、西瓜皮各适量。将黄瓜洗净切条，西瓜皮去翠衣切成条，加盐、味精等调料腌制10分钟，淋上麻油即可。佐餐食用。

2. 丝瓜鲫鱼汤　鲫鱼1条，丝瓜250g。丝瓜去皮切段备用，鲫鱼宰杀洗净入油锅两面煎，去剩油，加盐和适量水，小火炖至汤成乳白色，入丝瓜段，煮至丝瓜熟即可佐餐食用。

3. 薏苡仁二豆粥　薏苡仁、赤小豆、绿豆各50g。将上三味洗净入锅，加适量水，小火煮至粥成即可。佐餐食用。

4. 凉拌莴苣　莴苣适量去皮，切成段，入开水锅中焯一下，加盐、味精、麻油拌匀即可。

中篇

中医食疗学基础

扫一扫，查阅本章数字资源，含PPT、音视频、图片等

第一节　阴阳五行

　　阴阳五行学说是中国古代哲学理论，是古人用以认识和解释物质世界发生、发展和变化规律的世界观和方法论。阴阳、五行学说融合贯穿于理法方食的各个方面。宋代陈直撰《寿亲养老新书》，将食疗放在养老奉亲的首位，认为"一身之中，阴阳运用，五行相生，莫不由于饮食也"。

一、阴阳学说

　　阴阳，是中国古代哲学的一对范畴，向日为阳、背日为阴，引申为气候的寒暖，方位的上下、左右、内外，运动状态的躁动和宁静等。是对自然界相互关联的某些事物和现象对立双方的概括，含对立统一的概念。宇宙间一切事物的发生、发展和变化，都是阴和阳的对立统一矛盾运动的结果。阴和阳代表着相互对立又相互关联的事物属性，剧烈运动着的、外向的、上升的、温热的、明亮的，都属于阳；相对静止着的、内守的、下降的、寒冷的、晦暗的，都属于阴。天为阳、地为阴，水为阴、火为阳，阳化气、阴成形。阴和阳的相对属性引入医学领域，即是将对于人体具有推动、温煦、兴奋等作用的物质和功能，统属于阳；对于人体具有凝聚、滋润、抑制等作用的物质和功能，统属于阴。

1. 阴阳学说的基本内容

　　（1）对立制约　　阴阳两个方面相互对立、相互制约，二者相反相成。对立表现在它们之间的相互制约与消长，其结果，取得了动态平衡，称之为"阴平阳秘"。

　　（2）互根互用　　阴阳任何一方都不能脱离另一方而单独存在。如上为阳、下为阴，没有上无所谓下，没有下无所谓上。热为阳、寒为阴，没有热无所谓寒，没有寒无所谓热。阳依存于阴，阴依存于阳，互为对方存在的前提，即互根互用。互根互用关系遭到破坏，则孤阴不生、独阳不长。

　　（3）消长平衡　　阴阳之间始终处于不断地运动变化之中，在一定限度、一定时间内维持着相对平衡。绝对运动中包含相对静止，相对静止中又蕴伏绝对运动；绝对消长中维持相对平衡，相对平衡中又存在绝对消长。事物运动和静止、消长和平衡之中生化不息，得到发生和发展。

　　（4）相互转化　　一定的条件下，阴阳各自向其相反的方向转化，物极必反。阴阳消长是一个量变过程，阴阳转化是在量变基础上的质变。

　　阴和阳是事物的相对属性，因而存在着无限可分性；阴阳的对立制约，互根互用，消长平衡

和相互转化等，是说明阴和阳之间的相互关系，不是孤立的、静止不变的，它们之间是互相联系、互相影响、相反相成的。

2. 阴阳学说在中医食疗学中的应用

阴阳学说，体现在中医食疗学理论体系的各个方面，用来说明人体的组织结构、生理功能、疾病的发生发展规律，并指导着临床诊断和食疗。

（1）说明人体的组织结构　人生有形，不离阴阳。人体一切组织结构，既是有机联系的，又可以划分为相互对立的阴阳两部分。外为阳、内为阴，背为阳、腹为阴，脏为阴、腑为阳。

（2）说明人体的生理功能　人体的正常生命活动，是阴阳两个方面保持着对立统一的协调关系的结果。就人体功能与物质而言，功能属阳、物质属阴是对立统一关系，二者相互依存、消长。阴平阳秘，精神乃治。

（3）说明人体的病理变化　疾病的发生发展过程，是由某种原因而使阴阳失调所致。阴阳失调导致阴阳的偏盛偏衰而发生疾病。正气和邪气，相互作用、相互斗争的情况，皆可用阴阳的消长失调来概括说明。疾病的过程，为邪正斗争的过程，其结果则引起机体的阴阳偏胜偏衰，所以无论疾病的病理变化如何复杂，都不外乎阴阳的偏胜偏衰。阴阳离决，精气乃绝。

（4）指导疾病的诊断　疾病的内在原因是阴阳失调，都可用阴或阳来加以概括说明。"善诊者，察色按脉，先别阴阳。"阴阳是八纲辨证的总纲，色泽、声息、脉象等均可分阴阳。无论望、闻、问、切四诊，都应以分别阴阳为首务。

（5）指导疾病的食疗　首先用于制定食疗的基础原则，疾病发生发展的根本原因是阴阳失调，因此调整阴阳，补其不足、泻其有余，以恢复阴阳的相对平衡，就是食疗的基本原则。其次用于归纳食物的性能，作为指导临床用食的依据。

二、五行学说

五行，即木、火、土、金、水五种物质的运动，天生五材，民并用之，废一不可。五行学说，是将五材说引申为一切事物都是由木、火、土、金、水五种基本物质之间的运动变化而生成，是我国古代唯物辩证观的主要依据。中医食疗学理论体系受到五行学说深刻影响，是中医食疗学体系的组成部分。

1. 五行学说的基本内容

（1）五行的特性　木曰曲直，是指树木的生长形态，枝干曲直，向上向外周舒展，引申为具有生长、升发、条达舒畅等作用或性质的事物，均归属于木；火曰炎上，是指火具有温热、上升的特性，引申为具有温热、升腾作用的事物，均归属于火；土爱稼穑，指土有播种和收获农作物的作用，引申为具有生化、承载、受纳作用的事物，均归属于土；金曰从革，指变革的意思，引申为具有清洁、肃降、收敛等作用的事物，均归属于金；水曰润下，指水具有滋润和向下的特性，引申为具有寒凉、滋润、向下运行作用的事物，均归属于水。

（2）五行属性推演和归类　以方位配属五行，东方属木、南方属火、中心属土、西方属金、北方属水等；以五脏配属五行，则肝属木、心属火、脾属土、肺属金、肾属水。事物以五行的特性来分析、归类和推演络绎，把自然界的千变万化事物，归结为木、火、土、金、水的五行系统。对人体来说，也就是将人体的各种组织和功能，归结为以五脏为中心的五个生理、病理系统。现将自然界和人体的五行属性，列简表4-1。

表 4-1　五行属性推演和归类

自然界							五行	人 体						
五音	五味	五色	五化	五气	五方	五季		五脏	五腑	五官	形体	情志	五声	变动
角	酸	青	生	风	东	春	木	肝	胆	目	筋	怒	呼	握
徵	苦	赤	长	暑	南	夏	火	心	小肠	舌	脉	喜	笑	忧
宫	甘	黄	化	湿	中	长夏	土	脾	胃	口	肉	思	歌	哕
商	辛	白	收	燥	西	秋	金	肺	大肠	鼻	皮	悲	哭	咳
羽	咸	黑	藏	寒	北	冬	水	肾	膀胱	耳	骨	恐	呻	栗

（3）五行的生克乘侮　相生是指此事物对彼事物具促进、助长和资生作用，相克是指此事物对彼事物的生长和功能具有抑制和制约作用，二者是自然界的正常现象。五行相生的次序是：木生火，火生土，土生金，金生水，水生木。五行相克的次序是：木克土，土克水，水克火，火克金，金克木。这样以次相生，以次相克，如环无端，生化不息，维持着事物之间的动态平衡。

相乘指某一行对被克的一行克制太过，从而引起一系列的异常相克反应；相侮是指某一行过于强盛，对原来克我的一行进行反侮（反克）。相乘与相侮是五行生克制化遭到破坏后出现的不正常相克现象。相乘是按五行的相克次序发生过强的克制，相侮是与相克次序发生相反方向的克制而形成五行间的生克制化异常。

2. 五行学说在中医食疗学中的应用

（1）说明五脏的生理功能　用五行相生的理论来阐释五脏相互资生的关系，肝生心、心生脾、脾生肺、肺生肾、肾生肝。用五行相克的理论来阐释五脏相互制约的关系，心属火而制于肾水，肺属金而制于心火，脾属土而制于肝木，肾属水而制于脾土。

（2）说明五脏病变的相互影响　以相生关系的传变说明疾病的传变，包括"母病及子"和"子病犯母"两个方面，如肾病及肝即是母病及子，临床表现为肝肾不足、水不涵木，如心病及肝即是子病犯母，临床表现为心肝血虚和心肝火旺。以乘侮说明病理变化，包括相克太过为病、反向相克两种情况，如肝气横逆犯胃、犯脾均属于相乘致病，如肝气、肝火犯肺属于相侮（反克）病理变化。

（3）用于诊断　有诸内者，必形诸外。在临床诊断疾病时，就可以综合望、闻、问、切四诊所得的材料，根据五行的归属及其生克乘侮的变化规律，来推断病情。如面见青色、喜食酸味、脉见弦象，可以诊断为肝病；面见赤色、口味苦、脉象洪，可以诊断为心火亢盛。脾虚的患者，面见青色，为木来乘土；心脏病患者，面见黑色，为水来克火。

（4）用于确定食疗原则和方法　在食疗时，除对所病本脏进行处理外，还应根据五行的生克乘侮规律，来调整各脏之间的相互关系。如见肝之病，当知传脾，故先实脾。①根据相生的原理确定食疗原则，如滋水涵木法（滋肾养肝法）适用于肾阴亏损而肝阴不足及肝阳偏亢之证，益火补土法（温补脾肾法）适用于肾阳式微而致脾阳不振之证，培土生金法（补养脾肺法）适用于脾胃虚弱、不能滋养肺脏而肺虚脾弱之候，金水相生法（补肺滋肾法）适用于肺虚不能输布津液以滋肾，或肾阴不足，精气不能上滋于肺，而致肺肾阴虚者；②根据相克规律确定食疗原则，如抑木扶土法（疏肝健脾法）是以疏肝健脾食物治疗肝旺脾虚的一种方法，培土制水法（温肾健脾法）是用温运脾阳或温肾健脾食物以治疗水湿停聚为病的一种方法，佐金平木法（泻肝清肺法）是清肃肺气以抑制肝木的一种食疗方法，泻南补北法（泻火补水法）适用于肾阴不足、心火偏旺、水火不济、心肾不交之证。

第二节　藏　象

藏象是藏于体内的脏腑和其表现于外的生理病理征象及与外界环境相通应的事物和现象，即藏于内而象于外。中医食疗学依据脏腑的生理功能和形态结构特点，分为五脏、六腑、奇恒之腑三类。藏象学说的主要特点是以五脏为中心的整体观，脏与腑可通过经络相互络属，有特定的表里关系；五脏之间在功能上相互资生、相互制约，脏腑与形体、官窍、精神情志等均有特定联系，并受到自然、社会环境等因素的影响，而维持机体内外环境的相对稳定。因此，藏象学说中的脏腑，不单纯是一个解剖学的概念，更是关于内脏位置形态、生理功能、病理变化、脏腑间关系、脏腑与外在环境统一的综合概念，中医的脏腑与西医同名脏器不能等同。

一、五脏

五脏，即心、肺、脾、肝、肾的合称。五脏共同的生理功能是化生和贮藏精气，五脏具有各自的生理特性和功能，与密切相关的形、窍、志、液、时，形成五大系统，在功能上相互配合，形成一个协调统一的整体。

（一）心

心位于胸腔之中，膈膜之上，外有心包卫护。心在五行属火，主血脉，主神明，起着主宰生命活动的作用，被称为"君主之官""生之本""五脏六腑之大主"。心在志为喜，在体为脉，在液为汗，其华在面，开窍于舌，与夏气相通应。手少阴心经与手少阳小肠经相互络属，故心与小肠相表里。

1. 作用特点

（1）心主血脉　心主血脉是指心具有生血的功能，且具有推动血液在脉道中运行的作用，主要表现为心可行血、心能生血。

（2）心主神明　又称心藏神或心主神志，神有广义和狭义之分，广义之神是指人体生命活动的主宰和总体表现；狭义之神是指人的精神、意识、思维、情感活动及性格等。

（3）心为阳脏　心位于胸中，在五行属火，为阳中之阳，故称阳脏。心以阳气为用，心阳有推动心脏搏动，温通全身血脉的作用。若心火亢盛出现心火上炎者，日常可多摄入清热祛火之品如苦瓜、马齿苋、栀子、金银花等。

2. 功能联系

（1）心在体合脉，其华在面　指全身的血脉统属于心，由心主司，而心脏精气的盛衰，可从面部的色泽表现出来。

（2）心在窍为舌　指心之精气盛衰及其功能常可从舌的变化得以反映，心的功能正常，则舌体红活荣润、柔软灵活，味觉灵敏，语言流利。

（3）心在志为喜　指心的生理功能与喜有关，喜乐愉悦有益于心主血脉的功能，但喜乐过度可使心神受伤。

（4）心在液为汗　指汗液的生成、排泄与心关系密切，有"汗为心之液"之说。

（5）心与夏气相通　心为火脏而阳气最盛，同气相求，故夏季与心相应。夏季应多摄入清热养阴的食物，忌食辛辣刺激之品。

附：心包络

心包络，简称心包，是心脏外面的包膜。心包络具有保护心脏的功能，心为人身之君主，心包为其护卫，具有"代心行令""代心受邪"的作用。

（二）肺

肺位于胸腔，左右各一，在人体中位置最高，连于气管，上通喉咙。肺在五行属金，有"华盖""娇脏""相傅之官"之称。肺在志为悲，在体为皮，在液为涕，其华在毛，开窍于鼻，与秋气相通应。手太阴肺经与手阳明大肠经相互络属，故肺与大肠相表里。

1. 作用特点

（1）肺主气，司呼吸　肺主气包括主呼吸之气和一身之气。主呼吸之气，指肺是气体交换的场所；主一身之气，指肺主司一身之气的生成和运行。

（2）肺主行水　指肺气的宣发肃降作用推动和调节全身水液的输布和排泄，亦称"通调水道"，由于肺在脏腑位置最高，参与调节体内水液代谢，故称"肺为水之上源"。

（3）肺朝百脉　指全身的血液通过百脉流经于肺，经肺的呼吸，进行体内外清浊之气的交换，再通过肺气的宣降作用输送全身。

（4）肺主治节　指肺气具有治理调节肺之呼吸及全身之气、血、水的作用，是对肺生理功能的高度概括。主要表现在四个方面：一是治理调节呼吸运动，肺气的宣发肃降作用协调，维持呼吸的通畅均匀；二是调理全身气机，通过呼吸运动，调节一身之气的升降出入；三是治理调节血液的运行，通过肺朝百脉，助心行血；四是治理调节水液代谢，通过肺气的宣发肃降，调节全身水液的输布与排泄。

（5）肺为华盖　"华盖"原指古代帝王的车盖。因肺在五脏六腑位置最高，且能宣发卫气于体表，具有保护诸脏免受外邪侵袭的作用，故肺有"华盖"之称。

（6）肺为娇脏　是对肺的生理病理特征的概括。生理上，肺脏清虚而娇嫩，肺体清虚，吸之则满，呼之则虚，肺叶娇嫩，不耐寒热燥湿诸邪。病理上，外感六淫之邪从皮毛或口鼻而入，常易犯肺而为病，而其他脏腑病变，亦常累及于肺，故而日常饮食可多摄入补肺益气之品如山药、百合、麦冬、银耳等。

（7）肺主宣发肃降　肺主宣发，指肺气具有向上、向外、升宣、发散的生理功能。主要体现在三个方面：一是通过肺的宣发，排出体内的浊气；二是将脾所转输的津液和水谷精微布散周身，外达皮毛；三是宣发卫气，调节腠理之开阖，将津液化为汗液，排出体外。肺失宣发，可见呼吸不畅、胸闷、喘咳、鼻塞、无汗等症，对于此类人群，饮食可摄入生姜、葱白、紫苏等辛散之品。

肺主肃降，指肺气具有向下、向内、肃降、收敛的生理功能。主要体现在两个方面：一是吸入自然界清气，下纳于肾；二是将脾转输至肺的水谷精微向下布散于其他脏腑，并将津液下输于肾。

2. 功能联系

（1）肺在体合皮，其华在毛　皮肤是一身之表，被覆在人体的表面，直接和外界环境相接触，又称为"皮毛"，具有防御外邪，调节津液代谢与体温，辅助呼吸的作用。肺具有宣发卫气和津液以营养滋润皮肤毫毛的作用，而汗孔排泄汗液有协助肺排泄废物的作用。

（2）肺在窍为鼻　肺通过鼻与自然界相贯通，肺的生理和病理状况，可由鼻反映出来，故称鼻为肺之窍。

（3）肺在志为悲（忧）　指肺的生理功能与悲忧等情志有关。过度悲忧会损伤肺气，而肺气虚衰或宣降失常时，机体易产生悲忧的情绪变化。

（4）肺在液为涕　指鼻涕多少可反映肺的生理病理状态，鼻涕由肺精所化，由肺气的宣发作用布散于鼻窍。

（5）肺与秋气相通　肺与秋同属五行之金，脏腑功能亦当顺应秋气特点，秋季饮食应多摄入沙参、玉竹、麦冬、雪梨、银耳等滋阴润肺之品，少食辛辣干燥的食物。

（三）脾

脾位于中焦，在膈之下，上腹部。脾在五行属土，有"仓廪之官""后天之本""气血生化之源"之称。脾在志为思，在体为肉，在液为涎，主四肢，开窍于口，其华在唇，与长夏之气相通应，又有"脾气旺于四时"之说。足太阴脾经与足阳明胃经相互络属，故脾与胃相表里。

1. 作用特点

（1）脾主运化　指脾具有把饮食水谷转化为水谷精微和津液，并将其吸收、转输到全身的生理功能。一是运化谷食，指脾气具有促进食物的消化和吸收并转输水谷精微的功能，故称脾为"后天之本""气血生化之源"；二是运化水液，指脾气具有吸收、转输、化生津液，调节水液代谢的功能。

（2）脾主统血　指脾具有统摄、控制血液在脉中正常运行而不溢出脉外的功能。

（3）脾气主升　指脾气的运动特点以上升为主，表现在升清和升举内脏两方面。一是升清，即脾可把水谷精微和水液上输于心、肺等脏，化生气血，以营养全身；二是升举内脏，即脾气具有维持内脏位置相对稳定的作用，若脾气虚弱，无力升举，可致某些内脏下垂，此类人群日常饮食应多摄入人参、黄芪、党参、葛根等益气升阳之品。

（4）脾喜燥恶湿　脾主运化水液，脾气健运，水液得以正常输布，则无水、湿、痰、饮等病理产物的停聚；若脾失健运，运化水液的功能障碍，会导致痰饮水湿内生。根据现代人的饮食生活习惯，痰湿内盛者较多，日常除应少摄入肥甘厚味、黏腻生冷的食物外，还可多摄入薏苡仁、山药、茯苓、白扁豆等健脾除湿之品。

2. 功能联系

（1）脾在体合肉，主四肢　指脾气的运化功能与肌肉、四肢的壮实及其功能的发挥有密切联系。

（2）脾在窍为口，其华在唇　指人的食欲、口味与脾的运化功能密切相关，口唇的色泽也可以反映脾气功能的盛衰。

（3）脾在志为思　指脾的生理功能与思相关。思虑过度或所思不遂，最易影响脾气运化，使脾胃之气结滞。

（4）脾在液为涎　指涎液的分泌及病变与脾的功能关系密切。涎为唾液中较清稀的部分，具有保护和润泽口腔、助脾运化的作用。

（5）脾与长夏之气相通　长夏之季，气候炎热，雨水较多，酝酿生化，万物华实，合于脾主运化、土生万物之象，长夏之时应多摄入补脾利湿的食物，忌食黏腻肥甘之品。

（四）肝

肝位于腹腔，横膈之下，右胁之内。肝在五行属木，其气主升主动，被称为"刚脏""将军之官"。肝在志为怒，在体为筋，在液为泪，开窍于目，其华在爪，与春气相通应。足厥阴肝经与足少阳胆经相互络属，故肝与胆相表里。

1. 作用特点

（1）肝主疏泄　指肝具有保持全身气机疏通畅达，通而不滞，散而不郁的作用。肝主疏泄作用主要表现在促进血液与津液的运行输布、促进脾胃运化和胆汁的分泌排泄、调畅情志、促进男子排精与女子排卵行经等方面。

（2）肝主藏血　指肝脏具有贮藏血液、调节血量和防止出血的功能。肝藏血而称为"血海"，肝血充足是女子月经的重要保证。

（3）肝为刚脏　指肝气主升主动，具有刚强躁急的生理特性，肝病可出现肝气升发太过的病理变化，如肝气上逆、肝火上炎、肝阳上亢和肝风内动等。

（4）肝气升发　指肝具有生长升发，生机不息之性。肝在五行属木，通于春气，以春木生长升发之性而类比，肝气具有条达舒畅、升发生长的特性，而葛根、薄荷、萝卜等均有升阳之功，肝气抑郁者可在饮食中适当多摄入。

2. 功能联系

（1）肝在体合筋，其华在爪　全身的筋有赖于肝血的滋养，而"爪为筋之余"，故爪甲的色泽形态能反映肝的功能。

（2）肝在窍为目　目又称"精明"，五脏六腑的精气皆可上注于目，所以目与肝的关系最为密切，菊花能明目而清头风，若肝火上炎而目赤肿痛者，日常可多摄入菊花、决明子等清肝明目之品。

（3）肝在志为怒　指肝的功能与怒相关。肝病令人善怒，若肝气亢盛，或肝血不足，阴不制阳，肝阳亢逆，则稍有刺激，即易发怒。心情抑郁而气机、精、血、津液运行输布障碍者，日常饮食可多摄入理气疏郁之品，例如橘皮、佛手、玫瑰花、芹菜等。

（4）肝在液为泪　泪由肝之阴血所化，正常情况下，泪液的分泌是濡润而不外溢的。

（5）肝与春气相通　春季阳气始生，而肝主疏泄，恶抑郁而喜条达，肝之升发之气与春季相应，春季可多摄入一些轻清畅达、升阳的食物，忌食过于辛辣或过于寒凉之品。

（五）肾

肾位于腰部脊柱两侧，左右各一，腰为肾之府。肾在五行属水，有"先天之本""五脏阴阳之本""封藏之本""水脏"之称。肾在体为骨，齿为骨之余，在液为唾，其华在发，开窍于耳及前后二阴，与冬气相通应。足少阴肾经与足太阳膀胱经相互络属，故肾与膀胱相表里。

1. 作用特点

（1）肾藏精　指肾具有贮存、封藏精气的生理功能，故称肾为"封藏之本"，肾所藏之精包括"先天之精"和"后天之精"。"先天之精"禀受于父母的生殖之精，与生俱来；"后天之精"包括水谷之精气和五脏六腑之精，来源于后天摄入的饮食物。肾中精气主一身之阴阳且主人体的生长发育和生殖。肾气不足或年老虚弱者可多摄入韭菜、鹿肉、牛鞭、海参、乌鸡等补肾温阳之品。

（2）肾主水　指肾气具有主司和调节全身水液代谢的功能。一是肾的气化功能，能够调节体内津液的输布和排泄，维持津液代谢平衡；二是肾气对参与津液代谢的其他脏腑如肺、脾、三焦等具有促进和调节的作用。对于肾气不足、开阖不利者，日常饮食可多摄入芡实、肉桂、核桃仁、茯苓、冬瓜皮、益智仁等温阳化气之品。

（3）肾主纳气　指肾气有摄纳肺所吸入的自然界清气，保持吸气的深度，防止呼吸表浅的作用。

（4）肾主闭藏 指肾具有潜藏、封藏的生理特性，这是对肾藏精功能的高度概括，肾的藏精、主纳气、主生殖、主二便等功能，都是肾主闭藏的具体体现。

2. 功能联系

（1）肾在体合骨，生髓，其华在发 骨的生长有赖于骨髓的充养，肾中精气充足，则骨髓生化有源，骨骼坚固有力；齿与骨同出一源，即"齿为骨之余"；髓上通于脑，脑由髓汇聚而成，故称"脑为髓之海"；肾藏精，其色黑属水与头发颜色相类。黑芝麻、桑椹、枸杞子、覆盆子等均有补肾乌须黑发的作用，日常饮食可以相对多摄入。

（2）肾在窍为耳及二阴 指耳的听觉功能与肾中精气盛衰密切相关，前后二阴控制二便的功能与肾气盛衰密切相关，故称"肾司二便"。

（3）肾在志为恐 指恐的情志活动与肾关系密切，恐惧过度，"恐则气下"，气机迫于下焦，肾失封藏，则下焦胀满，甚则二便失禁。

（4）肾在液为唾 唾是唾液中较稠厚的部分，由肾精化生，出于舌下，有润泽口腔、滋润食物及滋养肾精的功能。古人养生之法，常以静身调息，舌抵上腭，待唾液满口后，缓缓咽之，以补养肾精。

（5）肾与冬气相通 冬季气候寒冷，自然界万物闭藏。人体中肾为水脏，主闭藏，故以肾应冬，冬季应多摄入温阳补气、益肾填精的食物，忌食寒凉生冷之品。

二、六腑

六腑是胆、胃、小肠、大肠、膀胱、三焦的总称。其生理功能是受盛和传化水谷，即"传化物"，生理特点是"泻而不藏""实而不能满"，六腑的治疗特点是"以通为用，以降为顺"。

（一）胆

胆位于腹腔，右胁下，附于肝叶之间。胆与肝通过经脉络属，互为表里。胆为中空的囊状器官，内藏胆汁，胆形态中空，排泄胆汁帮助食物消化，故为六腑之一，又因其内藏精汁，与五脏"藏精气"的功能特点相似，与胃、肠等有区别，且主决断，与精神活动有关，故又属奇恒之腑。

1. 藏泻胆汁 指胆具有贮藏和排泄胆汁的功能。若肝胆的功能正常，则胆汁分泌排泄畅达，消化功能正常；若湿热熏蒸，影响胆汁疏泄而出现目黄、身黄、小便黄等症，可多摄入茵陈、蒲公英、栀子、薏苡仁等清热利湿之品。

2. 胆主决断 指胆在精神意识思维活动中，具有判断事物、做出决定的作用。胆者，中正之官，决断出焉。

（二）胃

胃位于腹腔上部，上连食道，下通小肠，又称为胃脘，胃有"太仓""水谷之海"之称。胃与脾通过经脉络属，互为表里。胃喜润而恶燥，生理功能是主受纳、腐熟水谷，主通降。

1. 主受纳、腐熟水谷 指胃具有接受和容纳饮食物，并将其初步消化，形成食糜的作用。

2. 主通降 指胃气宜保持通畅下降的运动趋势。若胃失和降，饮食积滞者，日常饮食可多摄入山楂、莱菔子、炒麦芽、鸡内金等健胃消食化积之品。

（三）小肠

小肠包括十二指肠、空肠、回肠，位于腹部，其上口与胃在幽门相接，下口与大肠在阑门相连。小肠与心通过经脉络属，互为表里，小肠的生理功能是主受盛化物，泌别清浊。

1. 主受盛化物　受盛即接受，以器盛物之意；化物即消化、转化饮食物。《素问·灵兰秘典论》说："小肠者，受盛之官，化物出焉。"

2. 泌别清浊　指小肠在对食糜进行充分消化吸收的同时，将食糜区分为清浊两部分。

（四）大肠

大肠位于腹中，其上口在阑门处接小肠，其下端连肛门。大肠与肺通过经脉络属，互为表里，大肠的生理功能是传化糟粕，吸收津液。

1. 传化糟粕　指大肠接受由小肠下传的食物残渣，吸收其中多余的水液，使糟粕燥化，形成粪便，经肛门有节制地排出体外。大肠者，传导之官，变化出焉。

2. 吸收津液　指大肠在传导糟粕的同时，还具有吸收水液、参与调节体内水液代谢的功能。

（五）膀胱

膀胱位于下腹部。膀胱与肾通过经脉络属，互为表里。膀胱的生理功能是贮存津液和排泄尿液。

1. 贮存津液　指膀胱具有贮存和内藏津液的功能。人体的津液下归膀胱后，在肾的气化作用下，升清降浊，清者被人体再吸收利用，浊者变成尿液，由膀胱贮存并排出体外。

2. 排泄尿液　膀胱开阖有度，尿液适时有度排出体外。膀胱者，州都之官，津液藏焉，气化则能出矣。

（六）三焦

三焦的概念有二：一是指六腑之一，是分布于胸腹腔的一个大腑；二是指人体上中下部位的划分，即三焦是上焦、中焦、下焦的合称。三焦的生理功能为通行元气，运行水液。

1. 六腑三焦

（1）通行元气　三焦是人体之气升降出入的通道，能够将元气布散至五脏六腑，充沛于全身，从而发挥激发、推动各个脏腑组织的作用。

（2）运行水液　指三焦具有疏通水道、运行水液的生理功能，是水液升降出入的通路。《素问·灵兰秘典论》说："三焦者，决渎之官，水道出焉。"人体的津液代谢，是以三焦为通路，由肺、脾、肾、膀胱等脏腑协同完成。

2. 部位三焦

三焦作为人体上中下部位的划分，源于《灵枢·营卫生会》"上焦如雾，中焦如沤，下焦如渎"之论。

（1）上焦　上焦指横膈以上胸部，包括心肺两脏和头面部。"上焦如雾"喻指心肺输布气血的作用，如雾露之溉。

（2）中焦　中焦指膈以下、脐以上的上腹部，包括脾胃、肝胆。"中焦如沤"指中焦脾胃腐熟、运化水谷，进而化生气血的作用。

（3）下焦　下焦指下腹部，包括小肠、大肠、肾、膀胱等脏腑。"下焦如渎"指沟渠、水道，形容水液不断向下、向外排泄的状态。

三、奇恒之腑

奇恒之腑是脑、髓、骨、脉、胆、女子胞的总称，因其贮藏精气，似脏非脏，似腑非腑，故称奇恒之腑，其功能似脏，主藏精气而不泻，除胆为六腑之外，余者皆无表里配合，也无五行配属，与奇经八脉有关联。

（一）脑

脑深藏于头部，居颅腔之中，外为头面，内为脑髓，又名髓海，又称元神之府。脑为髓之海。脑的主要生理功能为主宰生命活动、主精神意识和感觉运动。只有脑的功能正常，才能神清目明，精神饱满，语言清晰，情志正常，感觉和运动等行为正常。

（二）髓

髓包括骨髓、脊髓和脑髓，由先天之精所化，后天之精所充养，有养脑、充骨、化血之功。肾主骨、生髓、上通于脑，肾精的盛衰，不仅影响骨骼的发育，而且也影响脊髓和脑髓的充盈。脑为髓之海。诸髓者，皆属于脑。

（三）骨

骨，即骨骼。骨中有腔隙而藏髓，故称"骨者髓之府"。骨贮藏骨髓，并受骨髓濡养，骨髓充盈，则骨骼生长发育正常，坚强有力，骨骼损伤，无以保护骨髓，亦可导致髓的病变。骨还是人体的支架，具有支撑形体，负荷体重，保护内脏的功能。

（四）脉

脉在中医学中分属于血脉和经脉系统，是人体气血运行的通道。脉与心、血有密切的关系，具有壅遏营气，令无所避的作用。心之合脉也，夫脉者，血之府也。心气充足，在脉的配合下，可推动血液在人体周身循环不息，既能约束和促进气血循一定轨道和一定方向运行，又能运载气血，输送饮食物的精微以营养全身。

（五）女子胞

女子胞又称胞宫、子宫、子脏，位于小腹部，在膀胱之后，直肠之前，下口与阴道相连，呈倒置的梨形，是女性的内生殖器官，有主持月经和孕育胎儿的生理功能。女子胞的生理功能与脏腑、天癸、经脉、气血等均有关。脏腑之中，心主血，肝藏血，脾统血，脾胃为气血生化之源，肾藏精、精化血，肺主气、气能生血，均参与血的生化、统摄、调节等生理活动。

四、脏腑之间的关系

人体以五脏为中心，与六腑配合，以精、气、血、津液为物质基础，通过经络使诸脏腑建立密切联系，将人体构成一个有机整体。脏腑之间除在形态结构上有关联之外，主要是在生理上存在着相互制约、相互依存和相互协同、相互为用的关系。

（一）脏与脏之间的关系

五脏之间的关系并不局限于五行的生克乘侮，更重要的是五脏精气阴阳及其生理功能之间的相互为用、相互协调。

1. 心与肺　心与肺的关系主要表现在气血的运行与呼吸功能的协同调节方面。心主一身之血，肺主一身之气，两者相互协调，保证气血的正常运行。

2. 心与脾　心与脾的关系主要表现在血液的生成和在运行方面的相互协同，血液能正常运行而不致出血或血瘀，主要依赖心主行血与脾主统血的协调。

3. 心与肝　心与肝的关系主要表现在行血与藏血、精神情志的调节两个方面。心肝配合，共同维持血液的正常运行；心藏神，主精神、意识、思维及情志活动，肝主疏泄，调畅情志，两脏共同维持正常的精神情志活动。

4. 心与肾　心与肾的关系主要表现在水火既济、精神互用、君相安位等方面。心居上焦属阳、属火，肾居下焦属阴、属水，心与肾之间水火升降互济，维持人体水火、阴阳、精神的动态平衡。

5. 肺与脾　肺与脾的关系主要表现在气的生成与水液代谢两个方面。气的生成主要依赖脾化生的水谷精气和肺气的宣降运动以输布全身；津液的输布主要由脾气运化上输于肺，通过肺的宣发肃降而布散周身。

6. 肺与肝　肺与肝的关系主要体现在人体气机升降的调节方面。肝主疏泄，以升发为畅；肺主宣发肃降，以清肃为顺，肝升与肺降既相互制约，又相互为用。

7. 肺与肾　肺与肾的关系主要表现在水液代谢、呼吸运动及阴阳互资三个方面。肺气宣发肃降而行水需赖肾气的促进，肾气蒸化的水液需赖肺气的肃降，肺肾之气的协同作用保证了体内水液输布与排泄的正常；肺主气司呼吸，肾藏精主纳气，肺气肃降有利于肾的纳气，肾精充足也有利于肺气之肃降。

8. 肝与脾　肝与脾的关系主要表现在食物的消化吸收和血液运行两个方面。肝主疏泄，协调脾胃升降，并疏利胆汁，促进脾胃对饮食物的消化及对精微的吸收和转输；脾气运化正常，水谷精微充足，有利于肝疏泄功能的发挥；肝主藏血，脾主统血，肝脾共同维持血液的正常运行。

9. 肝与肾　肝与肾的关系主要表现在精血同源、藏泄互用及阴阳互滋互制等方面。肝藏血，肾藏精，两者能够相互资生、相互转化、相互为用、相互制约；肾阴与肾阳为五脏阴阳之根本，肾阴滋养肝阴，共同制约肝阳，则肝阳不亢；肾阳资助肝阳，共同温煦肝脉，可防止寒邪凝滞肝脉。

10. 脾与肾　脾与肾的关系主要表现在先天后天相互资生和水液代谢两个方面。脾主运化水谷，为后天之本，肾藏先天之精，为先天之本，先天后天相互资生；脾运化水液，肾是水液代谢的主导之脏，脾肾两脏相互协同，共同维持水液代谢的协调和平衡。

（二）脏与腑之间的关系

脏与腑之间的关系主要是脏腑的阴阳表里协调。脏腑配合，组成心与小肠、肺与大肠、脾与胃、肝与胆、肾与膀胱等表里关系。

1. 心与小肠　心主血脉，心阳之温煦有助于小肠的化物功能；小肠泌别清浊，吸收水谷精微和水液，其中浓厚部分经脾气转输于心，化血以养心脉。心经实火可移热于小肠，引起尿少、尿赤、尿刺痛、尿血等小肠实热的症状，反之，小肠有热可循经脉上熏于心，出现心烦、舌赤糜烂等症状，对于此证日常饮食可多摄入竹叶、莲子心、栀子、萹蓄、蒲公英、白花蛇舌草等清热通淋之品。

2. 肺与大肠 肺气清肃下降，布散津液，能促进大肠的传导，有利于糟粕的排出，大肠传导糟粕下行，亦有利于肺气的肃降。肺气失于肃降，津不下达可引起腑气不通，肠燥便秘；若大肠传导不畅，腑气不通也可影响肺的宣降，出现胸满咳喘等症。

3. 脾与胃 脾与胃同居中焦，胃主受纳、腐熟水谷，为脾主运化提供前提。脾主运化，转输精微，也为胃的继续摄食提供条件及能量，两者维持饮食物的消化及精微、津液的吸收转输。脾气主升，胃气主降，升降相因，既保证了饮食纳运功能的正常，又维护着内脏位置的相对恒定。脾为阴脏，喜燥而恶湿；胃为阳腑，喜润而恶燥。脾胃阴阳、燥湿相济，保证了两者的纳运、升降协调。

4. 肝与胆 肝胆同居右胁下，胆附于肝叶之间。肝气疏泄正常，能促进胆汁的分泌和排泄，而胆汁排泄无阻又有利于肝气的疏泄。胆主决断与人的勇怯有关，而决断又来自肝之谋虑，肝胆相互配合，遇事方能果断。

5. 肾与膀胱 肾为主水之脏，开窍于二阴，膀胱贮尿排尿，为水腑，膀胱的贮尿排尿功能取决于肾气的盛衰，膀胱贮尿排尿有度也有助于肾气的主水功能，肾与膀胱相互协作，共同完成小便的生成、贮存与排泄。

（三）腑与腑之间的关系

胆、胃、大肠、小肠、三焦、膀胱六腑都是传化水谷、输布津液的器官。六腑的关系，主要表现为饮食水谷消化、吸收和排泄过程中的相互配合。饮食入胃，经过胃的腐熟，成为食糜，下降于小肠，小肠承受胃的食糜，再进一步消化，并泌别清浊，清者为水谷精微以营养全身，浊者为食物残渣下传大肠，其中的水液经三焦渗入膀胱，经气化作用排泄于外而为尿液，进入大肠的食物残渣，经大肠的燥化与传导，通过肛门排出体外变为粪便，在上述饮食物的消化、吸收与排泄过程中，还需依赖胆汁的疏泄以助消化。饮食物从口摄入以后，经过六腑的共同作用，从消化吸收至糟粕的下传排出，必须不断地由上而下递次传送，不能停滞不动。六腑中的内容物要不断地受纳、消化、传导、排泄，是一个虚实、空满不断更替的过程。故六腑的生理特点是"实而不能满，满则病；通而不能滞，滞则害"，六腑病变多表现为传化不通，故在治疗上有"六腑以通为补"之说，即用通泄药物可以使六腑畅通，达到恢复六腑功能的目的。

第三节 气血津液

一、气

（一）气的基本概念

气，是构成世界的最基本物质；宇宙间的一切事物，都是由气的运动变化而产生的。天地氤氲，万物化生。

引进医学领域，气是构成人体的最基本物质，又是维持人的生命活动的最基本物质。由于气具有活力很强的不断运动着的特性，对人体生命活动有推动和温煦等作用，因而中医学中以气的运动变化来阐释人体的生命活动。

（二）气的生成

人体的气，来源于禀受父母的先天之精气、饮食物中的营养物质（即水谷之精气，简称"谷气"）和存在于自然界的清气。通过肺、脾胃和肾等脏器生理功能的综合作用，将三者结合起来而生成。

（三）气的生理功能

1. 推动作用　气激发推动人体的生长发育，脏腑、经络的生理活动，血的生成和运行，津液的生成、输布和排泄等。

2. 温煦作用　气主煦之，即气是人体热量的来源。人体的体温，是依靠气的温煦作用来维持恒定；各脏腑、经络等组织器官，也要在气的温煦作用下进行正常的生理活动；血和津液等液态物质，也要依靠气的温煦作用，进行着正常的循环运行。

3. 防御作用　气护卫全身的肌表，防御外邪的入侵。邪之所凑，其气必虚。

4. 固摄作用　气对血、津液等液态物质具有防止其无故流失的作用。具体表现在：固摄血液，可使血液循脉而行，防止其逸出脉外；固摄汗液、尿液、唾液、胃液、肠液和精液等，控制其分泌排泄量，以防止其无故流失。

5. 气化作用　气化，是指通过气的运动而产生的各种变化。具体地说，是指精、气、血、津液各自的新陈代谢及其相互转化。例如：气、血、津液的生成，都需要将饮食物转化成水谷之精气，然后再化生成气、血、津液等；津液经过代谢，转化成汗液和尿液；饮食物经过消化和吸收后，其残渣转化成糟粕等，都是气化作用的具体表现。

（四）气的运动和运动形式

气的运动，称作"气机"。气的运动形式，虽是多种多样，但在理论上可以将它们归纳为升、降、出、入四种基本运动形式。

人体的脏腑、经络等组织器官，都是气的升降出入场所。气的升降出入运动，是人体生命活动的根本；气的升降出入运动一旦止息，也就意味着生命活动的终止而死亡。

气的升降出入运动，不仅仅是推动和激发了人体的各种生理活动，而且只有在脏腑、经络等组织器官的生理活动中，才能得到具体的体现。例如：肺的呼吸功能，体现着呼气是出，吸气是入；宣发是升，肃降是降；脾胃和肠的消化功能，以脾主升清、胃主降浊来概括整个机体对饮食物的消化、吸收、输布和排泄的全过程；机体的水液代谢，是以肺的宣发肃降，脾胃的运化转输，肾的蒸腾气化和吸清排浊，来概括水液代谢的全过程。

（五）气的分布与分类

人体的气，是由肾中精气、脾胃运化而来的水谷精气和肺吸入的清气所组成，在肾、脾胃、肺等生理功能的综合作用下所生成，并充沛于全身而无处不到。具体地说，人体的气又是多种多样的。

1. 元气　元气，又名"原气""真气"，是人体最基本、最重要的气，是人体生命活动的原动力。

（1）组成与分布　元气的组成，以肾所藏的精气为主，依赖于肾中精气所化生，元气根于肾。肾中精气以受之于父母的先天之精为基础，又赖后天水谷精气的培育。元气的盛衰，并不完全取决于先天禀赋，亦与脾胃运化水谷精气的功能密切相关。

元气通过三焦而流行于全身，内至脏腑，外达肌肤腠理，作用于机体的各个部分。

（2）主要功能　推动人体的生长和发育，温煦和激发各个脏腑、经络等组织器官的生理活动。元气是人体生命活动的原动力，是维持生命活动的最基本物质。

2. 宗气　宗气，是积于胸中之气，宗气在胸中积聚之处，称作"气海"，又称"膻中"。

（1）组成与分布　以肺从自然界吸入的清气和脾胃从饮食物中运化而生成的水谷精气为其主要组成部分，相互结合而成。因此，肺的呼吸功能与脾胃的运化功能正常与否，直接影响着宗气的旺盛与衰少。

宗气聚集于胸中，贯注于心肺之脉，上出于肺，循喉咽，故呼则出，吸则入。下"蓄于丹田，注足阳明之气街（相当于腹股沟部位）而下行于足"。

（2）主要功能　一是走息道以行呼吸，凡语言、声音、呼吸的强弱，都与宗气的盛衰有关；二是贯心脉以行气血，凡气血的运行、肢体的寒温和活动能力、视听的感觉能力、心搏的强弱及其节律等，皆与宗气的盛衰有关。

3. 营气　营气，是与血共行于脉中之气。营气富于营养，故又称"荣气"。营与血关系极为密切，可分而不可离，故常常"营血"并称。营气与卫气相对而言，属于阴，故又称为"营阴"。

（1）组成与分布　营气由水谷精气中的精华部分所化生。营气分布于血脉之中，成为血液的组成部分而循脉上下，营运于全身。营者，水谷之精气也，和调于五脏，洒陈于六腑，乃能入于脉也。

（2）主要功能　有营养和化生血液两个方面。水谷精微中的精专部分，是营气的主要成分，是脏腑、经络等生理活动所必需的营养物质，同时又是血液的组成部分。荣气者，泌其津液，注之于脉，化以为血，以荣四末，内注五脏六腑。

4. 卫气　卫气，是运行于脉外之气。卫气与营气相对而言，属于阳，故又称为"卫阳"。

（1）组成与分布　卫气，主要由水谷精气所化生，它的特性是"慓疾滑利"。也就是说它的活动力特别强，流动很迅速。所以它不受脉管的约束，运行于皮肤、分肉之间，熏于肓膜，散于胸腹。

（2）主要功能　一是护卫肌表，防御外邪入侵；二是温养脏腑、肌肉、皮毛等；三是调节控制腠理的开合、汗液的排泄，以维持体温的相对恒定等。卫气者，所以温分肉，充皮肤，肥腠理，司开合者也；卫气和，则分肉解利，皮肤润柔，腠理致密矣。

5. 其他　除了上述四种气之外，还有"脏腑之气""经络之气"等。所谓"脏腑之气"和"经络之气"，实际上都是元气所派生的，是元气分布于某一脏腑或某一经络，即成为某一脏腑或某一经络之气，它属于人体元气的一部分，是构成各脏腑、经络的最基本物质，又是推动和维持各脏腑、经络进行生理活动的物质基础。

在中医学里，气的名称还有很多。例如：把机体从饮食物中吸取的营养物质，称作"水谷精气""谷气"；把致病的物质，称作"邪气"；把体内不正常的水液，称作"水气"；把整个机体的生理功能和抗病能力，称作"正气"；把中药的寒、热、温、凉四种性质和作用，称作"四气"等。由此可见，"气"在中医学里是一字多义，有作为"性质"，有作为"功能"，也有作为"气候"等。这些，都和本章所论述的构成人体基本物质的"气"，是有区别的。

二、血

（一）血的基本概念

血是红色的液态样物质，是构成人体和维持人体生命活动的基本物质之一，具有很高的营养和滋润作用。血必须在脉中运行，才能发挥它的生理效应。如因某些原因而逸出于脉外，即为出血，又可称为"离经之血"。脉，具有阻遏血液逸出的功能，故有"血府"之称。

（二）血的生成

血主要由营气和津液所组成。营气和津液，都来自所摄入的饮食物经脾和胃的消化吸收而生成的水谷精微，所以说脾和胃是气血生化之源。中焦受气取汁，变化而赤，是谓血。脾和胃（中焦）的运化功能在生成血液过程中具有重要作用。血液的生成过程，又要通过营气和肺的作用，方能化生为血。营气者，泌其津液，注之于脉，化以为血，以荣四末，内注五脏六腑。

（三）血的功能

血具有营养和滋润全身的生理功能。血在脉中循行，内至脏腑，外达皮肉筋骨，如环无端，运行不息，不断地对全身各脏腑组织器官起着充分的营养和滋润作用，以维持正常的生理活动。血主濡之，肝受血而能视，足受血而能步，掌受血而能握，指受血而能摄。

血是机体精神活动的主要物质基础。人的精力充沛，神志清晰，感觉灵敏，活动自如，均有赖于血气的充盛，血脉的调和与流利。血脉和利，精神乃居。

（四）血的运行

血在脉管中运行不息，流布于全身，环周不休。随着血的运行，为全身各脏腑组织器官提供了丰富的营养，以供其需要。

血的运行，主要依赖于气的推动作用。血在脉管中运行而不致逸出脉外，也是由于气的固摄作用。

三、津液

（一）津液的基本概念

津液，是机体一切正常水液的总称，包括各脏腑组织器官的内在体液及其正常的分泌物，如胃液、肠液和涕、泪等。津液，同气和血一样，是构成人体和维持人体生命活动的基本物质。

津和液，同属于水液，都来源于饮食，有赖于脾和胃的运化功能而生成。由于津和液在其性状、功能及其分布部位等方面均有所不同，因而也有一定的区别。一般来说，性质较清稀，流动性较大，布散于体表皮肤、肌肉和孔窍，并能渗注于血脉，起滋润作用的，称为津；性质较稠厚，流动性较小，灌注于骨节、脏腑、脑、髓等组织，起濡养作用的，称为液。

（二）津液的生成、输布和排泄

津液的生成，是通过胃对饮食物的"游溢精气"和小肠的"分清别浊""上输于脾"，而生成。津液的输布和排泄，主要是通过脾的转输、肺的宣降和肾的蒸腾气化，以三焦为通道输布于全身。

脾胃通过经脉，一方面将津液以灌四旁和全身；另一方面，则将津液上输于肺。即脾的"散精"功能。肺的宣发作用，将津液输布于全身体表，以发挥津液的营养和滋润作用，津液通过代谢化为汗液而排出体外，即肺输精于皮毛。津液通过肺的肃降作用，向下输送到肾和膀胱，最后化为尿液而排出体外。肾蒸腾气化，升清降浊，使"清者"蒸腾上升，从而向全身布散；"浊者"下降化为尿液，注入膀胱。尿液排泄量的多少，实际上调节着全身津液的代谢平衡。

（三）津液的功能

津液有滋润和濡养的生理功能。如：布散于肌表的津液，具有滋润皮毛肌肤的作用；流注于孔窍的津液，具有滋润和保护眼、鼻、口等孔窍的作用；渗入于血脉的津液，具有充养和滑利血脉的作用，而且也是组成血液的基本物质；注入于内脏组织器官的津液，具有濡养和滋润各脏腑组织器官的作用；渗入于骨的津液，具有充养和濡润骨髓、脊髓和脑髓等作用。

四、气、血、津液之间的相互关系

气、血、津液的性状及其功能，均有其各自的特点。但是，这三者又均是构成人体和维持人体生命活动的最基本物质。三者的组成，均离不开脾胃运化而生成的水谷精气。三者的生理功能，又存在着相互依存、相互制约和相互为用的关系。因此，无论在生理或病理情况下，气、血、津液之间均存在着极为密切的相互关系。

（一）气和血的关系

气属于阳，血属于阴。气主煦之，血主濡之。气为血之帅、血为气之母。具体地说，即存在着气能生血、行血、摄血和血为气之母四个方面的关系。

1.气能生血 血的组成及其生成过程中，均离不开气和气的运动变化——气化功能。营气和津液，是血的主要组成部分，它们来自脾胃所运化的水谷精气。从摄入的饮食物，转化成水谷精气；从水谷精气转化成营气和津液；从营气和津液转化成赤色的血，均离不开气的运动变化。

2.气能行血 血不能自行，有赖于气的推动；气行则血行，气滞则血瘀。血液的循行，有赖于心气的推动，肺气的宣发布散，肝气的疏泄条达。

3.气能摄血 是气固摄功能的具体体现。血在脉中循行而不逸出脉外，主要依赖于气对血的固摄作用。如果气虚而固摄血液的作用减弱，可导致各种出血的病证，即"气不摄血"。

4.血为气之母 血是气的载体，并给气以充分的营养。由于气的活力很强，易于逸脱，所以气必须依附于血和津液，而存在于体内。如果气失去依附，则浮散无根而发生气脱。

（二）气和津液的关系

气属阳，津液属阴。气和津液的关系，与气和血的关系雷同。津液的生成、输布和排泄，全赖于气的升降出入运动和气的气化、温煦、推动和固摄作用；而气在体内的存在，不仅依附于血，且亦依附于津液，故津液亦是气的载体。

1.气能生津 津液的生成，来源于摄入的饮食物，有赖于胃的"游溢精气"和脾的运化水谷精气。

2.气能行（化）津 津液的输布及其化为汗、尿等排出体外，全赖于气的升降出入运动。由于脾气的"散精"和转输，肺气的宣发和肃降，肾中精气的蒸腾气化，才能促使津液输布于全身而环周不休，使经过代谢的多余津液转化为汗液和尿液排出体外，津液的代谢才能维持生理平衡。

3. 气能摄津、津能载气　津液的排泄，有赖于气的推动和气化作用。维持津液代谢的正常平衡，也有赖于气的固摄作用。

（三）血和津液的关系

血和津液，都是液态的物质，也都有滋润和濡养的作用，与气相对而言，二者都属于阴。因此，血和津液之间亦存在着极其密切的关系。

血和津液的生成都来源于水谷精气，由水谷精气所化生，津血同源。津液渗注于脉中，即成为血液的组成部分。

第四节　经　络

经络，是经脉和络脉的总称，是运行全身气血、联络脏腑形体官窍、沟通上下内外、感应传导信息的通路系统，是人体组织结构的重要组成部分。

经络，分为经脉和络脉两大类。经脉的"经"，有路径、途径之意。经脉是经络系统中的主干，即主要通路。络脉的"络"，有联络、网络之意。络脉是经脉的浅表分支，错综联络，遍布全身。经脉多深而不见，行于分肉之间，络脉多浮而常见，行于体表较浅部位；经脉较粗大，络脉较细小；经脉以纵行为主，络脉则纵横交错，网络全身。经脉和络脉虽有区别，但两者紧密相连，共同构成人体的经络系统，担负着运行气血、联络沟通等作用，将体内五脏六腑、四肢百骸、五官九窍、皮肉筋脉等联结成一个有机的整体。

经络学说是研究人体经络的概念、循行路线、生理功能、病理变化及其与脏腑形体官窍相互联系的基础理论，是中医食疗学理论体系的重要组成部分。经络学说源自古人在对以砭刺、导引、推拿、气功等方法进行保健或治疗时所出现的经络现象以及在对病理情况下所出现的经络病症的观察过程中积累了丰富的经验，并依据当时的解剖知识，加之古代哲学的渗透影响，逐渐上升为理论，从而形成了经络学说。

经络学说贯穿于研究人体生理、病理及疾病诊断和防治的所有方面，与藏象、气血津液等基础理论相互补充，对针灸、推拿、按摩、气功等，及其他临床各科均有重要的指导作用。

经络系统的组成

经络系统由经脉、络脉及其连属部分组成。经脉是经络系统的主干，主要有十二正经、十二经别和奇经八脉三大类。络脉是经脉的分支，包括别络、浮络、孙络之分。连属部分，对内连属各个脏腑，对外连于筋肉、皮肤，而称为经筋和皮部。经筋是十二经脉之气"结、聚、散、络"于筋肉、关节的体系，为十二经脉的附属部分，具有连缀百骸，维络周身，主司关节运动的作用。皮部，是十二经脉功能活动反映于体表的部位，也是络脉之气散布之所在。

（一）十二经脉

十二经脉是手三阴经（手太阴肺经、手厥阴心包经、手少阴心经）、手三阳经（手阳明大肠经、手少阳三焦经、手太阳小肠经）、足三阴经（足太阴脾经、足厥阴肝经、足少阴肾经）、足三阳经（足阳明胃经、足少阳胆经、足太阳膀胱经）的总称。十二经脉是经络系统的主体，是气血运行的主要通道，故又称为"正经"或"十二正经"。

1. 命名原则　十二经脉对称地分布于人体的两侧，分别循行于上肢或下肢的内侧或外侧。每一条经脉又分别隶属于一脏或一腑。因此，十二经脉的命名原则包含阴阳、脏腑和手足。

循行于上肢，起于或止于手的经脉，称"手经"；循行于下肢，起于或止于足的经脉，称"足经"。分布于四肢内侧面的经脉，属"阴经"；分布于四肢外侧面的经脉，属"阳经"。阴经隶属于脏，阳经隶属于腑。按照阴阳的三分法，一阴分为三阴：太阴、厥阴、少阴；一阳分为三阳：阳明、少阳、太阳。胸中三脏，肺为太阴，心包为厥阴，心为少阴，其经脉皆行于上肢，故肺经称为手太阴经，心包经称为手厥阴经，心经称为手少阴经，并依次分布于上肢内侧的前、中、后线；与此三脏相表里的大肠、三焦和小肠，则分属阳明、少阳和太阳，其经脉分别称为手阳明经、手少阳经和手太阳经，并依次分布于上肢外侧的前、中、后线。腹中三脏，脾为太阴，肝为厥阴，肾为少阴，其经脉皆行于下肢，故分别称为足太阴经、足厥阴经和足少阴经，并依次分布于下肢内侧的前、中、后线（在小腿下半部，足厥阴经在前缘，足太阴经在中线）；与此三脏相表里的胃、胆和膀胱，则分属阳明、少阳和太阳，其经脉分别称为足阳明经、足少阳经和足太阳经，依次分布于下肢外侧的前、中、后线。

2. 十二经脉的体表分布规律　十二经脉分布于胸腹、腰背、头面、四肢，除左右侧手阳明大肠经在头面部互走对侧外，其余左右两侧的同名经脉一般不互走对侧。十二经脉在体表不同部位有着不同的分布规律。

（1）头面部　手三阳经止于头面部，足三阳经起于头面部，手足三阳经在头面部交汇，故有"头为诸阳之会"之称。手足阳明经行于面额部，手足少阳经行于头侧部，手太阳经分布于面颊部，足太阳经分布于头顶及头后部。另外，部分阴经或其分支到达头面部，如：手少阴心经的分支、足厥阴肝经上达目系，足厥阴肝经与督脉交于头顶部，足少阴肾经的分支上抵舌根，足太阴脾经连舌本、散舌下等。

（2）四肢部　在上肢和下肢，一般规律是太阴、阳明在前，厥阴、少阳在中，少阴、太阳在后。但在下肢内踝上8寸以下，足三阴经的循行排列为：足厥阴在前，足太阴在中，足少阴在后。

（3）躯干部　胸腹部由正中线向外依次为：足少阴、足阳明、足太阴、足厥阴；侧腰部为足少阳；后腰及背部为足太阳。

3. 表里络属关系　手足三阴与三阳经，通过各自的经别和别络相互沟通，组成六对表里相合关系。如《素问·血气形志》说："足太阳与少阴为表里，少阳与厥阴为表里，阳明与太阴为表里，是为足阴阳也。手太阳与少阴为表里，少阳与心主为表里，阳明与太阴为表里，是为手之阴阳也。"十二经脉的表里关系，不仅加强了表里两经的联系和沟通，而且促进互为表里的脏与腑在生理功能上的相互协调和配合。

4. 走向交接规律

（1）走向和交接　十二经脉的走向交接规律，《灵枢·逆顺肥瘦》中有明确论述："手之三阴，从脏走手；手之三阳，从手走头；足之三阳，从头走足；足之三阴，从足走腹。"说明手三阴经，从胸腔内脏走向手指端，与手三阳经交会；手三阳经，从手指走向头面部，与足三阳经交会；足三阳经，从头面部走向足趾端，与足三阴经交会；足三阴经，从足趾走向腹部和胸部，在胸部内脏与手三阴经交会。如此，手经交于手，足经交于足，阳经交于头，阴经交于胸腹内脏，使十二经脉"阴阳相贯，如环无端"（《灵枢·营卫生会》）。

（2）交接部位　十二经脉的交接部位有一定的规律性。互为表里的阴经与阳经在四肢末端交接：首先，互为表里的手三阴经与手三阳经交接在上肢末端（手指），互为表里的足三阴经和足三阳经交接在下肢末端（足趾）。如手太阴肺经和手阳明大肠经在食指端交接，手少阴心经和手太阳小肠经在小指端交接，手厥阴心包经和手少阳三焦经在无名指端交接，足阳明胃经和足太阴脾经在足大趾交接，足太阳膀胱经和足少明肾经在足小趾交接，足少阳胆经和足厥阴肝经在足大趾爪甲后交接。其次，同名手足阳经在头面部交接，由于手三阳经止于头部，足三阳经起源于头部，手足三阳经在头面部交接，故有"头为诸阳之会"之说。再次，手三阴经与足三阴经在胸腹部交接，足太阴脾经与手少阴心经是交接于心中；足少阴肾经与手厥阴心包经交接于胸中；足厥阴肝经与手太阴肺经交接于肺中。

5.气血流注规律 十二经脉是气血运行的主要通道，它们首尾相贯、依次衔接，如环无端。由于全身气血皆由脾胃运化的水谷之精所化生，故十二经脉气血的流注从起于中焦的手太阴肺经开始，依次流注各经，最后传至足厥阴肝经，再复注于手太阴肺经而进入下一轮循环。十二经脉的流注次序如图4-1：

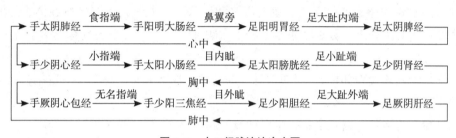

图4-1 十二经脉流注次序图

（二）奇经八脉

1.概念与特点 奇经八脉，是指在十二正经之外"别道而行"的八条经脉，包括督脉、任脉、冲脉、带脉、阴跷脉、阳跷脉、阴维脉、阳维脉。

奇经八脉具有与十二正经不同的特点：①奇经八脉与五脏六腑没有直接的属络联系，督脉、任脉、带脉均起于胞宫，但并不属于胞宫；②无表里经配合及络属关系，虽然阴跷脉和阳跷脉、阴维脉和阳维脉在功能上有协同作用，但它们并不互为表里；③除带脉围腰一周外，经脉皆从下往上行，皆上头面；④除任脉和督脉外，均无属于本经的腧穴。

2.生理功能 奇经八脉纵横交叉循行于十二经脉之间，是经络系统的重要组成部分，与十二经脉相互结合，相互补充，发挥着统率、联系、调节等作用。主要表现于以下几方面：

（1）密切十二经脉之间的联系 奇经八脉在循行分布过程中，同十二经脉中某些经脉交叉衔接，紧密沟通了各条经脉之间的相互联系。如督脉为阳脉之海，任脉为阴脉之海，冲脉为十二经脉之海。

（2）调节十二经脉气血 奇经八脉错综分布、循行于十二经脉之间。当十二经脉气血旺盛有余时，则流入奇经八脉，蓄以备用；当十二经脉气血不足时，奇经中所涵蓄的气血溢出给予补充，以渗灌和供人体生理活动所需。

（3）参与生殖与脑髓功能的调节 奇经八脉虽然不似十二经脉那样与五脏六腑有直接的属络关系，但它在循行分布过程中与脑、髓、女子胞等奇恒之腑以及肝、肾等脏有较为密切的联系。奇经在循行过程中直接与脑、髓发生联系。如：督脉起于胞中，连属于肾，上行入脑；任、督、冲三脉，同起于胞中；带脉约束胞系。

（三）经别、络脉、经筋、皮部

1. 经别　经别是从十二经脉别道而行，深入体腔的分支，又称"十二经别"。十二经别的循行分布具有"离、入、出、合"的特点。离，指离开本经，即从正经别出，自四肢肘膝以上部位从正经分出；入，进入体腔内，联系相应脏腑；出，复出体腔，浅出于颈项部；合，合于经脉，阳经合于本经，阴经合于与之相表的阳经。

经别沟通了十二经脉中互为表里的两条经脉的内在联系，加强了经脉与脏腑的联系，具有加强十二经脉中互为表里的两经之间的联系，并扩大十二经脉分布范围的作用。

2. 络脉　络脉，是经脉的细小分支，按其形状、大小、深浅等的不同，又有十五别络、浮络和孙络之分。十五别络，是络脉系统中较大的主要的络脉，共有十五条，即十二经脉各有一条，加之任脉、督脉的络脉和脾之大络。脾之大络散布于胸胁部。

十五别络的主要功能是加强互为表里两经之间的联系，尤其是十二经脉在体表之间的联系。如：手阳明络脉从偏历分出，分别联系本经和手太阴肺经。十五别络还具有统率全身无数细小络脉的作用。

浮络是浮行于人体浅表部位、"浮而常见"的络脉。浮络分布广泛，没有定位，起沟通经脉、输达肌表的作用。

孙络是最细小的络脉，遍布全身，难以计数，起"溢奇邪""通荣卫"的作用。

3. 经筋　经筋，又称"十二经筋"，是十二经脉连属于外周筋肉的系统。十二经筋作为经络系统的连属部分，具有联缀百骸、主司关节运动、保护人体正常运动功能的作用。筋肉除附着于骨骼外，还满布于躯体和四肢的浅部，对机体起着保护作用。

4. 皮部　皮部，又称"十二皮部"，是十二经脉之气在体表皮肤一定部位的反应区。它是以十二经脉在体表的分布范围作为分区依据，把全身皮肤划分为十二部分，分属于十二经脉。十二皮部具有抗御外邪，保卫机体，反映内在脏腑、经络病变，扩展治疗方法，增强治疗效果的作用。

（四）经络的作用

经络是人体的重要组成系统，具有沟通内外上下、运行气血阴阳、抗御病邪及感应传导等基本功能。

1. 沟通内外上下　人体由脏腑、形体、官窍和经络构成。它们虽然各有不同的功能，但又共同组成了有机的整体活动。人体全身内外、上下、前后、左右之间的相互联系，脏腑、形体、官窍各种功能的协调统一，主要是依赖经络的沟通联系作用实现的。经络在人体内所发挥的沟通联系作用是多方位、多层次的，主要表现在以下几个方面：

（1）脏腑与体表的联系　内在脏腑与外周体表肢节的联系，主要是通过十二经脉的沟通作用来实现的。《灵枢·海论》说："夫十二经脉者，内属于腑脏，外络于肢节。"十二经脉中，手之三阴三阳经脉，循行于上肢内外侧，足之三阴三阳经脉，循行于下肢内外侧。每条经脉对内与脏腑发生特定的属络关系，对外联络筋肉、关节和皮肤，即十二经筋与十二皮部。外周体表的筋肉、皮肤组织及肢节等，通过十二经脉的内属外连而与内在脏腑相互沟通。这种联系表现有特定性和广泛性两方面，即体表的一定部位和体内的不同脏腑之间的内外统一关系，以及周身体表肢节与体内脏腑的整体性联系。

（2）脏腑与官窍之间的联系　脏腑与官窍之间的联系，也是通过经络的沟通作用而实现的。

如：手阳明"挟口"，足阳明"挟口环唇"，足厥阴"环唇内"，手阳明"挟鼻孔"，足阳明"起于鼻"，手太阳"抵鼻"，足少阳"绕毛际"，足厥阴"入毛中，过阴器"，冲、任、督三脉均"下出会阴"等，使得内在脏腑通过经络与官窍相互沟通而成为一个整体。脏腑的生理功能和病理变化便可以通过经络反映于相应的官窍。

（3）脏腑之间的联系　脏腑之间的联系，也与经络的沟通联系密切相关。十二经脉中，每一经都分别属络一脏和一腑，这是脏腑相合理论的主要结构基础。如手太阴经属肺络大肠，手阳明经属大肠络肺等。某些经脉除属络特定内脏外，还联系多个脏腑。如足少阴肾经，不但属肾络膀胱，还贯肝、入肺、络心，注胸中接心包；足厥阴肝经，除属肝络胆外，还挟胃、注肺中等。此外，还有经别补正经之不足，如足阳明、足少阳及足太阳的经别都通过心。这样，就构成了脏腑之间的多种联系。

（4）经脉之间的联系　经络系统各部分之间，也存在着密切联系。十二经脉有一定的衔接和流注规律，除了依次首尾相接如环无端外，还有许多交叉和交会。如手足六条阳经与督脉会于大椎，手少阴经与足厥阴经皆连目系，手足少阳经与手太阳经在目外眦和耳中交会，足少阳胆经和手少阳经的支脉在面部相合等。此外，还有无数络脉，它们从经脉分出，网络沟通于经脉与脏腑、经脉与经脉之间，使经络系统成为一种具有完整结构的网络状的调节系统。

2. 运行气血，协调阴阳　经络是气血运行的主要通道，具有运输气血的作用。人体的各个组织器官，均需依赖气血的濡养，才能维持正常的生理活动。气血之所以能够运行到全身，与经络的流注密不可分。《灵枢·本脏》说："经脉者，所以行气血而营阴阳，濡筋骨，利关节者也。"《灵枢·脉度》说："阴脉荣其脏，阳脉荣其腑，如环之无端，莫知其纪，终而复始。其流溢之气，内溉脏腑，外濡腠理。"正是由于经脉的运输渗灌作用，才能使气血内溉脏腑，外濡腠理，而脏腑腠理在气血的不断循环灌注濡养下，生理功能得以正常发挥，则机体强健，自能抵御外邪的侵袭。

3. 抗御病邪，反映证候　通过经络的传导，内脏的病变可以反映于外表，表现在某些特定的部位或与其相应的官窍。如：肝气郁结常见两胁、少腹胀痛，因足厥阴肝经抵小腹、布胸胁；肝火上炎可见目赤，胃火可见牙龈肿痛等，均是经络传导的反映。此外，由于十二皮部分属于十二经脉，而十二经脉内属于脏腑，内在脏腑、经络的病变也可以通过相应的皮部分区反映出来，故在临床上观察不同部位皮肤的色泽和形态变化，可诊断某些脏腑、经络的病变。

4. 感应传导作用　感应传导，是指经络系统对于针刺或其他刺激具有感应和传递作用。当体表受到某种刺激时，会通过经络传导至体内有关脏腑，使该脏腑功能发生变化。如对经穴刺激引起的感应及传导，通常称为"得气"，即局部有酸、麻、胀、重的感觉，并沿经脉的循行路线而传导，就是经络感应传导作用的具体体现。反之，脏腑受到某种刺激而功能发生变化时，也可通过经络的传导而反应于体表。经络的感应传导作用，是通过运行于经络之中的经气对信息的感受负载作用而实现的。经气，是一身之气分布于经络者，具有感受、负载和传递信息的作用（是一身之气的中介作用的体现），通过经气对信息的感受和负载作用，各种治疗刺激及信息可以随经气到达病所，起到调整疾病虚实的作用。

（五）经络学说的应用

经络学说不仅可以说明人体的生理功能，而且在阐释疾病病理变化，指导疾病诊断与治疗方面，也具有极为重要的价值。

1. 阐释病理变化　经络的功能正常，则联系调节、感应传导等功能正常，能运行气血，濡养脏腑组织，起着抗御外邪、保卫机体的作用。但在病理状态下，经络会成为传递病邪和反映病变的途径。因此，经络学说可以用来阐释人体的病理变化。经络是外邪从皮毛腠理内传于脏腑的主要传变途径，且脏腑之间有经脉沟通联系，所以经络还可以成为脏腑之间病变相互影响的途径。同时，经络可将内脏的病变反映于体表某些特定的部位或与其相应的官窍。如足厥阴肝经绕阴器，抵小腹，布胁肋，上连目系，故肝气郁结可见两胁及少腹痛，肝火上炎易见两目红赤，肝经湿热多见阴部湿疹；足厥阴肝经属肝，挟胃，故肝病可以影响到胃，又"注肺中"，所以肝火又可犯肺。

2. 指导疾病的诊断　经络循行起止有一定的部位，并属络相应脏腑，内脏的疾病可通过经络反映于相应的形体部位。根据经脉的循行部位和所属络脏腑的生理病理特点来分析各种临床表现，可推断疾病发生在何经、何脏、何腑，并且可根据症状的性质和先后次序来判断病情的轻重及发展趋势。如头痛：痛在前额者，多与阳明经有关；痛在两侧者，则与少阳经有关；痛在后头及项部，多为太阳经病变，痛在巅顶，主要与厥阴经有关。在临床实践中，发现一些患者在经络循行通路上，或经气聚结的某些穴位处，有明显的压痛，或有条索状、结节状反应物，或局部皮肤的色泽、形态、温度等发生变化。根据这些病理反应，可辅助病证的诊断。如阑尾穴明显压痛，多为肠痈。

3. 指导疾病的治疗　经络学说被广泛用于指导临床各科疾病的治疗，是针灸、推拿及食物疗法的理论基础。

针灸推拿疗法，一般采用"循经取穴"的原则，即主要根据某一经或某一脏腑的病变，在病变的邻近部位或经络循行的远隔部位上取穴，通过针灸或推拿，调整经络气血的功能活动，达到治疗的目的。

食物治疗也可以经络为渠道，通过经络的传导转输，使食达病所，发挥其治疗作用。"引经报使"理论，即某些食物对某一脏腑经络有特殊的选择性作用。

第五节　病因病机

中医学认为，人体各脏腑组织之间、人体与外界环境之间，既对立又统一，正常情况下，维持着相对的动态平衡，从而保持着人体正常的生理活动。当这种动态平衡因某种原因遭到破坏，又不能立即自行调节得以恢复时，人体就会发生疾病。

一、病因

病因是指能够破坏人体相对平衡状态而引起疾病的原因，又称为致病因素。中医学历来重视病因在疾病发生、发展过程中的作用，每种病因都具有特定的性质和致病特点，机体在病因的影响和作用下产生异常反应，导致疾病发生，表现出相应的症状和体征。所以，除了解可能作为致病因素的客观条件外，可以通过分析疾病的症状、体征来推求病因，为治疗用药提供依据，称为"审证求因"。

（一）外感病因

外感病因是指由外而入，多从肌表、口鼻侵入人体，导致疾病发生的外感性致病因素，主要包括六淫和疠气。

1. 六淫　六淫是风、寒、暑、湿、燥、火（热）六种外感病邪的总称。在正常情况下，风、寒、暑、湿、燥、热是自然界六种气候变化，称为"六气"，是自然界万物生长化收藏的必要条件，也是人类赖以生存的自然条件。正常情况下，人体适应自然气候的变化，不会发病。但如果气候变化异常，六气太过或不及，或者非其时而有其气，超过了人体适应调节能力的范围，就会导致疾病发生，此时的六气便称为"六淫"。

六淫具有共同的致病特点：①外感性；②季节性；③地域性；④相兼性；⑤转化性。

（1）风　风为春季主气，但四季皆有风。故风邪引起的疾病虽以春季为多，但不限于春季，其他季节也可发生。

风邪的性质和致病特点：①风为阳邪，轻扬开泄，易袭阳位：风邪致病常伤及人体的上部、肌表和阳经，出现头痛、鼻塞、汗出等症。②风性善行而数变：风邪致病具有病位游移、行无定处的特点，且往往发病迅速、变幻无常，如风疹表现为皮肤瘙痒，发无定处，此起彼伏，时隐时现等特征。③风性主动：风邪致病可出现肢体或肌肉的异常运动，如口眼㖞斜、颈项强直等。④风为百病之长：六淫之中，风邪居首位，为外邪致病的先导，其他诸邪常依附于风邪侵犯人体，形成外感风寒、风热等证。

（2）寒　寒为冬季主气，故冬季多为寒邪致病，但也可见于其他季节。

寒邪的性质和致病特点：①寒为阴邪，易伤阳气：根据寒邪的轻重和侵袭部位不同，其伤阳的程度也有所不同，临床寒象表现也不完全相同。如寒邪束于肌表，卫阳被遏，可见恶寒发热、流清涕等外寒症状，称为伤寒；若寒邪直中于里，伤及脏腑阳气者，称为中寒，如寒邪直中脾胃，可见脘腹冷痛、腹泻等内寒症状。②寒性凝滞，易致疼痛：因寒邪所致的疼痛，得温痛减，遇寒则痛甚，故称冷痛。③寒性收引：寒邪侵袭人体，可使气机收敛，腠理、经络、筋脉等收缩而挛急。

寒邪侵犯人体，可选用温热之性的药食以祛寒，如饮食中可适当多入生姜，或可熬制姜汤。生姜味辛性微温，既可解表散寒，又可入里温中。

（3）湿　湿为长夏主气。长夏为夏秋之交，湿邪致病以长夏居多，但四季均可发生。

湿邪的性质和致病特点：①湿为阴邪，易阻气机，损伤阳气：气机受阻，常出现胸闷脘痞等症。因脾主运化水液，其性喜燥而恶湿，所以湿邪为患易困阻脾阳，出现腹泻、水肿等症。②湿性重浊：临床表现多具有沉重感或重着不移等特征，如头重如裹、四肢沉重等。"浊"即指分泌物和排泄物秽浊不清的症状。③湿性黏滞：一指症状多黏滞不爽，如口中黏腻，大便黏滞，舌苔黏腻等；二是病程多缠绵难愈，或反复发作，如湿疹、湿痹等。④湿性趋下，易袭阴位：湿邪为病易伤及人体下部，或以下部症状较为突出，如水肿、湿疹等病常以下肢较为多见。

（4）燥　燥为秋季主气。燥邪致病最易见于秋季，初秋之时尚有夏末之余热，燥邪易与温热之邪相合，发为温燥；深秋又近冬之寒气，燥邪易与寒凉之邪相合，发为凉燥。

燥邪的性质和致病特点：①燥性干涩，易伤津液：出现各种干燥、枯涩的症状，如口鼻干燥、大便干结等。②燥易伤肺：肺为娇脏，喜润而恶燥。燥邪伤人多从口鼻而入，最易损伤肺脏津液，出现干咳少痰，甚或燥伤肺络，出现痰中带血等症。

燥邪为患者宜食梨、甘蔗、柑橘、芝麻、百合、蜂蜜等润燥之品，避免过多食用葱、姜、蒜、辣椒、韭菜等辛温之品，以减少辛散耗伤津液。

（5）火（热）　火热为夏季主气。但火热之邪并无明显的季节性，也不受季节气候的限制，一年四季均可发生。

火、热均为阳盛所生，故常混称。但火与温热，同中有异；热为温之渐，火为热之极。热性弥散，故热邪致病多表现为全身弥漫性的发热征象；火性结聚，故火邪致病多结聚于一定部位，临床表现以局部的红、肿、热、痛为特征。

火（热）邪的性质和致病特点：①火热为阳邪，其性炎上：火热之邪易于侵害人体上部，以头面部的火热症状尤为突出，如目赤肿痛、口舌生疮等。②火热易伤津耗气：火热可直接消灼煎熬津液，或蒸迫津液外泄。故火热邪气伤人，临床除有热象外，还伴有口干舌燥、大便秘结等津液亏少的表现。同时，在迫津外泄的过程中，气随津脱，故可兼见气虚症状，甚则全身性的津气脱失。③火热易生风动血：是指火热之邪燔灼肝经，引起肝风内动。由于此肝风因热甚引起，故又称热极生风，临床除高热外，还有四肢抽搐、角弓反张等"生风"表现。"动血"是指火热邪气入于血脉，迫使血行加速，甚至迫血妄行，或灼伤脉络，导致各种出血病证。④火热易扰心神：出现心烦失眠，甚则神昏谵语、狂躁不安。⑤火热易致疮痈：火热之邪入于血分，结聚于局部，腐蚀血肉，形成痈肿疮疡，临床可见疮疡局部红肿热痛，甚至化脓溃烂。

火热邪气伤人可适当选用寒凉之性的药食，如以桑叶、菊花、金银花泡茶饮。

（6）暑　暑为夏季主气，乃火热所化。暑邪致病具有明显的季节性，主要发生于夏至以后，立秋之前。

暑邪的性质和致病特点：①暑为阳邪，其性炎热：暑邪伤人多表现为一系列阳热症状，如高热面赤、脉洪大等。暑热邪气易上扰心神，出现心烦，甚则昏迷等症。②暑性升散，易伤津耗气：出现口渴喜饮、大便秘结等津伤症状。大量出汗耗伤津液的同时，气随津脱，可见气短、乏力，甚则气脱昏厥。③暑多夹湿：暑邪致病临床表现除见暑热症状外，常兼见四肢困重、大便溏泄不爽等湿邪阻滞的症状。

暑热季节宜多食性凉含水分较高的蔬菜、水果，以利于生津止渴，除烦解暑，如冬瓜、西瓜、黄瓜、丝瓜、苦瓜等，或以藿香、佩兰、白扁豆等芳香化湿、解暑和中。

2. 疠气　疠气是一类具有强烈传染性、致病性和流行性的外感病邪。疠气是自然界一种毒疠之气，通过空气和接触传染，经口鼻、肌肤等途径，由外入内，故属于外感病因。疠气所致疾病，又称疫病、瘟病等，可以散在发生，也可形成瘟疫流行。

疠气的致病特点：发病急骤，病情危笃；传染性强，易于流行；一气一病，症状相似。

疠气的发生和流行与自然界气候因素、环境因素、预防隔离措施，以及社会因素等密切相关。

（二）内伤病因

内伤病因泛指人的情志、饮食、起居等不循常度，超过人体自身的调节范围，导致脏腑功能或气血阴阳失调的致病因素。因其病自内而外，非外邪所侵，故称内伤。由内伤病因引起的疾病称为内伤疾病。

1. 七情内伤　七情，指喜、怒、忧、思、悲、恐、惊七种情志活动，是人体对外界刺激的不同情感反应。一般情况下，人体自身有情绪调节能力，不会导致疾病的发生。但如果在突然、强烈、持久的精神刺激下，超过人体的生理和心理调节范围，使气机紊乱，脏腑气血阴阳失调，导致疾病发生，则称为七情内伤。

七情内伤的致病特点：

（1）直接伤及内脏　人体情志活动的物质基础是五脏精气，七情过激可直接影响五脏功能，如怒伤肝、喜伤心、思伤脾、悲伤肺、恐伤肾等。七情内伤首先影响心神，多伤及心、肝、脾等脏。

（2）影响脏腑气机　七情致病主要导致脏腑气机紊乱。如《素问·举痛论》中谓："百病生于气也，怒则气上，喜则气缓，悲则气消，恐则气下……惊则气乱……思则气结矣。"

（3）情志变化影响疾病转归　在疾病过程中，情绪消沉或情志异常波动，可使病情加重，甚至迅速恶化。

内伤七情致病多宜选用具有理气解郁功能的食物，如柑橘、玫瑰、代代花、佛手、香橼等。

2.饮食失宜　饮食是人类赖以生存和维持健康的必要条件，是人体后天生长发育、生命活动所需精微物质的重要来源。饮食失宜，可导致脏腑功能失调或正气损伤而发病，成为内伤病因。

（1）饮食不节　饮食贵在有节，虽然受年龄、体质等因素影响，饮食习惯各有差异，但都应以适度、规律为宜。过饥、过饱或进食不规律，失其常度，均可损伤脾胃，导致疾病发生。①过饥：可致摄食不足。长期摄食不足，一方面因气血亏虚而脏腑组织失养，功能活动衰退；另一方面可因正气不足，抗病能力减弱，易致生疾病。尤其在儿童成长发育期，长期过饥可导致营养不良，影响生长发育。此外，如果有意抑制食欲，又可发展成厌食等较为顽固的身心疾病。②过饱：指饮食过量，如暴饮暴食，或中气虚弱而强食，脾胃难于消化转输而致病。饮食过饱，易损伤脾、胃、肠的功能，并形成饮食停滞不化的病理改变，可见脘腹胀满、疼痛、嗳腐反酸、呕吐泄泻等症；如果长期营养过剩，可发展为肥胖、消渴等病证；若积食日久，损伤脾胃，易聚湿生痰、化热，变生他病。③饮食规律失常：规律饮食，有张有弛，脾胃协调配合，水谷精微化生有序。饮食规律失常，可致脾胃功能减弱而发病。

（2）饮食不洁　饮食不洁多伤及胃肠而发病。如进食腐败变质的食物会导致胃肠功能紊乱，出现脘腹疼痛、恶心呕吐等。若进食被寄生虫污染的食物，则可导致各种寄生虫病；若进食被疫毒污染的食物，可发为疫病；如果进食有毒食物，则会发生食物中毒等。

（3）饮食偏嗜　饮食要均衡，不应有所偏嗜，才能保证机体阴阳及营养物质的平衡。①寒热偏嗜：饮食物具有寒热属性，一般而言，饮食要求寒温适中。如多食生冷寒凉的饮食，则寒邪直中脾胃，可耗伤脾胃阳气，导致寒湿内生，出现腹痛、泄泻等症；若偏嗜辛温燥热饮食，则可使胃肠积热，出现口渴、口臭、便秘等症。②五味偏嗜：饮食物的酸、苦、甘、辛、咸五味宜均衡。《素问·至真要大论》谓："夫五味入胃，各归所喜，酸先入肝，苦先入心，甘先入脾，辛先入肺，咸先入肾。"如果长期嗜好某种性味的食物，会导致该脏的脏气偏盛，导致脏腑之间平衡关系失调而致病。③食物偏嗜：人的膳食结构应谷、肉、果、菜齐全，调配合理。若专食某一类食物，如过食肥甘厚味，可聚湿生痰，导致肥胖、胸痹、消渴等病变；或膳食中缺乏某些食物，久则形成某种营养物质缺乏而致病，如瘿瘤、夜盲等疾病。④偏嗜饮酒：因酒性湿热，长期、过量饮酒可损伤脾胃，继而内生湿热致病。

3.劳逸失度　劳逸结合，张弛有度，是维持人体身心健康的必要条件。长期过劳，如劳力、劳神或房劳过度，以及过于安逸等，都可导致脏腑气血失调而引发疾病。

（三）病理产物性因素

在疾病过程中机体会产生痰饮、瘀血等病理产物。这些病理产物形成之后又可以引起新的病理变化，而成为致病因素，即病理产物性病因，又称为"继发性病因"。

1.痰饮　是痰与饮的合称，是人体水液代谢障碍所形成的病理产物。一般将较稠浊的称为痰，清稀者称为饮，二者同出一源，常并称"痰饮"。

痰可分为有形之痰和无形之痰。有形之痰，是指视之可见、闻之有声、触之可及，如咳嗽吐痰、喉中痰鸣、痰核瘰疬等；无形之痰，是指只见其征、不见其形，如眩晕、癫狂等。因此，中医学对"痰"的认识，主要是以临床表现为依据进行分析的。

饮因其流动性较大，故可留积于人体脏器组织的间隙或疏松部位。因其所停留的部位不同，其临床表现各不相同。

（1）痰饮的形成　痰饮是体内水液代谢障碍的产物，与肺、脾、肾及三焦等脏腑功能密切相关。

（2）痰饮的致病特点　①阻滞气机，影响气血运行；②影响水液代谢；③易于蒙蔽心神；④致病广泛，变幻多端。

痰饮一旦产生，可随气流窜全身，无处不到，产生各种不同的病变。同时，痰饮又易兼邪致病，因而形成的病证繁多，症状表现十分复杂，故有"百病多由痰作祟""怪病多痰"之说。

痰饮为患者可适当食用具有健脾利湿、化痰祛湿作用的食物，如白萝卜、扁豆、薏苡仁、赤小豆、冬瓜等。

2.瘀血　瘀血是指体内有血液停积，未能及时消散而形成的病理产物。包括体内瘀积的离经之血，以及因血液运行不畅，停滞于经脉或脏腑组织内的血液。瘀血既是疾病过程中形成的病理产物，又是具有致病作用的病因。"瘀血"与"血瘀"的概念不同。血瘀是指血液运行不畅或血液瘀滞不通的病理状态，属于病机学概念；而瘀血是可以继发新病变的病理产物，属于病因学概念。

（1）瘀血的形成　凡能引起血液运行不畅，或致血离经脉而瘀积的因素均可导致瘀血的形成，如气虚、气滞、血寒、血热、外伤、痰凝，以及津亏等均可致瘀。除针对病因治疗外，可酌情选用具有行气、活血、化瘀等功效的食物，如陈皮、山楂、桃仁、玫瑰花等。

（2）瘀血的致病特点　①易于阻滞气机：瘀血为有形之邪，一旦形成可阻碍气机；气机郁滞又可引起血行不畅。因而导致血瘀气滞、气滞血瘀的恶性循环。②影响血脉运行：瘀血形成之后，可进一步影响脏腑功能，导致血液运行失常。③影响新血生成：瘀血阻滞，日久不散，影响气血运行，导致脏腑功能失常，势必影响新血的生成，所谓"瘀血不去，新血不生"。④病位固定，病证繁多：瘀血一旦形成，停滞于体内的脏腑组织，一般难以及时消散，故其致病具有病位相对固定的特征。

（3）瘀血致病的症状特点　①疼痛：多为刺痛，痛处固定不移、拒按，夜间痛甚。②肿块：瘀血积于体表皮下，可见局部青紫，肿胀隆起，形成血肿；瘀血积于体内，久聚不散，可形成癥积，坚固难移。③出血：因瘀血所致者，通常出血量少而不畅，血色紫黯，多夹有血块。④发绀：可见面色紫黯，口唇、爪甲青紫，或见肌肤甲错等。⑤舌象：舌质紫黯，或有瘀斑、瘀点，舌下静脉曲张。⑥脉象：脉行不畅，可见涩脉或结、代脉等。

（四）其他病因

除外感病因、内伤病因、继发性病因之外的致病因素，统称为其他病因，如外伤、胎传等致病因素。

二、病机

病机，是指疾病发生、发展及其变化的机理，与机体的正气强弱和致病邪气的性质、感邪的轻重，以及邪气所伤部位等均密切相关。当致病邪气作用于人体，机体的正气必然奋起抗邪，引起邪正斗争，邪正斗争就成为疾病全过程的基本矛盾。在疾病过程中，邪正之间的斗争必然导致双方力量的盛衰变化，从而造成人体阴阳的平衡状态失调，从而产生一系列复杂的病理变化。

（一）发病的基本原理

影响发病的因素虽然十分复杂，但概括起来，不外乎人体正气和致病邪气两个方面。正气，是指人体的功能活动和抗病、康复能力，简称为"正"，是与邪气相对而言，包括脏腑、经络、气血津液等功能活动。邪气，泛指各种致病因素，简称为"邪"，包括六淫、疫气、七情内伤、饮食、劳逸损伤等，以及各种具有致病作用的病理产物，如痰饮、瘀血等。疾病的发生，是在一定条件下邪正斗争的反映。

1. 正气不足是发病的内在因素 中医发病学十分重视人体的正气，强调正气在发病过程中的主导作用。认为正气充足，抵御病邪的能力强，邪气难于侵犯人体，疾病则无从发生；或虽有邪气侵犯，正气亦能抗邪外出而免于发病。《素问·刺法论（遗篇）》说："正气存内，邪不可干。"只有在人体正气相对虚弱、抗邪无力的情况下，邪气方能乘虚而入，导致疾病发生。因此《素问·评热病论》说："邪之所凑，其气必虚。"

2. 邪气是发病的重要条件 中医学重视正气，同时亦不排除邪气在疾病发生中的重要作用。邪气是发病的重要条件，在某些情况下，甚至可能起主导作用。如疫气是一类具有强烈传染性的邪气，《素问·刺法论（遗篇）》指出："五疫之至，皆相染易，无问大小，症状相似。"说明了疫病的危害，所以提出"避其毒气"，以防止疫病的发生和播散。其他如电击、中毒，以及虫兽咬伤等，即使正气强盛，也难以抵御。

3. 正邪斗争的胜负决定发病与否 机体处于自然与社会环境之中，无时无刻不受到邪气的威胁，因而正气与邪气时刻处于相互斗争之中。邪正斗争的胜负不仅关系着疾病的发生，而且影响疾病的发展及转归。

（1）*正胜邪负则不发病* 如自然界中存在着各种各样的致病因素，但并不是所有接触的人都会发病，此即是正能胜邪的结果。

（2）*邪胜正负则发病* 发病以后，由于正气强弱的差异、病邪的性质、感邪的轻重，以及邪气所中部位的浅深不同，疾病的发生也有轻重缓急之别。

（二）基本病机

人体的疾病种类繁多，临床征象错综复杂、千变万化。各种疾病、不同的症状都有其各自的病机，但从总体来说，总离不开邪正盛衰、阴阳失调、气血津液失常等病机变化的一般规律。

1. 邪正盛衰 是指在疾病过程中，机体正气与致病邪气之间相互斗争中所发生的盛衰变化。邪正斗争的态势和结果，直接关系着疾病的发生、发展和转归，同时也影响着病证的虚实变化。所以，从一定意义上来说，疾病的过程就是邪正斗争及其盛衰变化的过程。

（1）*邪正盛衰与虚实变化* 疾病过程中，正气和邪气在其不断斗争的过程中，发生力量对比的消长盛衰变化，从而形成了疾病的或虚或实的病机变化。虚和实是相比较而言的一对病机概念，《素问·通评虚实论》中谓："邪气盛则实，精气夺则虚。"

实：主要指邪气亢盛，是以邪盛为矛盾主要方面的一种病理状态。此时，邪气的致病能力比较强盛，而机体的正气未衰，能积极与邪抗争，故正邪相搏，斗争激烈，临床表现出一系列病理性反应比较剧烈的、有余的证候，即谓之实证。

虚：主要指正气不足，是以正气虚损为矛盾主要方面的一种病理状态。此时，机体的气血津液等物质亏损，脏腑、经络等生理功能较弱，抗病能力低下，因而机体的正气对于致病邪气的斗争，难以出现较剧烈的病理反应，所以临床上可出现一系列虚弱、衰退和不足的证候，即谓之虚证。

邪正的消长盛衰不仅可以产生单纯的虚证或实证，而且在疾病发展变化过程中，尤其是在某些长期的、复杂的疾病中，随着邪正双方力量的消长盛衰，还可以形成多种复杂的虚和实的病理变化，如虚实错杂、虚实转化及虚实真假。因此，在疾病的发生和发展过程中，病机的虚与实都不是绝对不变的。由实转虚、因虚致实和虚实夹杂，常常是疾病发展过程中的必然趋势。在病情复杂或病情危重的情况下，常常出现真虚假实或真实假虚的病机，因此，分析病机的虚或实，必须透过现象看本质，才能不被疾病的假象所迷惑，真正把握住疾病的虚实变化。

（2）邪正盛衰与疾病转归　在疾病的发生、发展过程中，邪正双方在相互斗争中不断发生消长盛衰的变化，对疾病转归起着决定性的作用。

正胜邪退：则疾病趋于好转和痊愈。

邪胜正衰：是疾病趋于恶化，甚至死亡的一种转归。

正虚邪恋：是在疾病后期，正气已虚而邪气未尽，正气一时无力驱邪，邪气留恋不去，病势缠绵的一种转归。这种转归常常是许多疾病由急性转为慢性，日久不愈，反复发作，或留下某些后遗症的主要原因。

邪去正虚：是疾病后期，病邪已经祛除，但正气耗伤，有待逐渐恢复的一种转归，多见于急、重病的恢复期。

2. 阴阳失调　是阴阳消长失去平衡协调的简称。

（1）阴阳偏胜　即指阴或阳的偏胜，属"邪气盛则实"的实证。《素问·阴阳应象大论》中谓"阳胜则热，阴胜则寒"，明确地指出了阳偏胜和阴偏胜病机的临床表现特点。

阳偏胜：即为阳盛，是指机体在疾病过程中所出现的一种阳气亢盛、功能亢奋、邪热过盛的病理状态。阳偏胜的病机特点表现为阳盛而阴未虚的实热证。由于阳是以热、动、燥为其特点，阳偏胜即出现热象，如见壮热、烦躁、脉数等症状。阳偏胜的病变过程中往往出现"阳胜则阴病"，即阳热亢盛会导致不同程度的阴液耗损，临床表现除实热征象外，还会出现口渴、小便短少、大便干燥等阴液不足的症状，即由实热证转化为实热兼阴虚的虚实夹杂证。若病至后期，大量耗伤阴液，可由实转虚形成虚热证。一旦阳气亢盛至极，则病变急转，由阳转化为阴，即为"重阳必阴"。

阴偏胜：即为阴盛，是指机体在疾病过程中所出现的一种阴气偏盛，功能抑制，以及阴寒性病理产物积聚的病理状态。阴偏胜的病机特点表现为阴盛而阳未虚的实寒证。由于阴是以寒、静、湿为其特点，阴偏胜即出现寒象，可见形寒、肢冷、脉迟等症状。阴偏胜的病变过程中往往出现"阴盛则阳病"，即阴寒偏盛会导致不同程度的阳气耗损，临床表现除实寒征象外，还会出现小便清长、大便稀溏等阳气不足的症状，即由实寒证转化为实寒兼阳虚之虚实夹杂证。若病情发展，阳气大伤，可由实转虚形成虚寒证。一旦阴寒邪气亢盛至极，则病变急转，由阴转化为阳，即为"重阴必阳"。

（2）阴阳偏衰　是指阴或阳的偏衰，属"精气夺则虚"的虚证。

阳偏衰：即为阳虚，是指机体在疾病过程中所出现的阳气虚损，功能减退或衰弱，温煦功能减退的病理状态。阳偏衰的病机特点表现为机体阳气不足，阳不制阴，阴气相对偏亢的虚寒证，即所谓"阳虚则寒"。临床既可见畏寒肢冷、脉迟等寒象，也可见精神不振、喜静蜷卧等虚象。阳偏衰的病变过程中，由于脏腑、经络等组织器官的功能活动衰退，可导致阴寒性病理产物的积聚或停滞，临床表现除阳虚所致虚寒征象外，还会出现水肿、咳吐清稀痰涎等阴寒内盛的症状，即由虚寒证转化为阳虚兼寒实的虚实夹杂证。

阴偏衰：即为阴虚，是指机体在疾病过程中出现精、血、津液等物质亏耗，阴不制阳，导致阳相对亢盛，功能虚性亢奋的病理状态。阴偏衰的病机特点表现为阴液不足及滋养、宁静功能减退，以及阳气相对偏盛的虚热证，即所谓"阴虚则热"。临床可见消瘦、潮热、咽干口燥、舌红少苔、脉细数等症。阴偏衰的病变过程中，阴虚不能制约阳气，导致虚火内生，临床表现除阴虚所致虚热征象外，还会出现牙龈肿痛、咯血等阴虚火旺的症状，或见头痛眩晕、耳鸣等阴虚阳亢的虚实夹杂证。

（3）阴阳互损　是指阴或阳任何一方虚损的前提下，病变发展影响到相对的一方，形成阴阳两虚的病理变化，包括阴损及阳和阳损及阴。由于肾藏精，为全身阴阳之根本，因此，阴阳互损的病理变化多在累及肾阴或肾阳，导致肾脏阴阳失调的情况下发生。

（4）阴阳格拒　是指阴或阳的一方偏盛至极，壅遏于内，将另一方排斥格拒于外，迫使阴阳之间不相维系，从而出现真寒假热或真热假寒等复杂的病理现象，包括阴盛格阳和阳盛格阴。

（5）阴阳亡失　是指机体的阴液或阳气突然大量亡失，导致生命垂危的一种病理状态，包括亡阴和亡阳两个方面。亡阴和亡阳，在病机和临床征象等方面，虽然有所不同，但由于阴阳的互根互用关系，阴亡则阳无所依附而散越，迅速导致亡阳；阳亡则阴无以化生而耗竭，继而出现亡阴，最终导致"阴阳离决，精气乃绝"，生命活动终止而死亡。

3. 气血失常　包括气或血的不足及其各自生理功能的异常，以及气和血之间相互关系失常所产生的病理状态。

（1）气的失常

气虚：指气的不足，导致气的生理功能下降的病理状态。气虚的临床症状主要体现在气的某些功能减退，出现神疲乏力、自汗、易于感冒、舌淡苔白、脉虚无力等症。气虚者宜食用具有补气作用的食物，如大枣、香菇、鸡肉、牛肉、鲫鱼等。气虚明显者，可与补气药物配伍使用，以增强其益气之功，如人参莲肉汤、黄芪鸡、人参鸡等。

气机失调：是指气的升降出入失常而引起的病理变化。①气滞：即气机郁滞不畅。以肝、肺、脾胃为多见，不同部位的气机阻滞其临床表现各有不同，但总以胀、闷、疼痛为共同特点。②气逆：指气上升太过或下降不及，以致气逆于上的病理状态。气逆最常见于肺、胃和肝等脏腑。③气陷：指气上升不及或下降太过，是在气虚的基础上，以气的升举无力而下陷为特征的病理状态。气陷尤以脾气虚为主，其病理变化主要有"上气不足"，如头目失养，以及"中气下陷"，升举无力，引起某些内脏的位置下移，如胃下垂、脱肛等病变。④气闭：指气机郁闭，外出受阻，气不外达，以致清窍闭塞，出现昏厥的病理变化。气闭发生急骤，以突然昏倒、不省人事为特点，随病因不同可伴有相应的临床症状。气闭导致的昏厥多可自行缓解，亦有因气不复返而死亡。⑤气脱：指气不内守，大量向外脱失，以致功能突然衰竭的一种病理变化。由于气大量外散脱失，全身之气严重不足，气的各种功能突然全面衰竭，则临床可出现面色苍白、目闭口开、手撒、二便失禁、脉微欲绝或虚大无根等症状。

（2）血的失常

血虚：是指血液不足，或血的濡养功能减退的一种病理状态。血虚则濡养失职，可见全身或局部的失荣失养，功能活动逐渐衰退等虚弱症候。如面色苍白，唇、舌、爪甲淡白无华，心悸不宁，舌淡脉细等症。血虚者宜选用具有养血补血作用的食物，如黑木耳、黑米、胡萝卜、瘦猪肉、乌骨鸡、猪血、猪肝、羊肝、海参等，药膳可选用当归生姜羊肉汤等。

血瘀：是指血液运行迟缓，瘀滞不畅的病理状态。血瘀可以出现于局部，导致局部疼痛，固定不移，甚至形成癥积肿块等；血瘀也可见于全身，出现面、唇、舌、爪甲、皮肤青紫色暗等症。

出血：是指血液运行不循常道，溢于脉外的病理状态。出血多由火热之邪迫血妄行，或气虚不能摄血，或瘀血内阻，血不归经，或外伤直接损伤脉络等所致。由于导致出血的原因不同，其出血的表现各异。

血热：是指血分有热，血行加速的一种病理变化。血热则血行加速，甚则灼伤脉络，迫血妄行；热邪又可煎熬血和津液，所以血热的临床表现以既有热象，又有耗血、动血及伤阴之象为其特征。

（3）气血关系失常　气和血的关系极为密切，生理上相互依存，相互为用，故病理上也相互影响而致气血同病。如临床常见气滞血瘀、气不摄血、气随血脱、气血两虚、血随气逆等。

4. 津液失常

（1）津液不足　是指津液亏少，进而导致内则脏腑，外而孔窍、皮毛等失其濡润滋养作用，而产生一系列干燥失润的病理状态。

津液不足有伤津和脱液的不同，但津和液本为一体。一般说来，伤津时并不一定兼有伤阴脱液，但在脱液时则必兼伤津。

（2）津液的输布、排泄障碍　津液的输布障碍，是指津液得不到正常的输布，导致津液在体内运行失常，在局部发生潴留，导致水湿内生，酿痰成饮的病理状态。津液的排泄障碍，主要是指津液代谢后形成汗液和尿液的功能减退，导致水液潴留，上下溢于肌肤，发为水肿之病理状态。

5. 内生五邪　是指在疾病的发展过程中，由于气血津液和脏腑等功能的异常，而产生的类似风、寒、湿、燥、火外邪致病的病理现象。由于病起于内，又与风、寒、湿、燥、火所致病证的临床征象类似，故分别称为内风、内寒、内湿、内燥和内火，统称为内生五邪。

（1）内风　即风气内动，因与肝的关系较为密切，故又称肝风内动。内风常见于肝阳化风、热极生风、阴虚风动和血虚生风等。

（2）内寒　即寒从中生，是指机体阳气虚衰，温煦气化功能减退，虚寒内生，或阴寒之邪弥漫的病理状态。内寒的形成多与脾、肾等脏的阳气虚衰有关，尤以肾阳虚衰最为关键。

（3）内湿　即湿浊内生，主要是指因体内津液输布、排泄障碍，导致水湿痰饮内生并蓄积停滞的病理状态。湿浊内生与肺、脾、肾等脏腑功能失常密切相关，其中脾的运化失职是湿浊内生的关键。

（4）内燥　即津伤化燥，是指机体津液不足，人体各组织器官和孔窍失其濡润，而出现以干燥枯涩为特征的病理状态。内燥病变以肺、胃、肾及大肠为多见。

（5）内火　即火热内生，导致功能亢奋的病理状态。火热内生有虚实之分，主要有阳气过盛化火、邪郁化火、五志过极化火和阴虚火旺等方面。

第五章

中医食疗评估与诊断

扫一扫，查阅本章数字资源，含PPT、音视频、图片等

第一节 诊 法

诊法是中医诊察收集病情资料的基本方法。中医诊法的内容主要包括望、闻、问、切四诊。临床医生首先要熟练掌握诊察病情的神、圣、工、巧的方法，以发现和认识各种症状、体征的特点，准确、全面地收集病情，同时还要了解各种症状、体征出现的原理，熟悉其在辨证、辨病中的意义。

一、望诊

望诊，是医生运用视觉对人体外部情况进行有目的地观察，以了解健康状况，测知病情的方法。

（一）全身望诊

全身望诊，又称整体望诊，是医生在诊察患者时首先对患者的精神、色泽、形体、姿态等整体表现进行扼要地观察，以期对病情的寒热虚实和轻重缓急等能获得一个总体的印象。

1. 望神 是通过观察人体生命活动的整体表现来判断病情的方法。神既指脏腑组织功能活动的外征，又指精神意识情志活动的状态，是神气与神志的综合判断。

临床根据神的盛衰和病情的轻重一般可分为得神、少神、失神、假神及神乱五类。

（1）得神（有神） 其临床表现为两目灵活，明亮有神，面色荣润，含蓄不露，神志清晰，表情自然，肌肉不削，反应灵敏。提示精气充盛，体健神旺，为健康表现，或虽病而精气未衰，病轻易治，预后良好。

（2）少神（神气不足） 其临床表现为两目晦滞，目光乏神，面色少华，暗淡不荣，精神不振，思维迟钝，少气懒言，肌肉松软，动作迟缓。提示精气不足，功能减退，多见于虚证患者或疾病恢复期者。

（3）失神（无神） 是精亏神衰或邪盛神乱的重病表现，可见于久病虚证和邪实患者。

（4）假神 久病、重病之人，精气本已极度衰竭，而突然一时间出现某些神气暂时"好转"的虚假表现者是为假神。假神的出现，是因为脏腑精气极度衰竭，正气将脱，阴不敛阳，虚阳外越，阴阳即将离决所致，古人比作"回光返照"或"残灯复明"，常是危重患者临终前的征兆。

（5）神乱 指神志错乱失常。临床常表现为焦虑恐惧、狂躁不安、淡漠痴呆和猝然昏倒等，多见于癫、狂、痴、痫、脏躁等患者。

2. 望色　又称"色诊"，是通过观察人体皮肤的色泽变化来诊察病情的方法。五色主病，面色可分为常色和病色两类。病色可分为赤、白、黄、青、黑五种，分别见于不同脏腑和不同性质的疾病。①赤色，主热证，亦可见于戴阳证；②白色，主虚证（包括血虚、气虚、阳虚）、寒证、失血证；③黄色，主脾虚、湿证；④青色，主寒证、气滞、血瘀、疼痛、惊风；⑤黑色，主肾虚、寒证、水饮、血瘀、剧痛。

3. 望形　又称望形体，是观察患者形体的强弱胖瘦、体质形态和异常表现等来诊察病情的方法。

（1）**体强**　指身体强壮。为形气有余，说明体魄强壮，内脏坚实，气血旺盛，抗病力强，不易生病，有病易治。

（2）**体弱**　指身体衰弱。为形气不足，说明体质虚衰，内脏脆弱，气血不足，抗病力弱，容易患病，有病难治。

（3）**肥胖**　若胖而能食，为形气有余；肥而食少，是形盛气虚。肥胖多因嗜食肥甘，喜静少动，脾失健运，痰湿脂膏积聚等所致。

（4）**消瘦**　若形瘦食多，为中焦有火；形瘦食少，是中气虚弱。消瘦多因脾胃虚弱，气血亏虚，或病气消耗等所致。

4. 望态　又称望姿态，是观察患者的动静姿态、体位变化和异常动作以诊察病情的方法。

（二）局部望诊

1. 望头　望头部可以诊察肾、脑的病变和脏腑精气的盛衰。

（1）**头颅**　头形的大小异常和畸形，多见于正值颅骨发育期的婴幼儿，可成为某些疾病的典型体征。患者头摇不能自主，不论成人或小儿，多为肝风内动之兆，或为老年气血虚衰，脑神失养所致。

（2）**囟门**　囟门是婴幼儿颅骨接合不紧所形成的骨间隙，有前囟、后囟之分。后囟呈三角形，约在出生后 2～4 个月内闭合；前囟呈菱形，约在出生后 12～18 个月内闭合。

（3）**头发**　头发色黄干枯，稀疏易落，多属精血不足。小儿头发稀疏黄软，生长迟缓，甚至久不生发，多因先天不足，肾精亏损所致；小儿发结如穗，枯黄无泽，多属于疳积。青年发白伴有耳鸣、腰酸等症者，属肾虚；伴有失眠健忘等症者，为劳神伤血所致。发白有因先天禀赋所致者，不属病态。突然片状脱发，显露圆形或椭圆形光亮头皮，称为斑秃，多为血虚受风所致。青壮年头发稀疏易落，有眩晕、健忘、腰膝酸软者，为肾虚；有头皮发痒、多屑、多脂者，为血热化燥所致。

2. 望面　观察面部的色泽形态和神情表现，不仅可以了解神的衰旺，而且可以诊察脏腑精气的盛衰和有关的病变。①面肿，面部浮肿，多见于水肿病；②面削颧耸，又称面脱，指面部肌肉消瘦，两颧高耸，眼窝、颊部凹陷，因气血虚衰、脏腑精气耗竭所致，多见于慢性病的危重阶段；③口眼㖞斜，突发一侧口眼㖞斜而无半身瘫痪，患侧面肌弛缓，额纹消失，眼不能闭合，鼻唇沟变浅，口角下垂，向健侧歪斜者，病名曰口僻，为风邪中络所致。口眼㖞斜兼半身不遂者，多为中风，为肝阳化风，风痰阻闭经络所致。

3. 望五官　面部眼、耳、鼻、口、舌五官（五窍），与五脏相关联。望五官的异常变化，可以了解脏腑的病变。

（1）**望目**　目与五脏六腑皆有联系。①目神：是诊察两目的神气之有无。凡视物清楚，精彩内含，神光充沛者，是目有神；若视物昏暗，目无精彩，浮光暴露者，是目无神。②目色：目赤肿痛，多属实热证；目睛淡白，属血虚、失血，是血少不能上荣于目所致；目胞色黑晦暗，多属肾虚；目眶周围色黑，常见于肾虚水泛，或寒湿下注。③目形：目胞浮肿，多为水肿的表现；眼窝凹陷，多见于吐泻伤津或气血虚衰的患者；若久病重病眼窝深陷，甚则视不见人，则为阴阳竭绝之候，属病危。眼球突出，兼喘咳气短者，属肺胀；若兼颈前肿块，急躁易怒者，为瘿气。胞睑红肿，若睑缘肿起结节如麦粒，红肿不甚者，为针眼；若胞睑漫肿，红肿较重者，为眼丹。④目态：瞳孔缩小多见于中毒等；危急症患者，瞳孔完全散大，为脏腑功能衰竭、心神散乱、濒临死亡的重要体征。

（2）望耳　望耳可以诊察肾、胆和全身的病变。①耳之色泽：耳轮淡白，多属气血亏虚；耳轮红肿，多为肝胆湿热或热毒上攻；耳轮青黑，多见于阴寒内盛或有剧痛的患者；耳轮干枯焦黑，多属肾精亏虚，精不上荣，为病重，可见于温病晚期耗伤肾阴及下消等患者。②耳之形态：耳郭瘦小而薄，是先天亏损，肾气不足；耳郭肿大，是邪气充盛之象；耳轮干枯萎缩，多为肾精耗竭，属病危；耳轮皮肤甲错，可见于血瘀日久的患者。③耳内病变：耳内流脓水，称为脓耳，多由肝胆湿热、蕴结日久所致；脓耳后期转虚，则多属肾阴不足，虚火上炎。耳道之内赘生小肉团，称为耳痔，因湿热痰火上逆，气血瘀滞耳道而成。耳道局部红肿疼痛，为耳疖，多因邪热搏结耳窍所致。

（3）望鼻　望鼻不仅可以诊察肺和脾胃的病变，而且还可以判断脏腑的虚实、胃气的盛衰、病情的轻重和预后。①鼻之色泽：鼻端色白，多属气血亏虚，或见于失血患者；鼻端色赤，多属肺脾蕴热；鼻端色青，多见于阴寒腹痛患者；鼻端色微黑，常是肾虚寒水内停之象；鼻端晦暗枯槁，为胃气已衰，属病重；鼻头枯槁，是脾胃虚衰，胃气失荣之候。②鼻之形态：鼻头红肿生疮，多属胃热或血热；鼻端生红色粉刺，称为酒渣鼻，多因肺胃蕴热，使血瘀成齇所致；鼻翼扇动，称为鼻扇，多见于肺热，或为哮病，是肺气不宣、呼吸困难的表现；若重病中出现鼻孔扇张，喘而额汗如油，是肺气衰竭之危候。③鼻内病变：鼻孔干燥，黑如烟煤，多属高热日久或阳毒热深；鼻塞流涕，可见于外感表证，其中鼻流清涕者多属外感风寒，鼻流浊涕者多属外感风热，鼻流腥臭脓涕者多为鼻渊，为外邪侵袭或胆经蕴热上攻于鼻所致；鼻腔出血，称为鼻衄；鼻孔内赘生柔软、半透明的光滑小肉，撑塞鼻孔，气息难通者，为鼻息肉，多由湿热邪毒壅结鼻窍所致。

（4）望口唇　可以诊察脾与胃的病变。①口唇形态：口角流涎，小儿见之多属脾虚湿盛，成人见之多为中风口歪不收，唇内和口腔黏膜出现灰白色小溃疡，周围红晕，局部灼痛者，为口疮；口腔黏膜糜烂成片，口气臭秽者，为口糜；小儿口腔、舌上出现片状白屑，状如鹅口者，为鹅口疮；口开而不闭，属虚证；若状如鱼口，张口气直，但出不久，则为肺气将绝，属病危；口闭而难开，牙关紧急叫口噤，属实证。②口唇色泽：唇色淡白，多属血虚或失血；唇色深红，多属热盛；嘴唇红肿而干者多属热极；嘴唇青紫，多属血瘀证，可见于心气、心阳虚衰和严重呼吸困难的患者；嘴唇青黑，多属寒盛、痛极，是因寒盛血脉凝涩，或痛极血络郁阻所致。

（5）望齿龈　望牙齿与牙龈主要可以诊察肾、胃的病变，以及津液的盈亏。①牙齿：若牙齿干燥，为阴液耗伤；牙齿松动，齿龈外露者，多为肾虚；牙关紧急，多属风痰阻络或热极动风。②牙龈：牙龈淡白，多属血虚或失血；牙龈红肿疼痛，多为胃火亢盛；齿龈出血，称为齿衄，可因撞击等外力损伤，或胃腑积热、肝经火盛及阴虚火旺，脉络受损，或脾气虚弱，血不循经所致。

（6）望咽喉　若咽部深红，肿痛明显者，属实热证，多由肺胃热毒壅盛所致；若咽部嫩红、肿痛不显者，属阴虚证，多由肾阴亏虚、虚火上炎所致；咽部淡红漫肿，多由痰湿凝聚所致。一侧或两侧喉核红肿肥大，形如乳头或乳蛾，表面或有脓点，咽痛不适者，称为"乳蛾"，属肺胃热盛，邪客喉核，或虚火上炎，气血瘀滞所致；咽喉部红肿高突，疼痛剧烈，吞咽困难，身发寒热者，称为"喉痈"，多因脏腑蕴热，复感外邪，热毒客于咽喉所致。

4. 望颈项

（1）外形异常　①瘿瘤，指颈部结喉处有肿块突起，或大或小，或单侧或双侧，可随吞咽而上下移动。多因肝郁气结痰凝所致，或因水土失调，痰气搏结所致。②瘰疬，指颈侧颌下有肿块如豆，累累如串珠。多由肺肾阴虚，虚火内灼，炼液为痰，结于颈部，或因外感风火时毒，夹痰结于颈部所致。

（2）动态异常　①项强，指项部拘紧或强硬。如项部拘急牵引不舒，兼有恶寒、发热，是风寒侵袭太阳经脉，经气不利所致。若项部强硬，不能前俯，兼壮热、神昏、抽搐者，多属温病火邪上攻，或脑髓有病。若项强不适，兼头晕者，多属阴虚阳亢，或经气不利所致。如睡眠之后，项强而痛，并无他苦者，为落枕，多因睡姿不当，项部经络气滞所致。②项软，指颈项软弱，抬头无力。小儿项软，多因先天不足，肾精亏损，后天失养，发育不良，可见于佝偻病患儿。久病、重病颈项软弱，头垂不抬，眼窝深陷，多为脏腑精气衰竭之象，属病危。③颈脉搏动，指在安静状态时出现颈侧人迎脉搏动明显。可见于肝阳上亢或血虚重证等患者。④颈脉怒张，指颈部脉管明显胀大，平卧时更甚。多见于心血瘀阻、肺气壅滞及心肾阳衰、水气凌心的患者。

5. 望躯体　包含扁平胸、桶状胸、鸡胸、胸廓两侧不对称、肋如串珠等，以及望腹部的膨隆、腹部凹陷、腹壁青筋暴露、腹壁突起。

6. 望四肢

（1）外形异常　①四肢萎缩，指四肢或某一肢体肌肉消瘦、萎缩，松软无力。多因气血亏虚或经络闭阻，肢体失养所致。②肢体肿胀，指四肢或某一肢体肿胀。③膝部肿大，膝部红肿热痛，屈伸不利，见于热痹，为风湿郁久化热所致。若膝部肿大而股胫消瘦，形如鹤膝，称为"鹤膝风"，多因寒湿久留、气血亏虚所致。④小腿青筋，指小腿青筋暴露，形似蚯蚓。多因寒湿内侵，络脉血瘀所致。

（2）动态异常　①肢体痿废，指肢体肌肉萎缩，筋脉弛缓，痿废不用。多见于痿病，常因精津亏虚或湿热浸淫、筋脉失养所致。②四肢抽搐，指四肢筋脉挛急与弛张间作，舒缩交替，动作有力。见于惊风，多因肝风内动，筋脉拘急所致。③手足拘急，指手足筋肉挛急不舒，屈伸不利。多因寒邪凝滞或气血亏虚，致筋脉失养所致。④手足颤动，指双手或下肢颤抖或振摇不定，不能自主。多由血虚筋脉失养或饮酒过度所致，亦可为动风之兆。⑤手足蠕动，指手足时时掣动，动作迟缓无力，类似虫之蠕行。多为脾胃气虚，筋脉失养，或阴虚动风所致。

7. 望二阴

（1）望前阴　①男子阴囊肿大而不疼不痛者，可见于水肿病。阴囊肿大，一般称为疝气，可因小肠坠入阴囊，或内有瘀血、水液停积，或脉络迂曲，睾丸肿胀等引起。阴囊阴茎收缩，拘急疼痛，称为阴缩。小儿睾丸过小或触不到，多属先天发育异常，亦可见于疟腮后遗症。②女子阴户中有物突出如梨状，名为"阴挺"。多由脾虚中气下陷，或产后劳伤，使胞宫下坠阴户之外所致。

（2）望后阴　肛门周围局部红肿疼痛，状如桃李，破溃流脓者，为肛痈。肛门与肛管的皮肤黏膜有狭长裂伤，可伴有多发性小溃疡，排便时疼痛流血者，为肛裂。门内外生有紫红色柔软肿块，突起如峙者，为痔疮。瘘管长短不一，或通入直肠，局部疼痛，缠绵难愈。直肠黏膜或直肠全层脱出肛外者为"脱肛"。

8. 望皮肤

（1）色泽异常　皮肤突然鲜红成片，色如涂丹，边缘清楚，灼热肿胀者，为丹毒。面目、皮肤、爪甲俱黄者，为黄疸，多因外感湿热、疫毒，内伤酒食，或脾虚湿困，血瘀气滞等所致。其黄色鲜明如橘皮色者，属阳黄；黄色晦暗如烟熏色者，属阴黄。四肢、面部等处出现白斑，大小不等，界限清楚，病程缓慢者，为"白驳风"，或者"白癜风"。多因风湿侵袭，气血失和，血不荣肤所致。

（2）形态异常　皮肤干枯无华，甚至皲裂、脱屑，多因阴津已伤、营血亏虚，肌肤失养，或外邪侵袭、气血滞涩等所致。若皮肤干枯粗糙，状若鱼鳞者，称为"肌肤甲错"，多因血瘀日久，肌肤失养所致。

（3）皮肤病症　斑、疹均为全身性疾病表现于皮肤的症状，两者虽常常并称，但实质有别。斑指皮肤黏膜出现深红色或青紫色片状斑块，平铺于皮肤，抚之不碍手，压之不褪色的症状，可由外感温热邪毒，热毒窜络，内迫营血，或因脾虚血失统摄，阳衰寒凝气血，或因外伤等，使血不循经，外溢肌肤所致。疹指皮肤出现红色或紫红色、粟粒状疹点，高出皮肤，抚之碍手，压之褪色的症状。常见于麻疹、风疹、瘾疹等病，亦可见于温热病中。多因外感风热时邪或过敏，或热入营血所致。水疱，指皮肤上出现成簇或散在性小水疱的症状，可有白痦、水痘、热气疮、湿疹等。疮疡，指发于皮肉筋骨之间的疮疡类疾患，主要有痈、疽、疔、疖等。

（三）望排出物

望排出物是观察患者的分泌物、排泄物和某些排出体外的病理产物的形、色、质、量的变化以诊断病情的方法。

望排出物变化总的规律是：凡色白、质稀者，多属虚证、寒证；凡色黄、质稠者，多属实证、热证。

1. 望痰涕

（1）痰　是由肺和气道排出的病理性黏液。痰白清稀者，多属寒痰；痰黄稠有块者，多属热痰；痰少而黏，难于咯出者，多属燥痰；痰白滑量多，易于咯出者，多属湿痰；痰中带血，色鲜红者，称为咯血，常见于肺痨、肺络张、肺癌等患者；咯吐脓血痰，气腥臭者，为肺痈。

（2）涕　是鼻腔分泌的黏液，涕为肺之液。鼻塞流清涕，是外感风寒；鼻流浊涕，是外感风热。阵发性清涕量多如注，伴喷嚏频作者，多属鼻鼽；久流浊涕，质稠、量多、气腥臭者，多为鼻渊。

2. 望涎唾

（1）涎　为脾之液，是从口腔流出的清稀黏液。口流清涎量多者，多属脾胃虚寒；口中时吐黏涎者，多属脾胃湿热；小儿口角流涎，涎渍颐下，称为"滞颐"，多由脾虚不能摄津所致，亦可见于胃热虫积；睡中流涎者，多为胃中有热成宿食内停、痰热内蕴。

（2）唾　是从口腔吐出的稠滞泡沫状黏液。唾为肾之液，然亦关乎胃。胃中虚冷，肾阳不足，水液失其温运，气化失司，则水邪上泛，可见时吐唾沫；胃有宿食，或湿邪留滞，唾液随胃气上逆而溢于口，故见多唾。

3. 望呕吐物　呕吐物是指胃气上逆，由口吐出的胃内容物，外感内伤皆可引起。呕吐物清稀无酸臭味，或呕吐清水痰涎，多因胃阳不足，腐熟无力，或寒邪犯胃，损伤胃阳，导致水饮内停于胃，胃失和降所致。呕吐物秽浊有酸臭味，多因邪热犯胃，胃失和降，邪热蒸腐胃中饮食，则吐物酸臭。吐不消化、味酸腐的食物，多属伤食，因暴饮暴食，损伤脾胃，食积不化，胃气上逆，推邪外出所致。呕吐黄绿苦水，多属肝胆郁热或湿热。吐血色暗红或紫暗有块，夹有食物残渣者，属胃有积热，或肝火犯胃，或胃腑血瘀所致。

4. 望二便

（1）大便　正常的大便色黄，质软，呈圆柱状或条状。大便清稀水样，多为外感寒湿，或饮食生冷，脾失健运，清浊不分所致。大便黄褐如糜而臭，多为湿热或暑湿伤及胃肠，大肠传导失常所致。大便夹有黏冻、脓血，多见于痢疾和肠癌等病。大便灰白呈陶土色，多见于黄疸。大便燥结，干如羊屎，排出困难，多因热盛伤津、阴血亏虚，肠失濡润，传化不行所致。

（2）小便　正常的小便色淡黄，清净而不浑浊。冬天汗少尿多，其色较清；夏日汗多尿少，其色较黄。小便清长，多属虚寒证。小便短黄，多属实热证。尿中带血，可见于石淋、热淋、肾癌、膀胱癌、某些血液病、传染病等。小便浑浊如米泔水，或滑腻如脂膏，称为尿浊。尿中有砂石，见于石淋患者。

（四）舌诊

舌诊主要是观察舌质和舌苔两个方面的变化。以察病邪的性质、浅深，邪正的消长。正常舌象为舌体柔软灵活，舌色淡红明润，舌苔薄白均匀，苔质干湿适中。简称"淡红舌，薄白苔"。

1. 望舌质

望舌质主要观察舌色、舌的形质、动态以及舌下络脉四个部分。

舌色　一般分为淡红、淡白、红、绛、紫、青。①淡红舌，舌色淡红润泽、白中透红，为气血调和的征象，常见于正常人，病中见之多属病轻；②淡白舌，比正常舌色浅淡，白色偏多红色偏少，舌色白，几无血色者，称为枯白舌，主气血两虚、阳虚，枯白舌主脱血夺气；③红舌，较正常舌色红，甚至呈鲜红色。红舌可见于整个舌体，亦可只见于舌尖、舌两边，主实热，阴虚；④绛舌，较红舌颜色更深，或略带暗红色，主里热亢盛、阴虚火旺；⑤紫舌，全舌呈现紫色，或局部现青紫斑点。舌淡而泛现青紫者，为淡紫舌；舌红而泛现紫色者，为紫红舌；舌绛而泛现紫色者，为绛紫舌；舌体局部出现青紫色斑点，大小不等，不高于舌面者，为斑点舌。紫舌主血行不畅。

2. 望舌形

舌形是指舌质的形状，包括老嫩、胖瘦、点刺、裂纹等方面的特征。

（1）老、嫩舌　舌质纹理粗糙或皱缩，坚敛而不柔软，舌色较暗者，为苍老舌；舌质纹理细腻，浮胖娇嫩，舌色浅淡者，为娇嫩舌。老舌多见于实证；嫩舌多见于虚证。

（2）胖、瘦舌　舌体比正常舌大而厚，伸舌满口，称为胖大舌；舌体肿大满嘴，甚至不能闭口，不能缩回，称为肿胀舌；舌体比正常舌瘦小而薄，称为瘦薄舌。胖大舌多主水湿内停、痰湿热毒上泛；瘦薄舌多主气血两虚、阴虚火旺。

（3）点、刺舌　点，指突起于舌面的红色或紫红色星点。大者为星，称红星舌；小者为点，称红点舌。刺，指舌乳头突起如刺，摸之棘手的红色或黄黑色点刺，称为芒刺舌。点和刺相似，时常并见，故可合称点刺舌。点刺多见于舌尖部，提示脏腑热极，或为血分热盛。

（4）裂纹舌　舌面上出现各种形状的裂纹、裂沟，沟裂中并无舌苔覆盖。舌上裂纹可多少不等，深浅不一，可见于全舌，亦可见于舌前部或舌尖、舌边等处，多由邪热炽盛、阴液亏虚、血虚不润、脾虚湿侵所致。

（5）齿痕舌　舌体边缘有牙齿压迫的痕迹，主脾虚、水湿内盛证。

3. 望舌苔

舌苔，指舌面上的一层苔状物，由脾胃之气蒸化胃中食浊而产生。正常的舌苔，一般是薄白均匀，干湿适中，舌面的中部和根部稍厚。由于患者的胃气有强弱，病邪有寒热，故可形成各种不同的病理性舌苔。望舌苔要注意苔质和苔色两方面的变化。

（1）苔质　指舌苔的质地、形态。①薄、厚苔，反映邪正的盛衰和邪气之深浅。②润、燥苔，反映体内津液的盈亏和输布情况。③腻腐苔，主要测知阳气与湿浊的消长。皆主痰浊、食积；脓腐苔主内痈。④剥（落）苔，临床上一般主胃气不足，胃阴枯竭或气血两虚，亦是全身虚弱的一种征象。⑤偏、全苔，舌苔偏于某处，常示舌所分候的脏腑有邪气停聚。

（2）苔色　苔色的变化主要有白苔、黄苔、灰黑苔三类，①白苔，临床上可为正常舌苔，病中多主表证、寒证、湿证，亦可见于热证。②黄苔，多与红绛舌同时出现，临床上黄苔主热证、里证。③灰黑苔，临床上苔灰黑而润主阴寒内盛，灰黑而燥主里热炽盛等。

二、闻诊

闻诊是通过听声音和嗅气味来诊察疾病的方法。

（一）听声音

除正常生理变化和个体差异之外的声音，均属病变声音。听病变声音，主要是辨别患者的语声、鼻鼾、呻吟、惊呼、喷嚏、呵欠、太息等异常声响，通过声音变化来判断正气的盛衰、邪气的性质及病情的轻重。

1. 发声　指语声的高低清浊。一般来说，在疾病状态下，语声高亢洪亮有力，声音连续者，多属阳证、实证、热证；语声低微细弱，懒言而沉静，声音断续者，多属阴证、虚证、寒证；语声重浊者，称为声重，多属外感风寒，或湿浊阻滞，以致肺气不宣、鼻窍不通所致。

2. 语言　主要是分析患者语言的表达与应答能力有无异常、吐字的清晰程度等。语言的异常，主要是心神的病变。病态语言主要有谵语、郑声、独语、错语、狂言、言謇等。

3. 呼吸　①哮喘，哮指呼吸急促似喘，喉间有哮鸣音的症状。多因痰饮内伏，复感外邪所诱发，或因久居寒湿之地，或过食酸咸生冷所诱发。②短气，指自觉呼吸短促而不相接续，气短不足以息的轻度呼吸困难。③少气（气微），指呼吸微弱而声低，气少不足以息，言语无力的症状。属诸虚劳损，多因久病体虚或肺肾气虚所致。

4. 咳嗽　咳声重浊紧闷，多属实证，是寒痰湿浊停聚于肺，肺炎肃降所致。咳声轻清低微，多属虚证，多因久病肺气虚损，失于宣降所致。咳声不扬，痰稠色黄，不易咯出，多属热证，多因热邪犯肺，肺津被灼所致。咳有痰声，痰多易咯，多属痰湿阻肺所致。干咳无痰或少痰，多属燥邪犯肺或阴虚肺燥所致。

5. 呕吐　是胃失和降，胃气上逆的表现。吐势徐缓，声音微弱，呕吐物清稀者，多属虚寒证。吐势较猛，声音壮厉，呕吐出黏稠黄水，或酸或苦者，多属实热证。呕吐呈喷射状者，多为热扰神明，或因头颅外伤，颅内有瘀血、肿瘤等，使颅内压力增高所致。呕吐酸腐味的食糜，多因暴饮暴食，或过食肥甘厚味，以致食滞胃脘，胃失和降，胃气上逆所致。共同进餐者皆发吐泻，多为食物中毒。

6. 呃逆　俗称打呃，唐代以前称"哕"，指从咽喉发出的一种不由自主的冲击声，声短而频，呃呃作响的症状。是胃气上逆的表现。

7. 嗳气　古称"噫"，指胃中气体上出咽喉所发出的一种长而缓的声响，是胃气上逆的一种表现。

（二）嗅气味

嗅气味可以了解疾病的寒热虚实，一般气味酸腐臭秽者，多属实热；气味偏淡或微有腥臭者，多属虚寒。

三、问诊

问诊是医生通过对患者或陪诊者进行有目的地询问，以了解病情的方法。问诊的内容主要包括一般情况、主诉、现病史、既往史、个人生活史、家族史等。

（一）问寒热

指询问患者有无怕冷或发热的感觉。寒与热是临床最常见的症状，是辨别病邪性质和机体阴阳盛衰的重要依据，为问诊的重点内容，故张景岳将其列为《十问歌》之首。

"寒"指患者自觉怕冷的感觉。"热"指发热，包括患者体温升高，或体温正常而患者自觉全身或局部（如手足心）发热。

寒热的产生主要取决于病邪的性质和机体阴阳的盛衰两个方面。临床上常见四种类型：

1.恶寒发热 指患者恶寒与发热同时出现，是表证的特征性症状。

2.但寒不热 指患者只感寒冷而不发热的症状，是里寒证的寒（热）特征。

3.但热不寒 指患者只发热，而无怕冷之感的症状，多系阳盛或阴虚所致，是里热证的寒热特征。

根据发热的轻重、时间、特点等，临床上常见以下壮热、潮热、微热三种类型：

（1）壮热 指高热（体温在39℃以上）持续不退，不恶寒只恶热的症状。常兼面赤、口渴、大汗出、脉洪大等症。多见于伤寒阳明经证和温病气分阶段，属里实热证。

（2）潮热 指按时发热，或按时热势加重，如潮汐之有定时的症状。下午3～5时（即申时）热势较高者，称为日晡潮热，常见于阳明腑实证，故亦称阳明潮热。午后和夜间有低热者，称为午后或夜间潮热。有热自骨肉向外透发的感觉者，称为骨蒸发热，多属阴虚火旺所致。发热以夜间为甚者，称为身热夜甚，常是温病热入营分，耗伤营阴的表现。

（3）微热 指发热不高，体温一般在38℃以下，或仅自觉发热的症状。发热时间一般较长，病因病机较为复杂。多见于温病后期和某些内伤杂病。

4.寒热往来 指患者自觉恶寒与发热交替发作的症状，是正邪相争，互为进退的病理反映，为半表半里证寒热的特征。临床常见寒热往来无定时和寒热往来有定时两种类型。

（二）问汗

汗是阳气蒸化津液经玄府达于体表而成。正常汗出有调和营卫，滋润皮肤，调节体温的作用。

1.有汗无汗

（1）无汗 病理性无汗有表证里证之分。表证无汗者，多属风寒表证；里证无汗出者，多因津血亏虚或阳气虚，无力化汗所致。

（2）有汗 病理性有汗有表证里证之分。表证有汗出者，多见于风邪犯表证和风热表证；里证有汗出者，多见于里热证，亦可见于里虚证。

2. 特殊汗出　指具有某些特征的病理性汗出，见于里证。

（1）自汗　指醒时经常汗出，活动尤甚的症状。多见于气虚证和阳虚证。

（2）盗汗　指睡则汗出，醒则汗止的症状。多见于阴虚证。

（3）冷汗　指所出之汗有冷感的症状。多因阳气虚或惊吓所致。

（4）热汗　指所出之汗有热感的症状。多因里热蒸迫所致。

（5）黄汗　指汗出沾衣，色如黄柏汁的症状。多因风湿热邪交蒸所致。

3. 局部汗出　身体的某一部位汗出，也是体内病变的反映。应询问局部汗出的情况及其兼症，有助于病证的诊断。

（1）头汗　又称但头汗出。可因上焦热盛，迫津外泄；中焦湿热蕴结，湿郁热蒸，迫津上越；元气将脱，虚阳上越，津随阳泄；进食辛辣、热汤、饮酒，使阳气旺盛，热蒸于头等导致。

（2）半身汗　指患者仅一侧身体汗出的症状。但汗出常见于健侧，无汗的半身常是病变的部位，多见于痿病、中风及截瘫患者。

（3）手足心汗　手足心微汗出，多为生理现象。若手足心汗出量多，则为病理性汗出。

（4）心胸汗　指心胸部易出汗或汗出过多的症状，多见于虚证。伴心悸、失眠、腹胀、便溏者，多为心脾两虚；伴心悸心烦、失眠、腰膝酸软者，多为心肾不交。

（5）阴汗　指外生殖器及其周围汗出的症状。多因下焦湿热郁蒸所致。

（三）问疼痛

疼痛是临床上最常见的一种自觉症状，患病机体的各个部位皆可发生。疼痛有虚实之分：实性疼痛多因感受外邪、气滞血瘀、痰浊凝滞，或食积、虫积、结石等阻滞脏腑经脉，气血运行不畅所致，即所谓"不通则痛"；虚性疼痛多因阳气亏虚，精血不足，脏腑经脉失养所致，即所谓"不荣则痛"。

问疼痛，应注意询问疼痛的部位、性质、程度、时间及喜恶等。

1. 问疼痛的性质　由于导致疼痛的病因、病机不同，故疼痛的性质亦异。因而询问疼痛的性质，可以辨别疼痛的病因与病机。

（1）胀痛　指疼痛兼有胀感的症状，是气滞作痛的特点。如胸、胁、脘、腹胀痛，多是气滞为患。但头目胀痛，则多因肝火上炎或肝阳上亢所致。

（2）刺痛　指疼痛如针刺之状的症状，是瘀血致痛的特点。如胸、胁、脘、腹等部位刺痛，多是瘀血阻滞、血行不畅所致。

（3）冷痛　指疼痛有冷感而喜暖的症状，常见于腰脊、脘腹、四肢关节等处。寒邪阻滞经络所致者，为实证；阳气亏虚，脏腑经脉失于温煦所致者，为虚证。

（4）灼痛　指疼痛有灼热感而喜凉的症状。火邪窜络所致者，为实证；阴虚火旺所致者，为虚证。

（5）重痛　指疼痛兼有沉重感的症状，多因湿邪困阻气机所致。由于湿性重浊黏滞，故湿邪阻滞经脉，气机不畅，使人有沉重而痛的感觉。但头重痛亦可因肝阳上亢，气血上壅所致。重痛常见于头部、四肢、腰部以及全身。

（6）酸痛　指疼痛兼有酸软感的症状，多因湿邪侵袭肌肉关节，气血运行不畅所致。亦可因肾虚骨髓失养引起。

（7）绞痛　指痛势剧烈，如刀绞割的症状，多因有形实邪阻闭气机，或寒邪凝滞气机所致。如心脉痹阻所引起的"真心痛"，结石阻滞胆管所引起的上腹痛，寒邪犯胃所引起的胃脘痛等，皆具有绞痛的特点。

（8）空痛 指疼痛兼有空虚感的症状，多因气血亏虚，阴精不足所致。

（9）隐痛 指疼痛不剧烈，尚可忍耐，但绵绵不休的症状，多因阳气精血亏虚，脏腑经脉失养所致。常见于头、胸、脘、腹等部位。

（10）走窜痛 指疼痛部位游走不定，或走窜攻冲作痛的症状。若胸胁脘腹疼痛而走窜不定，称之为窜痛，多因气滞所致；四肢关节疼痛而游走不定，多见于痹病，因风邪偏胜所致。

（11）固定痛 指疼痛部位固定不移的症状。若胸胁脘腹等处固定作痛，多是瘀血为患；若四肢关节固定作痛，多因寒湿、湿热阻滞，或热壅血瘀所致。

（12）掣痛 指抽掣牵引作痛，由一处连及他处的症状，也称引痛、彻痛，多因筋脉失养，或筋脉阻滞不通所致。

除此之外，一般而言，新病疼痛，痛势剧烈，持续不解，或痛而拒按，多属实证；久病疼痛，痛势较轻，时痛时止，或痛而喜按，多属虚证。

2. 问疼痛的部位 由于机体的各个部位与一定的脏腑经络相联系，所以通过询问疼痛的部位，可以了解病变所在的脏腑经络，对于诊断有着重要的意义。

（1）头痛 指头的某一部位或整个头部疼痛的症状。根据头痛的部位，可确定病变在哪一经。

（2）胸痛 指胸的某一部位疼痛的症状。胸居上焦，内藏心肺，故胸痛多与心肺病变有关。临床应根据胸痛的具体部位、性质和兼症进行诊断。

（3）胁痛 指胁的一侧或两侧疼痛的症状。两胁为足厥阴肝经和足少阳胆经的循行部位，肝胆又位于右胁下，故胁痛多与肝胆病变有关。肝郁气滞、肝胆湿热、肝胆火盛、肝阴亏虚及饮停胸胁，阻滞气机、经脉不利，均可导致胁痛。

（4）胃脘痛 指上腹部、剑突下，胃之所在部位疼痛的症状。胃失和降、气机不畅，则会导致胃脘痛。

（5）腹痛 指剑突下至耻骨毛际以上（胃脘所在部位除外）的腹部疼痛，或其中某一部位疼痛的症状。

（6）背痛 指自觉背部疼痛的症状。背痛多与督脉、足太阳膀胱经、手三阳经病证有关。

（7）腰痛 指腰部两侧，或腰脊正中疼痛的症状。"腰为肾之府"，腰痛常见于肾脏及其周围组织病变。

（8）四肢痛 多因风、寒、湿邪侵袭，或风湿郁而化热，或痰瘀、瘀热阻滞气血运行所致。亦可因脾胃虚损，水谷精微不能布达于四肢引起。若独见足跟痛或胫膝酸痛者，多因肾虚所致，常见于老年人或体弱者。

（9）周身痛 新病周身痛者，多属实证，以外感风寒、风湿或湿热疫毒所致者居多。久病卧床不起而周身痛者，多属虚证，常因气血亏虚，形体失养所致。

（四）问睡眠

睡眠的异常主要有失眠和嗜睡。

1. 失眠 主要是由于机体阴阳平衡失调，阴虚阳盛，阳不入阴，神不守舍所致。营血亏虚，或阴虚火旺，心神失养，或心胆气虚，心神不安所致者，其证属虚；火邪、痰热内扰心神，心神不安，或食积胃脘所致者，其证属实。

2. 嗜睡 多因机体阴阳平衡失调，阳虚阴盛或痰湿内盛所致。困倦嗜睡，头目昏沉，胸闷脘痞，肢体困重者，多是痰湿困脾，清阳不升所致；饭后困倦嗜睡，纳呆腹胀，少气懒言者，多因脾失健运，清阳不升，脑失所养引起；精神极度疲惫，神识朦胧，困倦易睡，肢冷脉微者，多因心肾阳虚，神失温养所致。大病之后，神疲嗜睡，乃正气未复的表现。

（五）问饮食口味

主要是询问口渴与饮水、食欲与食量以及口中气味等情况。饮食及口味的异常，不仅提示津液的盈亏、脾胃运化的失常，也能够反映疾病的寒热虚实性质。

1. 口渴与饮水 主要反映体内津液的盈亏和输布情况，以及证候的寒热虚实。

（1）口不渴饮 指口不渴，亦不欲饮，提示津液未伤。多见于寒证、湿证，或无明显燥热证者。

（2）口渴欲饮 指口干欲饮水，饮水则舒的症状。津液耗伤，阴液亏少，气化不利，津液输布障碍，均可致津液不能上承于口，而见口渴欲饮。

2. 食欲与食量 了解脾胃功能的强弱，判断疾病的轻重和预后有重要的意义。

（1）食欲减退（纳呆、不欲食、食欲不振） 指患者进食的欲望减退，甚至不想进食的症状。

（2）厌食（恶食） 指厌恶食物，甚至恶闻食臭的症状。

（3）消谷善饥（多食易饥） 指患者食欲过于旺盛，进食量多，但食后不久即感饥饿的症状。

（4）饥不欲食 指患者虽然有饥饿的感觉，但不想进食，勉强进食，量亦很少的症状。

（5）偏嗜食物或异物 指嗜食生米、泥土等的症状，多见于小儿虫积。妇女妊娠期间，偏食酸辣等食物，为生理现象。正常人由于地域或生活习惯的不同，亦常有饮食的偏嗜，一般不会引起疾病。但若偏嗜太过，亦可能诱发或导致疾病。

（6）食量变化 主要指进食量的改变。疾病过程中，食欲渐复，食量渐增，是胃气渐复，疾病向愈之征；若食欲渐退，食量渐减，是脾胃功能渐衰之兆，提示疾病逐渐加重。若危重患者，本来毫无食欲，突然索食，食量大增，称为"除中"，是假神的表现之一，因胃气败绝所致。

3. 口味 指口中的异常味觉或气味。口中异常味觉或气味，多是脾胃病变的反映。

（1）口淡 指患者味觉渐退，口中乏味，甚至无味的症状。多见于脾胃虚弱、寒湿中阻及寒邪犯胃。

（2）口甜 指患者自觉口中有甜味的症状。多因湿热蕴结于脾，与谷气相搏，上蒸于口，故口甜而黏腻不爽。口甜而少食、神疲乏力者，多属脾气亏虚，因甘味入脾，脾气虚则甘味上泛之故。

（3）口黏腻 指患者自觉口中黏腻不爽的症状。常见于痰热内盛、湿热中阻及寒湿困脾。

（4）口酸 指患者自觉口中有酸味，或反酸，甚至闻之有酸腐气味的症状。多见于伤食和肝胃郁热等。

（5）口苦 指患者自觉口中有苦味的症状。多见于心火上炎或肝胆火热之证。

（6）口涩 指患者自觉口有涩味，如食生柿子的症状。多与舌燥同时出现。

（7）口咸 指患者自觉口中有咸味的症状。多认为是肾病及寒水上泛之故。

（六）问二便

问二便应注意询问二便的性状、颜色、气味、时间、便量、排便次数、排便时的感觉以及兼有症状等。

1. 大便

健康人一般每日或隔日大便1次，排便通畅，成形不燥，多呈黄色，内无脓血黏液及未消化的食物。便次、便质以及排便感的异常，主要有下列情况：

（1）便次异常 ①便秘（大便难），指大便燥结，排便时间延长，便次减少，或时间虽不延长但排便困难的症状。多因胃肠积热，或气血阴津亏损，肠道燥化太过，肠失濡润，或阳虚寒凝，或腹内瘤块阻结等，或推运无力，传导迟缓，气机阻滞而成便秘。②泄泻（腹泻），指大便次数增多，粪质稀薄不成形，甚至呈水样的症状。

（2）便质异常 除便秘和泄泻均包含有便质的异常外，便质异常还有以下几种：①完谷不化，指大便中含有较多未消化食物的症状。病久体弱者见之，多属脾虚、肾虚；新起者多为食滞胃肠。②溏结不调，指大便时干时稀的症状，多因肝郁脾虚，肝脾不调所致。若大便先干后稀，多属脾虚。③脓血便，指大便中含有脓血黏液，多见于痢疾和肠癌，常因湿热疫毒等邪，积滞交阻肠道，肠络受损所致。④便血，指血自肛门排出，包括血随便出，或便黑如柏油状，或单纯下血的症状。多因脾胃虚弱，气不统血，或胃肠积热、湿热蕴结、气血瘀滞等所致。若血色暗红或紫黑，或大便色黑如柏油状者，谓之远血，多见于胃脘等部位出血。若便血鲜红，血附在大便表面或于排便前后滴出者，谓之近血，多见于内痔、肛裂、息肉痔及锁肛痔等肛门部的病变。

（3）排便感异常 ①肛门灼热，指排便时自觉肛门灼热的症状。多因大肠湿热，或热结旁流，热迫直肠所致。②里急后重，指便前腹痛，急迫欲便，便时窘迫不畅，肛门重坠，便意频数的症状。常见于湿热痢疾。多因湿热内阻，肠道气滞所致。③排便不爽，指排便不通畅，有涩滞难尽之感的症状。多因湿热蕴结大肠，气机不畅，或肝郁脾虚，肠道气滞，或食积化腐，肠道气机不畅所致。④大便失禁，指大便不能随意控制，滑出不禁，甚至便出而不自知的症状。常因脾肾虚损，肛门失约所致。多见于脊柱外伤、久泻、休息痢、脱肛、肛门及肠道癌瘤、高年体衰及久病虚损等病。骤起暴泻，后阴难以约束，或神志昏迷，神机失控者，亦可发生大便失禁，但一般不属脾肾虚损。⑤肛门气坠，指肛门有下坠感觉的症状。肛门气坠常于劳累或排便后加重，多因脾虚中气下陷所致，常见于久泄久痢或体弱患者。

2. 小便

一般情况下，健康成人日间排尿3～5次，夜间排尿0～1次。一昼夜总尿量约1000～2000mL。尿量和尿次的多少受温度（气温、体温）、饮水、出汗和年龄等因素的影响。问小便，主要应询问尿次、尿量及排尿时的异常感觉。

（1）尿次异常 ①小便频数，指排尿次数增多，时欲小便的症状。新病小便频数，尿急、尿痛、小便短赤者，多因湿热蕴结膀胱，热迫气滞所致，常见于淋病类疾病；久病小便频数，色清量多，夜间明显者，多因肾阳虚或肾气不固，膀胱失约所致，常见于老人及肾衰、久病肾虚等患者。②癃闭，小便不畅，点滴而出为癃；小便不通，点滴不出为闭，合称癃闭。癃闭有虚实之分。实性癃闭多由瘀血、结石或湿热、败精阻滞、阴部手术等，使膀胱气化失司，尿路阻塞所致。虚性癃闭，多因久病或年老气虚、阳虚，肾之气化不利，开合失司所致。

（2）尿量异常 ①尿量增多，指尿次、尿量皆明显超过正常量次的症状。小便清长量多者，属虚寒证，因阳虚不能蒸化水液，水津直趋膀胱所致。多尿、多饮而形体消瘦者，多为消渴。②尿量减少，指尿次、尿量皆明显少于正常量次的症状。多由热盛伤津、腹泻伤津、汗吐下伤津，小便化源不足；或心阳衰竭及脾、肺、肾功能失常，气化不利，水液内停；或湿热蕴结，或尿路损伤、阻塞等，水道不利所致。常见于肾和膀胱的疾病、前阴疾病以及心脾疾病之中。

（3）排尿感异常 ①尿道涩痛，指排尿时自觉尿道灼热疼痛，小便涩滞不畅的症状。常见于各种淋病类疾病，膀胱的癌病、痨病等亦可见尿痛。②余溺不尽，指小便之后仍有余溺点滴不净的滴尿症状，常见于劳淋、精癃等病中，或见于老年人及久病体弱者。③小便失禁，指小便不能随意控制而自行溢出的症状。多因肾气亏虚，下元不固，膀胱失约，或脾虚气陷及膀胱虚寒，不能约摄尿液所致。尿路损伤，或湿热瘀血阻滞，使尿路失约，气机失常，亦可见小便失禁。④遗尿，指成人或 3 岁以上小儿于睡眠中经常不自主地排尿的症状。多因禀赋不足，肾气亏虚或脾虚气陷及膀胱虚寒所致，亦可因肝经湿热，下迫膀胱引起。

（七）问经带

妇女一般疾病也应该询问月经、带下的情况，作为诊断妇科或其他疾病的依据。

1. 月经

（1）经期异常　①月经先期，指连续 2 个月经周期出现月经提前 7 天以上的症状。多因脾气亏虚、肾气不足，冲任不固，或因阳盛血热、肝郁化热、阴虚火旺，热扰冲任，血海不宁所致。②月经后期，指连续 2 个月经周期出现月经延后 7 天以上的症状。多因营血亏损、肾精不足，或因阳气虚衰，无以化血，使血海不能按时蓄溢所致；亦可因气滞血瘀、寒凝血瘀、痰湿阻滞、冲任不畅所致。③月经先后无定期，指月经周期时而提前，时而延后达 7 天以上的症状，亦称经期错乱。多因肝气郁滞，气机逆乱，或脾肾虚损，冲任失调，血海蓄溢失常所致。

（2）经量异常　①月经过多，指月经血量较常量明显增多的症状。多因血热内扰，迫血妄行；或因气虚，冲任不固，经血失约；或因瘀血阻滞冲任，血不归经所致。②月经过少，指月经血量较常量明显减少，甚至点滴即净的症状。多因营血不足，或肾气亏虚，精血不足，血海不盈；或因寒凝、血瘀、痰湿阻滞，血行不畅所致。③崩漏，指非正常行经期间阴道出血的症状。形成的原因主要是热伤冲任，迫血妄行；瘀血阻滞，血不循经；脾气亏虚，血失统摄；肾阳虚衰，冲任不固；肾阴不足，阴虚火旺，虚火迫血妄行所致。④闭经，指女子年逾 18 周岁，月经尚未来潮，或已行经，未受孕、不在哺乳期，而又停经达 3 个月以上的症状。多因肝肾不足，气血亏虚，阴虚血燥，血海空虚；或因痨虫侵及胞宫，或气滞血瘀、阳虚寒凝、痰湿阻滞胞脉，冲任不通所致。

（3）经色、经质异常　经色淡红质稀，为血少不荣；经色深红质稠，乃血热内炽；经色紫暗，夹有血块，兼小腹冷痛，属寒凝血瘀。

（4）痛经（经行腹痛）　指在行经时，或行经前后，周期性出现小腹疼痛，或痛引腰骶，甚至剧痛难忍的症状。若经前或经期小腹胀痛或刺痛拒按，多属气滞血瘀；小腹灼痛拒按，平素带下黄稠臭秽，多属湿热蕴结；小腹冷痛，遇暖则减者，多属寒凝或阳虚；月经后期或行经后小腹隐痛、空痛，多属气血两虚，或肾精不足，胞脉失养所致。

2. 带下　在正常情况下，妇女阴道内有少量无色、无臭的分泌物，谓之带下。带下具有濡润阴道的作用。若带下明显过多，淋漓不断，或色、质、气味异常，即为病理性带下。

（1）白带　指带下色白量多，质稀如涕，淋漓不绝而无臭味的症状。多因脾肾阳虚，寒湿下注所致。

（2）黄带　指带下色黄，质黏臭秽的症状。多因湿热下注或湿毒蕴结所致。

（3）赤白带　指白带中混有血液，赤白杂见的症状。多因肝经郁热，或湿毒蕴结所致。若绝经后仍见赤白带淋漓不断者，可能由癥瘤引起。

四、脉诊

脉诊又称切脉，是医生用手指对患者身体某些特定部位的动脉进行切按，体验脉动应指的形象，以了解健康或病情，辨别病证的一种诊察方法。

（一）正常脉象

正常脉象也称为平脉、常脉。是指正常人在生理条件下出现的脉象，既具有基本的特点，又有一定的变化规律和范围，而不是指固定不变的某种脉象。形象特征是：寸关尺三部皆有脉，不浮不沉，不快不慢，一息4～5至，相当于72～80次／分（成年人），不大不小，从容和缓，节律一致，尺部沉取有一定的力量，并随生理活动、气候、季节和环境等的不同而有相应变化。

（二）病理脉象

疾病反映于脉象的变化，叫病理脉象，简称"病脉"。一般说来，除了正常生理变化范围以内及个体生理特异变化之外的脉象，均属病脉。

常见病脉　由于对脉象感觉与体会的差异，历代医家对常见病脉的分类和命名亦存在着差别。在此介绍最基本的6种脉象：

（1）浮脉　轻取即得，重按稍减而不空，举之有余，按之不足。一般见于表证。

（2）沉脉　轻取不应，重按始得，举之不足，按之有余。多见于里证。有力为里实；无力为里虚。亦可见于正常人。

（3）迟脉　脉来迟慢，一息不足四至（相当于每分钟脉搏在60次以下）。多见于寒证，迟而有力为实寒；迟而无力为虚寒。亦见于邪热结聚之实热证。

（4）数脉　脉来急促，一息五至以上而不满七至。多见于热证，亦见于里虚证。

（5）虚脉　三部脉举之无力，按之空豁，应指松软。亦是无力脉象的总称。见于虚证，多为气血两虚。

（6）实脉　三部脉充实有力，其势来去皆盛，应指幅幅。亦为有力脉象的总称。见于实证。亦见于常人。

第二节　辨　证

辨证，当代中医学认为证是对疾病过程中所处一定（当前）阶段的病位、病因、病性以及病势等所做的病理性概括。证是对致病因素与机体反应两方面情况的综合，是对疾病当前本质所做的结论。先明确病位、病性等辨证纲领，再确定辨证具体要素，然后形成完整准确的证名。八纲辨证是辨证的纲领；病性辨证是辨别证候的性质，属于基础证；脏腑辨证是以病位为主的辨证方法，属于具体证；此外还有六经辨证、卫气营血辨证、三焦辨证、经络辨证等，也是中医学辨证分类的方法。

一、八纲辨证

八纲，指表、里、寒、热、虚、实、阴、阳八个纲领。

根据病情资料，运用八纲进行分析综合，从而辨别疾病现阶段病变部位的浅深、病情性质的寒热、邪正斗争的盛衰和病证类别的阴阳，以作为辨证纲领的方法，称为八纲辨证。分别概括为表证、里证、寒证、热证、虚证、实证，再进一步归纳为阴证、阳证两大类。

八纲基本证候

1. 表里辨证　表里是辨别病变部位外内浅深的两个纲领。表与里是相对的概念。临床辨证时，一般把外邪侵犯肌表，病位浅者，称为表证；病在脏腑，病位深者，称为里证。但是表里证候的辨别主要是以临床表现为依据，因而不能把表里看作固定的解剖部位，不能机械地理解。

2. 寒热辨证　寒热是辨别疾病性质的两个纲领。恶寒（或畏寒）、发热与八纲辨证的寒证、热证，既有联系又有区别，二者不能混同，恶寒、发热只是疾病的现象，疾病所表现的寒热征象可有真假之别，而寒证、热证则是对疾病本质所做的判断。

3. 虚实辨证　虚实是辨别邪正盛衰的两个纲领，主要反映病变过程中人体正气的强弱和致病邪气的盛衰。

4. 阴阳辨证　阴阳是八纲中的总纲，是辨别疾病属性的两个纲领。由于阴、阳分别代表事物相互对立的两个方面，它无所不指，也无所定指，故疾病的性质、临床的证候，一般都可归属于阴或阳的范畴，所以阴阳是辨证的基本大法。《素问·阴阳应象大论》说："善诊者，察色按脉，先别阴阳。"《类经·阴阳类》说："人之疾病……必有所本，或本于阴，或本于阳，病变虽多，其本则一。"由此可见阴阳是病证归类的两个基本纲领。

二、病性辨证

"病性"，指病理改变的性质，也就是病理变化的本质属性，或称为"病机"。由于病性是导致疾病当前证候的本质性原因，因而也有称病性为"病因"者，即"审症求因"之谓。应该说病因与病性的概念不完全相同，一般病因是指导致疾病发生的原始因素，如外感六淫、七情刺激、外伤、劳倦等，属于病因学、发病学的范畴，而病性是当前证候的性质，如气虚、血瘀、湿热、痰饮等，属于诊断学、辨证学的范畴。

病性辨证，就是在中医理论指导下，对患者所表现的各种症状、体征等进行分析、综合，从而确定疾病当前证候性质的辨证方法。

（一）辨气血证候

辨气血证候，是根据患者所表现的症状、体征等，对照气血的生理、病理特点，分析、判断疾病中有无气血亏损或运行障碍的证候存在。

气血证候的分类，一方面为气血的亏虚，主要包括气虚证、血虚证，属虚证的范畴，气脱证、血脱证、气陷证、气不固证，一般是气血虚的特殊表现；另一方面为气血的运行失常，主要有气滞证、血瘀证，一般属实证的范畴，所谓气逆证、气闭证，一般属气滞的范畴。血热证、血寒证实际为血分的热证、寒证。

1. 气虚类证　气虚类证包括气虚证以及气陷证、气不固证、气脱证。

（1）气虚证　临床表现为气短声低，少气懒言，精神疲惫，体倦乏力，脉虚，舌质淡嫩，或有头晕目眩，自汗，动则诸症加重。

（2）气陷证　临床表现为头晕眼花，气短疲乏，脘腹坠胀感，大便稀溏，形体消瘦，或见内脏下垂、脱肛、阴挺等。

（3）气不固证　临床表现为气短，疲乏，面白，舌淡，脉虚无力；或见自汗不止；或为流涎不止；或见遗尿，余溺不尽，小便失禁；或为大便滑脱失禁；或妇女出现崩漏，或为滑胎、小产；或见男子遗精、滑精、早泄等。

（4）气脱证　临床表现为呼吸微弱而不规则，汗出不止，口开目合，全身瘫软，神识朦胧，二便失禁，面色苍白，口唇青紫，脉微，舌淡，舌苔白润。

2. 血虚证　临床表现为面色淡白或萎黄，眼睑、口唇、舌质、爪甲的颜色淡白，头晕，或见眼花、两目干涩，心悸，多梦，健忘，神疲，手足发麻，或妇女月经量少、色淡、延期，甚或经闭，脉细无力等。

3. 气滞类证　气滞类证包括气滞证以及气逆证、气闭证。

（1）气滞证　临床表现为胸胁、脘腹等处或损伤部位的胀闷或疼痛，疼痛性质可为胀痛、窜痛、攻痛，症状时轻时重，部位不固定，按之一般无形，痛胀常随嗳气、肠鸣、矢气等而减轻，或症状随情绪变化而增减，脉象多弦，舌象可无明显变化。

（2）气逆证　临床表现为咳嗽频作，呼吸喘促；呃逆、嗳气不止，或呕吐、呕血；头痛、眩晕，甚至昏厥、咯血等。

4. 血瘀证　临床表现为有疼痛、肿块、出血、瘀血色脉征等方面的证候。其疼痛特点为刺痛、痛处拒按、固定不移，常在夜间痛甚；肿块的性状是在体表者包块色青紫，腹内者触及质硬而推之不移；出血的特征是出血反复不止，色紫暗或夹血块，或大便色黑如柏油状，或妇女血崩、漏血；瘀血色脉征主要有面色黧黑，或唇甲青紫，或皮下紫癜，或肌肤甲错，或腹露青筋，或皮肤出现丝状红缕，或舌有紫色瘀点、舌下络脉曲张，脉多细涩或结、代、无脉等。

5. 血热证　临床表现为身热夜甚，或潮热，口渴，面赤，心烦，失眠，躁扰不宁，甚或狂乱、神昏谵语，或见各种出血色深红，或斑疹显露，或为疮痈，舌绛，脉数疾等。

6. 血寒证　临床表现为畏寒，手足或少腹等患处冷痛拘急、得温痛减，肤色紫暗发凉，或为痛经、月经延期、经色紫暗、夹有血块，唇舌青紫，苔白滑，脉沉迟弦涩等。

7. 气血同病类证　气与血密切相关，病理上二者常互相影响，或者同时发病，或者互为因果。临床常见的气血同病证候有气血两虚证、气滞血瘀证、气不摄血证、气随血脱证、气虚血瘀证等。

各证的临床表现，一般是两个基本证候的相合而同时存在。气滞血瘀证、气血两虚证的病机，常常是互为因果；气虚血瘀证、气不摄血证，一般是气虚在先、为因、为本，血瘀或出血在后、为果、为标，但其证候表现则不一定前者重、后者轻；气随血脱证则是因大失血而致血脱在先，然后元气随之消亡，病势危急。

（二）辨津液证候

津液证候包括津液亏虚证和水液停聚而形成的痰证、饮证、水停证及湿证。

1. 痰证　临床表现为常见咳嗽痰多，痰质黏稠，胸脘痞闷，呕恶，纳呆，或头晕目眩，或形体肥胖，或神昏而喉中痰鸣，或神志错乱而为癫、狂、痴、痫，或某些部位出现圆滑柔韧的包块等，舌苔腻，脉滑。

2. 饮证　临床表现为脘腹痞胀，泛吐清水，脘腹部水声辘辘；肋间饱满，咳唾引痛；胸闷，心悸，息促不得卧；身体、肢节疼重；咳吐清稀痰涎，或喉间哮鸣有声；头目眩晕，舌苔白滑，脉弦或滑等。

3. 水停证　临床表现为头面、肢体甚或全身水肿，按之凹陷不易起，或为腹水而见腹部膨隆、叩之音浊，小便短少不利，身体困重，舌淡胖，苔白滑，脉濡缓等。

4. 津液亏虚证　临床表现为口、鼻、唇、舌、咽喉、皮肤、大便等干燥，皮肤枯瘪而缺乏弹性，眼球深陷，口渴欲饮水，小便短少而黄，舌红，脉细数无力等。

三、脏腑辨证

脏腑辨证的基本方法，首先是应辨明脏腑病位。脏腑病证是脏腑功能失调反映于外的客观征象。由于各脏腑的生理功能不同，所以它反映出来的症状、体征也不相同。根据脏腑不同的生理功能及其病理变化来分辨病证，这是脏腑辨证的理论依据。

其次是要辨清病性。脏腑辨证不单是以辨明病变所在的脏腑病位为满足，还应分辨出脏腑病位上的具体性质。病性辨证是脏腑辨证的基础，如在脏腑实证中，有寒、热、痰、气滞、血瘀、水、湿等不同；在脏腑虚证中，又有阴、阳、气、血、精、津虚之别。

脏腑辨证与病性辨证之间，有着相互交织的关系，临床既可按脏腑病位为纲，区分不同的病性，也可在辨别病性的基础上，根据脏腑的病理特点，而确定脏腑病位。

（一）辨心与小肠病证候

心的病变主要反映在心脏本身及其主血脉功能的失常及心神的意识思维等精神活动的异常。临床以心悸、怔忡、心痛、心烦、失眠、多梦、健忘、神昏、神识错乱、脉结或代或促等为心病的常见症。此外，某些舌体病变，如舌痛、舌疮等，亦常责之于心。

心病的证候有虚实之分。虚证多由思虑劳神太过，或先天不足，脏气虚弱，久病伤心，导致心血虚、心阴虚、心气虚、心阳虚、心阳虚脱等证；实证多由痰阻、火扰、寒凝、气郁、瘀血等原因，导致心火亢盛、心脉痹阻、痰蒙心神、痰火扰神及瘀阻脑络等证。

小肠主受盛化物，泌别清浊，为"受盛之官"。小肠的病变多因寒、热、湿热等邪侵袭，主要反映在泌别清浊功能和气机的失常。

1. 心血虚证　临床表现为心悸，头晕眼花，失眠，多梦，健忘，面色淡白或萎黄，唇、舌色淡，脉细无力。

2. 心阴虚证　临床表现为心烦，心悸，失眠，多梦，口燥咽干，形体消瘦，或见手足心热，潮热盗汗，两颧潮红，舌红少苔乏津，脉细数。

3. 心气虚证　临床表现为心悸，胸闷，气短，精神疲倦，或有自汗，活动后诸症加重，面色淡白，舌质淡，脉虚。

4. 心阳虚证　临床表现为心悸怔忡，心胸憋闷或痛，气短，自汗，畏冷肢凉，神疲乏力，面色㿠白，或面唇青紫，舌质淡胖或紫暗，苔白滑，脉弱或结或代。

5. 心阳虚脱证　临床表现为在心阳虚证的基础上，突然冷汗淋漓，四肢厥冷，面色苍白，呼吸微弱，或心悸，心胸剧痛，神志模糊或昏迷，唇舌青紫，脉微欲绝。

6. 心火亢盛证　临床表现为发热，口渴，心烦，失眠，便秘，尿黄，面红，舌尖红绛，苔黄，脉数有力。甚或口舌生疮、溃烂疼痛；或见小便短赤、灼热涩痛；或见吐血、衄血；或见狂躁谵语、神识不清。

7. 心脉痹阻证　临床表现为心悸怔忡，心胸憋闷疼痛，痛引肩背内臂，时作时止。或以刺痛为主，舌质晦暗或有青紫斑点，脉细、涩、结、代；或以心胸憋闷为主，体胖痰多，身重困倦，舌苔白腻，脉沉滑或沉涩；或以遇寒痛剧为主，得温痛减，畏寒肢冷，舌淡苔白，脉沉迟或沉紧；或以胀痛为主，与情志变化有关，喜太息，舌淡红，脉弦。

8. 痰蒙心神证　临床表现为神情痴呆，意识模糊，甚则昏不知人，或神情抑郁，表情淡漠，喃喃独语，举止失常。或突然昏仆，不省人事，口吐涎沫，喉有痰声。并见面色晦暗，胸闷，呕恶，舌苔白腻，脉滑等症。

9. 痰火扰神【痰火扰心（闭窍）】证　临床表现为发热，口渴，胸闷，气粗，咯吐黄痰，喉间痰鸣，心烦，失眠，甚则神昏谵语，或狂躁妄动，打人毁物，不避亲疏，胡言乱语，哭笑无常，面赤，舌质红，苔黄腻，脉滑数。

10. 瘀阻脑络证　临床表现为头晕、头痛经久不愈，痛如锥刺、痛处固定，或健忘，失眠，心悸，或头部外伤后昏不知人，面色晦暗，舌质紫暗。

（二）辨肺与大肠病证候

肺的病变主要反映在肺系，呼吸功能失常，宣降功能失调，通调水道、输布津液失职，以及卫外功能不固等方面。临床以咳嗽、气喘、咯痰、胸痛、咽喉痒痛、声音变异、鼻塞流涕，或水肿等为肺病的常见症，其中以咳喘更为多见。

肺病的证候有虚、实两类。虚证多因久病咳喘，或他脏病变累及于肺，导致肺气虚和肺阴虚。实证多因风、寒、燥、热等外邪侵袭和痰饮停聚于肺而成，而有风寒犯肺、风热犯肺、燥邪犯肺、肺热炽盛、痰热壅肺、寒痰阻肺、饮停胸胁、风水相搏等证。

大肠能吸收水分，排泄糟粕，为"传导之官"。大肠的病变多因感受湿热之邪，或热盛伤津，或阴血亏虚等所致，主要反映在大便传导功能的失常。常见便秘、腹泻、便下脓血以及腹痛、腹胀等症。常见肠道湿热、肠燥津亏、肠热腑实等证。

1. 肺气虚证　临床表现为咳嗽无力，气短而喘，动则尤甚，咯痰清稀，声低懒言，或有自汗、畏风，易于感冒，神疲体倦，面色淡白，舌淡苔白，脉弱。

2. 肺阴虚证　临床表现为干咳无痰，或痰少而黏、不易咯出，或痰中带血，声音嘶哑，口燥咽干，形体消瘦，五心烦热，潮热盗汗，两颧潮红，舌红少苔乏津，脉细数。

3. 风寒犯肺证　临床表现为咳嗽，咯少量稀白痰，气喘，微有恶寒发热，鼻塞，流清涕，喉痒，或见身痛无汗，舌苔薄白，脉浮紧。

4. 风热犯肺证　临床表现为咳嗽，痰少而黄，气喘，鼻塞，流浊涕，咽喉肿痛，发热，微恶风寒，口微渴，舌尖红，苔薄黄，脉浮数。

5. 燥邪犯肺证　临床表现为干咳无痰，或痰少而黏、不易咯出，甚则胸痛，痰中带血，或见鼻衄，口、唇、鼻、咽、皮肤干燥，尿少，大便干结，舌苔薄而干燥少津。或微有发热恶风寒，无汗或少汗，脉浮数或浮紧。

6. 肺热炽盛证　临床表现为发热，口渴，咳嗽，气粗而喘，甚则鼻翼扇动，鼻息灼热，胸痛，或有咽喉红肿疼痛，小便短黄，大便秘结，舌红苔黄，脉洪数。

7. 痰热壅肺证　临床表现为咳嗽，咯痰黄稠而量多，胸闷，气喘息粗，甚则鼻翼扇动，喉中痰鸣，或咳吐脓血腥臭痰，胸痛，发热口渴，烦躁不安，小便短黄，大便秘结，舌红苔黄腻，脉滑数。

8. 寒痰阻肺证　临床表现为咳嗽，痰多、色白、质稠或清稀、易咯，胸闷，气喘，或喉间有哮鸣声，恶寒，肢冷，舌质淡，苔白腻或白滑，脉弦或滑。

9. 饮停胸胁证　临床表现为胸廓饱满，胸胁部胀闷或痛，咳嗽，气喘，呼吸、咳嗽或身体转侧时牵引胁痛，或有头目晕眩，舌苔白滑，脉沉弦。

10. 风水相搏证　临床表现为眼睑头面先肿，继而遍及全身，上半身肿甚，来势迅速，皮肤薄而发亮，小便短少，或见恶寒重发热轻，无汗，舌苔薄白，脉浮紧。或见发热重恶寒轻，咽喉肿痛，舌苔薄黄，脉浮数。

11. 肠热腑实证　临床表现为高热，或日晡潮热，汗多，口渴，脐腹胀满硬痛、拒按，大便秘结，或热结旁流，大便恶臭，小便短黄，甚则神昏谵语、狂乱，舌质红，苔黄厚而燥，或焦黑起刺，脉沉数（或迟）有力。

12. 肠燥津亏证　临床表现为大便干燥如羊屎，艰涩难下，数日一行，腹胀作痛，或可于左少腹触及包块，口干，或口臭，或头晕，舌红少津，苔黄燥，脉细涩。

13. 肠道湿热证　临床表现为身热口渴，腹痛腹胀，下痢脓血，里急后重，或暴泻如水，或腹泻不爽、粪质黄稠秽臭，肛门灼热，小便短黄，舌质红，苔黄腻，脉滑数。

14. 虫积肠道证　临床表现为胃脘嘈杂，时作腹痛，或嗜食异物，大便排虫，或突发腹痛，按之有条索状物，甚至剧痛，呕吐蛔虫，面黄体瘦，睡中啮齿，鼻痒，或面部出现白色斑，唇内有粟粒样白点，白睛见蓝斑。

（三）辨脾与胃病证候

脾的病变主要以运化、升清功能失职，致使水谷、水液不运，消化功能减退，水湿潴留，化源不足，以及脾不统血，清阳不升为主要病理改变。临床以腹胀腹痛、不欲食而纳少、便溏、浮肿、困重、内脏下垂、慢性出血等为脾病的常见症状。

脾病的证候有虚、实之分。虚证多因饮食、劳倦、思虑过度所伤，或病后失调所致的脾气虚、脾阳虚、脾气下陷、脾不统血等证；实证多由饮食不节，或外感湿热或寒湿之邪，或失治、误治所致的湿热蕴脾、寒湿困脾等证。

胃为仓廪之官，主受纳腐熟水谷，为"水谷之海"，胃气以降为顺，喜润恶燥。胃的病变主要反映在受纳、腐熟功能障碍及胃失和降，胃气上逆。多因饮食失节，或外邪侵袭等所致，病久并可导致胃的阴、阳、气虚。常见食纳异常、胃脘痞胀疼痛、恶心呕吐、嗳气、呃逆等症。常见胃气虚、胃阳虚、胃阴虚、寒滞胃脘、胃热炽盛、寒饮停胃、食滞胃脘、胃脘气滞等证。

1. 脾气虚证　临床表现为不欲食，纳少，脘腹胀满，食后胀甚，或饥时饱胀，大便溏稀，肢体倦怠，神疲乏力，少气懒言，形体消瘦，或肥胖、浮肿，面色淡黄或萎黄，舌淡苔白，脉缓或弱。

2. 脾虚气陷【脾（中）气下陷】证　临床表现为脘腹重坠作胀，食后益甚，或便意频数，肛门重坠，或久泄不止，甚或脱肛，或小便浑浊如米泔，或内脏、子宫下垂，气短懒言，神疲乏力，头晕目眩，面白无华，食少，便溏，舌淡苔白，脉缓或弱。

3. 脾阳虚（脾虚寒）证　临床表现为食少，腹胀，腹痛绵绵，喜温喜按，畏寒怕冷，四肢不温，面白少华或虚浮，口淡不渴，大便稀溏，甚至完谷不化，或肢体浮肿，小便短少，或白带清稀量多，舌质淡胖或有齿痕，舌苔白滑，脉沉迟无力。

4. 脾不统血【脾（气）不摄血】证　临床表现为各种慢性出血，如便血、尿血、吐血、鼻衄、紫斑，妇女月经过多、崩漏，食少，便溏，神疲乏力，气短懒言，面色萎黄，舌淡，脉细无力。

5. 寒湿困脾（湿困脾阳、寒湿中阻、太阴寒湿）证　临床表现为脘腹胀闷，口腻纳呆，泛恶欲呕，口淡不渴，腹痛便溏，头身困重，或小便短少，肢体肿胀，或身目发黄，面色晦暗不泽，或妇女白带量多，舌体淡胖，舌苔白滑或白腻，脉濡缓或沉细。

6. 湿热蕴脾证　临床表现为脘腹胀闷，纳呆，恶心欲呕，口中黏腻，渴不多饮，便溏不爽，小便短黄，肢体困重，或身热不扬，汗出热不解，或见面目发黄色鲜明，或皮肤发痒，舌质红，苔黄腻，脉濡数或滑数。

7. 胃气虚证 临床表现为胃脘隐痛或痞胀、按之觉舒，食欲不振，或得食痛缓，食后胀甚，嗳气，口淡不渴，面色萎黄，气短懒言，神疲倦怠，舌质淡，苔薄白，脉弱。

8. 胃阳虚证 临床表现为胃脘冷痛，绵绵不已，时发时止，喜温喜按，食后缓解，泛吐清水或夹有不消化食物，食少脘痞，口淡不渴，倦怠乏力，畏寒肢冷，舌淡胖嫩，脉沉迟无力。

9. 胃阴虚证 临床表现为胃脘嘈杂，饥不欲食，或痞胀不舒，隐隐灼痛，干呕，呃逆，口燥咽干，大便干结，小便短少，舌红少苔乏津，脉细数。

10. 胃热炽盛【胃（实）热（火）】证 临床表现为胃脘灼痛、拒按，渴喜冷饮，或消谷善饥，或口臭，牙龈肿痛溃烂，齿衄，小便短黄，大便秘结，舌红苔黄，脉滑数。

11. 寒饮停胃证 临床表现为脘腹痞胀，胃中有振水声，呕吐清水痰涎，口淡不渴，眩晕，舌苔白滑，脉沉弦。

12. 寒滞胃肠（中焦实寒）证 临床表现为胃脘、腹部冷痛，痛势暴急，遇寒加剧，得温则减，恶心呕吐，吐后痛缓，口淡不渴，或口泛清水，腹泻清稀，或腹胀便秘，面白或青，恶寒肢冷，舌苔白润，脉弦紧或沉紧。

13. 食滞胃肠证 临床表现为脘腹胀满疼痛、拒按，厌食，嗳腐吞酸，呕吐酸馊食物，吐后胀痛得减；或腹痛，肠鸣，矢气臭如败卵，泻下不爽，大便酸腐臭秽，舌苔厚腻，脉滑或沉实。

14. 胃肠气滞证 临床表现为胃脘、腹部胀满疼痛，走窜不定，痛而欲吐或欲泻，泻而不爽，嗳气，肠鸣，矢气，得嗳气、矢气后痛胀可缓解，或无肠鸣，矢气则胀痛加剧，或大便秘结，苔厚，脉弦。

（四）辨肝与胆病证候

肝的病变主要反映在疏泄失常，气机逆乱，精神情志变异，消化功能障碍；肝不藏血，全身失养，筋脉失濡，以及肝经循行部位经气受阻等多方面的异常。其常见症状有精神抑郁、烦躁，胸胁、少腹胀痛，头晕目眩，巅顶痛，肢体震颤，手足抽搐，以及目疾，月经不调，睾丸疼痛等。肝病的常见证型可以概括为虚、实两类，而以实证为多见。实证多由情志所伤，使肝失疏泄，气机郁结；气郁化火，气火上逆；用阳太过，阴不制阳；阳亢失制，肝阳化风；或寒邪、火邪、湿热之邪侵犯肝及肝经所致，而有肝郁气滞证、肝火炽盛证、肝阳上亢证、肝风内动证、肝经湿热证、寒滞肝脉证等。虚证多因久病失养，或他脏病变所累，或失血，致使肝阴、肝血不足，而有肝血虚证、肝阴虚证等。

胆能贮藏和排泄胆汁，帮助脾胃对饮食的消化，胆气宜降，为"中清之腑"；胆又主决断，与情志活动有关。胆的病变常因湿热侵袭、肝病影响等所致，主要反映在影响消化和胆汁排泄、情绪活动等的异常。常见口苦、黄疸、胆怯、易惊等症。常见肝胆湿热、胆郁痰扰等证。

1. 肝血虚证 临床表现为头晕眼花，视力减退或夜盲，或见肢体麻木，关节拘急，手足震颤，肌肉响动，或妇女月经量少、色淡，甚则闭经，爪甲不荣，面白无华，舌淡，脉细。

2. 肝阴虚证 临床表现为头晕眼花，两目干涩，视力减退，或胁肋隐隐灼痛，面部烘热或两颧潮红，或手足蠕动，口咽干燥，五心烦热，潮热盗汗，舌红少苔乏津，脉弦细数。

3. 肝郁气滞证 临床表现为情志抑郁，善太息，胸胁、少腹胀满疼痛，走窜不定，或咽部异物感，或颈部瘿瘤、瘰疬，或胁下肿块。妇女可见乳房作胀疼痛，月经不调，痛经。舌苔薄白，脉弦。病情轻重与情绪变化的关系密切。

4. 肝火炽盛【肝火（热）】证 临床表现为头晕胀痛，痛如刀劈，面红目赤，口苦口干，急躁易怒，耳鸣如潮，甚或突发耳聋，失眠，噩梦纷纭，或胁肋灼痛，吐血、衄血，小便短黄，大便秘结，舌红苔黄，脉弦数。

5.肝阳上亢证　临床表现为眩晕耳鸣，头目胀痛，面红目赤，急躁易怒，失眠多梦，头重脚轻，腰膝酸软，舌红少津，脉弦有力或弦细数。

6.肝风内动证　泛指因风阳、火热、阴血亏虚等所致，以肢体抽搐、眩晕、震颤等为主要表现的证候。根据病因病性、临床表现的不同，常可分为肝阳化风证、热极生风证、阴虚动风证和血虚生风证等。

（1）肝阳化风证　临床表现为眩晕欲仆，步履不稳，头胀头痛，急躁易怒，耳鸣，项强，头摇，肢体震颤，手足麻木，语言謇涩，面赤，舌红，或有苔腻，脉弦细有力。甚至突然昏仆，口眼㖞斜，半身不遂，舌强语謇。

（2）热极生风证　临床表现为高热口渴，烦躁谵语或神昏，颈项强直，两目上视，手足抽搐，角弓反张，牙关紧闭，舌质红绛，苔黄燥，脉弦数。

（3）阴虚动风证　临床表现为手足震颤、蠕动，或肢体抽搐，眩晕耳鸣，口燥咽干，形体消瘦，五心烦热，潮热颧红，舌红少津，脉弦细数。

（4）血虚生风证　临床表现为眩晕，肢体震颤、麻木，手足拘急，肌肉瞤动，皮肤瘙痒，爪甲不荣，面白无华，舌质淡白，脉细或弱。

7.寒滞肝脉（寒凝肝经、肝经实寒）证　临床表现为少腹冷痛，阴部坠胀作痛，或阴器收缩引痛，或巅顶冷痛，得温则减，遇寒痛增，恶寒肢冷，舌淡，苔白润，脉沉紧或弦紧。

8.胆郁痰扰证　临床表现为胆怯易惊，惊悸不宁，失眠多梦，烦躁不安，胸胁闷胀，善太息，头晕目眩，口苦，呕恶，吐痰涎，舌淡红或红，苔白腻或黄滑，脉弦缓或弦数。

（五）辨肾与膀胱病证候

肾以人体生长发育迟缓或早衰，生殖功能障碍，水液代谢失常，呼吸功能减退，脑、髓、骨、发、耳及二便功能异常为主要病理变化。临床以腰膝酸软或疼痛、耳鸣耳聋、齿摇发脱、阳痿遗精、精少不育、经闭不孕、水肿、呼吸气短而喘、二便异常等为肾病的常见症状。

肾病多虚，多因禀赋不足，或幼年精气未充，或老年精气亏损，或房事不节，或他脏病久及肾等导致肾的阴、阳、精、气亏损。常见肾阳虚、肾虚水泛、肾阴虚、肾精不足、肾气不固等证。

膀胱具有贮藏及排泄尿液的功能，为"州都之官"。膀胱的病变多因湿热侵袭，或肾病影响膀胱所致，主要反映在排尿功能的异常。常见尿频、尿急、尿痛、尿闭等症。其常见证为膀胱湿热证。遗尿、失禁等膀胱的虚弱证候，多责之于肾虚不固。

1.肾阳虚【元阳亏虚（虚衰）、命门火衰】证　临床表现为头目眩晕，面色㿠白或黧黑，腰膝酸冷疼痛，畏冷肢凉，下肢尤甚，精神萎靡，性欲减退，男子阳痿早泄、滑精精冷，女子宫寒不孕，或久泄不止，完谷不化，五更泄泻，或小便频数清长，夜尿频多，舌淡，苔白，脉沉细无力，尺脉尤甚。

2.肾虚水泛证　临床表现为腰膝酸软，耳鸣，身体浮肿，腰以下尤甚，按之没指，小便短少，畏冷肢凉，腹部胀满，或见心悸，气短，咳喘痰鸣，舌质淡胖，苔白滑，脉沉迟无力。

3.肾阴虚【真阴（肾水）亏虚】证　临床表现为腰膝酸软而痛，头晕，耳鸣，齿松，发脱，男子阳强易举、遗精、早泄，女子经少或经闭、崩漏，失眠，健忘，口咽干燥，形体消瘦，五心烦热，潮热盗汗，骨蒸发热，午后颧红，小便短黄，舌红少津、少苔或无苔，脉细数。

4. 肾精不足证 临床表现为小儿生长发育迟缓，身体矮小，囟门迟闭，智力低下，骨骼痿软；男子精少不育，女子经闭不孕，性欲减退；成人早衰，腰膝酸软，耳鸣耳聋，发脱齿松，健忘恍惚，神情呆钝，两足痿软，动作迟缓，舌淡，脉弱。

5. 肾气不固证 临床表现为腰膝酸软，神疲乏力，耳鸣失聪；小便频数而清，或尿后余沥不尽，或遗尿，或夜尿频多，或小便失禁；男子滑精、早泄；女子月经淋漓不尽，或带下清稀量多，或胎动易滑。舌淡，苔白，脉弱。

6. 膀胱湿热证 临床表现为小便频数、急迫、短黄，排尿灼热、涩痛，或小便浑浊、尿血、有砂石，或腰部、小腹胀痛，发热，口渴，舌红，苔黄腻，脉滑数或濡数。

（六）辨脏腑兼病证候

凡两个或两个以上脏腑的病证并见者，称为脏腑兼证。脏腑兼证，并不等于两个及以上脏腑证候的简单相加，而是在病理上存在着内在联系和相互影响的规律，如具有表里关系的脏腑之间，兼证较为常见；脏与脏之间的病变，可有生克乘侮的兼病关系；有的是因在运行气血津液方面相互配合失常，有的则因在主消化、神志、生殖等功能方面失却有机联系等。因此，辨证时应当注意辨析脏腑之间有无先后、主次、因果、生克等关系。

脏腑兼证在临床上甚为多见，其证候也较为复杂。这里只重点介绍常见证型。

1. 心肾不交【心肾阴虚阳亢（火旺）】证 临床表现为心烦失眠，惊悸健忘，头晕，耳鸣，腰膝酸软，梦遗，口咽干燥，五心烦热，潮热盗汗，便结尿黄，舌红少苔，脉细数。

2. 心肾阳虚（水气凌心）证 临床表现为畏寒肢冷，心悸怔忡，胸闷气喘，肢体浮肿，小便不利，神疲乏力，腰膝酸冷，唇甲青紫，舌淡紫，苔白滑，脉弱。

3. 心肺气虚证 临床表现为胸闷，咳嗽，气短而喘，心悸，动则尤甚，吐痰清稀，神疲乏力，声低懒言，自汗，面色淡白，舌淡苔白，或唇舌淡紫，脉弱或结或代。

4. 心脾气血虚（心脾两虚）证 临床表现为心悸怔忡，头晕，多梦，健忘，食欲不振，腹胀，便溏，神疲乏力，或见皮下紫斑，女子月经量少色淡、淋漓不尽；面色萎黄，舌淡嫩，脉弱。

5. 心肝血虚证 临床表现为心悸心慌，多梦健忘，头晕目眩，视物模糊，肢体麻木、震颤，女子月经量少色淡，甚则经闭，面白无华，爪甲不荣，舌质淡白，脉细。

6. 脾肺气虚（脾肺两虚）证 临床表现为食欲不振，食少，腹胀，便溏，久咳不止，气短而喘，咯痰清稀，面部虚浮，下肢微肿，声低懒言，神疲乏力，面白无华，舌淡，苔白滑，脉弱。

7. 肺肾气虚（肾不纳气）证 临床表现为咳嗽无力，呼多吸少，气短而喘，动则尤甚，吐痰清稀，声低，乏力，自汗，耳鸣，腰膝酸软，或尿随咳出，舌淡紫，脉弱。

8. 肺肾阴虚证 临床表现为咳嗽痰少，或痰中带血，或声音嘶哑，腰膝酸软，形体消瘦，口燥咽干，骨蒸潮热，盗汗，颧红，男子遗精，女子经少，舌红，少苔，脉细数。

9. 肝火犯肺证 临床表现为胸胁灼痛，急躁易怒，头胀头晕，面红目赤，口苦口干，咳嗽阵作，痰黄稠黏，甚则咳血，舌红，苔薄黄，脉弦数。

10. 肝胆湿热证 临床表现为身目发黄，胁肋胀痛，或胁下有痞块，纳呆，厌油腻，泛恶欲呕，腹胀，大便不调，小便短赤，发热或寒热往来，口苦口干，舌红，苔黄腻，脉弦滑数。或为阴部潮湿、瘙痒、湿疹，阴器肿痛，带下黄稠臭秽等。

肝胆（经）湿热证与湿热蕴脾证，均有发热、苔黄腻、脉滑数等湿热证候，但前者以胁痛、黄疸、阴痒等为主症；后者以腹胀、纳呆、呕恶、大便不调等为主症。

11. 肝胃不和（肝气犯胃、肝胃气滞）证 临床表现为胃脘、胁肋胀满疼痛，走窜不定，嗳气，吞酸嘈杂，呃逆，不思饮食，情绪抑郁，善太息，或烦躁易怒，舌淡红，苔薄黄，脉弦。

12. 肝郁脾虚（肝脾不调）证 临床表现为胸胁胀满窜痛，善太息，情志抑郁，或急躁易怒，食少，腹胀，肠鸣矢气，便溏不爽，或腹痛欲便、泻后痛减，或大便溏泻不调，舌苔白，脉弦或缓。

13. 肝肾阴虚（肝肾虚火）证 临床表现为头晕，目眩，耳鸣，健忘，胁痛，腰膝酸软，口燥咽干，失眠多梦，低热或五心烦热，颧红，男子遗精，女子月经量少，舌红，少苔，脉细数。

14. 脾肾阳虚证 临床表现为腰膝、下腹冷痛，畏冷肢凉，久泻久痢，或五更泄泻，完谷不化，便质清冷，或全身水肿，小便不利，面色㿠白，舌淡胖，苔白滑，脉沉迟无力。

第六章
中医食疗原料

扫一扫，查阅本章数字资源，含PPT、音视频、图片等

食物的四气、五味、归经、升降浮沉等学说，是中医食疗的重要理论依据。

"四气"，又称"四性"，是指食物所具有的寒、热、温、凉四种不同的性质。寒凉与温热是两类不同的食性，而寒与凉、热与温仅是程度的差异；寒性较小的即称凉性，热性较小的即为温性。食物的"四气"是我们的祖先从食物作用于人体所发生的反应中概括出来的，它反映食物在影响人体阴阳盛衰、寒热变化的作用倾向。寒凉食物能起到清热、泻火甚或解毒的作用，用于热证，如绿豆、赤小豆、豆腐、芹菜、西红柿等。温热食物能起到温中、祛寒的作用，用于寒证或虚寒体质，如羊肉、牛肉、狗肉、虾、姜、葱、韭、蒜、辣椒等。此外，食物中还有一类性质比较平和的平性食物。这种平性食物，其寒热偏性不很明显，作用比较缓和，如玉米、花生、蚕豆、卷心菜、鸡蛋、猪肉、土豆等。

"五味"，是指饮食物所具有的辛、甘、酸、苦、咸五种不同的味道。这些味道主要由舌头感知，但其实际意义还含有功能的内涵。除此五味之外，还有"淡"味和"涩"味，长期以来将"涩附于酸""淡附于甘"，以合五行配属关系，所以习称"五味"。辛味食物具有发散风寒、温经活血、开胃化湿的作用，如生姜、葱白、大蒜、辣椒、砂仁、茴香、白酒；甘味食物具有补益气血、和中缓急等功效，如大枣、甘草、枸杞子；酸味食物具有收敛、固涩的作用，如乌梅、醋、柑橘、石榴等；苦味食物有清热、泻下、燥湿的功效，如苦瓜、茶叶；咸味食物具有软坚、散结、补肾的作用，如海参、海带、甲鱼、乌龟等；淡味食物具有渗湿利水的作用。如冬瓜、白扁豆、花生、红薯、白菜、芹菜、藕、百合、豌豆等。归经是指食物对人体某些脏腑及其经络有特异选择性的作用，归经理论是根据食物被食用后身体表现出来的效果，并结合人体脏腑经络的生理病理特点概括得出的，如梨、柿子归肺经，香蕉归大肠经，芹菜归肝经，莲子归心经等。

升、降、浮、沉是指药食的四种作用趋势。凡升浮的食物，具有升阳、发表、祛风、散寒、开窍、涌吐、引药上行的作用，如生姜、葱、花椒、荷叶、辛夷、银花等；凡沉降的食物，多主下行向内，有清热、泻下、利水渗湿、潜阳镇逆、止咳平喘、消积导滞、安神镇惊、引药下行等作用，如杏子、苏子、熟地黄、枳实等。

第一节　解表类

生　姜

【性味归经】辛，微温。归肺、脾经。

【**食效主治**】发汗解表，主治外感风寒表证（桂枝汤）；温中止呕，主治胃寒呕吐（小半夏汤）；温肺止咳，主治风寒咳嗽痰多（杏苏散，止嗽散）；解毒，解鱼蟹及半夏、南星毒。

【**用量**】每日 5g。

紫 苏

【**性味归经**】辛，温。归肺、脾经。

【**食效主治**】发表，散寒，理气，和营，解鱼蟹毒。主治感冒风寒，恶寒发热，咳嗽，气喘，胸腹胀满，胎动不安。

【**用量**】每日 5g。

菊 花

【**性味归经**】甘、苦，微寒。归肺、肝经。

【**食效主治**】疏风清热，平肝明目，解毒消肿。主治外感风热或风温初起，发热头痛，眩晕，目赤肿痛，疔疮肿毒。

【**用量**】每日 5g。

薄 荷

【**性味归经**】辛，凉。归肺、肝经。

【**食效主治**】疏风，散热，辟秽，解毒。主治外感风热，头痛，目赤，咽喉肿痛，食滞气胀，口疮，牙痛，疮疥，瘾疹。

【**用量**】每日 3 ～ 6g。

淡豆豉

【**性味归经**】苦，寒。归肺、胃经。

【**食效主治**】解表，除烦，宣郁，解毒。主治伤寒热病，寒热，头痛，烦躁，胸闷。

【**用量**】每日 10g。

桑 叶

【**性味归经**】味苦、甘，性微寒。归肺、肝经。

【**食效主治**】清肺润燥、止咳、清热化痰。主治肺热和风热咳嗽，尤其适用于燥咳、干咳等。

【**用量**】每日 6 ～ 10g。

葛 根

【**性味归经**】甘，辛，平。归脾、胃经。

【**食效主治**】解肌退热，发表透疹，生津止渴，升阳止泻。主治外感发热，头项强痛，麻疹初起、疹出不畅，温病口渴，消渴病，泄泻，痢疾，高血压，冠心病。

【**用量**】每日 10 ～ 15g。

第二节　清热类

夏枯草

【性味归经】苦、辛，寒。归肝、胆经。

【食效主治】清肝明目，散结解毒。主治目赤羞明，目珠疼痛，头痛眩晕，耳鸣，瘰疬，瘿瘤，乳痈，痄腮，痈疖肿毒，急、慢性肝炎，高血压病。

【用量】每日 6 ～ 15g。

鲜芦根

【性味归经】甘，寒。归肺、胃经。

【食效主治】清热，生津，除烦，止呕。主治热病烦渴，胃热呕吐，噎膈，反胃，肺痿，肺痈。并解河豚毒。

【用量】干品，每日 15 ～ 30g；鲜品，每日 100 ～ 200g。

淡竹叶

【性味归经】甘、淡，寒。归心、胃、小肠经。

【食效主治】清心火，除烦热，利小便。主治热病口渴，心烦，小便赤涩，淋浊，口糜舌疮，牙龈肿痛。

【用量】每日 9 ～ 15g。

金银花

【性味归经】甘，寒。归肺、胃、心、脾经。

【食效主治】清热解毒。主治温病发热，热毒血痢，痈肿疔疮，喉痹及多种感染性疾病。

【用量】每日 10 ～ 20g。

鱼腥草

【性味归经】辛，微寒。归肺、膀胱、大肠经。

【食效主治】清热解毒，利水清肺。主治肺痈吐脓，痰热喘咳，喉蛾，热痢，痈肿疮毒，热淋。

【用量】每日 15 ～ 25g。

蒲公英

【性味归经】苦、甘，寒。归肝、胃经。

【食效主治】清热解毒，消痈散结。主治乳痈，肺痈，肠痈，痄腮，瘰疬，疔毒疮肿，目赤肿痛，感冒发热，咳嗽，咽喉肿痛，胃炎，肠炎，痢疾，肝炎，胆囊炎，尿路感染，癌肿，蛇虫咬伤。

【用量】每日 10 ～ 30g。

马齿苋

【**性味归经**】酸、寒。归大肠、肝经。

【**食效主治**】清热解毒凉血、止血通淋。主治湿热泻痢，热毒痈疖，赤白带下，崩漏，血淋，热淋。

【**用量**】每日 10g。

第三节　化痰止咳平喘类

桔　梗

【**性味归经**】苦、辛，平。归肺、胃经。

【**食效主治**】宣肺，祛痰，利咽，排脓。主治咳嗽痰多，咽喉肿痛，肺痈吐脓，胸满胁痛，痢疾腹痛，小便癃闭。

【**用量**】每日 3～10g。

胖大海

【**性味归经**】甘，凉，寒。归肺经、大肠经。

【**食效主治**】具有清肺热、利咽喉、解毒、润肠通便之功效。主治肺热声哑，咽喉疼痛，热结便秘，以及用嗓过度等引发的声音嘶哑等症。而对于外感引起的咽喉肿痛、急性扁桃体炎具有一定的辅助疗效。

【**用量**】每日 2～3 枚。

罗汉果

【**性味归经**】甘，凉。归肺、脾经。

【**食效主治**】清热润肺，生津止渴，滑肠通便。主治肺火燥咳，咽痛失音，津伤口渴，肠燥便秘。

【**用量**】每日 10～30g。

银　杏

【**性味归经**】甘、苦、涩，平；小毒。归肺、肾经。

【**食效主治**】敛肺定喘，止带缩尿。主治哮喘痰嗽，白带，白浊，遗精，尿频，无名肿毒，癣疮等。

【**用量**】每日 6～9g。

第四节　化湿类

乌梢蛇

【**性味归经**】甘，平。归肺、脾、肝经。

【食效主治】祛风湿，通经络，止痉。主治风湿顽痹，肌肤麻木，筋脉拘挛，肢体瘫痪，破伤风，麻风，风疹疥癣。

【用量】每日 6 ～ 12g。

藿香

【性味归经】辛，微温。归肺、脾、胃经。

【食效主治】快气，和中，辟秽，祛湿。主治感冒暑湿，寒热，头痛，胸脘痞闷，呕吐泄泻，疟疾，痢疾，口臭。

【用量】每日 5 ～ 10g。

茯苓

【性味归经】甘、淡，平。归心、脾、肺、肾经。

【食效主治】利水渗湿，健脾补中，宁心安神。主治脾虚水肿，小便不利，痰饮咳嗽，呕吐泄泻，心悸、失眠、健忘、遗精、淋浊、白带。

【用量】每日 10 ～ 15g。

薏苡仁

【性味归经】甘、淡，微寒。归脾、胃、肺、大肠经。

【食效主治】利湿健脾，舒筋除痹，清热排脓。主治水肿，脚气，小便淋沥，湿温病，泄泻，带下，风湿痹痛，筋脉拘挛，肺痈，肠痈，扁平疣，癌肿。

【用量】每日 10 ～ 30g。

赤小豆

【性味归经】甘、酸，微寒。归心、小肠经。

【食效主治】利水消肿退黄，清热解毒排脓。主治水肿，黄疸，脚气，淋证，小便不利，痄腮，乳痈，肠痈，痔疮便血，热毒疮肿，丹毒，瘾疹，难产，产后乳汁不下。

【用量】每日 10 ～ 30g。

白扁豆

【性味归经】甘，微温。归脾、胃经。

【食效主治】健脾化湿。主治脾虚夹湿证，暑湿证。

【用量】每日 15g。

【使用注意】扁豆内含毒性蛋白质，生用有毒。

第五节　温里散寒类

高良姜

【性味归经】辛，温。归脾、胃经。

【食效主治】温胃，散寒，行气止痛。主治胃脘冷痛，伤食吐泻。

【用量】每日 3 ～ 5g。

干 姜

【**性味归经**】辛，热。归脾、胃、心、肺经。

【**食效主治**】温中，主治脾胃寒证；回阳，主治亡阳证；温肺化饮，主治寒饮咳喘；温经止血，主治虚寒性出血；祛寒湿，主治寒湿下侵之肾著病。

【**用量**】每日 5 ～ 10g。

薤 白

【**性味归经**】辛、苦，温。归肺、胃、大肠经。

【**食效主治**】通阳散结。主治痰浊胸痹证；行气导滞，治泻痢后重。

【**用量**】每日 5 ～ 10g。

荜 茇

【**性味归经**】辛，热。归胃、脾、大肠经。

【**食效主治**】温中散寒，下气止痛。主治脘腹冷痛，呕吐，泄泻，头痛牙痛，鼻渊，冠心病心绞痛。

【**用量**】每日 1 ～ 3g。

砂 仁

【**性味归经**】辛，温。归脾、胃经。

【**食效主治**】行气，化湿，健脾。主治脾胃气滞，湿阻中焦；温中止泻，主治脾寒泄泻；安胎，主治恶阻，胎动不安。

【**用量**】每日 5 ～ 10g。

肉豆蔻

【**性味归经**】辛，温。归脾、胃、大肠经。

【**食效主治**】温中行气，涩肠止泻。

【**用量**】每日 3 ～ 10g。

丁 香

【**性味归经**】辛、温。归脾、胃、肾经。

【**食效主治**】温中降逆。主治胃寒呕吐呃逆，中焦虚寒吐泻食少；温肾助阳，治下元虚冷，阳痿尿频，寒湿带下。

【**用量**】每日 2 ～ 5g。

八角茴香

【**性味归经**】辛、甘，温。归肝、肾、脾经。

【**食效主治**】散寒、暖肝、温肾、止痛。主治寒疝腹痛，睾丸偏坠，肾虚腰痛；理气开胃，治脘腹疼痛，呕吐食少。

【用量】每日 5g。

小茴香

【性味归经】辛，温。归肝、肾、脾、胃经。

【食效主治】散寒止痛。主治寒疝腹痛及睾丸偏坠肿痛，每与暖肝行气止痛药同用；行气和胃，可治胃寒胀痛、食少呕吐等症。可伍温中散寒药。

【用量】每日 3～8g。

第六节　理气理血类

代代花

【性味归经】辛、甘、微苦，平。归脾、胃经。

【食效主治】疏肝理气，和胃止呕。主治肝郁胁痛，胸中痞闷，脘腹胀满，呕吐，少食。

【用量】每日 1.5～2.5g。

橘　红

【性味归经】味辛、苦，性温。归肺、脾经。

【食效主治】理气宽中，燥湿化痰。主治咳嗽痰多，食积伤酒，呕恶痞闷。

【用量】每日 3～9g。

香　橼

【性味归经】辛、苦、酸，温。归肝、肺、脾经。

【食效主治】理气降逆，宽胸化痰。主治胸腹满闷，胁肋胀痛，咳嗽痰多。

【用量】每日 3～6g。

刀　豆

【性味归经】甘，温。归胃、肾经。

【食效主治】降气止呕。主治虚寒性呃逆呕吐、腹胀等症；温肾助阳，用于肾虚腰痛。

【用量】每日 10～15g。

玫瑰花

【性味归经】甘、微苦，温。归肝、脾经。

【食效主治】理气解郁，和血散瘀。主治肝胃痛，腹中冷痛，风痹，吐血咯血，月经不调，行经乳房胀满，赤白带下，乳痈，肿毒，痢疾。

【用量】每日 3～6g。

西红花

【性味归经】甘，平。归心、肝经。

【食效主治】活血化瘀，散郁开结，止痛。主治忧思郁结，胸膈痞闷，吐血，伤寒发狂，惊怖恍惚，妇女经闭，血滞月经不调，产后恶露不尽，瘀血作痛，麻疹，跌打损伤等。国外用作镇静、祛风剂。

【用量】每日 1 ～ 3g。

槐　花

【性味归经】苦，微寒。归肝、大肠经。

【食效主治】凉血止血，清胆明目。主治肠风便血，痔疮下血，血痢，尿血，血淋，崩漏，吐血，衄血，肝热头痛，目赤肿痛，痈肿疮疡。

【用量】内服：煎汤，每日 5 ～ 10g；或入丸、散。外用：适量，煎水熏洗；或研末敷。止血宜炒用，清热降火宜生用。

第七节　消食类

鸡内金

【性味归经】甘，平。归脾、胃、肾、膀胱经。

【食效主治】健脾消食，涩精止遗，消癥化石。主治消化不良，饮食积滞，呕吐反胃，泄泻下痢，小儿疳积，遗精，遗尿，小便频数，泌尿系结石及胆结石，癥瘕经闭，喉痹乳蛾，牙疳口疮。

【用量】每日 3 ～ 10g。

山　楂

【性味归经】酸、甘，温。归脾、胃、肝经。

【食效主治】消食健胃，行气消滞，活血止痛。主治肉食积滞，胃脘胀满，泻痢腹痛，瘀血经闭，产后瘀阻，心腹刺痛，疝气疼痛，高脂血症。

【用量】每日 10 ～ 15g。

莱菔子

【性味归经】辛、甘，平。归肺、脾、胃经。

【食效主治】下气定喘，消食化痰。主治咳嗽痰喘，食积气滞，胸闷腹胀，下痢后重。

【用量】每日 5 ～ 10g。

第八节　安神类

酸枣仁

【性味归经】甘，平。归心、肝经。

【食效主治】宁心安神，养肝，敛汗。主治虚烦不眠，惊悸怔忡，体虚自汗、盗汗。

【用量】每日 6 ～ 15g。

灵　芝

【性味归经】甘，平。归肺、心、脾经。

【食效主治】补益气血，养心安神，健脾和胃，补肺定喘。主治虚劳，心悸，失眠，头晕，神疲乏力，久咳气喘，冠心病，肝炎，肿瘤。

【用量】每日 10 ～ 15g。

百合花

【性味归经】甘、微苦，微寒。归肺、心经。

【食效主治】清热润肺，宁心安神。主治咳嗽痰少或黏，眩晕，心烦，夜寐不安，天疱湿疮。

【用量】每日 6 ～ 12g。

第九节　平肝息风类

天　麻

【性味归经】甘，平。归肝经。

【食效主治】息风，定惊。主治眩晕眼黑，头风头痛，肢体麻木，半身不遂，语言謇涩，小儿惊痫动风。

【用量】每日 10 ～ 15g。

牡蛎肉

【性味归经】甘、咸，平。归心、肝经。

【食效主治】养血安神，软坚消肿。主治烦热失眠，心神不安，瘰疬。

【用量】每日 30 ～ 60g。

第十节　润下类

火麻仁

【性味归经】甘，平。归脾、胃、大肠经。

【食效主治】润燥滑肠，利水通淋，活血。主治肠燥便秘，脚气，热淋，风水，月经不调，丹毒等。

【用量】每日 10 ～ 15g。

郁李仁

【性味归经】甘、苦、辛，平。归脾、大肠、小肠经。

【食效主治】润燥，滑肠，下气，利水。主治大肠气滞，燥涩不通，小便不利，大腹水肿，四肢浮肿，脚气。

【用量】每日 3 ～ 10g。

第十一节　补虚类

一、补气类

人　参

【性味归经】甘、微苦，温、平。归脾、肺、心经。

【食效主治】大补元气，复脉固脱，补脾益肺，生津，安神。主治体虚欲脱，肢冷脉微，脾虚食少，肺虚喘咳，津伤口渴，内热消渴，久病虚羸，惊悸失眠，阳痿宫冷，心力衰竭，心源性休克。

【用量】每日 3 ～ 9g。

【使用注意】实热证者忌用人参，少年儿童不宜用人参滋补，高血压者忌用红参，忌过量久服，不可与某些西药同用，睡前不可超量服用，不可随意滥用；忌饮浓茶，忌与葡萄、萝卜同吃，不宜与藜芦同用。

甘　草

【性味归经】甘，平。归心、肺、脾、胃经。

【食效主治】补脾益气，润肺止咳，缓急止痛，清热解毒，调和药性。

【用量】每日 3 ～ 10g。

【使用注意】湿盛而胸腹胀满及呕吐者忌服。久服大剂量，易引起浮肿，不宜与京大戟、芫花、甘遂、海藻同用。

黄　芪

【性味归经】甘，温。归肺、脾经。

【食效主治】补气固表，利尿托毒，排脓，敛疮生肌。主治气虚乏力，食少便溏，中气下陷，久泻脱肛，便血崩漏，表虚自汗，气虚水肿，痈疽难溃，久溃不敛，血虚萎黄，内热消渴，慢性肾炎蛋白尿，糖尿病。

【用量】每日 9 ～ 30g。

党　参

【性味归经】味甘，性平。归脾、肺经。

【食效主治】健脾补肺，益气生津。主治脾胃虚弱，食少便溏，四肢乏力，肺虚喘咳，气短自汗，气阴两亏等。

【用量】每日 6 ～ 15g。

西洋参

【性味归经】甘、微苦，凉。归心、肺、肾三经。

【食效主治】益肺阴，清虚火，生津止渴。主治阴虚火旺，咳嗽痰血，虚热烦倦，内热消渴，口燥咽干。

【**用量**】每日 3 ～ 6g。

山　药

【**性味归经**】甘，平。归脾、肺、肾经。

【**食效主治**】补脾，养肺，固肾，益精。主治脾虚泄泻，食少浮肿，肺虚咳喘，消渴，遗精，带下，肾虚尿频。外用治痈肿，瘰疬。

【**用量**】每日 15 ～ 30g。

大　枣

【**性味归经**】甘，平。归心、脾、胃经。

【**食效主治**】补中益气，养血安神，缓和药性。主治脾虚体弱，倦怠乏力，食欲不振，气血不足、心烦不寐等。

【**用量**】每日 9 ～ 15g。

二、补血类

当　归

【**性味归经**】甘，辛，温。归心、肝、脾经。

【**食效主治**】补血和血，调经止痛，润燥滑肠。主治月经不调，经闭腹痛，癥瘕结聚，崩漏，血虚头痛，眩晕，痿痹；肠燥便难，赤痢后重；痈疽疮疡，跌扑损伤。

【**用量**】每日 5 ～ 10g。

阿　胶

【**性味归经**】甘，平。归肺、肝、肾经。

【**食效主治**】滋阴补血，安胎。主治血虚，虚劳咳嗽，吐血，衄血、便血，妇女月经不调，崩中，胎漏。

【**用量**】每日 5 ～ 10g。

龙眼肉

【**性味归经**】甘、温。归心、脾经。

【**食效主治**】补心脾益气血。主治心脾两虚证，气血双亏证。

【**用量**】每日 9 ～ 15g。

三、补阴类

黄　精

【**性味归经**】甘、淡、微咸，寒。归胃、肺，肾经。

【**食效主治**】生津益胃，清热养阴。主治热病伤津，口干烦渴，病后虚热，阴伤目暗。

【**用量**】每日 6 ～ 15g，鲜品加倍。

枸杞子

【**性味归经**】甘、平。归肝、肾经。

【**食效主治**】滋肾，润肺，明目。主治肝肾不足、精血虚损所致的腰膝酸软、头昏、耳鸣、阳痿、遗精等。亦主治肾阴不足所致的虚劳精损、肾病消渴、腰背疼痛、足膝痿软；或肝肺阴虚所致的头晕目眩、视物模糊、肺燥咳嗽。

【**用量**】每日 10 ～ 20g。

石　斛

【**性味归经**】甘、淡、微咸，寒；归胃、肺，肾经。

【**食效主治**】生津益胃，清热养阴。主治热病伤津，口干烦渴，病后虚热，阴伤目暗。

【**用量**】每日 6 ～ 15g，鲜品加倍。

【**使用注意**】唯胃肾有虚热者宜之，虚而无火者忌用。

四、补阳类

肉苁蓉

【**性味归经**】甘、咸，性温。归肾、大肠经。

【**食效主治**】补肾阳，益精血，润肠道。主治肾阳虚衰、精血不足之阳痿，遗精，白浊，尿频余沥，腰痛脚弱，耳鸣目花，月经愆期，宫寒不孕，肠燥便秘。

【**用量**】每日 6 ～ 9g。

第十二节　收涩类

芡　实

【**性味归经**】甘、涩，平。归脾、肾经。

【**食效主治**】固肾涩精，补脾止泻。主治遗精，白浊，带下，小便不禁，泄泻。

【**用量**】每日 15 ～ 30g。

莲　子

【**性味归经**】甘、涩，平。归脾、肾、心经。

【**食效主治**】养心，益肾，补脾，涩肠。主治夜寐多梦，遗精淋浊，久痢虚泻，妇人崩漏白带等症。

【**用量**】每日 6 ～ 15g。

覆盆子

【**性味归经**】甘、酸，微温。归肝、肾经。

【**食效主治**】补肝益肾，固精缩尿，明目。主治阳痿早泄，遗精滑精，带下清稀，宫冷不孕，尿频遗尿，目视昏暗，须发早白。

【用量】每日 5 ～ 10g。

山茱萸

【性味归经】酸，微温。归肝、肾经。

【食效主治】补益肝肾，涩精固脱。主治眩晕耳鸣，腰膝酸痛，阳痿遗精，遗尿尿频，崩漏带下，大汗虚脱，内热消渴。

【用量】每日 5 ～ 10g。

乌　梅

【性味归经】酸、平。归肝、脾、肺、大肠经。

【食效主治】敛肺，涩肠，生津，安蛔。主治肺虚久咳，久泻久痢，虚热口渴，蛔厥腹痛。

【用量】每日 10 ～ 15g。

扫一扫，查阅本章数字资源，含PPT、音视频、图片等

本章食疗配方由药食两用的药材与食材组成，从来源、组成、制法与服法、功用、主治、方解与使用注意等方面进行分别论述。

食疗配方的组成是根据其主要功效特点及具体情况，结合季节和地域特点，辨体施养，在普通食物原料和药食同源食材中选择出合适的君料、臣料、佐使料，并对其各自用量加以考究斟酌，最终将其配比成方，组合成具有特定功效偏性的食疗配方。其中君料为起主要养疗作用的食养原料；臣料为辅助君料加强养疗作用的食养原料，或针对重要的兼证起主要养疗作用的食物原料；佐料为配合君、臣料以加强养疗作用，或直接治疗次要兼证的药物，或制约君、臣料的峻烈之性；使料为引导食养方中诸料至特定部位，或调和食养方中诸料作用的食物原料。"君、臣、佐、使"结构可不必齐备，但君料不可缺。组方时也要全面考虑食材的营养学，以及不同人群、不同基础疾病，避免发生不良反应，全面配伍，五味调和而不偏嗜。

另外食物的配伍与药物的配伍一样，均要遵循"相生相克"理论，《神农本草经·序例》将各种配伍关系归纳为"有单行者，有相须者，有相使者，有相畏者，有相恶者，有相反者，有相杀者，凡此七情，合和视之"。这"七情"之中除单行者外，都是谈配伍关系。其中"相须"和"相使"均为协同作用，"相畏""相杀""相恶"和"相反"均为拮抗作用。

根据食疗配方的功用特点，本章食疗方分为解表类、泻下类、清热类、温里散寒类、理湿类、消食醒酒类、祛痰止咳类、固涩类、安神类、行气解郁类、理血类、治风类、治燥类、补益类共14类。

第一节　解表类

姜糖苏叶茶
《本草汇言》

【组成】生姜15g，苏叶、红糖各10g。

【制法与服法】将生姜、苏叶洗净，切丝后装入茶杯内，开水冲泡，盖上杯盖，泡10分钟，调入红糖，代茶热饮，取微汗。

【功用】发散风寒，温中止呕。

【主治】外感风寒表证，脾胃虚寒证。

【方解】方中生姜辛、温，归肺、脾、胃经，逐邪解表，为治疗风寒感冒最常用的药物之一，和中止呕，为"呕家圣药"。苏叶辛，温，归肺、脾经，可预防或治疗风寒初起、表邪不甚者，

亦可温中行气，和胃止呕。两者亦药亦蔬，合用可增强解表散寒之功，温中止呕之力。红糖甘、温，既助苏叶、生姜发散在表之风寒，又助温中散寒，作为调味品，还可缓生姜辛辣之味。

【使用注意】本食疗方为辛温发表之剂，阴虚内热、湿热内蕴、里热炽盛及外感风热者忌用。

桑叶枇杷茶
《中药临床手册》

【组成】桑叶、枇杷叶、菊花各 10g。

【制法与服法】三药共为粗末，水煎 15 分钟，取汁，代茶频饮。

【功用】疏散风热，化痰止咳。

【主治】外感风热表证。

【方解】方中桑叶甘苦性凉，善走肺络；菊花辛甘性寒，归肺经。两药相须为用，直走上焦，疏散肺中风热。桑叶又清宣肺热而止咳；菊花又清利头目而肃肺；枇杷叶苦而微寒，归肺、胃经，清香不燥，能润肺清火，降气化痰、止咳。三药合用，具有疏散风热、化痰止咳之功效，为辅助治疗外感风热表证常用之食疗方。

【使用注意】本方为辛凉解表之方，外感风寒者忌用。

葛粉羹
《常用特色药膳技术指南（第一批）》

【组成】葛根粉 250g，菊花 15g，淡豆豉 150g，生姜 9g，葱白 9g，盐 6g。

【制法与服法】生姜、葱白、菊花洗净，姜、葱切丝，备用；菊花、淡豆豉、生姜入清水中，文火煮 20 分钟，去渣取汁；用武火将药汁煮沸，调入葛根粉加适量清水调成的芡汁，继续熬制至羹熟，放入葱白，加盐调味即可。可早、晚服用。

【功用】发表解肌，生津除烦。

【主治】外感风热表证之轻证。

【方解】方中葛根粉用量最重，味甘、辛，性凉，归肺、脾、胃经，既能发散表邪，又善清退肌热，亦能生津止渴除烦；淡豆豉辛而微寒，主归肺经，能解散表邪、宣散郁邪；菊花甘、苦、微寒，归肺、肝经，具有疏散风热、清肝明目的作用；三者相配以发表解肌、生津除烦。生姜能发汗解表，葱白能解表通阳，两者虽属辛温，但药性平和，能助本方解表之功。

【使用注意】外感风寒、阳气不足、脾胃虚弱者不宜食用。

第二节　泻下类

蜂蜜决明茶
《食物本草》

【组成】生决明子 15g，蜂蜜适量。

【制法与服法】将决明子捣碎，加水 200 ～ 300mL，武火煮开，再改文火煮 5 分钟，去渣取汁，调入适量蜂蜜，代茶饮。

【**功用**】润燥通便。

【**主治**】肠燥便秘证。

【**方解**】方中决明子甘、苦，微寒，质润滑利，入大肠经，宜于肠燥便秘之证；蜂蜜味甘质润，可入大肠经，而润肠通便，善于治疗肠燥津亏便秘之证。两味合用，润肠，清热，通便。

【**使用注意**】决明子通便，宜生用、打碎入药，不宜久煎。

肉苁蓉粥
《太平圣惠方》

【**组成**】肉苁蓉 50g，羊肉 200g，粳米 150g，鹿角胶 15g。

【**制法与服法**】将肉苁蓉用酒浸一夜，刮去粗皮，切丝备用。羊肉切丝，鹿角胶打粉。用适量水把肉苁蓉、羊肉、粳米共煮为粥，临熟时，下鹿角胶、盐或酱油少许，搅匀，分两次温食。宜冬季食用，需较长时间服用。

【**功用**】温肾益精，润肠通便。

【**主治**】肾虚便秘及阳痿、早泄、遗精、腰膝冷痛、女子宫寒不孕、带下清冷以及虚劳羸瘦者。

【**方解**】肉苁蓉甘、咸，温，主归肾与大肠经，善温补肾精、暖腰润肠；鹿角胶归肝、肾经，为"血肉有情之品"，能补肝肾，益精血；羊肉甘，温，入脾、肾经，能益气补虚，温中暖下；与粳米一同煮粥，全方共奏补肾壮阳，温肾益精，润肠通便之效。

【**使用注意**】本粥为温补性药粥，温热性疾病忌食。

麻仁苏子粥
《成方切用》

【**组成**】紫苏子、火麻仁各 50g，粳米 250g。

【**制法与服法**】紫苏子、火麻仁淘洗干净，烘干，研极细末，装入容器内，注入约 300mL 温水，用力搅拌后，静置至粗粒下沉，取上层药汁留用。粳米淘洗干净，下锅，掺入药汁熬粥。分早晚 2 次服用。

【**功用**】益胃气，养胃阴，润肠通便。

【**主治**】津亏肠燥便秘证。

【**方解**】紫苏子辛、温，归肺与大肠经，含油脂，能润燥滑肠，又能降泄肺气助大肠传导；火麻仁甘、平，亦入大肠经，质润多脂，能润肠通便；粳米益胃气，养胃阴。全方共奏补养脾胃，润肠通便之效。

【**使用注意**】热结便秘不宜使用此方。

第三节　清热类

清爽茶
《常用特色药膳技术指南（第一批）》

【**组成**】干荷叶 3g，鲜荷叶 10g，生山楂 5g，普洱茶 2g。

【**制法与服法**】荷叶、山楂洗净，切丝，与普洱茶一并放入茶壶中，加入少量沸水，摇晃数次后，立即将沸水倒掉；再在茶壶中加入沸水，盖上盖子浸泡，10 分钟后即可饮用。待茶水即将饮尽，再加入沸水浸泡续饮。饭后服，可服用 1 个月以上，见效，更可连服 2～3 个月或更长时间。

【**功用**】清暑祛湿，消食化浊。

【**主治**】暑湿证、肥胖症及高脂血症。

【**方解**】方中荷叶苦、涩、平，入心、脾经，能清解暑热，利湿降浊；山楂酸甘，微温，入脾胃经，善健脾消食，行气导滞，与荷叶配伍，能解暑祛湿，健脾消食；普洱茶味苦涩，性寒，入胃经，能清热解毒、生津止渴。两药与茶相配，能清热利湿，生津止渴，健脾消食。

【**使用注意**】脾胃虚弱无积滞者不宜饮用，孕妇慎用。

莲子荷叶蒸湖鸭
《常用特色药膳技术指南（第一批）》

【**组成**】莲子 15g，鲜荷叶 1 张，湖鸭胸脯 300g，干香菇 25g，盐、鸡粉、蚝油、花雕酒、香葱、姜、绵白糖、胡椒粉、香油、生粉适量。

【**制法与服法**】用清水浸泡莲子 20 分钟，去心、蒸熟；鲜荷叶洗净，备用。鸭胸切成 3cm×3cm 的块，加花雕酒、盐、鸡粉、蚝油、胡椒粉、绵白糖、生粉、葱、姜腌制入味。干香菇温水泡发、洗净，切成块，与腌好的鸭肉、莲子拌匀，用鲜荷叶包严，入蒸箱蒸 40 分钟，蒸至鸭肉软烂即可食用。

【**功用**】清热养阴。

【**主治**】夏季中暑及阴虚内热证。

【**方解**】方中荷叶苦、涩、平，清暑利湿，升发清阳，为夏季消暑佳品；莲子甘、涩、平，归心、脾、肾经，入中焦可补脾气，厚肠胃，涩大肠，治疗脾胃气虚证，亦可入心肾，补心血，敛心神，益肾气，交心肾，用于心肾不交证；鸭肉甘、咸、平，滋阴养胃，利水消肿，与荷叶配以利水解暑，与莲子配以养胃滋肾，清补结合；香菇甘、平，补虚扶正，健脾开胃；盐味咸，可引药入肾。全方配伍，可清解暑湿，补脾益气，滋阴清热。

【**使用注意**】素体虚寒、胃部冷痛、腹泻清稀、腹痛腹胀及便秘者慎食。

马齿苋绿豆汤
《饮食疗法》

【**组成**】鲜马齿苋 120g，绿豆 50g。

【**制法与服法**】将鲜马齿苋洗净、切段，备用。绿豆洗净，放入锅内，加适量水，武火煮开后，放入马齿苋再煮开后，改用文火煮至豆烂即成。每天一次，连服 3～4 次。

【**功用**】清热，解毒，止痢。

【**主治**】湿热引起的腹痛、泄泻、下痢等症。

【**方解**】马齿苋，味酸，性寒，主归肝与大肠经，长于清热解毒，收敛固涩，滑利积滞，常用于热毒蕴结大肠，积滞不清，血溢肠道，下痢脓血，里急后重，甚至纯下鲜血之热毒血痢；绿豆，味甘，性凉，入心、胃经，能清热解毒，可治泻痢，唐代孙思邈谓其能"止泄痢"。两味相配，清热解毒，凉血止痢。

【使用注意】本食疗方性味寒凉，虚寒型泄痢不宜使用。

第四节　温里散寒类

干姜花椒粥
《千家食疗妙方》

【组成】干姜 5 片，高良姜 4g，花椒 3g，粳米 100g，红糖 15g。

【制法与服法】将干姜、高良姜洗净，切片；花椒洗净，与干姜、高良姜一起以四层纱布袋盛之备用；取粳米净水淘洗干净，置于砂锅内加水熬至五六分熟时，加入上述白纱布袋，同沸 20 分钟，取出白纱布袋，继续熬粥至熟烂即可。

【功用】温中散寒止痛。

【主治】适用于中焦实寒、虚寒证。症见心腹冷痛，恶心呕吐，或呃逆，口吐清水，肠鸣腹泻等。

【方解】本方干姜、高良姜、花椒均为辛散温通之品，皆归脾胃经，功偏温中散寒止痛。其中干姜长于温中散寒、健运脾阳，为温暖中焦之要药，故在本方为主药。高良姜"祛寒湿、温脾胃之药也"（《本草汇言》），"主暴冷，胃中冷逆，霍乱腹痛"（《名医别录》），为本方的辅药。花椒为加强主辅药温中散寒止痛之功而设，粳米护益胃气，红糖补中益气并调味，皆为佐品。诸物相配，共奏暖胃散寒、温中止痛之功效。

【使用注意】湿热证等不宜食用。

姜桂羊肉汤
《中国药膳学》

【组成】生姜 10g，肉桂 3g，小茴香 10g，羊肉 500g。

【制法与服法】取生姜、肉桂、小茴香于纱布袋盛装，与洗净切成滚刀块之羊肉一同置于砂锅内，熬煮至羊肉熟烂，捞出药袋弃之，即可。

【功用】温补脾胃，散寒止呕。

【主治】适用于脾胃虚寒证。

【方解】本方生姜性温味辛可温中止呕；肉桂辛甘大热可温中散寒；配伍辛温之品小茴香，理气和胃，与温补中焦之羊肉合用。四药料共奏温补脾胃，散寒止呕之功效。

【使用注意】凡实热证、阴虚证、湿热证等不宜服用。肉桂、小茴香为辛散之品，不宜久服，实热证忌用，孕妇慎服。

当归生姜羊肉汤
《金匮要略》

【组成】当归 20g，生姜 12g，羊肉 300g，胡椒粉、花椒粉各 2g，食盐适量。

【制法与服法】羊肉去骨，剔去筋膜，入沸水锅内焯去血水，捞出晾凉，切成 5cm 长、2cm

宽、1cm 厚的条；砂锅内加适量清水，下入羊肉，放当归、生姜，武火烧沸，去浮沫，文火炖 1.5 小时，至羊肉熟烂，加胡椒粉、花椒粉、食盐调味即成。饮汤食肉，每周 2 ～ 3 次。

【功用】温经散寒，养血止痛。

【主治】用于寒凝血虚所致的寒疝腹痛，产后腹痛等症。

【方解】方中当归甘补辛散，温通质润，具有良好的补血、活血、止痛功效，是为主药；生姜温中散寒，羊肉温中暖下，补益气血，皆为辅品。佐以胡椒、花椒调味，又能温中散寒。诸品合用，共奏温经散寒，养血止痛之功效。

【使用注意】凡实热证、阴虚证、湿热证等不宜服用。

第五节　理湿类

五加皮酒
《本草纲目》

【组成】五加皮 60g，糯米 1000g，甜酒曲适量（一方加当归、牛膝、地榆）。

【制法与服法】将五加皮洗净，刮去骨，煎取浓汁，再以药汁、米、甜酒曲酿酒。酌量饮之。

【功用】祛风湿，补肝肾，除痹痛。

【主治】风湿痹证，腰膝酸痛；或肝肾不足，筋骨痿软。

【方解】本方君药五加皮性温，味辛、苦、微甘，功能补肝肾，强筋骨，祛风湿，止痹痛，为除痹起痿之要药。故五加皮无论对肝肾不足者，或是风寒湿痹者，均可应用，对风湿日久，兼有肝肾两虚者，尤为相宜。煎取药汁酿酒，以增其活血脉、祛风湿之功。一方辅以当归活血补血，温经止痛；牛膝补益肝肾，强壮筋骨，活血通经；地榆凉血止血，解毒敛疮。其补肝肾、强筋骨、祛风湿作用更强。故凡风寒湿痹，拘挛疼痛，或肝肾不足，痿软无力者均可饮用。

【使用注意】湿热痹证或阴虚火旺证不宜食用。

鲜车前叶粥
《圣济总录》

【组成】鲜车前叶 30g，葱白 15g，淡豆豉 12g，粳米 50g，盐、姜、香油、味精、陈醋各适量。

【制法与服法】先将车前叶洗净，与淡豆豉、葱白置锅中，加水适量，同煎。微沸 30 分钟后，滤取药液，备用；另取淘洗洁净的粳米，置于锅内加水适量，先用武火烧沸，再改用文火熬煮至五分熟烂后，加入备用之药液，继续文火熬煮，调入食盐、味精、香油、姜末、陈醋等，即可。温服，每日 2 次，3 ～ 5 日为 1 个疗程。

【功用】清热利尿，通淋泄浊。

【主治】适用于热淋、小便不利等症。

【方解】本方车前草味甘性寒，有清热利尿通淋之功效，《药性论》言其能"利小便，通五淋"，故为本方主药。葱白辛温行散，能温通阳气以助行水利尿，故为辅药。淡豆豉有宣泄之功，与葱白相伍，有宣发肺气以助膀胱气化的作用。更以粳米养胃和中。诸药合用，共成清热利尿、通淋泄浊之功效。

【使用注意】遗精、遗尿患者及孕妇不宜食用。

鲤鱼赤豆汤
《外台秘要》

【组成】赤小豆100g，鲤鱼1条（250g左右），生姜1片，盐、味精、料酒、食用油适量。

【制法与服法】将赤小豆洗净，加水浸泡半小时；生姜洗净；鲤鱼留鳞去腮、肠脏，洗净。起油锅，煎鲤鱼，渐加清水中量，放入赤小豆、生姜，加料酒少许。先武火煮沸，改文火焖至赤小豆熟，调入盐、味精即可。随量食用或佐餐，每周可服食3次。

【功用】利水消肿。

【主治】水湿泛溢之水肿，咳喘。

【方解】方中赤小豆性平，味甘、酸，功能利水消肿、和血解毒。鲤鱼性平味甘，功能利水、下气，《本草纲目》说用鲤鱼"煮食，下水气，利小便"。两者合用，可奏理气和血，利尿消肿之功。

【使用注意】恶性肿瘤、系统性红斑狼疮、血栓闭塞性脉管炎等病症忌食。

八珍糕
《外科正宗》

【组成】人参、白扁豆、山药、芡实各40g，茯苓、莲子、白术、薏苡仁各30g，白糖、白蜜、老米饭锅巴各200g，糯米粉1000g。

【制法与服法】八味药物制成极细末；老米饭锅巴晒极干，打碎后炒黄，研极细粉面；将药末、锅巴面与糯米粉搅匀，在蒸笼内铺上一层方巾，放上木架，将混合粉面在木架内铺匀，入锅蒸熟，起锅后放凉用刀切成片，打开阴干或烘干，收贮于密闭的洁净容器中，当点心食用。每日早、晚饭前各1次，或不拘时随意取食。诸味药食也可共为细末，以沸水冲成糊状食用，也可熬粥食用。

【功用】化湿和中，健脾养胃。

【主治】脾胃虚弱而失健运所致的纳少，便溏，面黄消瘦，神疲乏力等。

【方解】本方人参、白术、茯苓取"四君子"之意以益气健脾，山药补脾益肾，芡实、莲子健脾涩精，白扁豆、薏苡仁健脾祛湿，糯米健脾养阴。诸药共成健脾益气之方。

【使用注意】本食疗方偏于甜腻，胃纳呆滞腹胀者不宜食用。

参苓白术散
《太平惠民和剂局方》

【组成】白扁豆750g（姜汁浸，去皮，微炒），人参（去芦）、茯苓、白术、甘草（炒）、山药各1000g，莲子肉（去皮）、桔梗（炒令深黄色）、薏苡仁、砂仁各500g。

【制法与服法】上述各物制成极细末混匀，每服20g，枣汤调服。

【功用】健脾益胃，和胃化湿。

【主治】脾胃虚弱所致的食少便溏，形体消瘦，面黄，神疲乏力等。

【方解】本方人参、白术、茯苓益气健脾渗湿为君。配伍山药、莲子肉助君药以健脾益气，兼能止泻；并用白扁豆、薏苡仁助白术、茯苓以健脾渗湿，均为臣药。更用砂仁醒脾和胃，行气化滞，桔梗宣肺利气，通调水道，又能载药上行，培土生金，共为佐药；炒甘草健脾和中，调和诸药，为使药。综观全方，补中气，渗湿浊，行气滞，使脾气健运，湿邪得去，则诸症自除，是治疗脾虚湿盛证及体现"培土生金"治法的常用方剂。

【使用注意】本食疗方偏于甜腻，胃纳呆滞腹胀者不宜。

五花神茶
《常用凉茶》

【组成】金银花 10g，鸡蛋花 10g，槐花 10g，葛花 10g，木棉花 10g。

【制法与服法】上述各物加水三碗煮至一碗，代茶饮。

【功用】清热利湿，凉血解毒。

【主治】适用于大肠湿热证，症见湿热下痢、饮食积滞、痔疮出血、湿疹、皮炎等。

【方解】本方金银花清热解毒，鸡蛋花、木棉花清利湿热并消食导滞，槐花凉血止血，清利大肠湿热，葛花清解酒毒。诸花合用清利湿热。

【使用注意】脾胃虚寒者慎服。

泥鳅炖豆腐
《泉州本草》

【组成】活泥鳅 150g，鲜嫩豆腐 100g，生姜 5g，料酒、油、盐、味精适量。

【制法与服法】将泥鳅去内脏洗净，放油锅中煎，煎至两面金黄，再下生姜、料酒调味；将豆腐放入锅中，加盐、水，用文火慢炖，至泥鳅炖烂、豆腐呈蜂窝状，调入味精，即可食用。隔日食，连食 15 日。

【功用】清热，利湿，退黄。

【主治】适用于肝炎属脾虚有湿者，症见面目及全身皮肤微黄，胁肋微胀痛，饮食不振，体倦乏力，小便泛黄不利等。

【方解】本方泥鳅具有补中气、祛湿邪的作用。辅以豆腐之凉润清热毒，降湿浊，共成清热祛湿、利尿退黄之功。

【使用注意】体实外感初期者慎食。

第六节　消食醒酒类

山楂麦芽茶
《中国药膳学》

【组成】山楂 10g，生麦芽 10g。

【制法与服法】山楂洗净，切片，与麦芽同置杯中，倒入开水，加盖泡 30 分钟，代茶饮用。

【功用】消食化滞。

【**主治**】食积证。用于伤食或胃弱纳差而强食所致的纳呆食少、脘腹胀闷、恶食恶心，或吐或泻等。临床尤其适用于肉食、乳食积滞者。

【**方解**】方中山楂、生麦芽均属消食化滞的药食两用之品。山楂酸甘性温，可消一切食积，尤善消肉食之积；生麦芽甘平，能促进淀粉性食物的消化，多用于米面薯类的食积、食滞。两味相须为用，共奏消食、化积、导滞之功。

【**使用注意**】孕妇、哺乳期妇女不宜使用。无积滞，脾胃虚者不宜用。胃酸分泌过多者慎用。

益脾饼
《医学衷中参西录》

【**组成**】白术 30g，大枣 250g，鸡内金 15g，干姜 6g，面粉 500g，食盐适量。

【**制法与服法**】白术、干姜入纱布袋内，扎紧袋口，入锅，下大枣，加水 1L，武火煮沸，改用文火煮 1 小时，去药袋，大枣去核，枣肉捣泥。鸡内金研成细粉，与面粉混匀，倒入枣泥，加面粉与少量食盐，和成面团，将面团再分成若干个小团，制成薄饼。平底锅内倒少量菜油，放入面饼烙熟即可。空腹食用。

【**功用**】健脾益气，温中散寒，开胃消食。

【**主治**】脾胃寒湿，食积内停证。症见纳食减少、脘腹冷痛、大便溏泄、完谷不化等症。

【**方解**】方中白术苦甘性温，入脾胃二经，甘以补脾益胃，温能散寒除湿，苦以燥湿止泻。用治脾胃虚弱、寒湿内生所致纳差纳呆、脘腹饱胀、大便溏泄等症；大枣味甘性温，入脾胃二经，与白术相须为用，健脾益气功力更强；鸡内金运脾磨谷，有较强的消食化积作用；干姜温中散寒，健胃运脾。诸药合用，即可健脾益气、温中散寒，又能开胃消食。

【**使用注意**】本品偏温，故中焦有热者不宜食用。

橘味醒酒羹
《滋补保健药膳食谱》

【**组成**】糖水橘子 250g，糖水莲子 250g，青梅 25g，大枣 50g，白糖 300g，白醋 30mL，桂花少许。

【**制法与服法**】青梅切丁，大枣洗净去核，置小碗中加水蒸熟。将糖水橘子、莲子倒入锅中，再加入青梅、大枣、白糖、白醋、桂花、清水，煮开即成。频频食用。

【**功用**】清热利湿，和胃降气，清热生津。

【**主治**】湿热积聚，胃气上逆证。用于饮酒酒醉之嗳气呕逆、吞酸嘈杂、不思饮食、燥热烦渴等。

【**方解**】方中橘子行气调中，燥湿化痰；莲子、大枣健脾益气祛湿；桂花香味浓烈，有行气散郁的作用；青梅、白糖、白醋生津止渴，皆为民间常用的解酒用品。此羹酒后频食，能清湿热、解酒毒、降胃气。

【**使用注意**】脾胃虚寒者不宜久服。

第七节　祛痰止咳类

柚子炖鸡
《本草纲目》

【组成】新鲜柚子1个，新鲜鸡肉500g，姜片、葱白、百合、味精、盐等适量。

【制法与服法】将柚子剥皮、去筋皮、除核，取肉500g，将鸡肉洗净切块，焯去血水再将柚子肉、鸡肉同放入炖盅内，置姜片、葱白、百合于鸡肉周围，调好盐、味精，加开水适量，炖盅加盖，置于大锅中，用文火炖4小时，取出可食之。

【功用】健脾消食，化痰止咳。

【主治】适用于肺部疾病的痰多咳嗽，气郁胸闷，脘腹胀痛，食积停滞等。

【方解】方中柚子肉味甘带酸，性凉，归肺、胃经，能生津止渴，开胃下气，止咳化痰；鸡肉味甘性温，归脾、胃经，能温中补脾，益气养血，补肾益精；生姜和胃止呕，止咳化痰；葱白辛温通阳。诸药合用，健脾胃、化痰浊，从而使患者气顺痰除、脾健痰化。

【使用注意】消化不良者，以饮汤为宜。

昆布海藻煮黄豆
《本草纲目》

【组成】昆布30g，海藻30g，黄豆100g。

【制法与服法】黄豆洗净，放入瓦煲内，加清水适量，文火煮至半熟。再将洗净切碎的昆布、海藻，与黄豆同煮至黄豆熟烂，调入油、盐、味精后即可食用。

【功用】消痰软坚，利水消肿。

【主治】痰浊壅阻证。适用于瘿瘤、瘰疬、脚气浮肿、水肿等。还可用于缺碘引起的地方性甲状腺肿、早期肝硬化等证属痰湿郁结者的辅助治疗。

【方解】方中海藻性味咸寒，"咸能润下，寒能泄热引水，故能消瘿瘤、结核、阴之坚聚，而除浮肿、脚气、留饮、痰气之湿热，使邪气自小便出也"。(《本草纲目》)昆布功效同海藻，二者相须为用。黄豆味甘性平，入脾、胃、大肠经，能宽中导滞、健脾利水、解毒消肿，与昆布、海藻相伍，既能健脾益气、强壮体质，又能增强化痰结、消壅聚之功，使坚结易散、痰浊易消。

【使用注意】脾胃虚寒蕴湿者不宜服用；甲亢患者忌食。

杏仁猪肺粥
《食鉴本草》

【组成】甜杏仁50g，粳米100g，猪肺200g，油、盐、味精适量。

【制法与服法】将甜杏仁用温水浸泡，搓去外衣，再放洗净的米共煮粥半熟，然后将洗净、挤干血水与气泡、切成小块的猪肺放入锅中，继续文火煮熟成粥，调入油、盐、味精，即可食用。每日早、晚1次，温食1碗为宜。

【功用】润肺止咳。

【主治】肺阴亏虚证。症见咳嗽痰少，或痰中带血，口干咽燥，声音嘶哑，神疲乏力，纳呆便秘，舌红少苔，脉细数等。

【方解】方中甜杏仁性味甘平，入肺与大肠经，具有润肠润肺、止咳祛痰之功效；粳米健脾扶胃，土壮则金生；猪肺补肺润肺止咳。三者合用，共奏祛痰降气、润肺补肺之功。

【使用注意】饮食宜清淡，忌辛辣食物，忌油腻肥甘食物，忌烟、酒。

第八节　固涩类

浮小麦饮
《卫生宝鉴》

【组成】浮小麦 15 ～ 30g，大枣 10g。

【制法与服法】将浮小麦与大枣洗净放砂锅内，加水适量，煎汤饮。或将浮小麦炒香，研为细末，枣汤或米饮送服，每日 2 ～ 3 次。

【功用】固表止汗，益气养阴。

【主治】卫表不固证、气阴两虚证。用于表虚汗出、气短、心烦、心悸等症。对气虚、阴虚，或气阴两虚所致之多汗，可长期饮用。也可用于误用发汗或发汗过多引起的自汗，以及妇女围绝经期出现的内热不甚的阴虚盗汗。

【方解】方中浮小麦味甘性凉，归心经，气味俱薄，轻浮善敛，益心气、敛心液。气虚自汗者，用之可益气固表，止汗；阴虚盗汗者，用之能除热敛阴，止汗。故凡虚汗之证，不论气虚自汗、阴虚盗汗均可用之，为本食疗方主药。配以健脾益气、养血安神之大枣，更增浮小麦益气固表之效，并能补脾生血助已耗之阴，二味标本兼治以止虚汗。

【使用注意】表邪未解、热病多汗者当忌用。

乌梅粥
《圣济总录》

【组成】乌梅 10 ～ 15g，粳米 60g，冰糖适量。

【制法与服法】先将乌梅洗净，拍破，入锅煎取浓汁去渣。再入粳米煮粥，粥熟后加冰糖少许，稍煮即可。空腹温服，早、晚各 1 次。

【功用】涩肠止泻，敛肺止咳，生津止渴。

【主治】肠虚不固证，肺气不固证。用于泻痢不止、倦怠食少，或久咳不止，咳甚则气喘汗出，以及消渴或暑热汗出、口渴多饮等。

【方解】方中乌梅味酸涩平，归肝、脾、肺、大肠经，其性善敛，具有敛肺止咳、涩肠止泻之功。此外，本品味酸性平，善生津液、止烦渴，也可用于虚热消渴或暑热汗出，口渴多饮等。粳米甘平，补脾，益五脏，壮气力，止痢。冰糖平和，最为滋补，与乌梅同用，涩而兼补，不仅可以增强乌梅敛肺涩肠之用，更有"酸甘化阴"，助乌梅生津止渴之妙。三味合用，既能补脾益肺而治久泻、久痢、久咳，又能生津止渴而治消渴。

【使用注意】凡外感咳嗽、泻痢初起及内有实邪者不宜食用。

山药芡实粥
《寿世保元》

【组成】山药 50g，芡实 50g，粳米 50g，香油、食盐各适量。

【制法与服法】山药去皮切块，芡实打碎。二者与粳米同入锅中，加水适量，煮粥，待粥熟后加香油、食盐调味即成。每晚温服。

【功用】补益脾肾，除湿止带，固精止遗。

【主治】脾肾两虚证或脾虚湿盛证。用于带下清稀、尿频遗尿、形体瘦弱、倦怠乏力、纳少便溏、健忘失眠等。

【方解】方中山药甘平质润，健脾益肾，固精止带，为下元不固所常用，又为日常保健之佳品；芡实益肾固精、健脾止泻、除湿止带，收涩而不敛湿邪，善除湿止带，为治疗带下证之佳品。二药相伍，再与健脾益气之粳米合而为粥，共奏健脾益肾、收敛固涩之功。

【使用注意】火扰精泄、湿热带下等证当忌用。

第九节　安神类

甘麦大枣汤
《金匮要略》

【组成】甘草三两（9g），浮小麦一升（15g），大枣十枚。

【制法与服法】水煎服。上三味，以水六升，煮取三升，温分三服。

【功用】养心安神，和中缓急。

【主治】脏躁证。症见精神恍惚，常悲伤欲哭，不能自主，心中烦乱，睡眠不安，甚则言行失常，呵欠频作，舌淡红苔少，脉细微数。

【方解】方中浮小麦为君药，养心阴，益心气，安心神，除烦热；甘草补益心气，和中缓急（肝），为臣药；大枣甘平质润，益气和中，润燥缓急，为佐使药。三药合用，甘润平补，养心调肝，使心气充，阴液足，肝气和，则脏躁诸症自可解除。

【使用注意】痰火内盛之癫狂不宜使用。

百合鸡子黄汤
《金匮要略》

【组成】百合 20g，鸡子黄 1 枚。

【制法与服法】百合脱瓣，用清水浸泡 1 宿，待白沫出，去水，放入锅中，加水适量，武火煮开后，改用文火继续煮约半小时，然后打入鸡子黄搅匀，再次煮沸即可。温热食用，每日 2 次。

【功用】滋阴润肺，清心安神。

【主治】百合病之心肺虚热证。症见心悸，干咳，失眠，盗汗，两颧红而失泽，或神魂颠倒，神志失聪，啼笑无常，舌红，少苔，脉虚数或细数。

【方解】方中以百合为主，味甘、微苦，性微寒，可养阴润肺、清心以安神，《日华子本草》

曰其能"安心,定胆,益智,养五脏";以鸡子黄为辅,味甘、性平,可滋阴润燥、养血,安五脏。二者相合而成滋阴润肺、清心安神之方。临床上凡百合病兼见虚烦不安、胃中不和者,皆用此方治之。

【使用注意】外感未消、实热者慎食本品。

豆豉酱猪心
《食医心鉴》

【组成】猪心 500g,豆豉、葱、姜、面酱、黄酒各适量。

【制法与服法】猪心放入锅内,加入适量姜、豆豉、葱、酱、黄酒,加清水,用武火煮沸后,改文火煨炖至熟烂即可,切片装盘。佐餐食用。

【功用】补心血,安心神。

【主治】虚烦不眠、惊悸、怔忡、自汗等症。

【方解】猪心味甘、性平,主入心经,具有补心血、安心神之功效,为养心安神的常用食物。与宣郁除烦的豆豉同用,可共奏宁心安神、养阴生津之效。

【使用注意】胃虚易呕者慎服。

第十节 行气解郁类

佛手柑粥
《老老恒言》

【组成】佛手柑 15g,粳米 100g,冰糖适量。

【制法与服法】将佛手柑切碎,加水煎煮,去渣;再放入淘洗干净的粳米一同煮粥,快熟时加适量冰糖,再煮一二沸即可。空腹食用,每日 2 次。

【功用】疏肝健脾,理气化痰。

【主治】肝气不疏之心烦易怒、失眠多梦、胸闷等症状。

【方解】佛手柑味辛、性温,入肝、脾、胃经,有芳香行散之功,可疏肝理气、和中止痛、化痰止咳,《本草拾遗》中言其可"下气,除心头痰水";配以甘平的粳米,以健脾养胃。二者相配,共成疏肝健脾、理气化痰之功。《宦游日札》云:"闽人以佛手柑作菹,并煮粥,香清开胃。"

【使用注意】阴虚血燥、气无郁滞者慎用。

梅花粥
《山家清供》

【组成】白梅花 6g,粳米 100g。

【制法与服法】将白梅花洗净,备用;将洗净的粳米放入锅内,加水适量,按常法煮粥,待粥将熟时,放入梅花,稍煮片刻,即成。空腹食用,每日 2 次。

【功用】疏肝理气解郁。

【主治】肝气郁结之脘痛、胸闷、食欲不振及梅核气。

【方解】本方中以白梅花为主，白梅花味苦、微甘、微酸，性凉，《天目山药用植物志》中云其有"平肝理气，涤痰热"之功，"常用于妇人精神抑郁，胸膈闷塞不舒"；伍以粳米健脾和胃。全方共奏疏肝理气之功，可用于肝气郁结之郁证的治疗。

【使用注意】孕妇、脾胃虚寒及寒性体质者禁服。

糖渍金橘
《随息居饮食谱》

【组成】金橘 500g，白糖适量。

【制法与服法】金橘洗净，放在锅内，用勺将每个金橘压扁，去核，加白糖腌渍 1 日，待金橘浸透糖后，再用文火煨熬至汁干。停火待冷，拌入白糖，放入盘中风干数日，装瓶备用。作零食，适量食用。

【功用】疏肝理气，化痰解郁。

【主治】肝郁气滞所致食积诸症如胸闷郁结，不思饮食，或食积胀满。

【方解】金橘味甘、性平，可理气调中、疏肝解郁；白糖味甘、性平，可缓急止痛。二者合用具有疏肝理气、化痰解郁作用，适用于肝气郁结胁痛轻症。

【使用注意】脾弱气虚者不宜多食，糖尿病患者忌食。

第十一节　理血类

玫瑰龙眼膏
《疾病的食疗与验方》

【组成】鲜玫瑰花和龙眼肉各等份。

【制法与服法】合熬成膏。每服一匙，日服 2 次。

【功用】理气解郁，和血散瘀，益胃安神。

【主治】肝郁气滞性胃痛，兼有体虚气弱者尤宜。

【方解】方中玫瑰花味甘微苦、性温，功能理气解郁、活血散瘀、调经止痛；龙眼肉味甘，性平，可补脾益胃，养血安神。二者合用，共成调理气解郁，和血散瘀，益胃安神之方。

【使用注意】孕妇禁服。

芸薹汁
《太平圣惠方》

【组成】油菜（芸薹）500g，蜂蜜适量。

【制法与服法】将油菜洗净，切碎，榨取汁液，放入杯中，加适量蜂蜜混合均匀，即成。徐徐饮服。

【功用】凉血止痢，缓急止痛。

【主治】劳伤吐血，血痢，丹毒，热毒疮，乳痈。

【方解】芸薹即油菜的根、茎和叶，其味辛、甘，性平，入肺、肝、脾经，以凉血散血、解毒消肿见长。凉血散血则血痢止，解毒肿消则痛自除。蜂蜜味甘、性平，可补中润燥、清热解毒、缓急止痛。二者相配而成活血凉血、解毒止痢之方。芸薹活血，心脑血管病属血瘀型者，可以经常食用。

【使用注意】本品含有蜂蜜，糖尿病患者慎饮服。

第十二节　治风类

钩藤荔枝饮
《中华药膳宝典》

【组成】钩藤 12g，荔枝干 15g，杭白菊 9g，冰糖 9g。

【制法与服法】将钩藤、荔枝干、杭白菊稍稍煎煮，加入冰糖，代茶饮。

【功用】平肝息风，清利头目，养血安神。

【主治】适用于肝阳上亢，肝风上扰之头晕目眩，目赤目胀，失眠多梦等症。

【方解】方中钩藤味甘微寒，入肝经，具有清热平肝、息风止痉之功；杭白菊甘苦微寒，可清肝明目，平抑肝阳，同时可疏散风热，二者相配既可清肝热，平肝阳，又可以息风散邪，清利头目。荔枝干味甘微温，可补血益气，养心安神。稍加冰糖，可甘缓和中以矫味。诸药合用，共奏平肝息风，清利头目，养血安神之效。

【使用注意】钩藤的有效成分钩藤碱加热后易破坏，故不宜久煎。

天麻竹沥粥
《民间药膳方》

【组成】姜制天麻 10g，竹沥 35g，粳米 100g，白糖 30g。

【制法与服法】将天麻洗净，切成薄片，与粳米放入砂锅内同煮粥，粥熟调入竹沥、白糖即可。挑去天麻片，食粥，每日 1～2 次。

【功用】平肝息风，清热祛痰。

【主治】肝风上扰，痰热蒙蔽心神之癫痫，头痛，眩晕，失眠等症。

【方解】方中天麻味甘性平，入肝经，具有息风止痉、平抑肝阳之功，其药性平和，可治疗各种原因之肝风内动、惊痫抽搐等症；竹沥味甘性寒，具有清热化痰、清心定惊之效，常用于痰热中风、神昏口噤等症。粳米、白糖可益胃生津，并可缓和竹沥寒凉之性。

【使用注意】脾胃虚寒者慎用。

第十三节　治燥类

五汁饮
《温病条辨》

【组成】梨 1000g，鲜藕 500g，鲜芦根 100g，鲜麦冬 500g，荸荠 500g。

【制法与服法】洗净的鲜芦根、梨（去皮核）、荸荠（去皮）、鲜藕（去节）和鲜麦冬，切碎或剪碎，以洁净的纱布绞挤取汁。不拘量，冷饮或温饮，每日数次。

【功用】滋阴润燥，清肺止咳。

【主治】外感燥邪或肺燥阴伤之咽干口渴、干咳少痰等症。

【方解】方中梨味甘性凉，可清热生津，润肺止咳，常用于肺热或痰热咳嗽证；鲜藕可清热凉血，生津止渴；鲜芦根甘寒，清热生津；鲜麦冬养阴润肺，清心除烦，益胃生津，常用于治疗肺燥干咳，热病津伤，咽干口燥，便秘等症；荸荠清热养阴，消食止渴。以上五物合用，共奏滋阴润肺、清热养胃之功。

【使用注意】脾胃虚寒，大便溏薄者慎用。

玉竹沙参焖老鸭
《饮食疗法》

【组成】玉竹 50g，沙参 50g，老鸭 1 只，葱、姜、料酒各适量。

【制法与服法】将老鸭宰杀后，去毛和内脏，洗净，与玉竹、沙参同置砂锅内，加水适量，用文火焖至鸭肉熟烂，放入调料即可。佐餐食用，食鸭饮汤。

【功用】养阴润肺，益胃生津。

【主治】肺胃阴虚之干咳少痰，咽干口渴，饥不欲食等症。

【方解】方中玉竹甘润微寒，既可以养肺阴、润肺燥，又可以养胃阴、清胃热，常用于阴虚肺燥，胃阴不足证；沙参甘苦微寒，入肺、胃二经，善补肺润肺，养胃生津，兼能清肺化痰；老鸭可滋阴养胃，健脾补虚。以上药食配伍，共奏养阴润肺、益胃生津之效。

【使用注意】肺寒咳嗽者不宜服用。

第十四节　补益类

板栗烧鸡块
《常用特色药膳技术指南（第一批）》

【组成】白豆蔻 20g，枸杞子 50g，板栗 300g，鸡 1 只，葱白 9g，姜 9g，淀粉 15g，胡椒粉 10g，绍酒 15g，盐 5g，酱油 10g。

【制法与服法】将洗干净的鸡剔除粗骨，剁成约 3cm 见方的块备用。去壳板栗洗净沥干。葱切斜段，姜切片备用。油倒入锅中烧至六成热，放入板栗炸至上色，捞出备用。锅中底油烧热，下葱、姜煸香，倒入鸡块炒干水气，烹绍酒，加清水、盐、酱油，文火煨至八成熟，再放入板栗、枸杞子、白豆蔻，煨至鸡块软烂，调入胡椒粉，勾芡即可。每周三次，可食用较长时间。

【功用】健脾补肾。

【主治】脾肾两虚证。

【方解】方中鸡肉甘温，入脾、胃经，能温中，益气，补精，填髓；板栗甘、温，入脾、胃、肾经，能养胃健脾，补肾强筋；枸杞子甘平，滋肾，补肝，明目；白豆蔻辛温，入肺、脾经，化湿行气，温中止呕，以防滋补之品壅滞气机。全方配伍，健脾补肾，补而不滞。

【使用注意】食滞胃肠、阴虚火旺者少食或慎食；大便溏泄者慎食；糖尿病患者忌食。

健脾益气粥
《常用特色药膳技术指南（第一批）》

【组成】生黄芪 10g，党参 10g，茯苓 6g，炒白术 6g，薏苡仁 10g，大米 200g，大枣 20g。

【制法与服法】将生黄芪、炒白术装入纱布包内，放入锅中，加 3000mL 清水浸泡 40 分钟备用；将党参、茯苓蒸软后切成颗粒状备用；将薏苡仁浸泡回软后，放入锅中煎煮 30 分钟备用。大米、大枣放入浸泡药材包及煮薏苡仁的锅中，武火煮开后改文火熬煮 2 小时，取出纱布包，放入党参、茯苓即可。每日早晚随餐食用，可食用较长时间。

【功用】补气健脾，利水消肿。

【主治】脾虚湿盛证。

【方解】方中黄芪甘而微温，归肺、脾经，既可补脾气，又益肺气，且能利水；党参亦能补脾肺之气，与黄芪配伍可以补脾肺之气虚。白术苦、甘、温，善于补气健脾，燥湿利水，为补脾要药；茯苓甘、淡、平，渗湿健脾，药性平和，补而不峻，利而不猛；薏苡仁甘、淡、微寒，既能利水消肿，又能健脾补中。白术、茯苓、薏苡仁三药与黄芪相配，补气健脾，兼能除湿利水；大米能补中益气，健脾和胃，且利小便；大枣善于补中益气。方中诸药食同用，既可健脾益气，又可除湿利水。

【使用注意】因邪实所致面赤气粗、痰壅肿胀、腹痛拒按、大便干结、小便短赤等症状者禁用；糖尿病患者禁用。

牛肉炖海带
《常用特色药膳技术指南（第一批）》

【组成】海带 500g，黄牛肉 1000g，陈皮 2g，草果 1g，小茴香 2g，花椒 2g，八角茴香 6g，肉豆蔻 2g，丁香 0.5g，肉桂 2g，葱 130g，生姜 60g，大蒜 20g，盐适量。

【制法与服法】将牛肉切块，冷水下锅，锅开后撇去浮沫，放入陈皮、草果、肉豆蔻、丁香、花椒、八角茴香、肉桂、小茴香、葱、姜、蒜，炖至牛肉软烂。另起一锅，用炖好的牛肉汤煮已泡发的海带丝，炖熟后放入牛肉块，加适量盐调味即可。每周三次，可食用较长时间。

【功用】补脾胃，益气血，软坚散结。

【主治】气血两虚证。

【方解】方中牛肉甘、平，入脾、胃经，能补脾胃、益气血、强筋骨；海带咸、寒，软坚化痰散结；陈皮辛散苦降，芳香醒脾，长于理气健脾，燥湿化痰；草果辛温燥烈，能燥湿、散寒、祛痰，与陈皮相配行气祛痰；肉豆蔻、花椒、丁香、肉桂、小茴香、八角茴香温中暖肾，理气和胃，亦能鼓舞气血化生；葱、生姜、大蒜温中通阳，行气止呕。全方药食寒温并用，性质平和，能补脾益胃，化生气血，软坚散结。

【使用注意】甲状腺疾病者慎用。

加味甘麦大枣羹
《常用特色药膳技术指南（第一批）》

【组成】大枣（去核）60g，百合 100g，甘草 10g，鸡蛋 10 个，小麦 500g。

【**制法与服法**】将甘草洗净，煎取汁液备用；小麦洗净，大枣洗净，切成小块，百合洗净后切碎，鸡蛋破壳入碗打匀备用。将甘草汁煮沸加入小麦、大枣及百合同煮约30分钟，倒入鸡蛋液，煮沸搅匀即可。每日早晚随餐食用，可食用较长时间。

【**功用**】补气、养血、安神。

【**主治**】心之气阴两虚证。

【**方解**】方中大枣甘、温，补中益气，养血安神；百合甘、微寒，既可润肺清心，又能补虚安神；小麦甘、凉，养心，益肾，除热，止渴；甘草甘、平，益气和中；鸡蛋甘、平，滋阴润燥。诸药食合用，益气养血，宁心安神。

【**使用注意**】体内有湿邪的人群慎用。

当归生姜羊肉汤
《金匮要略》

【**组成**】当归30g，生姜60g，羊肉750g，葱30g，黄酒50mL，盐15g。

【**制法与服法**】将羊肉切块、焯水备用；当归洗净，葱、姜切片备用。羊肉、葱、姜、黄酒、当归同放砂锅内，加开水适量，武火煮沸后改用文火煲1小时左右放盐调味即可。每周三次，可食用较长时间。

【**功用**】温中、散寒、补血。

【**主治**】阴血不足，阳气虚弱证。

【**方解**】方中当归甘、辛、温，主归心、肝经，补血，活血，调经，止痛；生姜辛、温，通过温中散寒，收运脾止泻、开胃进食之效；羊肉甘、温，益气补虚，温中暖下；大葱入脾胃，温通阳气；黄酒能通血脉，行药势。五味同用，温中散寒，养血和血。

【**使用注意**】口干口苦、咽喉肿痛及大便干结属热证者忌用。

枸杞羊肾粥
《饮膳正要》

【**组成**】枸杞叶250g（或枸杞子30g），羊肉60g，羊肾1个，粳米60g，葱白2茎，食盐适量。

【**制法与服法**】新鲜羊肾剖开，去内筋膜，洗净，细切；羊肉洗净切碎；煮枸杞叶取汁，去渣，也可用枸杞叶切碎，备用，同羊肾、羊肉、粳米、葱白一起煮粥，待粥成后，入盐少许，稍煮即可。每日早、晚服用。

【**功用**】温肾阳，益精血，补气血。

【**主治**】肾阳亏虚证。适用于肾虚劳损，阳气衰败，腰脊冷痛，脚软弱，头晕耳鸣，视物昏花，听力减退，夜尿频多，阳痿等。

【**方解**】方中羊肾，性味甘温，《名医别录》谓其"补肾气，益精髓"，常用于肾虚劳损、腰脊疼痛、足痿弱、耳聋、消渴、阳痿、尿频、遗尿等症。羊肉性味甘温，历代被视为益肾气、强阳道之佳品，功能益肾补虚、温养气血、温中暖下，《备急千金要方》言其"主丈夫五劳七伤"，民间历来有冬令炖服之习俗，以治虚劳畏冷、腰膝酸软、产后虚弱、形羸消瘦、脾胃虚寒等症。枸杞叶是枸杞之嫩茎叶，可蔬可药，气味清香，养肝明目，《药性论》曰其"能补益诸精不足，和羊肉作羹，益人"。三味同时入粳米熬粥，温而不热，为肾虚食养之要方。如无枸杞叶，可用枸杞子代入。亦可去米，炖汤食用。

【使用注意】外感发热，或阴虚内热及痰火壅盛者忌食。

生脉饮
《备急千金要方》

【组成】人参 10g，麦冬 15g，五味子 10g。

【制法与服法】人参、麦冬、五味子水煎，取汁，不拘时温服。

【功用】益气生津，敛阴止汗。

【主治】气阴两伤证。适用于气阴两伤所致的体倦乏力、气短懒言、汗多神疲、咽干口渴、舌干红少苔、脉虚数，或久咳气弱、口渴自汗等。

【方解】方中人参性味甘温，益气生津，为大补人身元气的第一要药；麦冬味甘性寒，具有养阴清热、润肺生津之功。两药相配，则益气养阴之功益彰。五味子性味酸温，功敛肺止汗、生津止渴。三药合用，一补一清一敛，共奏益气养阴、生津止渴、敛阴止汗之功。使气复津生，汗止阴存，脉得气充，则可复生，故名"生脉"。

【使用注意】外邪未解，或暑病热盛，气阴未伤者，不宜用本方。

珠玉二宝粥
《医学衷中参西录》

【组成】生山药、生薏苡仁各 60g，柿霜饼 24g。

【制法与服法】上三味，先将山药、薏苡仁捣成粗渣，煮至烂熟，再将柿霜饼切碎，调入融化，随意服之。

【功用】补肺健脾养胃。

【主治】脾肺阴分亏损，饮食懒进，虚热劳嗽，并治一切阴虚之证。

【方解】山药、薏苡仁皆为清补脾肺之药。然单用山药，久则失于黏腻；单用薏苡仁，久则失于淡渗，唯等分并用，乃可久服无弊。又用柿霜之凉可润肺、甘能归脾者，以为之佐使。病患服之不但疗病，并可充饥，不但充饥，更可适口。用之对证，病自渐愈，即不对证，亦无他患。

【使用注意】大便闭结者忌用。

生地黄鸡
《肘后备急方》

【组成】生地黄 250g，乌雌鸡 1 只，饴糖 150g。

【制法与服法】鸡宰杀去净毛，洗净治如食法，去内脏备用。将生地黄洗净，切片，入饴糖，调拌后塞入鸡腹内。将鸡腹部朝下置于锅内，于旺火上笼蒸 2～3 小时，待其熟烂后，食肉，饮汁。

【功用】滋补肝肾，补益心脾。

【主治】肝肾阴虚证。适用于肝肾阴虚所致潮热盗汗，以及心脾不足所致心中虚悸、虚烦失眠、健忘怔忡。还可用于阴虚之体的积劳虚损、病后产后者。

【方解】方中生地黄，甘寒入肾，专能滋阴凉血，补肝肾之阴液，更以血肉之体的乌雌鸡滋补精血，与生地黄合用，既能以其鲜美可口而益脾胃，更以补精血而滋肝肾之阴。饴糖味甘，性温，归脾、胃、肺经，具有补脾益气、缓急止痛、润肺止咳的功效，以上配伍，大滋阴精，益养气血。

【使用注意】脾气素弱、入食不化、大便溏薄者，因本食疗方偏于滋腻，不甚相宜。外感未愈，湿盛之体，或湿热病中不宜本食疗方，恐致恋邪益湿。

扫一扫，查阅本章数字资源，含PPT、音视频、图片等

第一节　中医食疗科概述

一、中医食疗科的性质

中医食疗科是中医院（中西医结合医院）设置的正确应用饮食维护患者健康的科室，属医院业务科室，一般实行业务院长领导下的科主任负责制。食疗科承担食疗及相应的教学、科研、管理工作。

二、组织结构及各功能区域设置

中医食疗科可分为医疗区和食疗制备区，完成相应的医疗服务工作。其中医疗区应包括食疗门诊、营养实验室；食疗制备区应包括治疗膳食配制室、肠内营养配制室、肠外营养配制室。

三、人员配备及资格建议

1. 建议食疗专业人员和床位比不少于1∶200。三级医院的食疗科至少配备2名、二级医院至少配备1名中医食疗师（中医营养师）。

2. 建议食疗科主任应具有医学（营养学）本科以上学历和副高级以上技术职务任职资格。中医食疗师及中医食疗护理师分别具有临床营养师（或执业医师）证书和执业护士证书，并具备相应的基本技能。

第二节　中医食疗师工作方法建议

一、中医食疗师的工作职责建议

1. 在科主任领导下负责营养诊治工作，对患者进行营养检测和评价、营养诊断，按照治疗要求和患者饮食习惯辨证施膳，制定个体化营养治疗方案，评估营养治疗效果。

2. 熟悉中医食疗的理论与临床知识，掌握本科各项操作常规，认真执行各项规章制度和技术操作常规。

3. 完成中医食疗门诊工作，参与院内科间会诊和院外会诊。

4. 观察中医食疗治疗效果，及时调整方案，做好营养病历的书写与相关资料的记录。

5. 担任本专业及临床医学、护理等专业的临床营养教学，指导进修、实习工作。

6. 参与教学、科研工作，完成继续教育和专业培训要求，学习和应用新知识、新技术指导临床实践，提高业务水平。

7. 组织开展患者和院内医务人员的中医食疗宣教工作，与各科医师保持密切联系，不断改进中医食疗工作。

二、中医食疗师查房制度建议

1. 中医食疗师应对采取特殊治疗膳食及肠内、肠外营养治疗的住院患者实行查房制度，对建立营养病历的住院患者实行三级查房制度，并参加医院质量查房、疑难病例讨论等。

2. 对危重、腹泻、呕吐、新开肠内营养治疗 2 日内的患者，应每日查房；对长期管饲患者，糖尿病、肾病等实施治疗饮食的患者，应每周查房 1～2 次。

3. 查房时应询问患者食疗膳食、制剂的使用和进食情况，仔细体检，认真阅读临床病历，与临床医生进行有效沟通，根据患者病情变化以及个体情况调整食疗方案，共同拟定整体诊疗方案和营养监测计划，做到食疗与临床医疗密切结合，促进患者康复。

4. 对进行食疗患者的效果观察、阶段性营养评价、食疗方案的修正、发现新的营养问题等，均应进行查房记录。病程记录中应包括营养诊断和治疗、疑难病例讨论记录，中医食疗师与住院患者有关营养诊断、营养治疗、治疗费用、治疗效果等方面的沟通记录。

5. 中医食疗师应到病房监督检查住院患者治疗膳食、肠内营养制剂使用情况，确保营养治疗医嘱的有效执行。

6. 营养查房时，应着装整洁，严肃认真，遵守各项技术操作规范，遵守医务人员的职业道德。

7. 对应用营养支持的患者应告知营养治疗的风险，耐心解答患者提出的有关营养治疗及预防保健等方面的相关问题。

三、中医食疗师会诊制度建议

1. 对营养风险筛查出的需要使用治疗膳食、肠内营养和肠外营养的住院患者，中医食疗师应积极采取食疗措施。

2. 临床科室有疑难、危重及大手术患者，以及一些慢性非传染性疾病、围手术期、肿瘤、消化系统疾病、老年性疾病患者应有中医食疗师会诊。

3. 会诊时，应首先了解患者营养相关疾病的病史、体征、实验室的检查结果、诊断和治疗等，对患者进行膳食有关内容询问，评估患者的营养状况。

4. 营养会诊记录要求书写规范、准确、完整，内容包括根据简要的营养疾病病史、体征和重要的营养生化检测结果，对患者做出营养评价，提出营养诊断和食疗方案。食疗方案需与患者进行沟通，同时对患者进行营养知识的宣教和指导。

5. 院内普通会诊须在 24 小时内前往会诊科室，向临床医生和患者了解并分析病情，根据病情提出营养治疗方案；管饲患者开出肠内营养医嘱。

6. 急会诊时，如急性病和危重患者（急性心肌梗死、上消化道出血、急性胰腺炎、严重烧伤、肝性脑病、脑卒中及其他 ICU 患者等）的营养会诊，应在接到会诊单后 2 小时内进入病房。

7. 院内科间会诊须具备中级以上职称资格，院外会诊须具备副高以上职称资格，且必须征得科室主任同意，报医务处审批后方可前往。

四、中医食疗师门诊制度建议

1. 中医食疗科每周至少应开设 3 次营养咨询门诊，开展饮食咨询、食疗指导、营养治疗等工作，有条件的医院可酌情增加门诊次数。

2. 中医食疗师应做好开诊准备工作，按时出诊，不得迟到和擅离岗位，应着装整洁、严肃认真，遵守各项工作行为规范，保持医务人员的职业道德。

3. 对患者要进行认真检查，询问其与营养有关的病史、症状、饮食史、生活习惯等。重点检查营养有关的体征，包括皮肤、黏膜、眼睛、毛发以及在皮下可触及的腺体。检查的营养指标包括：身高、体重、胸围、腰围、皮褶厚度、上臂围、小腿围等。开具临床生化、辅助检查及营养代谢等相关实验室检查单。根据营养病史、体征和实验室及辅助检查，对患者做出营养状况评价、营养诊断，并提出营养治疗方案，同时进行营养、食疗指导，耐心解释患者提出的有关营养治疗及预防保健等方面的问题。

4. 应按要求书写食疗门诊病历，内容包括：主诉、现病史、既往病史、营养疾病相关的体征、实验室和辅助检查结果、营养诊断，以及食疗指导方案。

5. 食疗门诊的检测设备、设施应当由专（兼）职人员负责操作，并进行日常维护保养和消毒，建立使用、维修档案，定期进行质量控制。

6. 门诊处方的营养剂应统一管理发放，做到有规范、有记录。

7. 食疗门诊应按医疗机构收费标准规定合理收费。

第三节 中医食疗护理师工作方法建议

一、中医食疗护理师的工作职责建议

1. 在科主任和（或）护士长领导下，进行营养食疗医嘱的整理、分发和执行，协助中医食疗师开展工作。

2. 掌握临床营养治疗的专业技术：肠内、肠外营养液的配制方法；肠内、肠外营养输液器械和输液泵的使用，遵守无菌操作规范；负责根据营养治疗医嘱配制肠内、肠外营养制剂。

3. 参与科室的医院感染预防与控制，完成院内感染的卫生学检测；参与营养治疗的临床护理与监测。

4. 按照治疗要求和患者的饮食习惯，计划和拟定各类食谱，规划数量，并计算营养价值。

5. 掌握临床营养膳食治疗的专业技能，如医院膳食的制作、食品留样等。检查、督促、指导饮食制备和分发，并在开餐前进行尝检，使之符合治疗原则、营养要求、卫生标准及制品应具备的条件，并做好开餐检查记录。

6. 对本科室内采购、领用的营养治疗产品，根据药品、食品等管理规范进行管理和储存。

7. 经常深入病房，了解营养治疗的效果和配膳情况，虚心听取意见，不断改进工作。

8. 定期组织厨工、配餐员学习营养知识及饮食卫生知识，向患者进行宣教工作等。

9. 参与教学、科研工作，完成继续教育和专业培训要求，学习和应用新知识、新技术指导临床实践，提高业务水平。

二、中医食疗护理师医嘱执行工作制度建议

1. 中医食疗护理师负责食疗医嘱的汇总与执行。

2. 中医食疗护理师根据食疗医嘱配制肠内、肠外营养制剂，指导专业操作人员完成对治疗膳食的加工处理。

3. 遵守食疗医嘱、处方核对制度，对配制好的治疗膳食和肠内、肠外营养制剂的质量、发放对象，检查确认无误后方可分发。

4. 深入各病区观察、随访住院患者使用治疗膳食和肠内、外营养制剂的情况，尤其对制剂的浓度、温度、流速，插管冲洗、消毒等具体内容进行指导，确保营养治疗医嘱的有效执行。

扫一扫，查阅本章数字资源，含PPT、首视频、图片等

第一节 《黄帝内经》食疗内容选读

一、《黄帝内经》食疗理论概述

《黄帝内经》（以下简称《内经》）分为《素问》与《灵枢》两部分，《灵枢》的"五味""五味论""五音五味"等直接以五味为篇章之名；《素问》的"生气通天论""灵兰秘典论""六节脏象论""五脏别论""脏气法时论"等篇及《灵枢》的"经别""脉度"等篇也论及五味内容，可见《内经》十分重视饮食五味对人体健康的影响。食之五味分归不同脏腑，如《素问·宣明五气》的"酸入肝，辛入肺，苦入心，咸入肾，甘入脾"，而《素问》的"阴阳应象大论""至真要大论"及《灵枢》的"五味""九针论"均有类似描述。《素问·生气通天论》提出食养要注意"谨和五味"，如此才能达到筋骨健壮、健康长寿的效果。《素问·至真要大论》描述了食物五味的阴阳归属及特性："辛甘发散为阳，酸苦涌泄为阴，咸味涌泄为阴，淡味渗泄为阳。"《素问·阴阳应象大论》也有类似论述。以上这些都是中医食疗的生理基础。而如果五味太过，则易发生五行相克的副作用，如《素问·生气通天论》讲的"味过于酸，肝气以津，脾气乃绝"及《素问·五脏生成》的"是故多食咸，则脉凝泣而变色"等。《灵枢·五味》提出了"五禁"理论"肝病禁辛，心病禁咸，脾病禁酸，肾病禁甘，肺病禁苦"，在实施食疗时可作参考。

《素问·上古天真论》提到"上古之人……食饮有节……今时之人……以酒为浆"，《素问·痹论》称"饮食自倍，肠胃乃伤"，《素问·生气通天论》云"高粱之变，足生大丁"，《素问·奇病论》则称"脾瘅"之因在于"此肥美之所发也，此人必数食甘美而多肥也"，均提到食量及饮食结构对于健康的影响和疾病的关系，这也是实施食疗时需要注意的。

《内经》既强调饮食调养，也重视饮食疗疾。如《素问·五常政大论》的"谷肉果菜，食养尽之，无使过之，伤其正也"，表明了饮食以调养为主。而在《内经》记载的13首治疗方剂中，食疗方就有数首，如《素问·汤液醪醴论》的汤液和醪醴，《灵枢·痈疽》的豕膏等。

二、《黄帝内经》食疗原文选读

（一）食养为主

【原文】毒药攻邪，五谷为养，五果为助，五畜为益，五菜为充，气味合而服之，以补精益气。（《素问·脏气法时论》）

【提要】这里提出食物重养身，药物重治病。《素问·五常政大论》中亦有类似描述："大毒治病，十去其六；常毒治病，十去其七；小毒治病，十去其八；无毒治病，十去其九。谷肉果菜，食养尽之，无使过之，伤其正也。"唐代孙思邈之"食能排邪而安脏腑，悦神爽志，以资气血"与"药性刚烈，犹如御兵"之论，亦本于此。

（二）五脏食疗法

【原文】脾病者，宜食粳米饭、牛肉、枣、葵；心病者，宜食麦、羊肉、杏、薤；肾病者，宜食大豆黄卷、猪肉、栗、藿；肝病者，宜食麻、犬、肉、李、韭；肺病者，宜食黄黍、鸡肉、桃、葱。(《灵枢·五味》)

【提要】《灵枢·五音五味》里也有类似描述，如"上徵与右徵同，谷麦，畜羊，果杏，手少阴，藏心"，都指出五脏为病宜用的食脏对应食疗方法。其根据在于《灵枢·五味》提出的五谷、五果、五畜与五菜的五味理论，同时，《灵枢·五味》还提出另一套食疗方法："肝色青，宜食甘，粳米饭、牛肉、枣、葵皆甘。心色赤，宜食酸，犬肉、麻、李、韭皆酸。脾色黄，宜食咸，大豆、豕肉、栗、藿皆咸。肺色白，宜食苦，麦、羊肉、杏、薤皆苦。肾色黑，宜食辛，黄黍、鸡肉、桃、葱皆辛。"可见早期的食疗，也呈现百家争鸣、百花齐放的态势。

（三）豕膏

【原文】痈发于嗌中，名曰猛疽，猛疽不治，化为脓，脓不泻，塞咽，半日死；其化为脓者，泻则合豕膏，冷食，三日而已。……发于腋下赤坚者，名曰米疽，治之以砭石，欲细而长，疏砭之，涂以豕膏，六日已，勿裹之。(《灵枢·痈疽》)

【提要】豕膏属于外用食疗法。痈疽为外科常见病，可发于不同部位。其中发于咽喉的猛疽，与发于腋下的米疽，都可以用豕膏治疗。而豕膏，即猪的脂肪，俗名猪油。《备急千金要方·食治》称其"平，无毒……破冷结，散宿血"，《本草图经》亦谓其"利血脉，解风热，润肺"，故可外用活血解毒。

第二节　《伤寒论》食疗内容选读

一、《伤寒论》食疗理论概述

《伤寒论》113方中，绝大部分含食物成分，或者部分就是食疗方，如桂枝汤、甘草干姜汤、小建中汤等。生姜、大枣、甘草、葱、豆豉、阿胶、粳米、酒等食物均被广泛应用，尚有处方将多种食物合用，如猪肤汤三种成分均是食物。可见张仲景十分重视食疗理念。

仲景提出饮食不当可致疾病变化，如"凡服桂枝汤吐者，其后必吐脓血也"；亦致疾病反复，如"吐利发汗，脉平，小烦者，以新虚不胜谷气故也"。另外，适当减食反可疗疾，如"病新瘥"时其"脾胃气尚弱"，若"强与谷"则"微烦"，宜"损谷则愈"。论中对于饮食禁忌也很重视，如桂枝汤服用期间要"禁生冷、黏滑、肉面、五辛、酒酪、臭恶等物"。

论中食疗既有内服，也有外用；既治普通疾病，也用于急救者。如将葱白与干姜两种食物，配合生附子等药，用于少阴病出现"下利脉微"或"利不止，厥逆无脉"者，可起到一定急救效果。

要注意的是，《伤寒论》在食疗时不仅强调辨证，还注重辨别体质，如对湿热体质之"酒客"，"不可与桂枝汤"，否则容易出现呕吐。

二、《伤寒论》食疗原文选读

（一）桂枝汤

【原文】12 条：太阳中风，阳浮而阴弱。阳浮者，热自发，阴弱者，汗自出。啬啬恶寒，淅淅恶风，翕翕发热，鼻鸣干呕者，桂枝汤主之。

桂枝三两（去皮），芍药三两，甘草二两（炙），生姜三两（切），大枣十二枚（擘）。

上五味，咬咀三味。以水七升，微火煮取三升，去滓，适寒温，服一升。服已，须臾啜热稀粥一升余，以助药力。温覆令一时许，遍身漐漐，微似有汗者益佳，不可令如水流漓，病必不除。若一服汗出病差，停后服，不必尽剂。若不汗，更服依前法。又不汗，后服小促其间，半日许，令三服尽。若病重者，一日一夜服，周时观之。服一剂尽，病证犹在者，更作服。若汗不出，乃服至二三剂。禁生冷、黏滑、肉面、五辛、酒酪、臭恶等物。

【提要】桂枝汤共五味药，方中诸药在当时均作为食物使用，故为内服食疗代表方。在用本方实施食疗时，既有"啜热稀粥一升余，以助药力"，也根据病情轻重及不同体质，或多次服用，或连续服用，或停服，表现在食疗过程中，也要密切观察病情，随时调整食疗方案，可见仲景实施食疗的严谨性。而"禁生冷、黏滑、肉面、五辛、酒酪、臭恶等物"，则是食疗忌口的典范。因桂枝汤所治之证常有消化功能下降表现，故所忌之物，均为不易消化或有刺激性的食物。

（二）蜜煎方

【原文】233 条：阳明病，自汗出，若发汗，小便自利者，此为津液内竭，虽硬不可攻下之，当须自欲大便，宜蜜煎导而通之。若土瓜根及与大猪胆汁，皆可为导。

蜜煎方：食蜜七合。

上一味，于铜器内，微火煎，当须凝如饴状，搅之勿令焦着，欲可丸，并手捻作挺，令头锐，大如指，长二寸许。当热时急作，冷则硬。以内谷道中，以手急抱，欲大便时乃去之。又大猪胆一枚，泻汁，和少许法醋，以灌谷道内。如一食顷，当大便出宿食恶物，甚效。

【提要】蜜煎方为外用食疗代表方，在治疗便秘时取蜂蜜润肠通便之功。而大猪胆汁与醋"灌谷道内"则开现代灌肠通便法之先河。

（三）猪肤汤

【原文】310 条：少阴病，下利、咽痛、胸满、心烦，猪肤汤主之。

猪肤一斤。

上一味，以水一斗，煮取五升，去滓，加白蜜一升，白粉五合熬香，和令相得，温分六服。

【提要】猪肤汤取猪皮滋补肾阴、利咽润喉之功，配合白蜜与白粉（即大米粉）两种食物，加强滋润缓急止痛的效果。临床对于一些顽固咽痛属阴虚者，用之每有奇效。《临证指南医案》中叶天士治陈氏汗出喉痹及张氏三年咽痛，均用本方得效。

第三节 《金匮要略》食疗内容选读

一、《金匮要略》食疗理论概述

《金匮要略》重视饮食治未病，指出"服食节其冷热苦酸辛甘"，并在"禽兽鱼虫禁忌并治"篇系统论述了五脏病饮食禁忌，内容同《灵枢·五禁》之说。在"禽兽鱼虫"和"果实菜谷"两篇，对于不同食物中毒也提出相应的食疗解救措施，其中以紫苏汁解食蟹中毒的方法流传至今。当然，对于"妇人妊娠，不可食兔肉、山羊肉，及鳖、鸡、鸭，令子无声音"等，其科学性有待验证。仲景认为，凡病死动物、腐烂臭秽或飞禽走兽不食之鱼肉，均不可食，这与现代饮食卫生理念一致。果实菜谷，虽可养人，也不要过量，如梅、橘、柚、梨、桃、盐等均不宜多食，否则可能出现不良反应。书中指出多种食物之间有一定搭配禁忌，同时也提到"呕家不可用建中汤，以甜故也"，可见仲景比较重视食养食疗的安全性。

书中记载了不少有名的食疗方，如当归生姜羊肉汤、生姜甘草汤、甘草小麦大枣汤、百合鸡子黄汤等。诸如生姜、大枣、粳米、蜀椒、饴糖、大麦、小麦、盐、山药等，均被广泛应用。如用生姜者有 50 方，用大枣者也有 47 方，用粳米者亦有 5 方。蜂蜜也被广泛应用，或炼制蜂蜜为丸，或以蜜解药毒。酒类应用也不少，伤寒方仅有 6 方用酒，而金匮方则有 23 方用到酒。或用酒水共煎，或以酒送服药丸，或以酒制药，或以酒为重要组成部分，甚至命名处方。

具体实施食疗时，也需要灵活变通。如妊娠养胎用白术散，但在其后加减法中，还用醋、小麦汁、大麦粥等针对妊娠不同情况，均是灵活运用食疗的范例。食疗也被用于急性病，如用《千金》苇茎汤治疗肺痈。

二、《金匮要略》食疗原文选读

（一）百合鸡子汤

【原文】百合病吐之后者，百合鸡子汤主之。

百合鸡子汤方：百合七枚（擘），鸡子黄一枚。

上先以水洗百合，渍一宿，当白沫出，去其水，更以泉水二升，煎取一升，去滓，内鸡子黄，搅匀，煎五合，温服。（《金匮要略·百合狐惑阴阳毒病证治》）

【提要】百合与鸡蛋黄亦食亦药，具有很好的滋补养阴效果。

（二）甘麦大枣汤

【原文】妇人脏躁，喜悲伤欲哭，象如神灵所作，数欠伸，甘麦大枣汤主之。

甘草小麦大枣汤方：甘草三两，小麦一升，大枣十枚。

上三味，以水六升，煮取三升，温分三服。亦补脾气。（《金匮要略·妇人杂病脉证并治》）

【提要】由甘草、小麦与大枣三种食物组成的甘麦大枣汤，为女性围绝经期综合征常用食疗方，取其甘缓补益之能，平补心脾，有平淡中见神奇之能。

（三）当归生姜羊肉汤

【原文】寒疝腹中痛，及胁痛里急者，当归生姜羊肉汤主之。

当归生姜羊肉汤方：当归三两，生姜五两，羊肉一斤。

上三味，以水八升，煮取三升，温服七合，日三服。若寒多者，加生姜成一斤；痛多而呕者，加橘皮二两、白术一两。加生姜者，亦加水五升，煮取三升二合，服之。(《金匮要略·腹满寒疝宿食》)

【提要】本方还可治疗产后虚寒腹痛，至今仍为常用食疗之方。多用于气血不足，体寒腹痛等症，除当归养血活血外，生姜温中散寒，可去羊肉的膻味；而羊肉为血肉有情之品，大补气血，温阳祛寒，是温补的经典食疗方。

（四）猪膏发煎

【原文】诸黄，猪膏发煎主之。

猪膏发煎方：猪膏半斤，乱发如鸡子大三枚。

上二味，和膏中煎之，发消药成，分再服，病从小便出。(《金匮要略·黄疸病脉证并治》)

【提要】猪膏为猪之脂肪，而发为血之余，两者合用滋补气血，加强身体营养，对于营养不足，气血两亏的萎黄之疾，有良好的食疗效果。本方还被仲景用于治疗阴吹一病。

第四节　《备急千金要方》《千金翼方》食疗内容选读

一、《备急千金要方》《千金翼方》食疗理论概述

《备急千金要方》与《千金翼方》中有大量食疗内容，堪称唐代食疗集大成者。

孙思邈指出："夫为医者，当须先洞晓病源，知其所犯，以食治之；食疗不愈，然后命药。""若能用食平疴，释情遣疾者，可谓良工。"说明医者要善于食疗，而精于食疗的才能称为良工，这里将食疗提到一个十分重要的地位。《备急千金要方》"食治"专篇，不仅总结了《内经》食疗原则，还引用扁鹊、仲景之论，阐述食疗的重要性；提出"食宜节俭"的原则，并详细介绍了谷、肉、果、菜等食物的治病作用。"食治"篇重视饮食健康，其中提到忌口及不宜共同食用的食物，"服饵"篇也有类似论述。但有一些论述带着神秘色彩，如"甲子日勿食一切兽肉，大吉""鸡具五色者，食其肉必狂""八月勿食鸡肉，伤人神气"，有待实践检验，需要我们批判性地接收。"食治"篇的"序论"还主张食宜节俭，食不欲杂，包括夏至以后"慎肥腻"等，都在讲饮食健康，同时也暗示食疗有度，在《千金翼方》的"养老食疗"篇亦有类似论述。

孙思邈对临床各科病症广泛应用食疗之法，如用姜汁、牛乳治小儿哕，空腹吞服小黑豆明目，含大豆汁治咽喉炎声音嘶哑，用牛髓、羊髓、白蜜、酥、枣膏为主做成的牛髓丸治疗体质虚弱，用羊肉当归汤治疗腹冷绞痛，以乌麻黑发、桑椹治脱发，以白茅根治尿路感染，以羊肚治尿床，甚至用地黄汁或芦根汁治疗毒箭所伤。食疗所用品种也十分丰富，如治咽喉病灵活运用酒、乳、醋、盐；而在治疗肺气宣降失常方面品种更为广泛，有蒜、蜀椒、生姜、小麦、豆豉、糖、油、蜜、酥、大枣、杏仁、韭及牛乳、驴乳等。

用兔肝治疗夜盲症，以羊肾、鲤鱼脑治疗耳鸣，以马心治疗健忘，均体现了"以脏补脏"的原则。而在《千金翼方》的"养老食疗"篇有一补虚劳方，即由羊的五脏配伍而成，寓意补益五脏之虚。

孙思邈重视女性生殖健康，提出妊娠一月用乌雌鸡汤，妊娠三月用雄鸡汤，产后体虚用猪膏煎，产后受风用鹿肉汤、羊肉汤，产后腹痛用羊肉生地黄汤、内补当归建中汤，并大量运用食疗

处理妊娠诸病、产难、下乳等。

在《备急千金要方》的"服饵"篇提出了服药期间的忌口问题，如"凡服汤三日，常忌酒，缘汤忌酒故也""凡诸恶疮，瘥后皆百日慎口，不尔即疮发也"；而在痔疮治疗期间，要"皆慎猪、鸡、鱼、油等，至瘥"，"凡服酒药，欲得使酒气相接，无得断绝，绝则不得药力，多少皆以知为度。不可令至醉及吐，则大损人也"，说明对于药酒服用，既要坚持，也不能过量致醉，否则有损健康。

《千金翼方》也有不少食疗内容，记载了用姜、枣、葱、豉、鹿肉、鸡、酥、薤白、酒、蜜、油、椒、糖、猪脂肪、牛乳、猪肚、地黄、黄芪、山药、羊蹄，以及羊肝、羊肚、羊肾、羊心、羊肺等食物治病之法。如将中药加入猪肚蒸熟制丸，治疗糖尿病；以鹿肉为主，加上诸多食药两宜之品及少许中药，治疗产后腹泻。并有养老食疗专篇，可见孙思邈对女性、老人等特殊群体食疗的重视。而在《千金翼方》的"诸酒"篇，载有独活酒、牛膝酒、黄芪酒等药酒方二十首，分别用于中风各种表现及腰腿疼痛等病症。

二、《备急千金要方》《千金翼方》食疗原文选读

（一）孕期感冒葱姜方

【原文】治妊娠伤寒方：葱白十茎，生姜二两（切）。

上二味，以水三升，煮取一升半，顿服取汗。（《备急千金要方·卷第二·妇人方上·妊娠诸病第四》）

【提要】孕期受寒感冒，用葱姜辛温散寒发汗，最为安全而有效。

（二）孕期消肿鲤鱼汤

【原文】治妊娠腹大，胎间有水气，鲤鱼汤方：鲤鱼一头，重二斤，白术五两，生姜三两，芍药、当归各三两，茯苓四两。

上六味㕮咀，以水一斗二升，先煮鱼熟，澄清，取八升，纳药，煎取三升，分五服。（《备急千金要方·卷第二·妇人方上·妊娠诸病第四》）

【提要】这则鲤鱼汤，其实是张仲景治疗"妇人怀娠腹痛"的当归芍药散，去川芎、泽泻，加生姜与鲤鱼而成。因为生姜与鲤鱼都有除水消肿的作用，故可用于妊娠期间肢体浮肿的辅助食疗。

（三）止痛生姜汤

【原文】治胸腹中卒痛，生姜汤方：生姜一斤（取汁），食蜜八两，醍醐四两。

上三味，微火上熬令相得。适寒温服三合，日三。（《备急千金要方·卷第十三·心脏方·心腹痛第六》）

【提要】因寒发生胸腹急性疼痛者，可用生姜辛温散寒，食蜜缓急止痛。醍醐是从酥酪中提制出的油，"食治"篇称其"补虚，去诸风痹"，合姜蜜，有温补止痛之功。

（四）补脑方

【原文】治读诵劳极，疲乏困顿方：酥、白蜜、油、糖、酒各二升。

上五味，合于铜器中，微火煎二十沸，下之，准七日七夜，服之令尽。慎生冷。（《备急千金要方·卷第十七·肺脏·积气第五》）

【提要】本方针对脑力劳动之人，因用脑过度，出现疲乏困顿者。所用食疗方，乃由具有营养滋润、活血通脉作用的食物组成。但因本方高糖高脂，对于"三高"人群应慎用。

（五）久咳姜蜜丸

【原文】治三十年咳嗽方：白蜜一斤，生姜二斤（取汁）。

上二味，先称铜铫知斤两讫，纳蜜复称知数，次纳姜汁，以微火煎令姜汁尽，惟有蜜斤两在，止。旦服如枣大，含一丸，日三服。禁一切杂食。（《备急千金要方·卷第十八·大肠脏·咳嗽第五》）

【提要】久咳多寒燥混杂，方以白蜜润肺燥，生姜散肺寒，复肺宣降之职，而咳自止。

（六）《备急千金要方·食治》举隅

【原文】鸡头实：味甘，平，无毒。主湿痹，腰脊膝痛，补中，除暴疾，益精气，强志意，耳目聪明；久服轻身，不饥，耐老，神仙。

荠菜：味甘，温，涩，尤毒。利肝气，和中，杀诸毒。其子主明目、目痛、泪出；其根主目涩痛。

小麦：味甘，微寒，无毒。养肝气，去客热，止烦渴咽燥，利小便，止漏血唾血；令女人孕必得。易作曲，六月作者温，无毒，主小儿痫；食不消，下五痔虫，平胃气，消谷，止利；作面：温，无毒，不能消热止烦。不可多食，长宿癖，加客气，难治。

牛乳汁：味甘，微寒，无毒。补虚羸，止渴。入生姜、葱白，止小儿吐乳。补劳。

【提要】"食治"篇分列果实29条、菜蔬58条、谷米27条、鸟兽40条。今四类各举一例：鸡头实（即芡实）、荠菜、小麦与牛乳，此处牛乳还被后世用于温病食疗。观其条文，可稍窥孙思邈对食疗研究之深入。

（七）补虚耆婆汤

【原文】耆婆汤：主大虚冷风羸弱，无颜色。方（一云酥蜜汤）：酥一斤（炼），生姜一合（切），薤白三握（炙令黄），酒二升，白蜜一斤（炼），油一升，椒一合（汁），胡麻仁一升，橙叶一握（炙令黄），豉一升，糖一升。

上一十一味，先以酒渍豉一宿，去滓，纳糖蜜油酥于铜器中，煮令匀沸。次纳薤姜，煮令熟，次下椒橙叶胡麻，煮沸，下二升豉汁。又煮一沸，出纳瓷器中密封，空腹吞一合。如人行十里，更一服，冷者加椒。（《千金翼方·卷第十二·养性·养老食疗第四》）

【提要】因耆婆为古印度名医，故本方为"舶来品"，以耆婆命名者，意寓功效神奇，在滋补身体同时，兼有祛风散寒，活血通脉之功。

第五节　温病学著作食疗内容选读

一、温病学著作食疗理论概述

《内经》理论体系为食疗奠定了基础，张仲景不仅提倡辨证食疗的理念，还提出食疗禁忌，以及食疗有内服外用不同；《备急千金要方》系统整理了汉唐食疗的理论与经验，广泛用于各科疾病。至明清，在吴又可《温疫论》的基础上，以叶天士、吴鞠通、薛生白与王孟英为代表的温病学派兴起，食疗也在温病中发挥着重要作用。

《温疫论》载吴又可创制的"达原饮"，至今仍为临床常用。方中之槟榔、草果均为常用食物，而知母与芍药也常被用于保健食品，甘草也是药食同源之品。对温疫愈后出现"大肠虚燥"便秘者，他也主张食疗，先逐渐增加饮食，如果伴有腹胀发闷，就用蜜煎方导令便通，说明吴又可也深得仲景心法。

叶天士卫气营血辨证体系中亦多食疗之品，如薄荷、牛蒡、芦根、梨皮、蔗浆、杏、橘、桔、花露、阿胶、赤芍、丹参、桃仁、鸡子黄、淡竹叶等，或疏散风热，或养阴生津，或化痰祛湿，或清热凉血，或活血化瘀，可谓温病食疗的典范。

《温病条辨》将叶天士常用方做了整理并加以命名，其中就有银翘散与桑菊饮，两首方所用薄荷、竹叶、杏仁、菊花、苇根均是食物。又如薏苡竹叶汤与杏仁薏苡汤，用来名方之主药亦兼食用。书中大量记载了粳米、冰糖、生姜、茯苓、扁豆、薏苡仁在外感热病中的运用，并将牛乳用于温病食疗，而经典食疗方桂枝汤、猪肤汤、小建中汤等也在温病的不同环节得到运用。吴鞠通还创制了雪梨浆、五汁饮等温病食疗名方；对于暑温余邪不清者，更是选用新鲜食材为方，即清络饮方，取其清暑热、益气津之功；而含有多种血肉有情之品的大定风珠、三甲复脉汤，尤其是专翕大生膏，对治疗下焦肝肾阴虚风动之证有着良好效果。

薛生白在《湿热病篇》中充分运用食疗品藿香、香薷、薄荷、人参、石斛、木瓜、鲜莲子、鲜生地黄、芦根、鲜稻根、生谷芽、扁豆等以化湿清热、益气养阴、生津和胃。

王孟英《温热经纬》集多种温病著作于一身，也涉及多种食疗品与食疗方。如在"叶香岩三时伏气外感篇"之"上热疳"中，对于小儿"泄泻，或初愈、未愈，满口皆生疳蚀"者，常用西瓜翠衣治之得效。对于"疟久色夺，唇白汗多，馁弱"者，"必用四兽饮"，所用四兽饮即"六君子汤加草果为散。每服四五钱，生姜三片，盐少许，乌梅一个，水煎服"，可见四兽饮就是一首食疗方。而在"陈平伯外感温病篇"，每用薄荷、杏仁、桔梗、桑叶等凉解表邪，以竹叶凉泄里热。对幼儿久疟，脾胃虚弱者，书中用冰糖浓汤治疗，取冰糖味甜补益，为幼儿喜食，可谓构思巧妙之食疗法。王孟英还著有《随息居饮食谱》一书，更是一部指导食疗的专著，全书列331种食物，分水饮、谷食、调和、蔬食、果食、毛羽、鳞介等七类。不仅论述了不少感染病、传染病的食疗方法，还涉及补虚养身、外科疾病的食疗。

二、温病学著作食疗原文选读

（一）三髓胶丸

【原文】阴涸于下，阳炽于上，为少阴喉痛，乃损怯之末传矣。用猪肤甘凉益坎有情之属而效。今肉膲消烁殆尽，下焦易冷，髓空极矣，何暇以痰嗽为理。议滑涩之补，味咸入肾可也。

牛骨髓四两，羊骨髓四两，猪骨髓四两，麋角胶四两。

用建莲肉五两、山药五两、芡实二两，同捣丸。（《临证指南医案·卷八·咽喉》）

【提要】叶天士将血肉有情之品牛羊猪的骨髓与麋角胶同用，取补肾填精、大补气血之功，并以莲肉、山药、芡实等食药两宜之品同制为丸，缓服填髓，治疗阴虚阳炽之少阴喉痛。

（二）雪梨浆与五汁饮

【原文】太阴温病，口渴甚者，雪梨浆沃之；吐白沫黏滞不快者，五汁饮沃之。

雪梨浆方（甘冷法）：以甜水梨大者一枚，薄切，新汲凉水内浸半日，时时频饮。

五汁饮（甘寒法）：梨汁，荸荠汁，鲜苇根汁，麦冬汁，藕汁（或用蔗浆）。临时斟酌多少，和匀凉服，不甚喜凉者，重汤炖温服。（《温病条辨·上焦》）

【提要】雪梨浆与五汁饮，分别用于肺部感染伤津口渴或吐白沫黏滞不快者，均取新鲜果品之汁浆治之，既可补充津液及丰富维生素，又别具化痰除烦开胃之功。且"上焦"篇用五汁饮治疗瘅疟，"中焦"篇用雪梨浆治疗胃热口渴。

（三）葱豉汤

【原文】秋深初凉，稚年发热咳嗽，证似春月风温证，但温乃渐热之称，凉即渐冷之意，春月为病，犹是冬令固密之余，秋令感伤，恰值夏月发泄之后，其体质之虚实不同。但温自上受，燥自上伤，理亦相等，均是肺气受病。世人误认暴感风寒，混投三阳发散，津劫燥甚，喘急告危，若果暴凉外束，身热痰嗽，只宜葱豉汤，或苏梗、前胡、杏仁、枳、桔之属，仅一二剂亦可。

葱豉汤：葱白一握，香豉三合。水煎，入童子便一合。日三服。（《温热经纬·叶香岩三时伏气外感》）

【提要】秋季感寒常有暑燥之气，不宜过用辛温药，以免耗伤津液。即使是感受寒凉，出现发热咳嗽有痰，最好的方法是用葱豉汤来食疗，或者用杏枳桔类宣降肺气。所用葱豉汤，正如清代名医张路玉所说："本方药味虽轻，功效最著。凡虚人风热，伏气发温，及产后感冒，靡不随手获效。"

（四）茶

【原文】茶：微苦微甘而凉。清心神，醒睡除烦；凉肝胆，涤热消痰；肃肺胃，明目解渴，不渴者勿饮。以春采色青、炒焙得法、收藏不泄气者良。色红者已经蒸盦，失其清涤之性，不能解渴，易成停饮也。普洱产者，味重力峻，善吐风痰，消肉食。凡暑秽痧气、腹痛、干霍乱、痢疾等证初起，饮之辄愈。（《随息居饮食谱·水饮类》）

【提要】自茶圣陆羽撰写《茶经》以后，茶之一道，得以系统推介到百姓面前。茶为饮品，亦可入药，温病学家王孟英不仅在这里介绍了茶的性味功效，还简介了好茶的特点以及不能解渴之茶。并指出遇"暑秽痧气"或"痢疾"等温病初起时，即可饮茶清解而痊。

（五）粳米

【原文】秔米（亦作粳）：甘平。宜煮粥食，功与籼同。籼亦可粥，而秔较稠；粳亦可饭，而籼耐饥。粥饭为世间第一补人之物，强食亦能致病戕生。《易》云：节饮食。《论语》云：食无求饱。尊生者，能绎其义，不必别求他法也。惟患停饮者，不宜啜粥；痧胀霍乱，虽米汤不可入口，以其性补，能闭塞络隧也。故贫人患虚证，以浓米饮代参汤，每收奇绩。若人众之家，大锅煮粥时，俟粥锅滚起沫团，醲滑如膏者，名曰米油，亦曰粥油，撇取淡服，或加炼过食盐少许服亦可，大能补液填精，有裨羸老。至患者、产妇，粥养最宜，以其较籼为柔，而较糯不黏也。亦可磨粉作糕。而嘉兴人不善藏谷，收米入囤，蒸罨变红，名曰冬舂米，精华尽去，糟粕徒存，暴殄天物，莫此为甚。炒米虽香，性燥助火，非中寒便泻者忌之。又有一种香秔米，自然有香，亦名香珠米。煮粥时，稍加入之，香美异常，尤能醒胃。凡煮粥宜用井泉水，则味更佳也。（《随息居饮食谱·谷食类》）

【提要】粳米不仅是常用谷类，也为医家所常用。如白虎汤就用了粳米，孙思邈也常用粳米食疗。这里既说了粳米的作用，还提到米油补虚之力对于年老虚弱产妇等人更为适合，然"痧胀霍乱"等温病发作时并不适宜。粳米虽好，但不可过食；粳米可煮粥可磨粉，但炒食者容易助火，不可不知。

（六）芫荽

【原文】芫荽（本名胡荽）：辛温。散寒，辟邪解秽，杀虫止痛，下气通肠，杀鱼腥，发痘疹。多食损目，凡病忌之。

痘疹不达，胡荽二两切碎，以酒二大盏，煎沸沃之。盖定，勿令泄气，候冷去滓，微微含喷，从项背至足令遍，勿噀头面。按《直指方》云：痘疹不快，用此喷之，以辟恶气。床帐上下左右，皆宜挂之，以御天癸淫佚、寒湿诸气，一应秽恶所不可无。然惟儿体虚寒，天时阴冷，喷之故妙。若儿壮实，及春夏晴暖，阳气发越之时，用之助虐，以火益火，胃中热炽，毒血聚蓄，则必变黑陷也。不可不慎！今人治痘疹，不辨证之寒热，时之冷暖，辄用芫荽子入药者，误人多矣。（《随息居饮食谱·蔬食类》）

【提要】芫荽为外来食物，有辛温辟秽之能，体寒多用，体热不宜。痘疹多热，一般不宜，然若痘疹因体虚或治疗失误而内陷不出者，却可取芫荽酒煎外用，可见食疗仍需在中医辨证思想指导下应用方能取效。

（七）橙皮与香橙饼

【原文】橙皮：甘辛。利膈，辟恶，化痰，消食，析酲，止呕醒胃，杀鱼蟹毒。可以为菹，可以伴齑，可以为酱，糖制宜馅，蜜制成膏。嗅之则香，咀之则美，洵佳果也。肉不堪食，惟广东产者，可与福橘争胜。

香橙饼：橙皮（切片）二斤，白砂糖四两，乌梅肉二两。同研烂，入甘草末一两，檀香末五钱，捣成小饼，收，干藏之。每噙口中。生津，舒郁，辟臭，解酲，化浊痰，御岚瘴，调和肝胃，定痛止呕。汤瀹代茶，亦可供客。（《随息居饮食谱·果食类》）

【提要】橙皮可消食化痰解酒止呕，还可制饼噙化，实为创新食疗佳品。

（八）海参

【原文】海参：咸温。滋肾，补血，健阳，润燥，调经，养胎，利产。凡产虚、痢后、衰老、尪孱，宜同火腿或猪羊肉煨食之。种类颇多，以肥大肉厚而糯者，膏多力胜。脾弱不运、痰多、便滑、客邪未净者，均不可食。（《随息居饮食谱·鳞介类》）

【提要】海参温补力强，但"脾弱不运、痰多、便滑、客邪未净"者不宜，这对于现代社会过度宣传其功效有着警示作用。

下篇
中医食疗学应用

上篇

中医药治疗用药

第十章

中医内科病证食疗

扫一扫，查阅本章数字资源，含PPT、音视频、图片等

第一节　感　冒

感冒是感受触冒风邪而导致肺失宣肃、卫表不和的常见外感疾病，临床表现以鼻塞、流涕、喷嚏、咳嗽、头痛、恶寒、发热、全身不适、脉浮为其特征。包括现代医学之普通感冒、流行性感冒及其他上呼吸道感染等。

一、病因病机

外感六淫、时行疫毒，乘人体御邪能力不足之时，侵袭肺卫皮毛，或从口鼻而入，或从皮毛内侵，致使肺失宣肃，卫表失和，出现卫表不和及上焦肺系症状。因病邪在外、在表，故尤以卫表不和为主。病位在肺。

二、辨证要点

本病邪在肺卫，辨证属表实证，但应根据临床表现，区别风寒、风热和暑湿兼夹之证，还需注意虚体感冒者的特殊性。

1. 感冒首辨风寒与风热　恶寒重，发热轻，无汗，脉浮紧者属风寒；发热重，恶风，有汗不畅，苔薄黄，舌边尖红，脉浮数属风热。

2. 暑月感冒应辨暑热偏重与暑湿偏重　前者以身热、烦渴、小便短赤、苔黄、脉数为特点；后者以头重、身困、脘痞、泛恶、便溏、苔腻、脉濡为特点。

3. 虚体感冒应辨邪正虚实的主次　就诊时恶寒发热、头痛身痛、咳嗽喷嚏等肺卫症状突出者，属于邪实为主，正虚为次；如气短乏力、头昏、面色无华、脉细无力等症状突出，属正虚为主，邪实为次。

三、食疗原则

感冒的病位在卫表肺系，应因势利导，从表而解，采用解表达邪的食疗原则。风寒感冒者宜以辛温发汗解表为食疗原则，风热感冒者宜以辛凉解表为食疗原则，暑湿感冒治疗应以清暑、祛湿、解表为主，虚体感冒治疗又当以补益兼解表为原则。

四、辨证食疗

（一）风寒束表

【证候】恶寒重，发热轻，头痛，肢节酸疼，无汗，鼻塞，时流清涕，咽痒，咳嗽，痰稀薄色白，口不渴或渴喜热饮，舌苔薄白而润，脉浮或浮紧。

【证机概要】风寒外束，腠理闭塞，肺气失宣。

【食疗方法】辛温解表。

【推荐食材】黄酒、红糖、粳米、葱白、芥菜、生姜、芫荽、苏叶等。

【推荐食疗方】

1. 姜糖苏叶饮（《本草汇言》） 苏叶、生姜各 3g，红糖 15g。生姜、苏叶洗净切成细丝，放入锅内，以沸水冲泡，加盖温浸 10 分钟即成，每日 2 次，乘热顿服。

2. 葱豉黄酒汤（《孟诜方》） 豆豉 15g，葱须 30g，黄酒 50g。豆豉加水 1 小碗，煎煮 10 分钟，再加洗净的葱须，继续煎 5 分钟，最后加黄酒，出锅。每日 2 次，热服。

3. 五神汤（《惠直堂经验方》） 荆芥、苏叶、生姜各 10g，茶叶 6g，红糖 30g。将荆芥、苏叶、生姜切成粗末，与茶叶一同开水冲泡 10 分钟后，加红糖搅拌，乘热服下，服后盖被，如出汗不畅，1 小时后可再服一次。

（二）风热犯表

【证候】身热较著，微恶风，汗泄不畅，头胀痛，面赤，咳嗽，痰黏或黄，咽燥，或咽喉红肿疼痛，鼻塞，流黄浊涕，口干欲饮，舌苔薄白微黄，舌边尖红，脉浮数。

【证机概要】风热犯表，热郁肌腠，卫表失和，肺失清肃。

【食疗方法】辛凉解表。

【推荐食材】薄荷、淡豆豉、葛根、粳米、银花、茶叶、冰糖等。

【推荐食疗方】

1. 薄荷豆豉粥 薄荷 6g，淡豆豉 6g，粳米 60g。先将薄荷、淡豆豉另煎，煮开后继续煎煮 10 分钟即可，去渣取汁，备用。粳米煮粥，米烂时兑入药汁，同煮为粥。每日 1 剂，每日 2 次，热服，3 天为 1 个疗程。

2. 葛根粥（《食医心鉴》） 葛根 30g，粳米 60g。先煮葛根 30g，去渣，以药汁下米煮粥，乘热顿服。

（三）暑湿伤表

【证候】身热，微恶风，汗少，肢体酸重或疼痛，头昏重胀痛，咳嗽，痰黏稠，鼻流浊涕，心烦口渴，或口中黏腻，渴不多饮，胸闷脘痞，腹胀，大便或溏，小便短赤，舌苔薄黄而腻，脉濡数。

【证机概要】暑湿遏表，湿热伤中，卫表失和，肺气不清。

【食疗方法】清暑祛湿解表。

【推荐食材】白扁豆、粳米、西瓜翠衣、扁豆花、银花、丝瓜皮、荷叶、竹叶、荞麦、香椿等。

【推荐食疗方】

1. 香薷饮（《严氏济生方》） 香薷 9g，白扁豆 9g，厚朴 6g，砂糖适量。将前三味原料放入锅中，加清水，大火烧开后改用小火继续煮 15 分钟，放入砂糖。去渣取汁，代茶饮，热服。

2. 清络饮（《温病条辨》） 西瓜翠衣 6g，鲜扁豆花 6g，鲜银花 6g，丝瓜皮 6g，鲜荷叶边 6g，鲜竹叶心 6g。将上述六味原料放入锅中，加清水，大火烧开后改用小火继续煮 15 分钟即可。去渣取汁，代茶饮。每日 1 剂，3 天为 1 个疗程。

3. 绿豆粥（《普济方》） 绿豆 50g，粳米 250g，冰糖适量。将绿豆、粳米淘洗干净，入锅，用武火烧沸，转用文火煮至米熟成粥；将冰糖入锅，加入少许水，用文火熬成冰糖汁，加入粥内，搅拌均匀即可。

（四）气虚感冒

【证候】恶寒较甚，发热，无汗，头痛身楚，咳嗽，痰白，咯痰无力，平素神疲体弱，气短懒言，反复易感，舌淡苔白，脉浮而无力。

【证机概要】表虚卫弱，风寒乘袭，气虚无力祛邪。

【食疗方法】益气解表。

【推荐食材】生姜、大枣、党参、黄芪、太子参、白术、荔枝肉等。

【推荐食疗方】

1. 煎枣汤（《备急千金要方》） 大枣 20 个，葱白 7 茎（连须）。大枣洗净，用水泡软；葱白洗净，连须备用。把大枣放入锅内，加水适量，大火烧开，煮 20 分钟再加入葱白，用小火煮 10 分钟即成。温服，每日 1 次，吃枣喝汤。

2. 酒煮荔枝肉（《续名医类案》） 荔枝肉 30g，黄酒适量。用酒煮荔枝肉，煮沸后，乘热服用，每日 2～3 次。

3. 神仙粥方（《经验良方全集》） 糯米 30g，生姜片 10g，葱白 6g。用砂锅加水煮糯米、生姜片，米将熟时放入葱白，煮至米熟，再加米醋 20mL，入锅和匀，乘热喝粥，以汗出为佳。

（五）阴虚感冒

【证候】身热，微恶风寒，少汗，头昏，心烦，口干，干咳少痰，舌红少苔，脉细数。

【证机概要】阴亏津少，外受风热，表卫失和。

【食疗方法】滋阴解表。

【推荐食材】玉竹、黄精、薄荷、生姜、大枣、麦冬、生地黄、桑椹、银耳、黑木耳等。

【推荐食疗方】

1. 加减葳蕤汤（《重订通俗伤寒论》） 玉竹（葳蕤）9g，葱白 6g，豆豉 12g，薄荷 3g，大枣 2 枚。以上五物用纯净水 500mL，武火煮沸，再用文火煮约半小时即可。

2. 葱白七味饮（《外台秘要》） 葱白 9g，葛根 9g，淡豆豉 6g，麦冬 6g，地黄 9g，生姜 6g。以上六物用水 500mL，武火煮沸，再用文火煮约半小时即可。

3. 参竹肺（《中华养生药膳大典》） 沙参、玉竹各 30g，葱 20g，猪肺 1 团。清水洗净猪肺，切块，放入沸水锅中浸出血水，将肺捞出，将沙参、玉竹与肺同放砂锅内，加水 2500mL，葱 20g，武火烧沸后，打去浮沫，改用文火炖一时半许，肺熟烂即成，每次适量，加食盐少许，吃肺喝汤，每日 2 次，连服数日。

第二节 咳 嗽

咳嗽是指肺气上逆作声，咯吐痰液。为肺系疾病的主要症候之一。凡临床表现以咳嗽为主要症状的疾病均属本节讨论范围。其他疾病兼见咳嗽症状者，可与本节联系互参。现代医学之急、慢性支气管炎、支气管扩张等病以咳嗽为主要症状者，参照本节内容辨证食疗。

一、病因病机

六淫之邪或从口鼻而入，或从皮毛而受，内犯于肺，肺失宣肃，肺气上逆而为咳。

脏腑功能失调，内邪干肺；郁怒伤肝，气机不畅，气郁化火，气火上逆犯肺；嗜烟好酒，熏灼肺胃；过食肥厚辛辣之品，或脾运不健，痰湿内生，上渍于肺，肺主气功能失调，肺气升降出入失常，发为咳嗽。

病变主脏在肺，与肝、脾、肾有关；病理特点为邪犯于肺，肺失宣肃，肺气上逆。外感咳嗽属于邪实，并可演变转化；内伤咳嗽属邪实与正虚并见，病理因素为痰与火。外感咳嗽与内伤咳嗽可以互为因果。

二、辨证要点

外感咳嗽：多为新病，起病急，病程短，常伴肺卫表证，属于邪实，注意分清病邪的性质。内伤咳嗽：久病或反复发作，起病缓，身无表证，多见虚实夹杂，本虚标实，应分清标本缓急主次。

三、食疗原则

外感咳嗽，治宜祛邪利肺。因肺居高位，用药宜清扬，以使药力易达病所；宜重视化痰顺气，痰清气顺，肺气宣畅，则咳嗽易愈。内伤咳嗽，以邪实为主者，治宜祛邪止咳；以本虚为主者，治宜补肺养正。

四、辨证食疗

（一）外感风寒

【证候】咳嗽声重有力，气急欠平，咳痰稀薄白色，常伴鼻塞，流清涕，头痛，肢体酸楚，恶寒发热，无汗，舌苔薄白，肺浮或紧。

【证机概要】风寒袭肺，壅遏气道，肺气失宣。

【食疗方法】疏风散寒宣肺。

【推荐食材】紫苏、杏仁、生姜、干姜、红糖、桂枝等。

【推荐食疗方】

1. 苏杏汤　紫苏、杏仁各 10g，捣成泥，生姜 10g 切片，共煎取汁去渣，调入红糖再稍煮片刻，令其溶化。日分二三次饮用。

2. 姜汁糖　生姜 10g 洗净切片，用白纱布绞汁去渣。将红糖放入锅内加入姜汁，添少许水。将锅置文火上，烧至红糖溶化、黏稠起丝时停火。在一搪瓷盆内涂上热素油，再将熬化的糖汁倒入搪瓷盆内摊平，稍冷后用小刀划成 2cm 见方的小块即成。每日空腹时服 2 次，每次 5 块。

3. 甘草干姜汤　甘草 10g，干姜 5～10g，共煎取汁，日分三次饮用。

（二）外感风热

【证候】咳嗽频剧，气粗，或咳声嘎哑，喉燥咽痛，咯痰不爽，痰黏稠或稠黄，咳时烘热汗出，常伴鼻流黄涕、口渴、头痛、恶风、身热等表证，舌苔薄黄，脉浮数。

【证机概要】风热犯肺，肺气不清，肃降无权。

【食疗方法】疏风清热肃肺。

【推荐食材】桑叶、菊花、梨、杏仁、葫芦茶等。

【推荐食疗方】

1. 桑菊杏仁饮　桑叶 10g，菊花 10g，杏仁 10g，共煎取汁，再调入白砂糖。酌量代茶饮。

2. 杏梨饮　杏仁 10g，去皮尖，除去杂质洗净，梨去皮、核，洗净切片，冰糖捶成屑。将梨、杏仁、冰糖屑放入锅内，加清水适量，用武火烧沸后，转用文火煮 30 分钟即成。随时饮服。

3. 葫芦茶冰糖饮　葫芦茶 30～50g，每次用清水 3 碗，煎取汁约 1 碗，调入冰糖 5g。随量代茶饮用。

（三）外感风燥

【证候】干咳频作，连声作呛，咽喉干痛，喉痒，痰少而黏，或粘连成丝，不易咯出，或痰中带有少许血丝，咳甚则胸痛，唇鼻干燥，口干。初起或伴鼻塞、头痛、微寒、身热等表证，多发于秋季，舌苔薄白或薄黄，质干少津，脉浮数或小数。

【证机概要】风燥伤肺，燥热灼津，肺失清肃。

【食疗方法】疏风清肺润燥。

【推荐食材】桑叶、白萝卜、胡萝卜、蜂蜜、麦冬、杏仁等。

【推荐食疗方】

1. 桑杏饮　桑叶 10g，杏仁 6g，天花粉 10g，梨皮 20g，煎汤取汁。热服，日服 3 次。

2. 红白萝卜蜜膏　白萝卜 200g，红萝卜 200g，洗干净，切细丝，用纱布绞挤汁液，放入锅内用中火煎煮沸。加入蜂蜜 100mL，继续熬至稠即成。日服 2～3 次，每次 5g。

3. 杏仁麦冬饮　杏仁 6g 去尖，拣净杂质，置沸水中略煮，待皮微皱起时捞出，浸凉水中，脱去种皮；再将麦冬 10g 挑选干净，去杂质，洗净。杏仁、麦冬共放入锅内，加清水适量，置武火上烧沸后，转用文火煮 15 分钟、去渣留汁即成。日服 2～3 次，凉时饮用。

（四）内伤肝火

【证候】咳时面赤，咽干，常感痰滞咽喉而咯之难出，量少质黏，或痰涎凝结如絮条，胸胁胀痛，咳时引痛，口干苦，舌苔薄黄少津，脉弦数。

【证机概要】肝郁不达，气郁化火，上逆犯肺。

【食疗方法】清肺平肝降火。

【推荐食材】丝瓜、蜂蜜、菊花、杏仁等。

【推荐食疗方】

1. 丝瓜花蜜饮　丝瓜花 10～20g 洗净，放入茶杯内，以沸水冲泡，密闭 10 分钟，调入蜂蜜。趁热顿服，1 日 3 次。

2. 菊花绿茶饮（《药膳食谱集锦》）　菊花 3g，槐花 3g，绿茶 3g，放入瓷杯中，以沸水浸泡，密闭 5 分钟。频频饮用，每日数次。

3. 杏菊饮　杏仁 6g，去皮尖，菊花 10g，洗净，一起放入砂锅内，加水适量，置中火煎熬 10～15 分钟，滗出汁液，另加水再熬取汁液，合并两次汁液，过滤，加入白糖，煮沸即成。频服之。

（五）痰湿蕴肺

【证候】咳嗽反复发作，咳声重浊，痰多易咯，因痰而咳，痰出咳平，痰黏腻或稠厚成块，色白或带灰色，每于早晨或食后咳甚痰多，食油腻物亦有影响，呕恶食少，体倦无力，舌苔白腻，脉象濡滑。

【证机概要】脾湿生痰，上渍于肺，壅遏肺气。

【食疗方法】健脾燥湿化痰。

【推荐食材】橘红、柚子、半夏、蜂蜜、山药等。

【推荐食疗方】

1. 橘红糕　橘红10g研成细末，与白糖200g和匀为馅，米粉500g以水少许润湿，放蒸屉布上蒸熟，后压实，切为夹心方块米糕。不拘时酌量食用。

2. 柚子炖鸡（《本草纲目》）　柚子1个，雄鸡1只，生姜、葱、食盐、味精、料酒等各适量。鸡去皮毛、内脏，洗净；柚子去皮，留肉，将柚肉装入鸡腹内，放入砂锅中，加入葱、姜、料酒、食盐、水。将盛鸡的砂锅置于有水的锅内，隔水炖熟，即可食用。

（六）痰热郁肺

【证候】咳嗽气息粗促，或喉中有痰声，痰多，质黏厚或稠黄，咯吐不爽，或有腥味，或吐血痰，胸胁胀满，咳时引痛，面赤，或有身热，口干而黏，欲饮水，舌苔薄黄腻，舌质红，脉滑数。

【证机概要】痰热郁肺，壅阻肺气，肺失清肃。

【食疗方法】清热化痰肃肺。

【推荐食材】芦根、竹茹、荸荠、雪梨、藕、白萝卜等。

【推荐食疗方】

1. 生芦根粥（《食医心鉴》）　取新鲜芦根100～150g，洗净后切成小段，与竹茹15～20g同煎，取汁去渣，再与粳米同煮为稀粥。粥欲熟时加入生姜2片，稍煮即可。凉时食用，每日两次，3～5日为1个疗程。

2. 三鲜汁　藕500g，去皮，洗净切丝；荸荠500g，洗净去皮切薄片；梨500g，洗净去皮、核切薄片。一起用洁净纱布挤绞出汁液，汁液中加入白糖50g，再加凉开水适量，搅匀即成，不拘时频饮之。

3. 白萝汁　取新鲜白萝卜500g，洗净去皮，切成2cm见方块，用洁净的纱布绞挤汁液。将白糖50g放入白萝卜汁液中，拌匀即成。随量饮之。

（七）寒饮犯肺

【证候】咳嗽气急，呼吸不利，胸膈满闷，甚则喘逆痰鸣有声，咯吐白色清稀泡沫痰，形寒背冷，喜热饮，其咳每多持续而时有轻重，冬季或受寒后发作加重，随着病程与年龄的增长而逐步增剧，舌苔白滑，脉细弦滑或沉弦。

【证机概要】痰湿久蕴，气不布津，停而为饮。

【食疗方法】温肺化饮。

【推荐食材】干姜、生姜、茯苓、甘草、甘蔗等。

【推荐食疗方】

1. 加味干姜粥　干姜5g，茯苓10g，甘草3g，一起入锅煎取汁去渣，再与粳米100g同煮为稀粥。日分 2 次服。

2. 姜汁甘蔗露 取生姜汁一茶匙，甘蔗汁一杯混合，炖至温热即成。趁热服下，日服 2 次。

（八）肺阴亏损

【证候】干咳，咳声短促，午后黄昏为剧，痰少黏白，或痰中夹血，或声高逐渐嘶哑，口干咽燥，或午后潮热颧红，手足心热，夜卧盗汗，病起缓慢，日见消瘦，神疲，舌质红少苔，脉细数。

【证机概要】虚热内灼，肺失润降。

【食疗方法】养阴润肺。

【推荐食材】玉竹、沙参、麦冬、老鸭、白藕、百合、杏仁等。

【推荐食疗方】

1. 玉参焖鸭 将老鸭一只宰杀后，除去毛和内脏，洗净放砂锅内，放入玉竹、沙参，加水适量。先用武火烧沸，再用文火焖煮 1 小时以上，待鸭肉炖烂时，放入调料即成。食鸭肉喝汤。

2. 沙参百合饮 沙参 10g，百合 15g，共煎取汁。酌量缓缓饮用。

（九）肺气不足

【证候】咳声低弱无力，气短不足以息，咯痰清稀色白，量较多，神疲懒言，食少，面色白，畏风自汗，常因感冒引起咳嗽加重，病多久延不愈，舌苔淡白，脉细弱。

【证机概要】肺气不足，气失所主。

【食疗方法】补益肺气。

【推荐食材】山药、人参、猪肺、杏仁、核桃仁等。

【推荐食疗方】

1. 人参胡桃汤（《济生方》） 人参 5g，核桃仁 10g，放碗内，加适量清水浸泡 40 分钟。将碗置锅中隔水蒸炖 1 小时即成。食用时喝汤吃核桃肉。人参可连用 3 次，第 3 次吃时连同人参一并食之。

2. 山药杏仁粥 山药 500g，切片煮熟，晒干碾成粉；粟米 250g 炒香，磨成细粉；杏仁100g，炒令过熟，去皮尖，切碎为末，将三者一起混匀。食用时取混合粉放入适量酥油，每次用10g 煮粥，空腹时服。

3. 杏仁猪肺粥 杏仁 10g，去皮尖，捣为泥；猪肺 50g，加水煮至七成熟，捞出切碎。将粟米、杏仁泥、猪肺加水同煮为粥，1 日内分 2 次食用。

第三节 哮 病

哮病是一种发作性痰鸣气喘疾病，发时喉中有哮鸣音，呼吸急促困难，甚则喘息不能平卧。相当于现代医学之支气管哮喘、喘息性支气管炎、嗜酸性粒细胞增多症等引起的哮喘疾患。

一、病因病机

哮病的发生为痰伏藏于肺，复加外邪侵袭、饮食不当、情志失调、劳累过度等多种诱因引动而触发，以致痰壅气道，肺气宣降功能失常。病理因素以痰为主，基本病机为痰阻气道，肺失宣降。病理性质以邪实为主。有寒痰、热痰之分。

二、辨证要点

1. 辨清发作期与缓解期　如起病较急，哮喘气促，喉中痰鸣有声，为发作期；病延日久，喉中痰鸣改善，临床以体质亏虚症状为主，属缓解期。

2. 辨清寒哮、热哮、寒包热哮及风痰哮　如哮喘痰白，多起泡沫，形寒怕冷，苔白脉紧，属寒哮；哮喘痰黄，黏浊稠厚，身热面赤，苔黄脉数，属热哮；哮喘痰黄，或黄白相兼，兼有恶寒发热身痛，苔白罩黄，脉弦紧，属寒包热哮；哮喘痰涩壅盛，寒热倾向不著，苔厚浊，脉弦紧，属风痰哮。

三、食疗原则

以"发时治标，平时治本"为基本原则。发时攻邪治标，祛痰利气：寒痰宜温化宣肺，热痰当清化肃肺，寒热错杂者当温清并施，表证明显者兼以解表，属风痰者又当祛风涤痰；反复日久，正虚邪实者，又当扶正祛邪。若发生喘脱危候，当急予扶正救脱。平时应扶正治本：阳虚者应予温补，阴虚者则予滋养，分别采用补肺、健脾、益肾等法。饮食宜清淡，忌肥甘厚腻、辛辣甘甜、海鲜发物等。

四、辨证食疗

发作期

（一）寒哮

【证候】喉中哮鸣如水鸡声，呼吸急促，喘憋气逆，胸膈满闷，痰少咯吐不爽，色白而多泡沫，口不渴或渴喜热饮，形寒怕冷，天冷或受寒易发，面色青晦，舌苔白滑，脉弦紧或浮紧。

【证机概要】寒痰伏肺，遇感触发，痰升气阻，肺失宣畅。

【食疗方法】宣肺散寒，化痰平喘。

【推荐食材】紫苏子、杏仁、白果、白胡椒、生姜、芥菜、桂花、橘皮、洋葱等。

【推荐食疗方】

1. 砂锅杏仁豆腐（《膳食保健》）　豆腐120g，杏仁15g，精盐、味精、香油各适量。先将杏仁洗净，共装入纱布袋，将口扎紧。然后将豆腐切成2cm×2cm方块和药袋一起放入砂锅，加适量水，先用旺火烧开，后改文火，共煮半小时，最后捞出药袋，加入精盐、味精、香油调味而成。食豆腐、喝汤，每日分两次食用，3日为1个疗程。

2. 干姜甘草饮（《伤寒论》）　干姜5g，甘草10g，水煎去渣，代茶饮，温服。

（二）热哮

【证候】喉中痰鸣如吼，喘而气粗，胸高胁胀，阵发咳呛，咯痰色黄或白，黏浊稠厚，咯吐不利，口苦，口渴喜饮，汗出，面赤，或有身热，舌苔黄腻、质红，脉滑数或弦滑。

【证机概要】痰热蕴肺，壅阻气道，肺失清肃。

【食疗方法】清热宣肺，化痰定喘。

【推荐食材】川贝、罗汉果、鱼腥草、海蜇、白萝卜、梨、荸荠、丝瓜等。

【推荐食疗方】

1. 冰糖冬瓜（《中华养生药膳大全》）　小冬瓜 1 个，冰糖适量。先将未脱蒂的小冬瓜洗净，剖开，再将冰糖填入，放笼屉内蒸，取冬瓜水。代茶常饮。

2. 自拟五汁饮　鲜西瓜皮 100g，鲜荷叶 20g，鲜茅根 30g，鲜竹叶心 20g，鲜荸荠茎 10g。煎汁，去渣，频频服用。

（三）寒包热哮

【证候】喉中鸣息有声，呼吸急促，喘咳气逆，咯痰不爽，痰黏色黄，或黄白相兼，烦躁，发热，恶寒，无汗，身痛，口干欲饮，大便偏干，舌苔白腻罩黄，舌尖边红，脉弦紧。

【证机概要】痰热壅肺，复感风寒，肺失宣降。

【食疗方法】解表散寒，清化痰热。

【推荐食材】豆豉、生姜、白萝卜、紫苏、杏仁、象贝母、白果等。

【推荐食疗方】

1. 杏仁粥（《食医心鉴》）　杏仁（去皮尖）15g，粳米 100g。将粳米放入锅内，加水煮至熟，再放入杏仁煮即可。每日 1 次，5 天为 1 个疗程。

2. 甘蔗鲜梨饮（《民间食疗》）　甘蔗 500g，梨 2 个。甘蔗削去皮，洗净切成小段，梨去皮心，剖成 4 块，加水 600mL，煮半小时，去渣取汁，代茶饮。每日 3 次，5 天为 1 个疗程。

（四）风痰哮

【证候】喉中痰涎壅盛，声如拽锯，或鸣声如吹哨笛，喘急胸满，但坐不得卧，咯痰黏腻难出，或为白色泡沫痰液，无明显寒热倾向，面色青黯，起病多急，常倏忽来去。舌苔厚浊，脉滑实。

【证机概要】痰浊伏肺，风邪引触，肺气郁闭，升降失司。

【食疗方法】祛风涤痰，降气平喘。

【推荐食材】扁豆、薏苡仁、荸荠、莱菔子、萝卜、陈皮等。

【推荐食疗方】

1. 芡实内金饼《千家食疗妙方》　生芡实 180g，生鸡内金 100g，面粉 250g，白糖适量。芡实水淘去皮，晒干，研细，鸡内金研细，与面粉、白糖一起和成薄饼，烙成焦黄色即成。随意食用。

2. 橘皮粳米粥《调疾饮食辩》　干橘皮 20g（或鲜者 40g），粳米 100g，先煎取橘皮汤，再与粳米共煮成稀粥。日服两次。

3. 山药茯苓包（《儒门事亲》）　山药粉 100g，茯苓粉 100g，面粉 200g，白糖 300g，碱适量。将山药粉、茯苓粉加水适量，蒸半小时后，加白糖、猪油、青丝、红丝各少许和成馅，包成包子，蒸熟即可。作点心食用。

（五）虚哮

【证候】喉中哮鸣如鼾，声低，气短息促，动则喘甚，发作频繁，甚则持续喘哮，口唇爪甲青紫，咯痰无力，痰涎清稀或质黏起沫，面色苍白或颧红唇紫，口不渴或咽干口渴，形寒肢冷或烦热，舌质淡或偏红，或紫黯，脉沉细或细数。

【证机概要】哮病久发，痰气瘀阻，肺肾两虚，摄纳失常。

【食疗方法】补肺纳肾，降气化痰。

【推荐食材】核桃仁、百合、山药、诃子肉、茯苓、山萸肉等。

【推荐食疗方】

1. 参苓粥（《圣济总录》） 党参 30g，茯苓 30g，生姜 5g，粳米 120g。将党参、生姜切薄片，茯苓捣碎泡半小时，煎取药汁两次，用粳米同煮粥，一年四季常服。

2. 珠玉二宝粥（《医学衷中参西录》） 生山药 60g，生薏苡仁 60g，柿饼 30g。先将薏苡仁煮熟烂，山药捣碎，柿饼切小块，同煮成糊粥。日服两次。

3. 柚子炖鸡 见"咳嗽"节。

缓解期

（一）肺脾气虚

【证候】气短声低，喉中时有轻度哮鸣，痰多质稀，色白，自汗，怕风，常易感冒，倦怠无力，食少便溏，舌质淡，苔白，脉细弱。

【证机概要】哮病日久，肺虚不能主气，脾虚健运失权，气不化津，痰饮蕴肺，肺气上逆。

【食疗方法】健脾益气，补土生金。

【推荐食材】党参、白术、茯苓、山药、杏仁、大枣、黄芪、乳鸽等。

【推荐食疗方】

1. 甲鱼贝母汤（《膳食保健》） 甲鱼 1 只，贝母 10g，精盐、料酒、葱、姜、味精各少许。甲鱼杀好洗净，贝母放入甲鱼腹内，随后用精盐、料酒、葱、姜、味精调味后将甲鱼放入炖盅并加水，置锅中隔水炖 2 小时左右，直至甲鱼肉熟软即成。食甲鱼肉，饮汤。每日分 2 次食用，每隔 5 日服 1 剂。

2. 茯苓大枣粥（《百病饮食自疗》） 茯苓粉 30g，粳米 60g，大枣 10g，白糖适量。将大枣去核，浸泡后连水同粳米煮粥，粥成时加入茯苓粉拌匀，稍煮即可。服时加白糖适量，每日 2～3 次。

3. 党参黄芪粥（《圣济总录》） 党参 15g，黄芪 15g，山药 30g，粳米 60g。将党参、黄芪（用纱布包好）、粳米、山药洗净，全部用料一起下锅，加清水适量，文火煮成粥即可（弃黄芪包）。随量食用。

（二）肺肾两虚

【证候】气短息促，动则为甚，吸气不利，咯痰质黏起沫，脑转耳鸣，腰酸腿软，心慌，不耐劳累。或五心烦热，颧红，口干，舌质红少苔，脉细数；或畏寒肢冷，面色苍白，舌苔淡白、质胖，脉沉细。

【证机概要】哮病久发，精气亏乏，肺肾摄纳失常，气不归原，津凝为痰。

【食疗方法】补肺益肾。

【推荐食材】党参、蛤蚧、韭菜、枸杞子、桑椹、核桃仁、乌鸡、羊肉、海参、山茱萸等。

【推荐食疗方】

1. 韭菜炒胡桃仁（《方脉正宗》） 韭菜 200g，核桃仁 50g，麻油、食盐各适量。核桃仁开水浸泡去皮，沥干备用。韭菜切成寸段备用。麻油烧至七成热，加入核桃仁，炸至焦黄，再放入韭菜、食盐，翻炒至熟。

2. 山萸肉粥（《粥谱》） 山茱萸 15～20g，粳米 100g，白糖适量。先将山茱萸洗净，去核，再与粳米同入砂锅内煮粥，待粥将熟时，加入白糖稍煮即可。每日 1～2 次，3～5 天为 1 个疗程，发热期间或小便淋涩者，均不宜食用。

第四节　喘　证

喘证是以呼吸困难，甚至张口抬肩，鼻翼扇动，不能平卧为特征的病症。喘证是一个独立的病证，但可见于多种急慢性疾病过程中。不仅多见于肺系疾病，其他脏腑病变影响及肺时亦可发生。现代医学之肺炎、喘息性支气管炎、肺气肿、肺源性心脏病、心源性哮喘、肺结核、肺尘埃沉着病以及癔病等以呼吸困难为主要表现时，均可参照喘证辨证施治。

一、病因病机

喘证常由多种疾患引起，常见病因有外感、内伤两大类。外感为六淫外邪侵袭肺系；内伤为饮食不当、情志失调、劳欲久病等导致肺气上逆，宣降失职，或气无所主、肾失摄纳而成。喘证的病位主要在肺与肾，涉及心、肝、脾。

二、辨证要点

1. 首当分清虚实　实喘者呼吸深长有余，呼出为快，气粗声高，伴有痰鸣咳嗽，脉数有力，病势多急；虚喘者呼吸短促难续，深吸为快，气怯声低，少有痰鸣咳嗽，脉象微弱或浮大中空，病势徐缓，时轻时重，遇劳则甚。

2. 实喘又当辨外感、内伤　外感起病急，病程短，多有表证；内伤病程久，反复发作，无表证。

3. 虚喘应辨病变脏腑　肺虚者劳作后气短不足以吸，喘息较轻，常伴有面色㿠白，自汗，易感冒；肾虚者静息时亦有气喘，动则更甚，伴有面色苍白，颧红，怕冷，腰酸膝软；心气、心阳衰弱时，喘息持续不已，伴有紫绀，心悸，浮肿，脉结代。

三、食疗原则

喘证患者因呼吸困难，故应避免空气的污染带来的刺激。吸烟能加剧气喘，酒能助火生痰，因此要戒烟、酒。无论实喘、虚喘，饮食宜清淡为主，宜食易消化、富含维生素、高营养食物，如蔬菜、水果。不宜过食毛笋、姜、葱、椒等辛辣、油腻食物；忌食海腥，如黄鱼、带鱼、虾、蟹等；忌食过甜、过咸的食物。生活有节，早睡早起，劳逸适宜，吸取新鲜空气。

四、辨证食疗

实　喘

（一）风寒袭肺

【证候】喘息咳逆，胸部胀闷，呼吸急促，痰多稀薄而带泡沫，色白质黏，常有头痛，恶寒，或伴有发热，口不渴，无汗，苔薄白而滑，脉浮紧。

【证机概要】风寒袭肺，邪实气壅，肺气不宣。

【食疗方法】宣肺散寒。

【推荐食材】生姜、杏仁、大蒜、葱白、杏仁、紫苏、淡豆豉等。

【推荐食疗方】

1.苏杏汤 见"咳嗽"节。

2.葱豉汤（《补缺肘后方》） 葱白10g，豆豉10g。用温水泡发豆豉，洗净备用。将清水放入锅中，大火烧开后，放入葱白、豆豉，煮10～15分钟即可。每日1剂，分2次服，3天为1个疗程。

3.葱白粥（《济生秘览》） 糯米50g，葱白、白糖各适量。先煮粳米，待粳米将熟时把切成段的葱白2～3茎及适量白糖放入即可。每日2次，3天为1个疗程。

（二）表寒肺热

【证候】喘逆上气，胸胀或痛，鼻扇，息粗，咳而不爽，吐痰稠黏，伴形寒，烦闷，身热，身痛，有汗或无汗，口渴，苔薄白或罩黄，舌边红，脉浮数或滑。

【证机概要】寒邪束表，热郁于肺，肺气上逆。

【食疗方法】解表清里，化痰平喘。

【推荐食材】青笋、梨、杏仁、甘蔗、藕、荆芥、桑叶等。

【推荐食疗方】

1.杏仁粥（《食医心鉴》） 见"哮病"节。

2.甘蔗鲜梨饮（《民间食疗》） 见"哮病"节。

（三）痰热郁肺

【证候】咳喘气涌，胸部胀痛，痰多稠黏色黄或夹血色，伴胸中烦闷，身热有汗，口渴喜冷饮，面赤，咽干，小便赤涩，大便或秘，舌质红，苔薄黄或腻，脉滑数。

【证机概要】邪热蕴肺，蒸液成痰，痰热壅滞，肺失清肃。

【食疗方法】清热化痰，宣肺平喘。

【推荐食材】柿饼、白萝卜、鲜荸荠、甘蔗、丝瓜花、百合、枇杷、川贝等。

【推荐食疗方】

1.雪羹汤（《古方选注》） 海蜇50g，荸荠4枚，食盐适量。海蜇用温水洗净，切成丝备用；荸荠去皮洗净，切成片备用。海蜇、荸荠放入锅中，加清水以大火烧开，再改用小火，继续煮10分钟，以食盐调味即成。每日1次，7天为1个疗程。

2.丝瓜花饮（《滇南本草》） 取丝瓜花10g，冰糖适量，放入茶杯中，用开水冲泡，温浸10分钟后即可饮用。代茶饮，每日3次，5天为1个疗程。

（四）痰浊阻肺

【证候】喘而胸满闷塞，甚则胸盈仰息，咳嗽，痰多黏腻色白，咯吐不利，兼有呕恶，食少，口黏不渴，舌苔白腻，脉象滑或濡。

【证机概要】中阳不运，积湿生痰，痰浊壅肺，肺失肃降。

【食疗方法】祛痰降逆，宣肺平喘。

【推荐食材】薏苡仁、橘皮、山药、茯苓、杏仁、贝母、莱菔子等。

【推荐食疗方】

1.茯苓饼（《本草纲目》） 茯苓细粉30g，米粉100g，白糖30g。将茯苓细粉、米粉、白糖加水调成糊状，蒸或煎成饼。每日作早餐食用，10天为1个疗程。

2. 陈皮米仁饮（《简单便方》）　橘皮 9g，薏苡仁 30g，红糖适量。将薏苡仁洗净布包，加水 400mL，与橘皮同煎去渣，服食前加入红糖。每日 1 剂，10 天为 1 个疗程。

3. 萝卜饼（《清宫食谱》）　白萝卜 250g，面粉 250g，猪瘦肉 100g，油、葱、姜、盐各适量。白萝卜洗净切细丝，猪肉剁细，放入油、葱、姜、盐各少许，共调为馅，面粉加水制成皮，制成小饼，油锅烙熟。空腹食用，每日 2 次，3 天为 1 个疗程。

（五）肺气郁痹

【证候】因情志刺激而诱发，发时突然呼吸短促，息粗气憋，胸闷胸痛，咽中如窒，但喉中痰鸣不著，或无痰声。平素常多忧思抑郁，失眠，心悸，苔薄，脉弦。

【证机概要】肝郁气逆，上冲犯肺，肺气不降。

【食疗方法】开郁降气平喘。

【推荐食材】柚子、萝卜、玫瑰花、百合、山楂、佛手、木香等。

【推荐食疗方】

1. 佛手柑粥（《宦游日札》）　佛手柑 15g，粳米 100g，冰糖适量。将佛手柑洗净加水 500mL，煎煮 2 分钟，去渣取汁，再加入粳米及冰糖，文火熬粥。每日 2 次，5 天为 1 个疗程。

2. 玫瑰茶（《本草纲目拾遗》）　玫瑰花 1～3g，用沸水冲泡，代茶饮。每日 3 次，5 天为 1 个疗程。

3. 橘皮粥（《调疾饮食辩》）　橘皮 20g，粳米 60g。橘皮煎汁去渣，与粳米共煮。或单以粳米煮粥，待粥成时加入橘皮末 3g，煮至粥成。空腹食用，每日 1～2 次，5 天为 1 个疗程。

虚　喘

（一）肺脏虚损

【证候】喘促短气，气怯声低，喉有鼾声，咳声低弱，痰吐稀薄，自汗畏风，或见咳呛，痰少质黏，烦热而渴，咽喉不利，面颧潮红，舌质淡红或有苔剥，脉软弱或细数。

【证机概要】肺气亏虚，气失所主；或肺阴亏虚，虚火上炎，肺失清肃。

【食疗方法】补肺益气养阴。

【推荐食材】沙参、麦冬、党参、山药、鲤鱼、黄芪、猪肺、熟地黄等。

【推荐食疗方】

1. 白醋鲤鱼（《食医心鉴》）　鲤鱼 1 条，生姜 10g，蒜 10g，韭菜 10g，白醋适量。将鲤鱼去除鳃鳞内脏，洗净，切块，先用植物油煎至焦黄，烹上酱油少许，加糖、黄酒各适量，添水煨至熟烂，收汁后，盛平盘，上浇撒姜、蒜、韭菜碎末和醋少许，即可食用。

2. 黄芪炖母鸡（《保健药膳》）　生黄芪 120g，母鸡 1 只，佐料适量。将母鸡杀后除毛去内脏，将黄芪放入鸡腹中缝合，置锅中加水及佐料炖熟即成。吃肉喝汤，每日 1 次。

3. 参枣汤（《十药神书》）　人参 6g，大枣 10 枚。将人参、大枣洗净，放入锅内，加清水，以武火烧开后改用文火，继续煎煮 15 分钟即可。每日 3 次，10 天为 1 个疗程。

（二）肾虚不纳

【证候】喘促日久，动则喘甚，呼多吸少，气不得续，形瘦神惫，跗肿，汗出肢冷，面青唇紫，舌淡苔白或黑而润滑，脉微细或沉弱。或喘咳，面红烦躁，口咽干燥，足冷，汗出如油，舌红少津，脉细数。

【证机概要】肺病及肾，肺肾俱虚，气失摄纳。

【食疗方法】补肾纳气。

【推荐食材】核桃肉、山药、韭菜、猪肾、蛤蚧、枸杞子、紫河车、冬虫夏草等。

【推荐食疗方】

1. 山萸肉粥 见"哮病"节。

2. 参桃汤（《古今医鉴》） 人参 6g，核桃仁 2 枚，以上二味水煎，加生姜 3 片、大枣 2 枚。每晚临睡时服汤并食核桃仁、人参、大枣。

3. 干姜猪肾汤（《肘后备急方》） 干姜 90g，猪肾 2 枚。将猪肾洗净，去臊筋，切细；干姜为末，同入砂锅内，加水煮熟，加少许食盐调味。每日 2 次，喝汤食肉，7 天为 1 个疗程。

（三）正虚喘脱

【证候】喘逆剧甚，张口抬肩，鼻扇气促，端坐不能平卧，稍动则咳喘欲绝，或有痰鸣，心慌动悸，烦躁不安，面青唇紫，汗出如珠，肢冷，脉浮大无根，或见歇止，或模糊不清。

【证机概要】肺气欲绝，心肾阳衰。

【食疗方法】扶阳固脱，镇摄肾气。

【推荐食材】蛤蚧、羊肉、红参、五味子、鹌鹑蛋、肉桂、淫羊藿、干姜、核桃仁等。

【推荐食疗方】

1. 人参胡桃汤 见"咳嗽"节。

2. 羊肾酒（《验方新编》） 羊肾 2 个，沙蒺藜 60g，肉桂 60g，淫羊藿 60g，薏苡仁 60g，白酒 1500mL。将沙蒺藜隔纸微炒；淫羊藿用铜刀去边毛，用油拌炒。将所有原料共捣碎，置于瓶中，加酒浸泡，盖好。7 日后开取，去渣备用。每次 10～20mL，每日 1 次。

第五节 肺 胀

肺胀是多种慢性肺系疾患反复发作，日久不愈，导致肺气胀满，肺、脾、肾虚损，气道滞塞不利而出现的胸中胀满。多见于老年男性，特别是吸烟者。相当于现代医学的慢性支气管炎、慢性阻塞性肺疾病、慢性肺源性心脏病等疾病。

一、病因病机

本病的发生，多因久病肺虚、痰瘀潴留所致，且每因复感外邪诱使本病发作加剧。病变首先在肺，继而影响脾、肾，后期病及于心、肝、脑。病理因素有痰浊、水饮、瘀血、气虚、气滞，它们互为影响，兼见同病。病势可由上及下，亦可由下及上。病性多属标实本虚。

二、辨证要点

肺胀的本质是标实本虚，要分清标本主次，虚实轻重。一般感邪发作时偏于标实，缓解期偏于本虚。标实须辨别痰浊、水饮、瘀血。早期以痰浊为主，渐而痰瘀并重，并可兼见气滞、水饮错杂为患。后期痰瘀壅盛，正气虚衰，本虚与标实并重。偏虚者早期以气虚或气阴两虚为主，病位在肺、脾、肾；后期气虚及阳，以肺、肾、心为主，或阴阳两虚，或阴竭阳脱。

三、食疗原则

发作期，饮食以清淡、易消化为原则。饮食物不可太咸，否则因水钠潴留可致支气管黏膜更加充血、水肿，产生咳嗽、气喘症状。忌油炸、易产气的食物。

四、辨证食疗

（一）外寒里饮

【证候】喘满不得卧，气短气急，咯痰白稀量多，呈泡沫状，胸部膨满，口干不欲饮，面色青黯，周身酸楚，头痛，恶寒，无汗，舌体胖大，舌质黯淡，苔白滑，脉浮紧。

【证机概要】寒邪袭肺，肺失宣降。

【食疗方法】温肺散寒，涤痰降逆。

【推荐食材】干姜、生姜、淡豆豉、饴糖、羊肺、洋葱、佛手、香橼、桂花等。

【推荐食疗方】

1. 姜糖饮（《本草汇言》）　生姜10g，饴糖15g。洗净生姜，切丝，放入瓷杯内，以沸水冲泡，盖上盖温浸5分钟，再调入饴糖即可。服法可不拘时间和次数。

2. 姜豉饴糖（《补缺肘后方》）　干姜30g，淡豆豉15g，加入适量水煎煮；每30分钟取液一次，加水再煎；共取2次后合并煎液小火浓缩，至稠厚时加饴糖250g调匀；再熬至用铲挑起成丝而不甚黏时停火；趁热搅拌，倒在表面涂过食用油的大盘中，待稍冷，分割成100块即成。可经常食用。

（二）痰浊阻肺

【证候】胸满，咳嗽痰多，色白黏腻或呈泡沫，短气喘息，稍劳即著，怕风易汗，脘腹痞胀，纳少，泛恶，便溏，倦怠乏力，或面色紫黯，唇甲青紫，舌质偏淡或淡胖，或舌质紫黯，舌下青筋显露，苔薄腻或浊腻，脉细滑。

【证机概要】中阳不运，积湿生痰，痰浊壅肺，肺失宣降。

【食疗方法】化痰降气，健脾益肺。

【推荐食材】莱菔子、粳米、川贝母、杏仁、厚朴、橘红、生姜等。

【推荐食疗方】

1. 莱菔子粥（《寿世青编》）　莱菔子末15g，粳米100g。将莱菔子末与粳米同煮成粥，早晚温热食用。

2. 蚌粉杏贝汤（《中国食疗本草新编》）　杏仁、川贝母、厚朴各10g，莱菔子20g。四物同煎2次，每次用水250mL，煎半小时，混合，去渣留汁。分2次服，每次冲服蚌粉5g。

3. 杏仁橘红粥（《黄帝明堂灸经》）　粳米100g，橘红12g，杏仁10g，生姜5g，红糖少许，清水适量。生姜去皮洗净，用刀拍松，与杏仁、橘红共放入砂锅内，加入适量清水，上旺火烧沸，后改小火煎煮10分钟，过滤去渣，取汁备用。将粳米淘洗干净，放在砂锅内，加入适量清水，上旺火烧沸后，转小火煮成稀粥，再加入橘红杏仁汁和红糖，稍煮片刻，即可食用。

（三）痰热郁肺

【证候】咳逆喘息气粗，胸满，痰黄或白，黏稠难咯，身热，烦躁，目睛胀突，溲黄，便干，口渴欲饮，或发热微恶寒，咽痒疼痛，身体酸楚，出汗，舌质红或边尖红，舌苔黄或黄腻，脉滑数或浮滑数。

【证机概要】痰湿内阻，郁而化热；或外感风热，邪气蕴肺，蒸液成痰，痰热壅滞。

【食疗方法】清肺化痰，降逆平喘。

【推荐食材】浙贝母、冬瓜、杏仁、粳米、白萝卜、紫菜、海带、海藻、桔梗、陈皮等。

【推荐食疗方】

1. 罗汉果蒸川贝（《食疗与养生》）　罗汉果 1 个，敲破，川贝母 10g，捣碎。同放入瓷碗中，加水 200mL，盖好，隔水蒸熟。分 1～2 次服。

2. 贝母粥（《资生经》）　粳米 100g 煮粥，将熟时加入川贝母粉末 5～10g 和适量冰糖（或白糖），煮沸即可食用。

3. 萝卜杏仁猪肺汤（《百病食疗》）　白萝卜 500g，杏仁 15g，猪肺 250g，生姜 10g，食盐、大蒜、大葱、胡椒粉、酱油、味精各适量。猪肺洗净放沸水中烫过，余去血水，切成块备用。白萝卜洗净去皮切片，生姜切碎，二味同猪肺块一起在食油热锅中煸炒后，加杏仁与适量清水，置砂锅中武火烧沸，改用文火煨炖，至熟烂后加入调味品服食。吃猪肺、白萝卜，饮汤。每日 1 剂，分 3 次食完，连续服 5～7 日。

（四）痰蒙神窍

【证候】意识蒙眬，表情淡漠，嗜睡，或烦躁不安，或昏迷，谵妄，撮空理线，或肢体䐃动，抽搐，咳逆喘促，咯痰黏稠或黄黏不爽，或伴痰鸣，唇甲青紫，舌质黯红或淡紫或紫绛，苔白腻或黄腻，脉细滑数。

【证机概要】痰浊内盛，痰阻气机，肝风内动，肝风夹痰，蒙蔽神窍。

【食疗方法】涤痰、开窍、息风。

【推荐食材】佛手、白萝卜、大蒜、橘皮、远志、鲜竹沥、薄荷、茶叶等。

【推荐食疗方】

1. 山楂萝卜排骨汤（《中国药膳辨证治疗学》）　山楂 50g，白萝卜 150g，排骨 100g。先将排骨煮熟，再入山楂、白萝卜同煮至熟烂即成。建议鼻饲。

2. 决明子海带汤（《饮食疗法》）　海带 20g，决明子 10g，加清水 2 碗，煮至 1 碗，去渣留汤。建议鼻饲。

（五）肺肾气虚

【证候】呼吸浅短难续，倚息不能平卧，张口抬肩咳嗽，痰白如沫，咯吐不利，胸满窒闷，声低气怯，心慌，形寒汗出，面色晦暗，或腰膝酸软，小便清长，或尿后余沥，或咳则小便自遗，舌淡或黯紫，苔白润，脉沉细虚数无力，或有结代。

【证机概要】肺虚及肾，金不生水，肺不主气，肾不纳气。

【食疗方法】补肺纳肾，降气平喘。

【推荐食材】蛤蚧、山茱萸、补骨脂、山药、黄芪、人参、糯米、粳米等。

【推荐食疗方】

1. 干姜猪肾汤　见"喘证"节。

2. 参枣汤　见"喘证"节。

3. 黄芪炖母鸡　见"喘证"节。

（六）阳虚水泛

【证候】喘咳不能平卧，咯痰清稀，胸满气憋，面浮肢肿，甚则一身悉肿，腹部胀满有水，尿少，脘痞，纳差，心悸，怕冷，面唇青紫，舌胖质黯，苔白滑，脉沉细滑或结代。

【证机概要】脾阳不足，水湿运化功能失职；肾阳不足，蒸腾气化功能失职。

【食疗方法】温肾健脾，化饮利水。

【推荐食材】韭菜、丁香、核桃仁、豇豆、粳米、葱白、狗肉、羊肉、鹿肉、生姜等。

【推荐食疗方】

1. 加味干姜粥　见"咳嗽"节。

2. 淫羊藿羊肉汤　淫羊藿 15g，羊肉 250g，生姜 15g，精盐、料酒、味精、白糖、植物油各适量。将淫羊藿、生姜洗净，切碎，装入纱布袋中，扎紧袋口。羊肉切薄片，用温水冲洗干净，置砂锅中，加入适量清水，放入药袋。砂锅置大火上煮沸，撇去浮沫，酌加植物油、白糖、料酒、精盐，改用小火煨炖 1 小时左右，以羊肉烂熟为度，捞出药袋，放入调味料即可食用。

第六节　肺　痨

肺痨是具有传染性的慢性虚弱疾患，以咳嗽、咯血、潮热、盗汗及身体逐渐消瘦为主要临床特征。根据本病临床表现及其传染特点，与现代医学的肺结核基本相同。若因肺系其他疾病引起的肺部劳损，也可参照本节内容辨证食疗。

一、病因病机

肺痨的致病因素，不外内、外两端。外因系指痨虫传染，内因系指正气虚弱（禀赋不足、酒色劳倦、病后失调、营养不良），两者往往互为因果。病位在肺，与脾、肾关系最为密切，也涉及心、肝。病理性质主要为阴虚，并可导致气阴两虚，甚则阴损及阳。

二、辨证要点

1. 辨病变脏腑　常见咳嗽、咯痰、咳血、胸痛等症状，病变主要在肺；若兼纳少、腹胀、便溏、肢倦，则病及于脾；如有腰膝酸软、遗精、五更泄泻、女子闭经等症，病及于肾；见心烦易怒、失眠、心悸，则病及心肝。

2. 辨气血阴阳亏虚　以咳嗽、咳血、潮热、盗汗、舌红、脉细数为主，属阴虚；病变日久出现咳嗽无力，气短声怯，自汗怕冷，舌质转淡，属阴伤及气、气阴两伤；若进一步发展，兼有喘息少气，血色黯淡，形寒肢冷，脉虚大无力，则属气虚及阳、阴阳两虚。

3. 辨夹火、夹痰、夹瘀　若发热明显，午后更著，骨蒸颧红，五心烦热，心烦口渴，苔黄脉数，多为夹火；痰吐黄稠量多，为兼夹痰热；咳嗽痰多，稀薄色白，或起泡沫，为湿痰、寒痰；如见唇紫心慌，女子闭经，舌质紫黯，为病久，血脉瘀滞。

三、食疗原则

肺结核为慢性消耗性疾病，宜食补益形体的食物，主要在于增强体质，增强抗感染能力。宜多吃猪羊肺等脏器。宜食肉、蛋、豆、乳制品及具有祛痰、润燥、生津、健脾、补肾、养肺的食物。忌温热香燥、辛辣刺激食物，以免刺激气管，加重咳嗽，诱发咯血。限食生冷之品，例如雪糕、冷饮等。忌食过甜、过咸食物。

四、辨证食疗

（一）肺阴亏损

【证候】干咳，或咳少量黏痰，或痰中带有血丝，色鲜红，胸部隐隐闷痛，午后自觉手足心热，或见盗汗，皮肤干灼，口干咽燥，疲倦乏力，纳食不香，苔薄白、舌边尖红，脉细数。

【证机概要】阴虚肺燥，肺失滋润。

【食疗方法】滋阴润肺。

【推荐食材】麦冬、百合、银耳、贝母、蜂蜜、黄精、山药、鸭、梨等。

【推荐食疗方】

1. 银耳粥（《刘涓子鬼遗方》） 银耳 10g，粳米 100g，大枣 5 枚。将银耳洗净，泡 4 小时，粳米、大枣先下锅，水沸后加银耳及适量冰糖同煮成粥。每日 2 次，7 天为 1 个疗程。

2. 麦冬粥（《食鉴本草》） 麦冬 20g，粳米 100g。先将麦冬煎取汁液，与粳米一同煮粥。每日 1 次，7 天为 1 个疗程。

3. 海参鸭羹（《调疾饮食辩》） 鸭脯肉 250g，水发海参 250g，黄酒、食盐各适量。将鸭肉冲洗干净，细切备用；海参冲洗干净，细切备用。将鸭肉、海参放入锅中，加清水、黄酒、食盐，小火煮作羹。每日 2 次，10 天为 1 个疗程。

（二）阴虚火旺

【证候】呛咳气急，痰少质黏，或吐痰黄稠量多，咯血，血色鲜红，午后潮热，骨蒸，五心烦热，颧红，盗汗量多，口渴心烦，失眠，急躁易怒，或胸胁掣痛，男子遗精，女子月经不调，形体日益消瘦，舌干而红，苔薄黄而剥，脉细数。

【证机概要】肺肾阴伤，水亏火旺。

【食疗方法】滋阴降火。

【推荐食材】百合、麦冬、阿胶、荠菜、橄榄、罗汉果、藕、甲鱼等。

【推荐食疗方】

1. 百合鸡蛋汤（《本草再新》） 百合 100g，加水 3 碗煎煮至 2 碗，鸡蛋去蛋白，倒入百合中搅匀，加冰糖稍煮。每日 1 次。

2. 鳖甲炖鸡（《嘉祐本草》） 鳖甲 1 只，母鸡 1 只，黄酒、葱、姜、食盐各适量。先将鳖甲放入锅中炖 1 小时，再下母鸡，待鸡肉熟烂后即可出锅，可依据个人口味加适量调料。分次食用。

3. 清蒸鳗鱼（《太平圣惠方》） 鳗鱼 1 条，大蒜瓣、葱、姜、料酒各适量。将新鲜鳗鱼 1 条剖开去肠肚，刮去鳞，去腮，洗净滤干水分，用适量盐涂抹全身和内腹，将大蒜瓣、葱、姜放鱼上，加入料酒，置锅中蒸熟即可。每日或隔日 1 剂。

（三）气阴耗伤

【证候】咳嗽无力，气短声低，咳痰清稀白色，量较多，偶带血，或咯血，血色淡红。午后潮热，畏风、怕冷，自汗与盗汗可并见，纳少神疲，便溏，面色㿠白，颧红，舌质光淡，边有齿印，苔薄，脉细弱而数。

【证机概要】阴伤气耗，肺脾两虚。

【食疗方法】益气养阴。

【推荐食材】黄芪、白术、山药、地黄、麦冬、玉竹、乌骨鸡、大枣、柿饼、鸽蛋等。

【推荐食疗方】

1. 琼玉膏（《丹溪心法》）　生晒参 1250g，白茯苓 500g 碎成粉末，白沙蜜 5000g 滤过，生地黄 8000g，上四味合并一起拌匀，装入罐内，封口；再用大铝锅一口，盛装净水，再将装药瓷瓶放入铝锅内，隔水煮熬。先用武火，后用文火，炖熬 5 天即成。每天晨起空腹服用，或以白汤或酒送服，每次 1 汤匙。

2. 人参银耳汤（《中国药膳辨证治疗学》）　人参 5g，银耳 10g，冰糖 10g。先将银耳温水发胀，人参切片，与冰糖同时入锅，加水适量，小火煎煮 2 小时以上即成。每日早晚空腹服食，10 天为 1 个疗程。

3. 人参粳米粥（《食鉴本草》）　白参末 3g（或党参末 20g），冰糖 10g，粳米 100g。将粳米淘洗干净，加水适量，大火煮熟后改小火煮成稠粥，加入白参末、冰糖，再煮 2～3 分钟即成。每日 2 次，早晚空腹食用，10 天为 1 个疗程。

（四）阴阳虚损

【证候】咳逆喘息少气，咳痰色白有沫，或夹血丝，血色黯淡，潮热，自汗，盗汗，声嘶或失音，面浮肢肿，心慌，唇紫，肢冷，形寒，或见五更泄泻，口舌生糜，大肉尽脱，男子遗精阳痿，女子经闭，苔黄而剥，舌质光淡隐紫，少津，脉微细而数，或虚大无力。

【证机概要】阴伤及阳，精气虚竭，肺、脾、肾俱损。

【食疗方法】滋阴补阳。

【推荐食材】人参、黄芪、山药、五味子、海参、枸杞、鹿角胶、阿胶、龟甲、黄鳝、韭菜等。

【推荐食疗方】

1. 滋膵饮（《医学衷中参西录》）　黄芪 30g，山药 30g，生地黄 15g，山茱萸 15g，一同水煎，取汁，后入猪胰子，煮熟后，加盐少许，分次饮汤食肉，每日 2 次。

2. 鹿胶粥（《瘪仙活人方》）　鹿角胶 10g，粳米 60g。先将粳米入锅，加水 500mL，煮 20 分钟后入鹿角粉，另加少许食盐，同煮为粥。每日 2 次，7 天为 1 个疗程。

3. 海参粥（《老老恒言》）　海参 30g，粳米 100g，姜、葱、盐各适量。先将海参浸透发好，剖洗干净，入沸水焯一下，捞出切成片。粳米洗净，加水适量，与海参片同煮为粥，待熟时放入适量姜、葱、盐调味。每日 2 次。

第七节　心　悸

心悸是指由心之气血阴阳亏虚致心神失养，或因痰饮瘀血阻滞扰及心神，出现心中悸动不安甚则不能自主的一种病证，常伴有胸闷、气短、失眠、健忘、眩晕等症。临床一般多呈发作性，亦可呈持续性。常见于现代医学的心律失常、甲状腺功能亢进症、心脏神经官能症等疾病。

一、病因病机

心悸之虚证者因先天禀赋不足，体质虚弱，或病久耗伤心之气血，或劳倦伤脾，气血生化乏源，或药物过量，导致气血阴阳亏虚，心神失养，发为心悸。实证者因七情所伤，忧思气结，化火生痰，或因药食不当，嗜食醇酒厚味，蕴热化火生痰，痰火扰心，或脾肾阳虚，水饮内停，上扰心神，或感受外邪，内舍于心，痹阻心脉，痰、饮、火、瘀阻滞心脉，扰乱心神，发为心悸。

病变主脏在心，与肝、脾、肾、肺密切相关。病理变化主要有虚实两方面，实证日久，伤及机体正气，可兼见气、血、阴、阳亏损的表现；虚证也可因虚致实，兼见实证表现。

二、辨证要点

1. 辨虚实　由气血阴阳不足导致心神失养者为虚；痰、饮、火、瘀痹阻心脉，扰及心神者为实；临床亦常见虚实夹杂者。

2. 辨病位　心悸病位在心，与肝、脾、肾、肺密切相关，心脏病变可以导致他脏功能失调，他脏病变亦可累及于心，临床应分清心与他脏的病变情况，以利于治法的确定。

三、食疗原则

虚证者，根据气血阴阳亏虚之不同，施予补益气血阴阳之品以养心安神。实证者，依据痰、饮、火、瘀之不同，兼顾脏腑之间的关系，予以清火化痰、温肺化饮、活血化瘀之品以宁心安神。

忌食辛辣刺激性食物，以免进一步耗伤心之阴血；忌食肥甘厚味、煎烤炙煿之品，以免滋生痰湿、湿郁化火；宜少食多餐，以利消化饮食为主。

四、辨证食疗

（一）气阴两虚

【证候】心悸气短，自汗，面色无华，倦怠乏力，少寐多梦，口干少津，舌红少苔，脉细弱无力。

【证机概要】气阴两虚，心神失养。

【食疗方法】益气养阴，养心安神。

【推荐食材】百合、桑椹、西瓜、银耳、西洋参、荔枝、甘蔗、蜂蜜等。

【推荐食疗方】

1. 参梅甘草茶（《中国药膳学》）　太子参、乌梅各 15g，甘草 6g，白糖适量，上药煎煮取汁，代茶饮。

2. 洋参莲肉汤（《中国药膳辨证治疗学》）　西洋参 6g 切薄片，莲子 15g，与冰糖一起置入锅中，加水适量，小火煎煮至莲子熟烂即可。每日 1 剂，分 3 次空腹服用。

3. 百合糯米粥（《良药佳馔》）　糯米 100g，百合 30g，洗净，置砂锅内，加水适量，武火煮沸后，文火煮成粥，加糖适量即成。作早餐服食。

（二）心血不足

【证候】心悸气短，头晕目眩，失眠健忘，面色无华，倦怠乏力，食少纳呆，舌质淡，苔薄白，脉细弱。

【证机概要】心血亏耗，心神失养。

【食疗方法】补血养心，益气安神。

【推荐食材】猪心、龙眼肉、大枣、阿胶、枸杞子、酸枣仁、葡萄、荔枝、乌骨鸡等。

【推荐食疗方】

1. 龙眼莲芡茶（《偏方大全》）　龙眼 4～6 枚取肉，莲子、芡实各 20g 杵碎，以上置砂锅中，加水适量，煮沸后，置保温瓶中，加盖焖 20 分钟，连渣饮用，每日 1 剂。

2. 猪心粥（《食医心鉴》）　取猪心 50g 剖开洗净，切成肉末，用文火炒熟，备用；粳米 100g 淘洗干净，放入汤锅，加水适量，先用武火煮沸，改用文火继续煮至米熟，放入炒好的肉末，拌匀稍煮片刻即成。空腹食用，每日两次。

3. 糖渍红枣（《百病饮食自疗》）　干红枣 50g，花生米 100g，红糖 50g。红枣洗净泡发，花生略煮后，取花生衣，将枣与花生衣同放入煮花生的水中，加冷水适量，文火煮半小时，捞出花生衣，加入红糖，溶化后收汁。作点心服用。

（三）阴虚火旺

【证候】心悸易惊，心烦失眠，口干，五心烦热，潮热盗汗，腰酸，耳鸣，头晕目眩，急躁易怒，舌红少津，少苔或无苔，脉细数。

【证机概要】肝肾阴虚，虚火内动，扰及心神。

【食疗方法】滋阴降火，养心安神。

【推荐食材】酸枣仁、枸杞子、西洋参、桑椹、麦冬、百合、银耳、黄花菜等。

【推荐食疗方】

1. 西洋参茶（《中医良药良方》）　西洋参 3～5g 切片泡茶。代茶饮。

2. 枣竹灯心粥（《中华临床药膳食疗学》）　酸枣仁 20g，玉竹 20g，灯心草 6g，用纱布包裹，与洗净的糯米 200g 置于砂锅中，加水适量，文火煮至粥成弃药包即可。每日 1 剂，分早、中、晚 3 次服用。

3. 枸杞肉丝（《中国药膳学》）　猪瘦肉 250g，枸杞子、熟青笋各 50g，猪油、食盐、白砂糖、味精、绍酒、麻油、淀粉、酱油各适量。将熟青笋除去筋膜，和洗净的瘦猪肉分别切成 5cm 长丝状，枸杞子洗净待用。炒锅烧热，用油滑锅，再放入猪油适量；将肉丝、笋丝同时下锅划散，烹入酒，加入白砂糖、酱油、食盐、味精并搅匀；投入枸杞子、湿淀粉，颠翻几下，淋入芝麻油，离火装盘。佐餐食用，适量。

（四）心阳不振

【证候】心悸不安，胸闷气短，面色苍白，畏寒肢冷，舌淡苔白，脉虚弱或沉细无力。

【证机概要】心阳虚衰，心失温养。

【食疗方法】温补心阳，安神定悸。

【推荐食材】桂枝、米酒、薤白、羊肉、葱、韭菜、干姜等。

【推荐食疗方】

1. 桂枝甘草茶（《伤寒论》）　桂枝 10g，生甘草 10g，切碎，置保温杯中，用沸水冲泡，加盖焖 15 分钟，每日 1 剂，代茶饮。

2. 干姜饮（《中国药膳学》）　干姜 3g 研细粉，入米汤内，温热顿服。

3. 韭菜粥（《食医心鉴》）　韭菜 150g 洗净，切段，备用。粳米 50g 置砂锅中，加水适量煮粥，粥熟后加入韭菜微炖即可。作早餐食用。

（五）水饮凌心

【证候】心悸眩晕，胸闷痞满，渴不欲饮，小便短少，或下肢浮肿，伴恶心欲吐，流涎，舌淡胖，苔白滑，脉弦滑或沉细而滑。

【证机概要】脾肾阳虚，水饮内停，上凌于心，扰乱心神。

【食疗方法】温阳化气行水，宁心安神。

【推荐食材】茯苓、赤小豆、玉米须、冬瓜、薏苡仁、鲤鱼等。

【推荐食疗方】

1. 玉米须茶（《防治心血管病的饮食》） 玉米须18g，决明子10g，甘菊花6g，开水冲泡，代茶频饮。

2. 鲤鱼汤（《饮膳正要》） 将鲤鱼一条去鳞、鳃，剖腹去内脏，洗净，切块，与荜茇5g、川椒15g同入锅内，加葱、姜、调料及水适量，武火煮沸后转文火炖40分钟，将鱼肉煮熟即可。佐餐服食。

3. 茯苓粉粥（《本草纲目》） 粳米30g洗净煮粥，八成熟时加入茯苓粉30g、大枣7枚拌匀，煮熟成粥即可，可加糖少许。早餐食用。

（六）瘀阻心脉

【证候】心悸不安，胸闷不舒，心痛时作，痛如针刺，口唇青紫，舌质紫黯或有瘀斑、瘀点，苔薄白，脉涩或结代。

【证机概要】心脉瘀阻，心阳被遏，心神失养。

【食疗方法】活血化瘀，理气通络。

【推荐食材】月季花、桃仁、韭菜、山楂、红糖、玫瑰花等。

【推荐食疗方】

1. 月季花茶（《泉州本草》） 将鲜月季花20g剥瓣，入盐水中反复清洗、沥干，放入茶杯中，以沸水冲泡，10～15分钟即可。代茶饮。

2. 丹参饮（《时方歌括》） 将丹参20g与砂仁6g置于锅中，加水适量，煎汤去渣取汁，加入红糖搅溶即可。每日1剂，分两次服用。

3. 加味桃仁粥（《食医心鉴》） 桃仁21枚去皮尖，生地黄30g，生姜适量，用500mL清水浸泡，绞取汁备用；砂锅加水适量煮粳米100g成粥，加入备好的汁液，稍煮，调入桂心末10g即成。佐餐服食。

（七）痰火扰心

【证候】心悸时发时止，受惊易作，胸闷烦躁，失眠多梦，口干苦，舌红，苔黄腻，脉弦滑。

【证机概要】痰郁化火，扰乱心神。

【食疗方法】清热化痰，宁心安神。

【推荐食材】生姜、陈皮、瓜蒌、竹沥、梨、苦瓜、茼蒿、枇杷等。

【推荐食疗方】

1. 麦冬竹茹茶（《二十四节气养生食方》） 麦冬20g，竹茹10g，绿茶3g，洗净，置砂锅中，加水400mL，煎煮至水剩250mL，去渣取汁，加入冰糖10g煮至溶化即可。代茶饮。

2. 瓜蒌山楂橘红饮（《心脏疾病的饮食调养》） 将瓜蒌30g，山楂15g，橘红5g，生姜5片同置于砂锅中，加水适量煎煮取汁即可。每日1剂，分3次饮用。

3. 竹沥粥（《食医心鉴》）　粳米100g加水适量煮粥，粥成时加入竹沥水100mL，稍煮即成。每日1剂，早、晚分服。

（八）邪毒犯心

【证候】心悸，胸闷气短，左胸隐痛，发热恶寒，神疲乏力，口渴，舌红少津，苔薄黄，脉细数或结代。

【证机概要】邪毒犯心，耗伤气阴，心神失养。

【食疗方法】清热解毒，益气养阴。

【推荐食材】菊花、麦冬、绿豆、甘草、西洋参、苦瓜、蜂蜜等。

【推荐食疗方】

1. 五汁茶（《温病条辨》）　梨汁、荸荠汁、甘蔗汁、麦冬汁、鲜苇根汁各适量，搅匀，代茶频饮。

2. 绿豆南瓜汤（《中国药膳学》）　绿豆50g洗净，加入食盐少许搅拌均匀，腌制几分钟后，用清水冲洗；南瓜500g去皮、瓤，洗净，切小方块备用；砂锅加水500mL，大火烧开，下绿豆煮2分钟，将南瓜置入锅中，小火煮30分钟，至绿豆开花，加少许食盐调味即可。佐餐服食。

3. 苦瓜菊花粥（《二十四节气养生食方》）　苦瓜100g洗净去瓤，切小块备用；粳米60g洗净，与菊花5g同入锅中，倒入适量清水，武火煮沸，将苦瓜、冰糖10g加入锅中，文火煮至成粥即可。作早餐服食。

第八节　胸　痹

胸痹是指以胸部闷痛，甚则胸痛彻背、喘息不得卧为主症的一种病证，轻者仅感胸闷如窒，呼吸欠畅，重者则有胸痛，严重者心痛彻背、背痛彻心。常见于现代医学的冠状动脉粥样硬化性心脏病（心绞痛、心肌梗死）、心脏神经官能症等疾病。

一、病因病机

本病的发生多与寒邪内侵、饮食失调、情志失节、年迈体虚等因素有关。感受寒邪，寒主收引，既可阻遏阳气又可使经脉挛急，血行瘀滞，发为本病；或素体阳衰，胸阳不足，阴寒之邪乘虚侵袭，寒凝气滞，痹阻胸阳，而成胸痹；或饮食不节，过食肥甘厚味，损伤脾胃，运化失健，聚湿生痰，上犯心胸，阻遏心阳，气机不畅，心脉痹阻，而成胸痹；或七情失调，气血耗逆，心脉失畅，痹阻不通而发胸痹；或年迈体虚，肾阴亏虚，心阴内耗，气血运行失常，而成胸痹；或肾阳虚衰，不能鼓舞五脏之阳，致心气不足或心阳不振，而发胸痹。

胸痹的主要病机为心脉痹阻，病位在心，涉及肝、脾、肾等脏。病理变化为本虚标实，虚实夹杂。胸痹是以气虚、血虚、阴虚及阳虚为本，血瘀、寒凝、痰浊、气滞为标的本虚标实之证。

二、辨证要点

1. 辨标本虚实

胸痹总属本虚标实之证，辨证首先辨别虚实，分清标本。标实应区别气滞、痰浊、血瘀、寒凝的不同，本虚应区别阴阳气血亏虚的不同。

2. 辨病情轻重

疼痛持续时间短暂，瞬间即逝者多轻；持续时间长，反复发作者多重。若持续数小时甚至数日不休者常为重病或危候。疼痛遇劳发作，休息或服药后能缓解者为顺证；服药后难以缓解者常为危候。

三、食疗原则

先治其标，后治其本。先从祛邪入手，然后予以扶正，必要时根据虚实标本主次，兼顾同治。标实者，予以行气、消痰、散寒、活血之法；本虚者，予以滋阴、温阳、益气养阴之法。

饮食宜清淡低盐，食勿过饱。多吃水果及富含纤维素食物，保持大便通畅。忌烟酒等刺激之品。

四、辨证食疗

（一）心血瘀阻

【证候】胸闷胸痛，如刺如绞，痛有定处，入夜为甚，甚则心痛彻背，背痛彻心，或痛引肩背，日久不愈，可因暴怒、劳累而加重，舌质紫黯，有瘀斑，苔薄，脉弦涩。

【证机概要】血行瘀滞，心脉不畅。

【食疗方法】活血化瘀，通脉止痛。

【推荐食材】丹参、三七、川芎、桃仁、油菜、山楂等。

【推荐食疗方】

1. 丹参绿茶（《中国药茶》） 丹参9g，绿茶3g，将丹参研成粉末，加绿茶，放保温瓶中，冲入半瓶开水，加盖焖10～15分钟后即可。每日1次，5天为1个疗程。

2. 三七红枣鲫鱼汤（《中华养生药膳大典》） 三七10g，红枣15枚，陈皮5g，鲫鱼150g，将切碎的三七、红枣、陈皮和鲫鱼同入锅中，加水500mL，文火煎煮30分钟，加入精盐，淋上香油即成。佐餐，每日1次，5天为1个疗程。

3. 粳米桃仁粥（《太平圣惠方》） 桃仁10g，粳米30～60g，将桃仁捣烂如泥，加水研汁，去渣，以桃仁汁煮粳米为稀粥。每日两次，空腹温食。

（二）气滞心胸

【证候】心胸满闷，隐痛阵发，时欲太息，遇情志不遂容易诱发或加重，或兼有脘腹胀闷，得嗳气或矢气则舒，苔薄或薄腻，脉弦。

【证机概要】肝失疏泄，气机郁滞，心脉不和。

【食疗方法】疏肝理气，活血通络。

【推荐食材】佛手、柑、橙子、白萝卜、柑皮、荞麦等。

【推荐食疗方】

1. 玫瑰花茶（《本草纲目拾遗》） 干玫瑰花6～10g，红糖适量。将玫瑰花放入茶杯中，用开水冲泡，温浸10分钟后即可引用，代茶饮。

2. 香橙汤（《遵生八笺》） 橙子1000g，去核切片，生姜30g，切片焙干，檀香末15g，甘草末30g，盐10g。将橙子、生姜碾烂如泥，入檀香末、甘草末，和做饼子，焙干后碾为细末。每顿10g，用开水送下。

3. 佛手柑粥　见"喘证"节。

（三）痰浊闭阻

【证候】胸闷重而心痛微，痰多气短，肢体沉重，形体肥胖，伴有倦怠乏力，纳呆便溏，咯吐痰涎，舌体胖大边有齿痕，苔浊腻或白滑，脉滑。

【证机概要】痰浊盘踞，胸阳失展，气机痹阻，脉络阻滞。

【食疗方法】通阳泄浊，豁痰宣痹。

【推荐食材】茯苓、薏苡仁、木瓜、陈皮、蚕豆、香椿等。

【推荐食疗方】

1. 瓜蒌枳实桂枝茶（《中医良药良方》）　炒枳实 10g，全瓜蒌 15g，川桂枝 9g，上药加至 10 倍量，共研成粗末，每次取 35g，放保温瓶中，冲入半瓶沸水，加盖焖 20 分钟后，代茶饮，一日内饮完。

2. 荷叶菖蒲饮（《中华临床药膳食疗学》）　延胡索 10g 置砂锅中，加水适量，煮沸后煎 20 分钟，再入荷叶 10g，石菖蒲 20g，共煎 15 分钟，取汁 200mL，加少许红糖调味，每日 1 剂，分 2～3 次服。

3. 莱菔粥（《调疾饮食辩》）　莱菔子 30g 置砂锅中，加水适量，煎煮片刻，去渣取汁，入粳米 50g 煮粥，空腹食用。

（四）寒凝心脉

【证候】猝然心痛如绞，心痛彻背，喘不得卧，多因气候骤冷或骤感风寒而发病或加重，伴形寒，甚则手足不温，冷汗自出，胸闷气短，心悸，面色苍白，苔薄白，脉沉紧或沉细。

【证机概要】素体阳虚，阴寒凝滞，气血痹阻，心阳不振。

【食疗方法】辛温散寒，宣通心阳。

【推荐食材】薤白、生姜、葱、芥菜、干姜、丁香等。

【推荐食疗方】

1. 止痛乳香茶（《中国食疗大全》）　乳香、茶叶各等份，鹿血适量。将乳香、茶叶共研成细末，每次取 3g，沸水冲泡，加鹿血服。

2. 薤白汤（《圣济总录》）　干薤白 10g，瓜蒌仁 10g，将干薤白和瓜蒌仁加入 500mL 水中煎汤。每日 2 次，5 天为 1 个疗程。

3. 姜葱粥（《临床食疗配方》）　干姜 30g，高良姜 30g，葱白 50g，大米 100g。将干姜、高良姜装入纱袋中，加水 500mL，与大米同煮粥，粥熟后去药袋，加入葱白煮沸即成。每日 2 次，7 天为 1 个疗程。

（五）气阴两虚

【证候】心胸隐痛，时作时休，心悸气短，动则尤甚，伴倦怠乏力，面色㿠白，声息低微，易汗出，舌质淡红，舌体胖，边有齿痕，苔薄白，脉虚细缓或结代。

【证机概要】心气不足，阴血亏耗，血行瘀滞。

【食疗方法】益气养阴，活血通脉。

【推荐食材】银耳、黑木耳、黄芪、人参、桑椹、粳米、山药等。

【推荐食疗方】

1. 益心方茶（《奇效良方集成》）　党参、何首乌、丹参各 15g，五味子 4.5g，麦冬、山茱萸各 9g，大枣 6 枚，上述药量加至 10 倍，研成粗末，每次取 50～60g，放入保温瓶中，20 分钟后，去渣，分 2～3 次服。

2. 龙眼丹参汤（《中国药膳学》）　龙眼肉 30g，远志、丹参各 15g，水煎，加红糖适量调服，日两次。

3. 三七人参粥（《中华食疗大全》）　人参 6g，三七 3g 切片，与粳米 60g 同置砂锅中煮粥，粥成后放入白糖适量调味，每日两次，早晚分服。

（六）心肾阴虚

【证候】心痛憋闷，心悸盗汗，虚烦不寐，腰酸膝软，头晕耳鸣，口干便秘，舌红少津，苔薄或剥，脉细数或促代。

【证机概要】水不济火，虚热内灼，心失所养，血脉不畅。

【食疗方法】滋阴清火，养心和络。

【推荐食材】银耳、黑木耳、桑椹、鸡蛋黄、梨、猪皮等。

【推荐食疗方】

1. 酸枣仁茶（《食物中药与便方》）　酸枣仁 15～30g，玄参 30g，将两种药研末放保温杯中，冲入沸水，加盖焖 15 分钟后，代茶频饮。

2. 洋参汤（《中华临床药膳食疗学》）　西洋参 3g，麦冬 10g，将西洋参浸软切成薄片，麦冬切开去心，共入保温杯内，加开水冲泡 10 分钟后当茶饮，连用 10～15 天。

3. 麦冬人参炖瘦肉（《中华食疗大全》）　人参 10g 洗净润透，切片，麦冬 10g 洗净去心，五味子 6g 洗净，冬菇 30g 洗净切片。将瘦猪肉 50g 放入炖锅中，加入人参、麦冬、五味子、冬菇，加入姜、葱、盐各适量，加入鸡汤 600mL，武火烧开，文火煮 1 小时即成。佐餐服食。

（七）心肾阳虚

【证候】心悸而痛，胸闷气短，动则更甚，自汗，神倦怯寒，面色㿠白，四肢欠温或肿胀，舌质淡胖，边有齿痕，苔白或腻，脉沉细迟。

【证机概要】阳气虚衰，胸阳不振，气机痹阻，血行瘀滞。

【食疗方法】温补阳气，振奋心阳。

【推荐食材】人参、薤白、羊肉、枸杞子、丁香、鳝鱼、羊肉等。

【推荐食疗方】

1. 瓜蒌薤白酒（《中国药膳学》）　瓜蒌、薤白各 12g，白酒 30mL，水适量，以文火煎煮，去渣饮服，每日两次顿服。

2. 羊肉萝卜汤（《中国药膳辨证治疗学》）　羊肉 100g，白萝卜 300g，肉桂 6g，生姜、芫荽、胡椒、食盐各适量。将羊肉、萝卜切块同煮，羊肉熟后加入肉桂末及生姜等调料煮沸即成。早、晚空腹食用。

3. 人参薤白粥（《圣济总录》）　人参 10g，薤白 6g，鸡蛋 1 个，粳米 100g。先将人参单煮，取汁备用；鸡蛋放入碗中，搅拌均匀，备用；粳米如常法煮粥，米熟时放入鸡蛋、薤白、人参汁，再煮至熟。每日 1 次。

第九节 癫 狂

癫与狂都是精神失常的疾患。癫证以精神抑郁，表情淡漠，沉默痴呆，语无伦次，静而少动，或静而多喜为特征。狂证以精神亢奋，狂躁刚暴，喧扰不宁，毁物打骂，动而多怒为特征。但两者在临床上不能截然分开，又能互相转化，故常癫狂并称。本病多见于青壮年。从临床表现来看，精神分裂症、躁狂症、抑郁性精神病以及部分神经官能症，多属本病范畴。

一、病因病机

癫狂的发生与七情内伤、饮食失节、禀赋不足等相关。情志所扰，恼怒郁愤，肝郁不解，气郁痰结；或血行凝滞，气血不能上荣于脑髓，导致神机失用；或肝郁化火，火邪逆乱，致心神被扰；或情志过激，勃然大怒，引动肝火，冲心犯脑，神明失其主宰；或猝受惊恐，触动心火，上扰清窍，神志逆乱；或饮食不节，过食肥甘厚味，酿成痰浊，复因心火亢盛，痰随火升，蒙蔽心窍；或贪杯好饮，素有内热，郁而化热，充斥胃肠，腑热上冲，扰动神元；或禀赋异常，胎儿在母腹中有所大惊，胎气被扰，升降失调，阴阳失和，致使脑神虚损，生后一有所触，则气机逆乱。癫狂病机总由脏腑功能失调或阴阳失衡，产生气滞、痰结、火郁、血瘀等病理变化。

癫狂病变部位在脑，涉及肝、心、胆、脾，久而伤肾。癫狂病理因素主要是气、痰、火、瘀，以气郁为先，继而化火或生痰，日久致瘀，终致蒙蔽心窍或神明被扰，引发神志异常。

二、辨证要点

癫狂多属虚实夹杂，病性为本虚标实，需辨别癫狂、虚实及病情的轻重。癫证多痰气郁结日久，心脾耗伤，气血不足；狂证多痰火壅盛，火盛阴伤，阴液耗损，或炼液成痰，日久痰瘀互结，出现虚实夹杂证候。癫证以痰气为主，多属虚证，病变脏腑主要在心、肝、脾，因气血不足，痰气郁结，神志被蒙，因而以精神抑郁、表情淡漠、沉默痴呆、语无伦次，或喃喃自语、静而少动为主要表现；狂证以痰火为主，多属实证，病变脏腑涉及心、肝、胆，因痰火内扰，心神不安，因而以精神亢奋、狂躁刚暴、喧扰不宁、毁物打骂、动而多怒为主要表现。

三、食疗原则

癫狂食疗总以调节阴阳为原则，以平为期。本病初期多以实邪为主，当选理气解郁、泻火豁痰、化瘀通窍的食物，如芥蓝、山楂等；后期以正虚为主，应选补益心脾、滋阴养血、调和阴阳的食材，如燕麦、龙眼、莲子等食物。

保持情绪稳定，重视精神呵护，避免精神刺激。以清淡饮食为主，少食肥甘厚味，忌烟酒。

四、辨证食疗

癫 证

（一）痰气郁结

【证候】表情淡漠，精神抑郁，沉默痴呆，语无伦次，或喃喃独语，多疑多虑，喜怒无常，不思饮食，舌苔白腻，脉弦滑。

【证机概要】肝气郁结，脾失健运，痰蒙神窍。

【食疗方法】疏肝解郁，化痰醒神。

【推荐食材】陈皮、番茄、茉莉、莱菔、韭菜、扁豆、佛手、梨等。

【推荐食疗方】

1. 佛手茶（《本草再新》） 佛手 5g，花茶 3g，用 200mL 开水泡饮，冲饮至味淡。

2. 磁石镇眩肚汤（《百病食疗偏方 1100》） 取猪肚 1 个洗净，再取磁石、牡蛎各 100g，打碎，茯苓 100g，石菖蒲 60g，一同用纱布包好，放入猪肚中，上锅加水适量，加葱、姜、盐、黄酒各少许，用文火炖煮 3 小时，去纱布包即可。每次 200g，每日 1～2 次，吃肉喝汤。

3. 橘皮粥 见"喘证"节。

（二）心脾两虚

【证候】神思恍惚，魂梦颠倒，心悸易惊，善悲欲哭，肢体倦怠，言语无序，面色苍白，舌淡，苔薄白，脉细弱无力。

【证机概要】脾失健运，生化乏源，心神失养。

【食疗方法】健脾养心，解郁安神。

【推荐食材】燕麦、龙眼、莲子、糙米、绿豆、藕、山药、百合等。

【推荐食疗方】

1. 甘麦大枣汤（《金匮要略》） 炙甘草 10g，小麦 30g，大枣 10 枚，3 味加水煎煮 2 次，去渣取液，合并药液即成。代茶饮。

2. 琥珀猪心汤（《百病中医药膳疗法》） 猪心 1 个，琥珀粉 5g，党参粉 5g。将猪心心腔的血液洗净，放入琥珀粉、党参粉，于砂锅内加水文火炖煮，经调味，食肉喝汤。隔天一次，连服数剂。

3. 肉豆蔻莲子粥（《仁斋直指方》） 肉豆蔻 5g，莲子 60g，大米适量。上 3 味洗净后，放入砂锅内，加适量水煮粥，粥熟后加少许食用盐调味即可。作早、晚餐服食。

狂　证

（一）痰火扰神

【证候】平素性情急躁，头痛失眠，两目怒视，面红目赤，突然狂躁无知，逾垣上屋，骂詈叫号，不避亲疏，或毁物伤人，登高而歌，弃衣而走，不食不眠，舌质红绛，苔黄腻，脉弦滑数。

【证机概要】五志化火，炼液化痰，上扰清窍，扰乱心神。

【食疗方法】镇心涤痰，清肝泻火。

【推荐食材】竹沥、菊花、粳米、荸荠、菠菜、芹菜、茼蒿、银耳等。

【推荐食疗方】

1. 竹沥茶（《家庭实用药茶》） 鲜橘皮 30g，鲜竹沥 30mL。将鲜橘皮切成细丝，放入茶杯内，用沸水冲泡后去渣取汁，兑入竹沥，代茶饮用。

2. 决明子海带汤 见"肺胀"节。

3. 竹叶瓜蒌粥（《中华临床药膳食疗学》） 将瓜蒌 20g 置砂锅中，加入清水 500mL，加热煮沸，沸后 20 分钟加入淡竹叶 30g，继续煎煮 5 分钟，去渣取汁，用药汁煮粳米 100g 成粥，放入适量砂糖即成，冷却后顿服。

（二）火盛伤阴

【证候】发病日久，病势较缓，时作时止，精神疲惫，情绪焦虑，烦躁不眠，形瘦面红，五心烦热，舌质红，少苔或无苔，脉细数。

【证机概要】久病伤阴，正气被耗，虚火旺盛，扰乱心神。

【食疗方法】滋阴降火，安神定志。

【推荐食材】酸枣仁、麦冬、白苣、冬瓜、芦笋、百合、茭白、西瓜、苹果等。

【推荐食疗方】

1.石膏乌梅饮（《外台秘要》）　将生石膏 150g 打碎，用纱布包裹，与乌梅 20 枚同煎，去渣取汁，调入适量白蜜，代茶频饮。

2.酒炖鳗鱼汤（《太平圣惠方》）　将鳗鱼 500g 去鳃和内脏，洗净后放入锅中，加入黄酒 500mL、水适量；将锅置旺火上烧沸后，改成小火炖熬至肉烂熟即可。拌入适量食盐和醋，佐餐服食。

3.地黄枣仁粥（《卫生易简方》）　酸枣仁 30g，研细，水煎取汁 100mL；生地黄 30g，水煎取汁 100mL；粳米 100g 洗净煮粥，粥成加入药汁，稍煮片刻，早、晚分服。

（三）痰热瘀结

【证候】日久不愈，面色晦滞而秽，情绪躁扰不安，多言无序，恼怒不休，甚至登高而歌，弃衣而走，妄见妄闻，妄思离奇，头痛，心悸而烦，舌质紫黯或有瘀斑，少苔或薄黄苔，脉滑或涩。

【证机概要】气郁痰结，血气凝滞，痰热互结，神窍被扰。

【食疗方法】豁痰化瘀，调畅气血。

【推荐食材】高粱米、丝瓜、冬瓜、平菇、桃子、山楂、猕猴桃、白萝卜等。

【推荐食疗方】

1.葛根丹参茶（《食物中药与便方》）　葛根 15g，丹参 18g，茯苓 9g，甘草 6g，上四味药加至 10 倍量，研成粗末，每次取 40g，放保温瓶中，冲入半瓶沸水，加盖焖 20 分钟即可，代茶饮用。

2.海蜇荸荠汤（《家庭食疗手册》）　将陈海蜇 200g 开水洗净去杂质，切成小块，荸荠 200g 洗净，切片，放砂锅内煮汤三杯，频频饮服。

3.橘子羹（《常见慢性病自然疗法》）　橘子 100g，剥皮、去核，切丁备用；砂锅加水适量，放入白糖煮沸，加入橘丁、山楂糕丁 50g，糖桂花适量，稍煮片刻即可。

第十节　厥　证

厥证是以突然昏倒，不省人事，四肢厥冷为主要临床表现的一种病证。病情轻者，一般短时间内可苏醒，病情重者，则昏厥时间较长，严重者甚至一厥不复而导致死亡。常见于现代医学多种原因所致之昏厥，如癔病、高血压脑病、脑血管痉挛、低血糖、休克等疾病。

一、病因病机

本病的发生多与情志内伤、久病体虚、亡血失津、饮食不节等因素有关。

厥证的主要病机为气机突然逆乱，升降乖戾，气血阴阳不相顺接。病变所属脏腑主要在于心，涉及脑（清窍），与肝、脾、肾、肺密切相关。病理转归主要有三：一是阴阳气血不相顺接，进而阴阳离决，发展为一厥不复之死证；二是阴阳气血失常，或为气血上逆，或为中气下陷，或气血痰浊内闭，气机逆乱，而阴阳尚未离绝，若正气来复、治疗得当，则气复返而生，反之，气不复返而死；三是各种证候之间的转化，如气厥和血厥之实证常转化为气滞血瘀之证，血厥虚证严重者转化为气随血脱之脱证等。

二、辨证要点

1. 辨病因　气厥虚证多发生于体质素虚者，发作前往往有诱发因素；血厥虚证常继发于大出血之后；气厥、血厥实证多发生于形体壮实者，且有急躁恼怒、情志过极的诱因。痰厥好发于恣食肥甘、痰湿体质之人；食厥多发生于暴饮暴食之后。

2. 辨虚实　实证多表现为突然昏仆，面红气粗，声高息促，牙关紧闭，拳头紧握，或痰涎壅盛，舌红苔黄腻，脉洪大有力；虚证多表现为眩晕昏厥，面色苍白，声低息微，口开手撒，或见汗出肢冷，舌胖或淡，脉细弱无力。

三、食疗原则

厥证患者发病时，因不省人事，不能进食，待患者苏醒后，才能根据辨证分型制定食疗方案，以辅助治疗，防止复发。总的来说，由于厥证发病时对机体组织热能消耗很大，因此必须供给足够的营养才有利于患者的恢复。气虚而厥，宜选用益气健脾、补虚固本等有滋补作用的食物为主。气实而厥宜选用疏肝理气、调和脾胃的食物为主。血脱而厥，宜选用益气固脱、气血并补的食物。气逆血菀而厥，宜选用活血顺气的食物。痰厥患者一般多见于形盛气弱的脾胃虚弱之人，宜选用行气豁痰的食物。食厥患者常见食欲不振、脘腹胀满等症状，宜选用消食和中、健脾开胃的食物。

四、辨证食疗

气　厥

（一）实证

【证候】多因情志异常、精神刺激而发作，突然昏倒，不省人事，或四肢厥冷，呼吸气粗，口噤握拳，舌苔薄白，脉伏或沉弦。

【证机概要】肝郁不舒，气机上逆，壅阻心胸，内闭神机。

【食疗方法】顺气降逆开郁。

【推荐食材】佛手、橙子、丁香、木香、芹菜、青皮、薄荷等。

【推荐食疗方】

1. 佛手茶　见"癫狂"节。

2. 麦芽青皮饮（《保健药膳》）　生麦芽 30g，青皮 10g。将生麦芽、青皮用冷水浸泡约半小时，入砂锅中煮沸，后用小火煮约 1 小时，去渣取汁即成。代茶频饮。

3. 柚皮粥（《常见病食疗食补大全》）　鲜柚子皮 1 个，粳米 60g，葱、盐、油各适量。将柚子皮放炭火上烧去棕黄色的表层并刮净，放入清水中浸泡 1 天，切块加水煮开，入粳米同煮作稀粥，加葱、盐、油调味服食。

（二）虚证

【证候】眩晕昏仆，呼吸微弱，面色苍白，汗出肢冷，舌淡，脉沉细微。患者多素体虚弱，因陡受惊恐或过度劳倦、饥饿受寒而诱发。

【证机概要】元气素虚，清阳不升，神明失养。

【食疗方法】补气回阳。

【推荐食材】粳米、乌鸡、大枣、山药、香菇、牛肉、蜂蜜等。

【推荐食疗方】

1. 黄芪枣姜茶（《中医良药良方》）　炙黄芪 10g，红枣 5 枚，生姜 2 片。黄芪切成薄片，红枣剖开去核，生姜去皮切丝。将上述药物置杯中，沸水冲泡，加盖焖 15 分钟后即成。代茶饮。

2. 乌鸡汤（《饮膳正要》）　雄乌鸡 1 只，陈皮 3g，良姜 3g，胡椒 6g，草果 2 个，葱、豉、酱各适量。先将雄乌鸡宰杀去毛及内脏，洗净切成小块，再将陈皮、良姜、胡椒、草果四味用纱布包扎，与鸡块同炖，放入葱、豉、酱等熬成汤，分数次热食之。

3. 补虚正气粥（《圣济总录》）　黄芪 30～60g，人参 10g，粳米 100g，白糖少许。先将黄芪、人参切成薄片，用冷水浸泡约半小时，入砂锅煮沸，然后用小火煮 1～2 小时，去渣取汁，再入粳米煮粥即成，食时可稍加白糖。每日 1 剂，分三餐服食。

血　厥

（一）实证

【证候】多因急躁恼怒而发，突然昏倒，不省人事，牙关紧闭，面赤唇紫，舌暗红，脉弦有力。

【证机概要】怒而气上，血随气升，菀阻清窍。

【食疗方法】平肝降逆，理气通瘀。

【推荐食材】芹菜、番茄、绿茶、青皮、菊花、香附等。

【推荐食疗方】

1. 山楂决明茶（《食疗本草学》）　山楂 30g，决明子 60g，水煎，代茶饮。

2. 牛膝海味汤（《新编中国药膳食疗学》）　怀牛膝 30g，海蜇 250g，淡菜 60g，油、盐各适量。把海蜇水发浸洗，去其咸腥味待用，将淡菜和牛膝洗净，与海蜇一起放入砂锅，加入适量的清水煎汤，加入食盐等调料即可。佐餐服食。

3. 加味桃仁粥　见"心悸"节。

（二）虚证

【证候】常因失血过多所致，突然昏厥，面色苍白，口唇无华，四肢震颤，自汗肢冷，目陷口张，呼吸微弱，舌质淡，脉芤或细数无力。

【证机概要】血出过多，气随血脱，神明失养。

【食疗方法】补养气血。

【推荐食材】桑椹、菠菜、牛肝、黑木耳、大枣、山药、龙眼等。

【推荐食疗方】

1. 桑椹百合茶（《饮茶与养生》）　桑椹30g，百合30g，大枣10枚，青果9g。上药加水煎煮，取煎液代茶饮用。

2. 当归生姜羊肉汤（《金匮要略》）　当归30～60g，生姜30g，羊肉250g。将羊肉去膻后，切片，和当归、生姜、料酒、盐各少许煮汤，至羊肉烂熟即可。

3. 龙眼粥（《中国药膳辨证治疗学》）　龙眼肉15～30g，大枣5～10枚，粳米100g。一并煮粥即成。作早餐服食。

痰　厥

【证候】素有咳喘宿痰，多痰湿，恼怒或剧烈咳嗽后突然昏厥，喉有痰声，或呕吐痰涎，呼吸气粗，舌苔白腻，脉沉滑。

【证机概要】肝郁肺痹，痰随气升，上闭清窍。

【食疗方法】行气豁痰。

【推荐食材】橙子、佛手、白萝卜、薏苡仁、大蒜、菠菜、橘皮等。

【推荐食疗方】

1. 祛痰宽胸茶（《中医良药良方》）　炒枳壳4g，苏子10g，炙甘草5g。枳壳切碎，苏子与甘草略杵，放入保温杯中，用沸水冲泡，加盖焖15分钟，代茶分2～3次饮完。每日1剂。

2. 山楂萝卜排骨汤（《中国药膳辨证治疗学》）　山楂50g，白萝卜150g，排骨100g。先将排骨煮熟，再入山楂、白萝卜同煮至熟烂即成。佐餐食用。

3. 橘皮粥　见"喘证"节。

第十一节　胃　痛

胃痛，又称胃脘痛，是以上腹胃脘部近心窝处疼痛为主症的病症。根据胃痛的临床表现，现代医学中的急慢性胃炎、胃和十二指肠溃疡、胃痉挛及功能性消化不良等疾病以上腹胃脘部疼痛为主要症状者，均可参照本节内容辨证食疗。

一、病因病机

胃痛的发生，主要有外邪犯胃、饮食伤胃、情志不畅和脾胃素虚等，导致胃气郁滞，胃失和降，不通则痛。

病变主要在胃，与肝、脾的关系密切。肝气郁结，易于横逆犯胃，以致中焦气机不通，发为胃痛。脾与胃同居中焦，以膜相连，若脾气虚弱，运化失职，气机阻滞而为胃痛。胃痛早期由外邪、饮食、情志所伤，多为实证；后期常为脾胃虚弱，但往往虚实夹杂，如夹湿、夹瘀等。胃痛的病理因素主要有气滞、寒凝、热郁、湿阻、血瘀。其基本病机是胃气阻滞，胃失和降，不通则痛、不荣则痛。

二、辨证要点

实者多痛剧，固定不移，拒按，脉盛；虚者多痛势徐缓，痛处不定，喜按，脉虚。

胃痛遇寒则痛甚，得温则痛减，为寒证；胃脘灼痛，痛势急迫，遇热则痛甚，得寒则痛减，为热证。

一般初病在气，久病在血。在气者，有气滞、气虚之分。气滞者，多伴胀痛，或涉及两胁，或兼见恶心呕吐，嗳气频频，疼痛与情志因素显著相关；气虚者，指脾气虚，除见胃脘疼痛或空腹痛显外，兼见饮食减少，食后腹胀，大便溏薄，面色少华，舌淡脉弱等。在血者，疼痛部位固定不移，痛如针刺，舌质紫黯或有瘀斑，脉涩，或兼见呕血、便血。

三、食疗原则

理气、和胃、止痛为主，辨证食疗。邪盛以祛邪为急，正虚以扶正为先，虚实夹杂者则当祛邪与扶正兼顾。

四、辨证食疗

（一）寒邪客胃

【证候】胃痛暴作，恶寒喜暖，得温痛减，遇寒加重，口淡不渴，或喜热饮，舌淡苔薄白，脉弦紧。

【证机概要】寒凝胃脘，气机郁滞，阻遏阳气。

【食疗方法】散寒止痛。

【推荐食材】肉桂、丁香、茴香、红糖、大蒜、粳米等。

【推荐食疗方】

1. 丁香肉桂红糖煎（《中国药膳学》）　丁香 1.5g，肉桂 1g，红糖适量。丁香、肉桂用温水浸透，武火煮沸，文火煮 20 分钟，取汁，调入红糖，每服 5～10mL，日 3 次。

2. 制大蒜（《食疗本草药》）　大蒜适量，去外皮，用醋浸泡。每次 10g，嚼服，温水送。

3. 小茴香粥（《寿世青编》）　炒小茴香 20g，粳米 100g。小茴香放入纱布袋里，扎口，水煎半小时，再入洗净的粳米同煮为粥。作早晚餐，服时酌加精盐、味精调味。

（二）饮食伤胃

【证候】胃脘疼痛，胀满拒按，嗳腐吞酸，或呕吐不消化食物，气味腐臭，吐后痛减，不思饮食，大便不爽，得矢气及便后稍舒，舌苔厚腻，脉滑。

【证机概要】饮食积滞，胃气壅滞。

【食疗方法】消食导滞，和胃止痛。

【推荐食材】白萝卜、山楂、麦芽、神曲、鸡内金、白芍等。

【推荐食疗方】

1. 白萝卜汁（《食医心鉴》）　白萝卜、冰糖各适量。白萝卜洗净，榨汁，加冰糖适量调溶。每服 100mL，日 3 次。

2. 小麦曲粥（《圣济总录》）　小麦曲（炒黄）15g，粳米 100g，煮粥。空腹食用。

3. 大山楂丸（《食疗本草学》）　山楂 960g，麦芽、神曲各 140g，白糖 840g，蜂蜜适量。将前三者共研为细末，加白糖，混合均匀，炼蜜为丸，每丸重 9g。每服 1 丸，温开水送下。

（三）肝气犯胃

【证候】胃脘胀痛，痛连两胁，遇烦恼则痛作或痛甚，嗳气、矢气则痛舒，胸闷嗳气，善太息，大便不畅，舌苔多薄白，脉弦。

【证机概要】气机郁滞，肝气犯胃，胃气阻滞。

【食疗方法】疏肝和胃，理气解郁。

【推荐食材】小茴香、枳壳、白术、猪肚、玫瑰花、佛手等。

【推荐食疗方】

1. 小茴香枳壳散（《食疗本草学》） 小茴香 30g，枳壳 15g。将两者微炒研末，每服 6g，温开水送下。

2. 白术猪肚粥（《圣济总录》） 白术 30g，生姜 10g，猪肚 1 枚，粳米 100g，葱白 3 茎（切细），盐少许。将前三味药粗捣筛，猪肚洗净去涎滑，纳药于猪肚中缝口，以水煮猪肚令熟，取汁，将粳米及葱白共入汁中煮粥，并入食盐，空腹服食。

3. 玫瑰花茶　见"胸痹"节。

（四）湿热中阻

【证候】胃脘疼痛，痛势急迫，脘闷灼热，口干口苦，口渴而不欲饮，纳呆恶心，小便色黄，大便不畅，舌红，苔黄腻，脉滑数。

【证机概要】湿热蕴结，胃气阻滞。

【食疗方法】清热化湿，和胃止痛。

【推荐食材】薏苡仁、藿香、砂仁、香椿、茵陈、苦瓜等。

【推荐食疗方】

1. 薏苡仁粥（《本草纲目》） 薏苡仁、粳米各 50g，分别用清水浸泡，淘洗干净，放入锅中，加清水。先用旺火烧沸，再改用小火煮至熟烂即成。

2. 薏仁香砂饮　薏苡仁 30g，藿香 10g，砂仁 4g，茵陈 20g，黄连 3g，甘草 3g。加水煎煮 15 分钟，去渣取汁。早晚各服 1 次。

3. 茵陈粥（《粥谱》） 茵陈 45g，粳米 50g，砂糖适量。先水煎茵陈，去渣取汁，再入粳米煮粥。加砂糖，佐餐食。

（五）瘀血停胃

【证候】胃脘疼痛，如针刺，似刀割，痛有定处，按之痛甚，痛时持久，食后加剧，夜尤甚，或见吐血、黑便，舌质紫黯或有瘀斑，脉涩。

【证机概要】瘀血阻络，脉络壅滞。

【食疗方法】活血化瘀止痛。

【推荐食材】桃仁、油菜、山慈菇、茄子、山楂、韭菜等。

【推荐食疗方】

1. 山楂红糖饮（朱震亨方） 山楂 10 枚，红糖适量。山楂洗净，去核打碎，放入锅中，加清水煮约 20 分钟，调以红糖进食。

2. 鲜韭汁（《食疗本草学》） 韭菜 500g，洗净，捣碎，绞取汁液。每服 50～100mL，日 3 次。

3. 桃仁牛血羹（《饮食疗法》） 桃仁 12g，新鲜牛血（已凝固）200g，盐少许。桃仁去皮、尖，研细，与牛血加 500mL 水同煲汤，调入食盐，佐餐食。

（六）胃阴亏耗

【证候】胃脘隐隐灼痛，似饥而不欲食，口燥咽干，五心烦热，消瘦乏力，口渴思饮，大便干结，舌红少津，脉细数。

【证机概要】胃阴不足，濡养失司。

【食疗方法】清热生津，滋阴养胃。

【推荐食材】银耳、黑木耳、大白菜、梨、葡萄、桑椹等。

【推荐食疗方】

1. 桑椹醪（《本草纲目》）　桑椹 1000g，糯米 500g。鲜桑椹洗净捣汁（或以干品 300g 煎汁去渣），再与糯米共同煮，做成糯米干饭，待冷，加酒曲适量，拌匀，发酵成为酒酿。每日随量佐餐食用。

2. 葡萄藕蜜膏（《太平圣惠方》）　生地黄 200g，葡萄汁 250g，鲜藕汁 250g，蜂蜜 500g。生地黄洗净，加水适量浸泡透发，再加热煎煮，每 20 分钟取煎液一次，加水再煎。共取 3 次，合并煎液，再以小火加热煎熬浓缩，至黏稠时，加葡萄汁和鲜藕汁，再继续煎熬成膏状，加入蜂蜜，至沸后停火，待冷装瓶备用。每次一汤匙，以沸水冲化顿服，每日 2 次。

3. 秋梨蜜膏（《本草求原》）　鸭梨 1500g，鲜生姜 250g。鸭梨洗净，去核，切碎，以洁净的纱布绞汁备用。取梨汁放在锅里，先以大火，后以小火煎熬浓缩，至稠黏如膏时，加入一倍的蜂蜜、姜汁，继续加热至沸，停火，待冷装瓶备用。每次一汤匙，以沸水冲化，代茶饮用，每日数次。

（七）脾胃虚寒

【证候】胃痛隐隐，绵绵不休，喜温喜按，空腹痛甚，得食则缓，劳累或受凉后发作或加重，泛吐清水，神疲纳呆，四肢倦怠，手足不温，大便溏薄，舌淡苔白，脉虚弱或迟缓。

【证机概要】脾胃虚弱，寒邪乘脾。

【食疗方法】健脾益气，温中和胃。

【推荐食材】黄芪、肉桂、炙甘草、大枣、饴糖、干姜等。

【推荐食疗方】

1. 姜枣饮（《百病饮食自疗》）　干姜 5～10g，大枣 10 枚，饴糖 30g。干姜、大枣共煮取汁，调入饴糖稍煮。日分 2 次饮服。

2. 高良姜粥（《饮膳正要》）　高良姜 15g，粳米 50g。先煎良姜，去渣取汁，后下米煮粥，空腹食。

3. 黄芪建中汤加减（《疾病的食疗与验方》）　炙黄芪 18～24g，桂枝 6～9g，白芍 12g，甘草 6g，瓦楞子 15g，饴糖 2～3 匙。先水煎瓦楞子，后入余药，煎好取汁，放入饴糖溶化服。日 1 剂。

第十二节　噎　膈

噎膈是由于食道干涩或食管狭窄导致吞咽食物梗阻不顺，饮食难下，或纳而复出的疾患。噎即噎塞，指吞咽时梗阻不顺；膈为格拒，指饮食不下。噎虽可单独出现，但又经常是膈的前驱症状，临床上常噎膈并称。根据噎膈的临床表现，现代医学之食管狭窄、食管炎、食管憩室、食管癌、贲门癌、贲门痉挛、胃神经官能症等，均可参照本节内容辨证食疗。

一、病因病机

噎膈的病因复杂，多因七情内伤、饮食不节、久病年老，致使气、痰、瘀交阻，津气耗伤，胃失通降而成。

病位在食道，属胃所主。七情内伤、饮食不节、年老肾虚可致肝、脾、肾三脏功能失常。脾失健运，水湿聚而为痰；肝失疏泄，气机失常可致气滞血瘀或气郁化火；肾阴不足，则不能濡养咽喉，肾阳虚馁，不能温运脾土，以致气滞、痰阻、血瘀，使食管狭窄，胃失通降，津液干涸失濡而成噎膈。其性质属本虚标实。

二、辨证要点

标实有气结、痰阻、血瘀之不同；本虚以阴津枯槁为主，之后可见气虚阳微之证。早期多为实证，与饮食和情志有关。久病多为正虚邪实，虚中夹实。

因忧思恼怒引发，吞咽时梗阻不顺，胸胁胀痛，随情志波动，属于气郁；若呕吐痰涎，胸胁胀满，吞咽梗阻，属痰湿；若胸胁疼痛，痛处不移，面色晦暗，肌肤甲错，饮食梗阻难下，属于血瘀。

三、食疗原则

滋阴润燥为食疗原则，辨证而分别配以疏肝、化痰、活血等治法。宜食用富含膳食纤维的蔬菜促进消化，缓解噎膈，同时注意避免情绪波动，保持乐观积极的心态。

四、辨证食疗

（一）痰气交阻

【证候】吞咽梗阻，胸膈痞满，甚则疼痛，情志舒畅时稍可减轻，情志抑郁时则加重，嗳气呃逆，呕吐痰涎，口干咽燥，大便艰涩，舌质红，苔薄腻，脉弦滑。

【证机概要】肝气郁结，痰湿壅阻，胃气上逆。

【食疗方法】疏肝化痰，降逆。

【推荐食材】丁香、菠菜、韭菜、萝卜、海带、油菜等。

【推荐食疗方】

1.丁香梨（《圣济总录》）　大雪梨1个，公丁香15粒，冰糖20g。梨去皮，用竹签均匀扎15个小孔，每孔内放入1粒丁香，再把梨放入大小合适的盅内，用纸封严盅口，蒸30分钟。把冰糖加少许水溶化，熬成糖汁。将梨浇上冰糖汁。日服1剂。

2.油菜粥（《本草纲目》）　鲜油菜100g，粳米100g。先煮粳米粥，后入油菜，慢火煮熟，任意使用。

3.萝卜饴糖饮（《中国药膳学》）　红皮白肉萝卜适量，饴糖2～3匙。萝卜带皮切碎，放入碗里，上面倾入饴糖，置12小时。频频饮。

（二）瘀血内阻

【证候】饮食难下，或虽下而复吐出，甚或呕出物如赤小豆汁，胸膈疼痛，固定不移，肌肤枯燥，形体消瘦，舌质紫黯，脉细涩。

【证机概要】瘀血阻滞，食道闭塞，通降失司。

【食疗方法】豁痰涎，化瘀血。

【推荐食材】桃仁、红花、山楂、酒、醋、莴笋等。

【推荐食疗方】

1. 羊乳饮（《中国药膳学》）　羊乳 250g，竹沥水 15g，蜂蜜 20g，韭菜汁 10g。羊乳煮沸后，加竹沥水、蜂蜜、韭菜汁后，再煮沸。代茶饮。

2. 莴笋汁（《食疗本草学》）　莴笋 250g，米酒适量。莴笋洗净切碎、捣烂、绞取汁液。1 日分 2 次，用米酒送服。

3. 红花山楂酒（《百病饮食自疗》）　红花 15g，山楂 30g，酒 250g，将上述药入酒中浸泡 1 周。每次饮 15 ~ 30g，每日 2 次，视酒量大小，不醉为度。

（三）津亏热结

【证候】食入格拒不下，入而复出，甚则水饮难进，心烦口干，胃脘灼热，大便干结如羊粪，形体消瘦，皮肤干枯，小便短赤，舌质光红、干裂少津，脉细数。

【证机概要】胃阴不足，虚火上逆，失于濡润。

【食疗方法】滋养阴液，降逆清热。

【推荐食材】银耳、木耳、大白菜、梨、葡萄、玉竹等。

【推荐食疗方】

1. 蜜饯雪梨（《普济方》）　梨 500g，蜂蜜 250g，水适量。雪梨或鸭梨洗净，去柄、核，切片，放在锅中，加水适量，煮至七成熟烂，水将耗干时加水和蜂蜜，再以小火煎煮熟透，收汁即可，待冷，放瓶罐中备用。随时服用。

2. 桑椹糖（《濒湖集简方》）　干桑椹 200g，白砂糖 500g，水适量。白砂糖放在锅中，加水少许，以小火煎熬至较浓厚时，加入干桑椹碎末，搅拌均匀，煎熬至用铲挑起即成丝状，而不粘手时，停火，将糖倒在表面涂过食用油的大搪瓷盘中，待稍冷，将糖分成小块即可。随时服用。

3. 三耳汤（《食用菌饮食疗法》）　银耳、黑木耳、侧耳（均为干品）各 10g，冰糖 30g。将三耳泡发、洗净、去杂，放入碗中，加冰糖和适量水，上锅蒸 1 小时，熟透。分次或一次食用。日二服。

（四）气虚阳微

【证候】水饮不下，泛吐多量黏液白沫，面浮足肿，面色㿠白，形寒气短，精神疲惫，腹胀，舌质淡，苔白，脉细弱。

【证机概要】脾肾阳虚，失于温养。

【食疗方法】温中和胃，补益脾肾。

【推荐食材】韭菜、羊肾、蘑菇、牛肉、枸杞子、山药等。

【推荐食疗方】

1. 姜韭牛乳羹（《丹溪心法》）　韭菜 250g，姜 25g，牛乳 250g。韭菜、姜分别切碎，同捣烂后绞汁；再与牛乳同放锅中，烘沸。日一次，热服。

2. 磁石羊肾粥（《圣济总录》）　磁石 30g，羊肾 1 对，粳米 100g，黄酒少许。将羊肾洗净，去内脂，细切。先煎磁石，去渣，后入羊肾及米煮粥，临熟，加入黄酒少许，调和，稍煮。空腹食。

3. 蘑菇炒肉（《中国药膳学》）　鲜蘑菇、猪瘦肉、调料各适量。将蘑菇洗净，猪肉切片。油烧热，放入肉片翻炒片刻，入蘑菇，加料酒、葱、姜、胡椒粉炒熟。佐餐服食。

第十三节　呕　吐

呕吐是指胃失和降，气逆于上，迫使胃中之物从口中吐出的一种病症。一般以有物有声谓之呕，有物无声谓之吐，无物有声谓之干呕，临床呕与吐常同时发生。现代医学之急慢性胃炎、神经性呕吐、食源性呕吐、幽门梗阻等可参考本节内容辨证食疗。

一、病因病机

呕吐病因是多方面的，外感六淫、内伤饮食、情志不调、禀赋不足均可影响于胃，使胃失和降，胃气上逆，发生呕吐。其发病机理为胃失和降，胃气上逆。

病变脏腑主要在胃，与肝、脾有密切关系。脾阳素虚，水谷不化，痰饮内生，阻碍胃阳，升降失常；肝气郁结，横逆犯胃，胃气上逆；患病日久，伤脾失运，胃虚气逆。暴病呕吐一般多属邪实，治疗容易，预后良好。唯痰饮与肝气犯胃之呕吐，每易复发。久病多属正虚或虚实夹杂，易复发，较难治。

二、辨证要点

如病程短，来势急，呕吐物较多，多偏于邪实，多与外感、痰饮、食滞以及气火有关。若病程较长，来势缓，呕出物较少，多为虚证，与胃阴不足和脾胃虚弱有关。

呕吐发病急，伴有表证者，属于外邪犯胃；呕吐清水痰涎，胃脘如裹水，属于痰饮内停；呕吐酸败臭腐，为宿食停滞；呕吐泛酸，情绪易怒，属肝气犯胃；呕吐苦水，为胆热犯胃；纳多即吐，反复发作者，属脾胃气虚；胃脘嘈杂，口渴者，为胃阴不足。

三、食疗原则

和胃降逆为基本原则。实证以祛邪为主，采取解表、消食、化痰、解郁方法；虚证以扶正祛邪为主，采取健运脾胃、益气养阴方法；虚实夹杂者，据其标本缓急而治。

饮食宜清淡、易消化，忌生冷、辛辣刺激、肥甘油腻之品。

四、辨证食疗

实　证

（一）外邪犯胃

【证候】突然呕吐，胸脘满闷，发热恶寒，头身疼痛，舌苔白腻，脉濡缓。

【证机概要】外邪犯胃，中焦气滞，气机失调。

【食疗方法】温中止呕。

【推荐食材】生姜、胡椒、芥菜、芫荽、葱白、辣椒等。

【推荐食疗方】

1. 胡椒生姜汤（《食疗本草学》）生姜 30g，微煨，加入胡椒末 1g，日服 1 剂。

2. 凉拌子姜（《食疗本草学》）子姜 30～60g，调料适量。子姜洗净切丝，加醋、盐拌食，亦可加适量白糖、芝麻油。

3. 芥菜粥（《本草纲目》）　鲜芥菜 200g，粳米 50g。将鲜芥菜洗净切碎，和米煮粥。空腹食用。

（二）食滞内停

【证候】呕吐酸腐，脘腹胀满，嗳气厌食，大便或溏或结，舌苔厚腻，脉滑实。

【证机概要】积食内停，中焦阻滞，胃气上逆。

【食疗方法】消食化滞，和胃降逆。

【推荐食材】山楂、麦芽、萝卜、鸡内金、茶叶、金橘等。

【推荐食疗方】

1. 山楂饮（经验方）　山楂 10～15g。水煎，少量频服。

2. 炒萝卜缨（《饮食疗法》）　鲜萝卜缨 300g，洗净切断，用油、盐调味炒熟，佐餐。

3. 金橘茶（《中医大辞典》）　金橘 3 个，压扁，放入茶杯中，沸水泡，代茶饮。

（三）痰饮内阻

【证候】呕吐清水痰涎，脘闷不食，头眩心悸，舌苔白腻，脉滑。

【证机概要】痰饮内停，中阳不振，胃气上逆。

【食疗方法】化饮和胃止呕。

【推荐食材】生姜、萝卜、茶叶、砂仁、丁香、柿蒂等。

【推荐食疗方】

1. 砂仁萝卜饮（《中国药膳学》）　砂仁 6g，萝卜 500g。砂仁捣碎，萝卜切小片，同煎汤，分 3 次服。食后半小时热服。

2. 茗粥（《养生随笔》）　茶叶 30g，粳米 50g。浓煎茶叶汁，入粳米粥内。空腹食用。

3. 砂仁酒（《中国药膳学》）　砂仁 30g，白酒 500g。砂仁捣碎，纱布包，浸酒 7 天，饭后酌饮。

（四）肝气犯胃

【证候】呕吐吞酸，胸胁胀痛，舌质红，苔薄腻，脉弦。

【证机概要】肝失疏泄，横逆犯胃，胃失和降。

【食疗方法】疏肝理气，和胃止呕。

【推荐食材】佛手、香橼、橘皮、橙子、合欢花、玫瑰花等。

【推荐食疗方】

1. 糖渍金橘（《随息居饮食谱》）　金橘 500g，白砂糖 500g，水适量。金橘洗净放锅中，用勺将金橘压扁，去核，加白砂糖腌渍 1 日，待金橘浸透糖后，再以小火煨熬至汁液耗干，停火待冷，再拌入白砂糖，放盘中风干数日，装瓶备用。随时服用。

2. 玫瑰烤羊心（《饮膳正要》）　羊心 1 个，藏红花 6g，鲜玫瑰花 50g，食盐适量。羊心切片备用，鲜玫瑰花捣烂取汁，放入小锅中，加清水、藏红花，略煮取汁，加入食盐备用。羊心串在不锈钢针上，蘸玫瑰花汁在火上翻烤，反复数次至羊心熟透即成。佐餐食。

3. 合欢花粥　干合欢花 20g，粳米 50g，红糖适量。水煎煮成粥，分次服用。

虚 证

（一）脾胃气虚

【证候】食欲不振，食入难化，恶心呕吐，脘部痞闷，大便不畅，舌苔白滑，脉虚弦。

【证机概要】脾胃气虚，运化失职。

【食疗方法】补益脾胃。

【推荐食材】干姜、丁香、生姜、红枣、人参、粳米等。

【推荐食疗方】

1. 丁香煨梨（《食疗本草》） 梨 1 个，丁香 15g。梨洗净，挖去核，放入丁香，外用菜叶或湿草纸包裹，蒸熟食用。

2. 干姜粥（《寿世青编》） 干姜、高良姜各 3g，粳米 50～100g。水煎干姜、高良姜，取汁去渣，加入粳米同煮成粥，乘温热服。

3. 生姜煨红枣（《饮食疗法》） 生姜、红枣各适量。生姜切开，挖孔，嵌入红枣 1 枚，放炭火上炙烤，待姜皮焦黑，取枣细细嚼食。每服 5～6 枚，日 2 次。

（二）脾胃阳虚

【证候】饮食稍多即吐，时作时止，面色㿠白，倦怠乏力，喜暖恶寒，四肢不温，口干而不欲饮，大便溏薄，舌质淡，脉濡弱。

【证机概要】脾胃虚寒，阳气不足，失于温煦。

【食疗方法】散寒和胃止呕。

【推荐食材】高良姜、干姜、饴糖、白芍、牛肚、茶等。

【推荐食疗方】

1. 姜茶饮（《圣济总录》） 绿茶 10g，干姜 3g。干姜切丝，与绿茶一同放入杯中，以沸水冲泡，温浸片刻。趁热频服饮用。

2. 良姜粥（《饮膳正要》） 高良姜 15g，粳米 100g。以水 750mL，先煎高良姜至 500mL，去渣纳粳米，文火煮粥。早晚服。

3. 小建中汤（《伤寒论》） 白芍 12g，桂枝 6g，甘草 3g，生姜 10g，大枣 4 枚，饴糖 30g。前五味水煎取汁，入饴糖，文火溶匀。日 2～3 次温服。

（三）胃阴不足

【证候】呕吐反复发作，或时作干呕，似饥而不欲食，口燥咽干，舌红少津，脉象细数。

【证机概要】胃阴不足，失于濡润，胃失和降。

【食疗方法】和胃降逆止呕，滋阴养胃。

【推荐食材】丁香、姜汁、沙参、麦冬、鸭梨、西瓜等。

【推荐食疗方】

1. 香姜牛乳（《饮食与长寿》） 丁香 2 粒，姜汁 1 茶匙，牛乳 250mL，白糖少许。丁香、姜汁、牛乳置锅内煮沸，去丁香，加白糖溶化。温饮。

2. 羊髓煎（《千金翼方》） 羊髓、白蜜各 54g，甘草 30g。上三味以水 1800mL，煮甘草取500mL，去渣，纳蜜髓，煎令如饴。随意食用。

3. 参麦养胃饮　沙参 15g，麦冬 10g，石斛 10g，乌梅 10g，苦瓜 10g，佛手 6g。加水煎煮半小时，去渣取汁。早晚各服一次。

第十四节　呃　逆

呃逆是以胃气上冲动膈，喉间呃呃连声，声短而频，难以自止为主要表现的病症。呃逆相当于现代医学的单纯性膈肌痉挛，其他疾病如胃肠神经官能症、肝硬化晚期及胸腹手术后等引起的呃逆，均可参照本节内容辨证食疗。

一、病因病机

呃逆的病因多由饮食不当、情志不遂和正气亏虚等所致。胃失和降、膈间气机不利，气逆动膈是呃逆的主要病机。

呃逆病位在膈，病变关键在胃，与肝、脾、肺、肾诸脏腑有关。病理性质有虚实之分，实证多为寒凝、火郁、气滞、痰阻、胃失和降；虚证由脾肾阳虚或胃阴耗损所致。但亦有虚实夹杂并见者。肝失疏泄、脾失健运、肺失肃降、肾失摄纳都可致胃失和降，出现气逆。

胃居膈下，其气以降为顺，胃与膈有经脉相连属；肺处膈上，其主肃降，手太阴肺之经脉环循胃口，上膈，属肺。肺胃之气均以降为主，两者生理上相互联系，病理上相互影响。

二、辨证要点

如呃逆高亢有力，连续发作，多属实证；声音洪亮，冲咽而出，多属热证；呃逆沉缓有力，得寒则甚，得热则减，多属寒证；气怯声低，多属虚证。

三、食疗原则

以和胃降逆止呃为治疗原则，进行辨证食疗。宜食用清淡蔬菜，可促进消化，缓解呃逆。宜少食多餐，忌生冷、刺激性食品。

四、辨证食疗

（一）胃中寒冷

【证候】呃声沉缓有力，胸膈及胃脘不舒，遇寒更甚，得热则减，进食减少，口淡不渴，舌苔白润，脉迟缓。

【证机概要】寒凝中阻，气机不利，胃气上逆。

【食疗方法】温中散寒，降逆止呃。

【推荐食材】砂仁、酒、丁香、生姜、红糖、醋等。

【推荐食疗方】

1. 砂仁酒　见"呕吐"节。

2. 丁香姜糖（《摘元方》）　丁香 5g，生姜 30g，白砂糖 250g，水适量。白砂糖放在锅中，加水少许，以小火煎熬至较稠厚，加入生姜碎末、丁香粉调匀，再继续煎熬至用铲挑起即成丝状，而不粘手时，停火。将糖倒在表面涂过食用油的大搪瓷盘中，待稍冷，将糖分割开成条，再分割约 50 块即可。

3. 米醋红糖饮（经验方）　米醋 100mL，红糖 9g。上二味搅匀，代茶饮。

（二）胃火上逆

【证候】呃声洪亮有力，冲逆而出，口臭烦渴，多喜冷饮，大便秘结，小便短赤，苔黄燥，脉滑数。

【证机概要】热积肠胃，胃火上逆。

【食疗方法】清胃泻火，降逆止呃。

【推荐食材】茭白、苦菜、苦瓜、西瓜、石膏、绿豆、扁豆等。

【推荐食疗方】

1. 生地石膏粥（《百病饮食自疗》）　生地黄 15g，石膏、粳米各 30g。生石膏煎煮 1 小时，去渣取汁，与生地黄、粳米煮粥。日 1 次。

2. 白扁豆粥（《延年秘旨》）　白扁豆 60g 洗净，粳米 100g 洗净，放入锅内，加水适量，武火煮沸，文火熬煮成粥。

3. 白糖番茄（《食疗本草学》）　番茄 120g，白糖适量。番茄用沸水浸烫后，撕去外皮捣烂，加白糖拌匀服。

（三）气机郁滞

【证候】呃逆连声，常因情志不畅而诱发或加重，胸胁满闷，脘腹胀满，嗳气纳减，肠鸣矢气，苔薄白，脉弦。

【证机概要】肝气郁滞，横逆犯胃，胃气上逆。

【食疗方法】理气解郁，降逆止呃。

【推荐食材】陈皮、生姜、豆蔻、枳壳、玫瑰花、佛手等。

【推荐食疗方】

1. 生姜陈皮汤（《中国药膳学》）　生姜片、陈皮各 9g，红糖适量。水煎服。

2. 陈皮瘦肉粥（《中国药膳学》）　陈皮 9g，墨鱼骨 12g，瘦肉 50g，白米适量。瘦肉洗净，切片；白米淘净，与陈皮、墨鱼骨同煮为粥，熟后去墨鱼骨、陈皮，加入瘦肉片再煮至肉熟，食盐调味温服。

3. 豆蔻生姜肉片（《百病饮食自疗》）　白豆蔻 3g，生姜 6g，瘦肉 60g。豆蔻为末，生姜洗净切细丝，猪肉洗净切片。炒锅放食油少许，武火烧热，放入肉片，放食盐少许，临熟时放入豆蔻末、生姜丝，炒匀入盘。连续服食。

（四）脾胃阳虚

【证候】呃声低长无力，气不得续，泛吐清水，脘腹不适，喜温喜按，面色㿠白，手足不温，食少乏力，大便溏薄，舌质淡，苔薄白，脉细弱。

【证机概要】中阳不足，胃失和降。

【食疗方法】温补脾胃，降逆止呃。

【推荐食材】豆蔻、干姜、花椒、山药、韭菜、饴糖等。

【推荐食疗方】

1. 豆蔻粥（《圣济总录》）　肉豆蔻 1 枚，去壳，研末，粳米 100g。粳米煮粥，熟后下肉豆蔻末，搅匀顿服。

2. 韭菜汁（《丹溪心法》）　韭菜汁 60g，牛乳 1 盏。上用生姜汁，和匀，温服。

3. 大建中汤（《金匮要略》）　人参 9g，干姜 5g，花椒 3g，饴糖 18g。前三味药水煎取汁，加入饴糖溶化后服。

（五）胃阴不足

【证候】呃声短促不得续，口干咽燥，烦躁不安，不思饮食，或食后饱胀，大便干结，舌质红，苔少而干，脉细数。

【证机概要】津液不足，胃失濡养，失于和降。

【食疗方法】和胃降逆，滋阴养胃。

【推荐食材】山药、玉竹、石斛、梨、葡萄、西瓜等。

【推荐食疗方】

1. 山药玉竹白鸽汤（《食疗本草学》）　白鸽 1 只，山药、玉竹、麦冬各 15g。将白鸽取肉切小块，与后三者同加水煎汤至肉熟。饮汤食鸽肉。

2. 五味枸杞饮（《摄生众妙方》）　五味子、枸杞子、冰糖各 50g。五味子置纱布袋内，与枸杞子加水 1000mL，煮取 800mL，加入冰糖。代茶饮。

3. 石斛花生米（《中国药膳学》）　鲜石斛 50g，花生米 500g，食盐 6g，大茴香 3g，山柰 3g。石斛切成 1cm 长的节，锅内加清水，并入食盐、大茴香、山柰、石斛，待盐溶化后，倒入花生米，烧沸后文火煮约 1.5 小时，至花生米入口呈粉质即成。

第十五节　泄　泻

泄泻是以大便次数增多，粪质稀溏或完谷不化，甚至泻出如水样为主症的病证。泄者，泄漏之意，大便稀溏，时作时止，病势较缓；泻者，倾泻之意，大便如水暴注而下，病势较急。现代医学之急慢性肠炎、胃肠功能紊乱、肠易激综合征等肠道疾病都可以参照本节内容辨证食疗。

一、病因病机

泄泻的病因有感受外邪，饮食所伤，情志不调，禀赋不足及久病脏腑虚弱等，主要病机为脾虚湿盛，脾胃运化功能失调，肠道分清泌浊、传导功能失司。

病位在肠，主病之脏属脾，与肝、肾密切相关。脾运失职，小肠无以分清泌浊，则发泄泻。暴泻多属实证，以湿盛为主；久泻多属虚证，以脾虚为主，肝木克脾、肾虚火不暖脾，亦可导致泄泻。

二、辨证要点

暴泻者起病急，病程短，泄泻次数多，多以湿盛为主；久泻者起病缓，病程长，多呈间歇性发作，多为虚证。

急性暴泻，腹痛泻下，泻后痛减，多属实证；慢性久泻，反复发作，喜温喜按，多属虚证。大便清稀，完谷不化，多属寒证；暴注下迫，大便色黄臭秽，多属热证。

三、食疗原则

化湿运脾为基本治疗原则。湿盛者重在化湿，佐以分清：寒湿者，以温化为主；湿热者，以清化为主。脾虚者，以健脾为主：脾肾阳虚者，以温肾健脾为主；中气下陷者，以升提为主；久泻不止者，以固涩为主。

宜为清淡、细软、少渣、少油腻的流食或半流食，待泄泻缓解后再给予软食。

四、辨证食疗

暴 泻

（一）寒湿内盛

【证候】泄下清稀，甚至如水样，脘闷食少，腹痛肠鸣，或兼外感风寒，恶寒，发热，头痛，肢体酸痛，舌苔白或白腻，脉濡缓。

【证机概要】寒湿中阻，困遏脾阳。

【食疗方法】散寒化湿止泻。

【推荐食材】干姜、高良姜、红枣、红糖、生姜、胡椒等。

【推荐食疗方】

1. 姜茶饮 见"呕吐"节。

2. 干姜粥 见"呕吐"节。

3. 生姜胡椒红糖水（《中国药膳学》） 生姜10g，胡椒10粒，红糖适量。生姜切片，胡椒捣碎，与红糖一同水煎饮用。

（二）湿热伤中

【证候】泄泻腹痛，泻下急迫，或泻而不爽，粪色黄褐，气味臭秽，肛门灼热，烦热口渴，小便短黄，舌质红，苔黄腻，脉滑数或濡数。

【证机概要】湿热阻滞，肠腑传导失常。

【食疗方法】清热利湿止泻。

【推荐食材】马齿苋、薏苡仁、粳米、荞麦、小麦麸、山药等。

【推荐食疗方】

1. 三宝粥（《医学衷中参西录》） 生山药30g，三七6g，鸦胆子50枚。将山药末放入锅中，加凉水4盅，调和山药末煮粥。煮时，不住以箸搅汁，一两沸即熟，约得粥一大碗。即用其送服三七末、鸦胆子。每日2次，早晚空腹食。

2. 马齿苋粥（《太平圣惠方》） 马齿苋150g，粳米100g。马齿苋洗干净，切成碎段备用。马齿苋与粳米加水同煮，旺火烧沸，改用小火煮至粥成。不加盐、醋，空腹淡食。

3. 小麦麸饼（《本草拾遗》） 小麦麸100g，面粉100g，食盐适量。小麦麸、面粉放入盆中，加盐水和面，做饼食。

（三）食滞肠胃

【证候】腹痛肠鸣，泻下粪便臭如败卵，泻后痛减，脘腹胀满，嗳腐酸臭，不思饮食，舌苔垢浊或厚腻，脉滑。

【证机概要】食积胃肠，脾胃运化失职。

【食疗方法】消食化滞。

【推荐食材】神曲、麦芽、山楂、鸡内金、胡萝卜、香蕉等。

【推荐食疗方】

1. 粳米粥（《普济方》） 小米 100g，神曲 30g。煮粥。

2. 胡萝卜棒渣粥（《宫廷颐养与食疗粥谱》） 玉米渣 100g，胡萝卜 3～5 根。先将玉米渣煮 1 小时，后将胡萝卜洗净切片放入再煮，待萝卜熟后即可。空腹食。

3. 山楂煎（《中国药膳学》） 焦山楂 10g，红糖 30g。水煎服。

久　泻

（一）脾胃虚弱

【证候】大便时溏时泻，迁延反复，食少，食后脘闷不舒，稍进油腻食物，则大便次数增加，面色萎黄，神疲倦怠，舌质淡，苔白，脉细弱。

【证机概要】脾胃虚弱，运化失司。

【食疗方法】健脾止泻。

【推荐食材】薏苡仁、芡实、扁豆、莲子、山药、党参、茯苓等。

【推荐食疗方】

1. 炒面粥（《粥谱》） 炒面 15g，粳米 30g。先煮粳米粥，入炒面，搅匀，空腹食。

2. 苹果山药散（《食疗本草学》） 苹果 30g，山药 30g。苹果晒干后与山药共为细末。每次服 15～20g，加白糖适量，温开水送服。

3. 扁豆小米粥（《粥谱》） 炒白扁豆 60g，小米 80g，粳米 100g。同煮粥至豆烂米开即可。早晚服。

（二）肾阳虚衰

【证候】黎明前脐腹作痛，肠鸣即泻，完谷不化，腹部喜暖，泻后则安，形寒肢冷，腰膝酸软，舌淡苔白，脉沉细。

【证机概要】脾肾阳虚，失于温煦。

【食疗方法】温阳止泻。

【推荐食材】枸杞子、羊肉、雀肉、鹿肉、韭菜、羊乳等。

【推荐食疗方】

1. 桂心茯苓粥（《普济方》） 桂心 0.9g，茯苓 30g，桑白皮 60g，粳米 50g。桂心、茯苓、桑白皮煎取汁，加粳米熬粥。每日一次，晨起空腹食用。

2. 羊肾苁蓉羹（《太平圣惠方》） 羊肾 1 对，肉苁蓉 30g，黄酒、葱、生姜、食盐适量。羊肾去外膜，冲洗干净，切碎备用；肉苁蓉用黄酒浸泡一宿，刮去皱皮，细切备用。羊肾、肉苁蓉放入锅中，加清水、黄酒、葱、生姜、食盐，煮至熟烂即成，空腹进食。

3. 鹿肾粥（《太平圣惠方》） 鹿肾 1 具，肉苁蓉 30g，粳米 100g，葱白、胡椒粉、食盐各适量。鹿肾去除筋膜，冲洗干净，切碎；肉苁蓉用黄酒浸泡一宿，刮去皱皮，切碎。粳米淘洗干净，放入锅中，煮至半熟，加鹿肾、肉苁蓉、葱白、胡椒粉、食盐，再煮至粥成。

（三）肝气乘脾

【证候】泄泻肠鸣，腹痛攻窜，矢气频作，伴有胸胁胀闷，嗳气食少，每因抑郁恼怒，或情绪紧张而发，舌淡红，脉弦。

【证机概要】肝气郁滞，横逆侮脾。

【食疗方法】疏肝理气，健脾止泻。

【推荐食材】香橼、佛手、荞麦、高粱米、白萝卜、柚子等。

【推荐食疗方】

1. 佛手粥（《百病饮食自疗》） 佛手15g，苏梗15g，粳米30～60g。前两味水煎取汁，粳米淘净加水煮粥。待粥将熟时，兑入药汁共煮至熟，入白糖调味温服。早晚各一次。

2. 柚皮粥 见"厥证"节。

3. 香橼露（《本草纲目拾遗》） 香橼500g，加水浸泡2小时，入蒸馏器内蒸2次，收集芳香蒸馏液。每服30mL，炖温服，日2次。

第十六节 便 秘

便秘是指粪便在肠内滞留过久，秘结不通，排便周期延长，或周期不长，但粪质干结，排除艰难，或粪质不硬，虽有便意，但便而不畅的病症。现代医学的功能性便秘，肠蠕动减慢、肠易激综合征引起的便秘，以及药物性便秘等皆可参照本节内容辨证食疗。

一、病因病机

便秘的原因有饮食不节、情志失调、外邪犯胃、禀赋不足等。病机主要是热结、气滞、寒凝、气血阴阳亏虚引起的肠道传导失司。

病变部位主要在大肠，同时与肺、脾、胃、肝、肾等脏腑的功能失调有关。如胃热过盛，津伤液耗，肠失濡润；脾肺气虚，大肠传导无力；肝气郁结，气机壅滞，或气郁化火伤津，腑失通利；肾阴不足，肠道失润；肾阳不足，阴寒凝滞，肠结不通，皆可引起大肠传导失常，发为本病。

二、辨证要点

辨清虚实。实证当辨热秘、气秘、冷秘；虚证当辨气虚、阴虚、血虚和阳虚。

三、食疗原则

通便为治疗便秘的基本原则。实秘者以清热润肠、顺气导滞为治则；虚秘者以益气养血、温通干结为治则。

宜多食富含粗纤维的蔬菜和水果，禁忌辛辣、生冷、黏腻不易消化的食物。虚秘者宜食易消化的、油脂含量高的饮食。

四、辨证食疗

实 秘

（一）热秘

【证候】大便干结，腹胀痛，口干口臭，面赤心烦，或伴身热，小便短赤，舌红，苔黄燥，脉滑数。

【证机概要】肠腑燥热，津伤便结。

【食疗方法】泄热导滞，润肠通便。

【推荐食材】菠菜、香蕉、蜂蜜、香菇、马铃薯、苦菜等。

【推荐食疗方】

1. 马铃薯汁（《疾病的食疗与验方》）　马铃薯不拘量，洗净、压碎、挤汁，纱布过滤。每早空腹及午饭前各服半杯。

2. 姜汁菠菜（《中国药膳学》）　菠菜 250g，生姜 25g，调料适量。菠菜去须根留红头，洗净切长段，锅内略焯后捞出，沥水，抖散晾凉，加入姜汁，及食盐、酱油、麻油、味精、醋、花椒油各适量，调拌入味。

3. 蜂蜜饮（《中国药膳学》）　蜂蜜 15g，青盐 3g。开水冲服，每晨空腹饮。

（二）气秘

【证候】大便干结，或不甚干结，欲便不出，或便而不爽，肠鸣矢气，腹中胀痛，嗳气频作，纳食减少，胸胁痞满，舌苔薄腻，脉弦。

【证机概要】气机郁滞，腑气不通。

【食疗方法】行气导滞。

【推荐食材】紫苏、麻仁、菠菜、萝卜、玫瑰花、红薯叶等。

【推荐食疗方】

1. 苏麻粥（《食鉴本草》）　苏子 10g，麻仁 10g，粳米 100g。现炒苏子、麻仁研如泥，水滤取汁，后入米煮粥，空腹食。

2. 麻油拌菠菜（《饮食疗法》）　鲜菠菜 250g，麻油适量。菠菜洗净，锅中水烧沸，加入适量食盐调味，下菠菜烫 3 分钟，取出，加麻油拌匀食。

3. 炒薯叶　红薯叶 500g，加油、盐炒熟食。每天两次，连服数日。

（三）冷秘

【证候】大便艰涩难出，腹痛拘急，腹满拒按，胁下痛，手足不温，呃逆呕吐，舌苔白腻，脉弦紧。

【证机概要】阴寒内盛，凝滞胃肠。

【食疗方法】温阳通便。

【推荐食材】桑椹、麻仁、锁阳、蜂蜜、核桃仁、羊肉等。

【推荐食疗方】

1. 紫苏麻仁粥（《普济本事方》）　苏子 10g，麻仁 15g，粳米 50～100g。苏子、麻仁捣烂，加水研，滤取汁，与粳米同煮粥，任意服。

2. 锁阳桑椹蜜糖水（《中国药膳学》）　锁阳 15g，桑椹 15g，蜂蜜 30g。锁阳与桑椹水煎取汁，入蜂蜜搅匀，分 2 次服。

3. 胡桃仁粉（经验方）　核桃仁 5 个，烤干，研粉。睡前开水送服，连服 1～2 个月。

虚 秘

（一）气虚秘

【证候】大便并不干硬，虽有便意，但排便困难，用力努挣则汗出短气，便后乏力，面白神疲，肢倦懒言，舌淡苔白，脉弱。

【证机概要】肺脾气虚，传导失司。

【食疗方法】补气润肠。

【推荐食材】黄芪、荸荠、小米、山药、大枣、胡萝卜、鸡肉、菠菜等。

【推荐食疗方】

1. 荸荠猪肚羹（《本草经疏》） 荸荠250g，猪肚一具，黄酒、生姜各适量。荸荠去皮，冲洗干净备用，猪肚擦洗干净备用。荸荠放入猪肚中，以针线缝合。猪肚放入砂锅中，加清水、黄酒、生姜，旺火烧沸后转为小火煮。煮至半熟时，以不锈钢针在猪肚上刺若干小孔，再继续用小火煮糜烂即成。

2. 黄芪芝麻糊（《经验方》） 黑芝麻60g，黄芪18g，蜂蜜60g。黑芝麻研末成糊状，调入蜂蜜，用黄芪煎出液冲服。每日1剂，分2次服，连服数日。

3. 菠菜粥（《本草纲目》） 菠菜250g，粳米50g。先煮粳米粥，将熟入菠菜，几沸即熟，任意食。

（二）血虚秘

【证候】大便干结，面色无华，心悸气短，健忘，头晕目眩，口唇色淡，舌淡苔白，脉细。

【证机概要】血液亏虚，肠道失荣。

【食疗方法】养血润燥。

【推荐食材】海参、黑芝麻、阿胶、当归、大枣、桑椹等。

【推荐食疗方】

1. 木耳海参煲猪大肠（《饮食疗法》） 木耳50g，海参20～30g，猪大肠150～200g。猪大肠洗净切小段，与海参、木耳加清水适量同煮，熟后以食盐、味精调味服食。

2. 阿胶葱白煮蜜糖（《中国药膳学》） 阿胶6g，葱白3茎，蜂蜜2匙。用水1碗煮葱白，沸后捞出，加入阿胶、蜂蜜炖化，饭前温服。

3. 黑芝麻杏仁粥（《常见病食疗食补大全》） 黑芝麻90g，杏仁60g，大米90g，当归9g，白糖适量。前三味水浸后磨糊状，煮熟后用当归、白糖煎汤调服。日1次，连服数日。

（三）阴虚秘

【证候】大便干结，如羊屎状，消瘦，头晕耳鸣，两颧红赤，心烦少眠，潮热盗汗，腰膝酸软，舌红少苔，脉细数。

【证机概要】阴液不足，肠道失养。

【食疗方法】滋阴润肠通便。

【推荐食材】山药、玉竹、沙参、银耳、木耳、麦冬等。

【推荐食疗方】

1. 冰糖炖香蕉（《饮食疗法》） 香蕉1～2个，去皮，加冰糖适量，隔水炖服。日1～2次，连服数日。

2. 沙参玉竹煲老鸭（《饮食疗法》）　沙参、玉竹各 50g，老雄鸭一只，调料适量。鸭去毛及内脏，洗净，与沙参、玉竹同入砂锅内，加葱、姜、水，烧沸，文火焖煮 1 小时，至鸭肉烂熟，入盐、味精。随意食。

3. 山药玉竹粥　山药 30g，玉竹 20g，粳米 100g，蜂蜜适量。一同煎煮成粥。作餐食用。

（四）阳虚秘

【证候】大便排出困难，小便清长，面色㿠白，四肢不温，腹中冷痛，或腰膝酸冷，舌淡苔白，脉沉迟。

【证机概要】阳气虚衰，阴寒内结。

【食疗方法】温阳通便。

【推荐食材】韭菜、锁阳、核桃仁、羊肉、生姜、山药等。

【推荐食疗方】

1. 锁阳粥（《中国药膳学》）　锁阳 15g，粳米 50～60g。洗净锁阳，切片，与粳米同煮，一次食。

2. 当归生姜羊肉汤　见"厥证"节。

3. 韭菜炒胡桃仁（《方脉正宗》）　韭菜 200g，核桃仁 50g，麻油、食盐各适量。核桃仁开水浸泡去皮，沥干备用；韭菜切成寸段备用。麻油烧至七成热，加入核桃仁，炸制焦黄，再放入韭菜、食盐，翻炒至熟。

第十七节　胁　痛

胁痛是指由于肝络失和所致的以一侧或两侧胁肋部疼痛为主要表现的病证，是临床上比较多见的一种自觉症状。可见于现代医学的多种疾病之中，如急慢性肝炎、急慢性胆囊炎、胆结石、胆道蛔虫、肋间神经痛等，凡上述疾病中以胁痛为主要表现者，均可参考本节内容辨证食疗。

一、病因病机

胁痛的病因主要有情志不遂、饮食不节、跌仆损伤、久病体虚等多种因素。这些因素导致肝气郁结、肝失条达，瘀血停滞、痹阻胁络，湿热蕴结、肝失疏泄，肝阴不足、络脉失养等诸多病机变化，最终导致胁痛发生。

二、辨证要点

胁痛在气，以胀痛为主，且游走不定，痛无定处，时轻时重，症状随情绪变化而起伏；胁痛在血，以刺痛为主，且痛处固定不移，疼痛持续不已，局部拒按，入夜尤甚。

实证胁痛以气滞、血瘀、湿热为主，多病程短，来势急，症见疼痛较重而拒按，脉实有力；虚证多属阴血不足，脉络失养，症见其痛隐隐，绵绵不休，且病程长，来势缓，并伴见全身阴血亏耗之证。

三、食疗原则

胁痛之食疗原则当根据"不通则痛，不荣则痛"的理论，以疏肝和络止痛为基本原则。实证之胁痛，宜用理气、活血、清利湿热之法；虚证之胁痛，宜补中寓通，采用滋阴、养血、柔肝之法。应多食蔬菜、水果、瘦肉等食物，忌过度饮酒，忌辛辣肥甘、生冷不洁之品，不宜过量或长期服用香燥理气之品。

四、辨证食疗

（一）肝郁气滞

【证候】胁肋胀痛，走窜不定，或痛引胸背肩臂，疼痛每因情志变化而增减，胸闷腹胀，嗳气频作，得嗳气而胀痛稍舒，善太息，纳少口苦，舌苔薄白，脉弦。

【证机概要】肝失条达，气机郁滞，络脉失和。

【食疗方法】疏肝理气，柔肝止痛。

【推荐食材】黄花菜、柚子皮、玫瑰花、佛手、枳壳、香附、木香、川芎等。

【推荐食疗方】

1. 佛手茶　见"癫狂"节。

2. 木香饮（《简便单方》）　木香 20g，研末备用。取木香粉 2g，入热米酒 15mL 调服，每日 2 次。

3. 炒新鲜黄花菜　黄花菜 300g，腰果 50g，青辣椒 1 个，红辣椒 1 个，猪通脊 300g，姜粉 5g，盐 5g。摘除黄花菜花蕊，将黄花菜在淡盐水中浸泡 30 分钟备用。将腰果炒到微黄盛出，再热锅爆香姜粉，加入肉丝，待肉丝变色后加入青红辣椒丝大火翻炒 2 分钟，加入黄花菜翻炒 1 分钟，加盐调味。佐餐食用。

（二）肝胆湿热

【证候】胁肋胀痛，口苦口黏，恶心呕吐，胸闷纳呆，小便黄赤，大便不爽，或兼有身热恶寒，身目发黄，舌红，苔黄腻，脉弦滑数。

【证机概要】湿热蕴结，肝胆失疏，络脉失和。

【食疗方法】疏肝利胆，清热利湿。

【推荐食材】栀子、蚌肉、枳壳、玉米须、金钱草、鸡骨草、车前子等。

【推荐食疗方】

1. 栀子仁粥（《太平圣惠方》）　栀子仁 10g，粳米 100g，冰糖 10g。栀子仁研粉备用，将粳米放入陶锅内，加水煮粥至八成熟时，再纳栀子仁粉 10g 入粥内继续熬煮，待粥熟，调入冰糖，煮至溶化即成。温热服食，每日 2 次，3 天为 1 个疗程。

2. 玉米须蚌肉汤（《中国药膳学》）　玉米须 50g，蚌肉 120g。先将蚌肉放入陶锅文火煮熟，再放玉米须一起煮烂。每次食蚌肉 30g，喝汤约 150mL，每日 2 次。

3. 鸡骨草枣汤（《岭南草药志》）　鸡骨草 30g，大枣 10 枚。鸡骨草与大枣一同放入陶锅，加水适量，煎煮 20 分钟即可。食枣饮汤，每日 2 次。

（三）瘀血阻络

【证候】胁肋刺痛，痛有定处，痛处拒按，入夜尤甚，可伴胁下痞块，舌质紫黯，脉沉涩。

【证机概要】瘀血内阻，肝络痹阻。

【食疗方法】活血祛瘀，通络止痛。

【推荐食材】玫瑰花、山楂、当归、川芎、桃仁、红花、枳壳、香附、三七粉等。

【推荐食疗方】

1. 玫瑰茶　见"喘证"节。

2. 玫瑰露酒（《全国中药成药处方集》）　鲜玫瑰花 175g，冰糖 100g，50% ～ 60% 的优质白酒 750mL。玫瑰花花蕾将开未开时采摘，将花与冰糖同浸入盛有白酒的陶瓷或玻璃器皿中，封闭，冷浸法浸泡 14 天。每次饮服 15mL，每日 2 次。

3. 红花山楂酒　见"噎膈"节。

（四）肝络失养

【证候】胁肋隐痛，悠悠不休，遇劳加重，伴见口干咽燥，心中烦热，头晕目眩，舌红少苔，脉细弦而数。

【证机概要】肝肾阴亏，精血耗伤，肝络失养。

【食疗方法】养阴柔肝，理气止痛。

【推荐食材】女贞子、龙眼肉、生地黄、枸杞子、沙参、麦冬、当归、白芍等。

【推荐食疗方】

1. 益寿鸽蛋汤（《四川中药志》）　枸杞子 10g，龙眼肉 10g，制黄精 10g，鸽蛋 4 枚，冰糖 30g。枸杞子洗净，龙眼肉、制黄精分别洗净，切碎，冰糖打碎待用。锅中注入清水约 750mL，加入上三味同煮。待煮沸 15 分钟后，再将鸽蛋打入锅内，冰糖碎块同时下锅，煮至蛋熟即成。每日服 1 剂，连服 7 日。

2. 生地黄鸡（《肘后备急方》）　生地黄 250g，雌乌鸡 1 只，饴糖 150g。鸡宰杀去毛及肠杂，去内脏备用；将生地黄洗净，切片，入饴糖，调拌后塞入鸡腹内。将鸡腹部朝下放入陶锅内，然后将陶锅置于蒸锅内，蒸煮约 2 ～ 3 小时，待其熟烂后，食肉，饮汁，每日 2 次。

3. 鱼鳔汤（《中华临床药膳食疗学》）　鱼鳔 25g，枸杞子、女贞子、黄精各 25g，调料适量。将鱼鳔等诸味洗净，加水共煮汤，煮沸后，改用文火熬 20 分钟，加调料即成。药渣加水再煎。

第十八节　黄　疸

黄疸是指因外感湿热疫毒，内伤饮食、劳倦或病后，导致湿邪困遏脾胃，壅塞肝胆，疏泄失常，胆汁泛溢，或血败不华于色，引发以目黄、身黄、小便黄为主症的一种病证。其中目睛黄染是本病的重要特征。本病证与现代医学所述黄疸意义相同，可涉及肝细胞性黄疸、阻塞性黄疸和溶血性黄疸。临床常见的急慢性肝炎、肝硬化、胆囊炎、胆结石、钩端螺旋体病、G6PD 缺乏症及某些消化系统肿瘤等疾病，凡出现黄疸者，均可参照本节内容辨证食疗。

一、病因病机

外感多属湿热疫毒所致，内伤常与饮食、劳倦、病后有关。黄疸的病机关键是湿，由于湿邪困遏脾胃，壅塞肝胆，疏泄失常，胆汁泛溢而发生黄疸。

二、辨证要点

黄疸的辨证，应以阴阳为纲。阳黄以湿热疫毒为主，其中有热重于湿、湿重于热、胆腑郁热与疫毒炽盛的不同；阴黄以脾虚寒湿为主，注意有无血瘀。

1. 辨阳黄与阴黄　阳黄多由湿热之邪所致,发病急,病程短,色泽鲜明如橘,伴发热,口干苦,小便短赤,大便燥结,舌红,苔黄腻,脉弦滑数。阴黄由脾胃虚寒、寒湿内阻,或肝郁血瘀所致,病程长,病势缓,其色虽黄,但色泽晦暗,伴脘腹痞闷,气短乏力,纳食减少,舌淡白,苔白腻,脉濡缓或沉迟,或舌质紫黯有瘀斑,脉弦涩。

2. 辨阳黄之湿热轻重　热重于湿者,可见身目俱黄,色泽鲜明,发热口渴,大便燥结,舌苔黄腻,脉弦数;湿重于热者,色泽不如热甚者鲜明,伴头身困重,胸满脘痞,舌苔白腻微黄,脉弦滑。

三、食疗原则

黄疸的食疗原则主要为化湿邪,利小便。具体可根据阳黄、阴黄之不同证型,辨证选取食疗原则。黄疸后期的食疗应重在健脾疏肝、活血化瘀。饮食勿过嗜辛热甘肥食物,应戒酒类饮料。

四、辨证食疗

阳　黄

(一)热重于湿

【证候】身目俱黄,黄色鲜明,发热口渴,或见心中懊恼,胁痛腹胀,口干口苦,恶心呕吐,小便短少黄赤,大便秘结,舌质红,舌苔黄腻,脉象弦数。

【证机概要】湿热熏蒸,壅滞肝胆,胆汁泛溢。

【食疗方法】清热通腑,利湿退黄。

【推荐食材】栀子、大黄、鸡内金、郁金、白茅根等。

【推荐食疗方】

1. 栀子仁粥　见"胁痛"节。

2. 大黄粥　大黄10g,大米100g。将大黄择净,放入锅中,加清水适量,浸泡5~10分钟后,水煎取汁备用。将大米淘净,加清水适量煮粥,待熟时,调入大黄药汁,再煮一二沸即成,或将大黄2~3g研为细末,调入粥中服食亦可,每日1剂。

(二)湿重于热

【证候】身目俱黄,黄色不及前者鲜明,头重身困,胸脘痞满,恶心呕吐,大便溏垢,舌质红,舌苔厚腻微黄,脉象濡数或濡缓。

【证机概要】湿遏热伏,困阻中焦,胆汁不循常道。

【食疗方法】利湿化浊运脾,佐以清热。

【推荐食材】鸡骨草、藿香、玉米须、茯苓、薏苡仁等。

【推荐食疗方】

1. 鸡骨草枣汤　见"胁痛"节。

2. 玉米须蚌肉汤　见"胁痛"节。

(三)胆腑郁热

【证候】身目发黄,黄色鲜明,上腹、右胁胀闷疼痛,牵引肩背,身热不退,或寒热往来,口苦咽干,呕吐呃逆,尿黄赤,大便秘,舌红苔黄,脉弦滑数。

【证机概要】湿热砂石郁滞，脾胃不和，肝胆失疏。

【食疗方法】疏肝泄热，利胆退黄。

【推荐食材】熟大黄、蒲公英、枳实、佛手、栀子、厚朴花、竹茹、橘皮等。

【推荐食疗方】

1. 黄金茶　大黄、鸡内金、蒲公英、香橼各30g。将上药研末备用，取20g放入杯中，冲入沸水，浸泡20～30分钟后饮用，饮后可再加沸水冲泡，冲泡3次为宜，每日2次。

2. 凉拌菊苣　菊苣嫩叶100g，冲洗干净（忌热沸水冲洗），佐料调拌，每日2次。

阴　黄

（一）寒湿阻遏

【证候】身目俱黄，黄色晦暗，或如烟熏，脘腹痞胀，纳差，大便不实，神疲畏寒，口淡不渴，舌体胖大，舌淡苔腻，脉濡缓或沉迟。

【证机概要】中阳不振，寒湿滞留，肝胆失于疏泄。

【食疗方法】温中化湿，健脾和胃。

【推荐食材】干姜、白术、泽泻、茯苓、薏苡仁、苍术、厚朴、橘皮等。

【推荐食疗方】

1. 鲤鱼汤　见"心悸"节。

2. 泽姜汤　泽泻15g，干姜10g，橘皮10g，茯苓20g。上四味，以水1000mL煎煮，煮取400mL，饮汤，每日2次。

（二）脾虚湿滞

【证候】面目及肌肤淡黄，甚则晦暗不泽，乏力，心悸气短，便溏，舌质淡苔薄，脉濡细。

【证机概要】黄疸日久，脾虚血亏，湿滞残留。

【食疗方法】健脾养血，利湿退黄。

【推荐食材】黄芪、生姜、白术、当归、白芍、甘草、大枣、茯苓、党参等。

【推荐食疗方】

1. 黄芪猴头汤（《保健药膳》）　猴头菌150g，黄芪30g，嫩鸡肉250g，油菜心100g，清汤750g，精盐5g，料酒15g，葱20g，生姜15g，味精、胡椒面各少许。将猴头菌冲洗后，放入盆内用温水发胀，约30分钟，捞出削去底部的木质部分，洗净切成0.2cm厚的大片，将发猴头菌的水用纱布过滤待用；黄芪洗净，切斜片；鸡肉剁成约3cm长、1.5cm宽的长方块；葱切段，姜切片；油菜心用清水洗净待用。锅烧热下入猪油，投入姜、葱、鸡块煸炒后，放入精盐、料酒、发猴头菌的水、黄芪和少量的清汤，用武火烧沸后再用小火烧约1小时，然后下入猴头菌片再煮10分钟。先捞出鸡块放在碗内，再捞出猴头菌片盖在上面。汤中下入油菜心、味精、胡椒面，略煮片刻即成。

2. 猪蹄黄芪通草汤　猪蹄1只，黄芪30g，通草10g。把猪蹄用慢火煮6小时，晾凉，然后把上面的油去掉，加入黄芪、通草再煮半小时，捞出黄芪、通草，吃肉喝汤。

黄疸后期

黄疸消退，有时并不代表病已痊愈。如湿邪不清，肝脾气血未复，可导致病情迁延不愈，或黄疸反复发生，甚至转成积聚、鼓胀。因此，黄疸消退后，仍须根据病情继续食疗。

（一）湿热留恋

【证候】脘痞腹胀，胁肋隐痛，纳少口苦，小便黄赤，舌苔腻，脉濡数。

【证机概要】湿热留恋，余邪未清。

【食疗方法】利湿清热，以除余邪。

【推荐食材】茯苓、泽泻、陈皮、薏苡仁、玉米须、赤小豆、鸡骨草等。

【推荐食疗方】

1.玉米须蚌肉汤 见"胁痛"节。

2.鸡骨草枣汤 见"胁痛"节。

3.赤小豆鲤鱼汤（《外台秘要》） 鲤鱼1条（250g左右），赤小豆100g，生姜1片，盐、味精、料酒、食用油各适量。将赤小豆洗净，加水浸泡半小时；生姜洗净；鲤鱼留鳞去内脏，洗净。起油锅，煎鲤鱼，入清水适量，放入赤小豆、生姜、料酒各少许。先武火煮沸，改文火焖至赤小豆熟，调入盐、味精即可。随量食用或佐餐。每周可服食3次。

（二）肝脾不调

【证候】脘腹痞闷，乏力，胁肋隐痛，纳差，大便不调，舌苔薄白，脉细弦。

【证机概要】肝脾不调，疏运失职。

【食疗方法】调和肝脾，理气助运。

【推荐食材】当归、白芍、香橼、香附、党参、白术、橘皮、佛手、茉莉花、玫瑰花等。

【推荐食疗方】

1.茉莉玫瑰粥（《中医经典食疗大全》） 茉莉花10g，玫瑰花5朵，粳米100g，冰糖适量。将粳米放入盛有适量水的锅内，煮沸后加入茉莉花、玫瑰花、冰糖，改为文火煮成粥，每日2次。

2.柚皮醪糟（《重庆草药》） 柚子皮（去白）、青木香、川芎、红糖各10g，醪糟（酒酿）100g。将柚子皮、青木香、川芎制成细末备用，水煮红糖、醪糟200mL，兑入药末3～6g，趁热食用，每日2次。

3.佛手柑粥 见"喘证"节。

（三）气滞血瘀

【证候】胁下结块，隐痛、刺痛不适，胸胁胀闷，舌有紫斑或紫点，脉涩。

【证机概要】气滞血瘀，积块留着。

【食疗方法】疏肝理气，活血化瘀。

【推荐食材】枳壳、砂仁、三七、香橼、香附、玫瑰花、当归、赤芍、丹参、桃仁等。

【推荐食疗方】

1.玫瑰花茶 玫瑰花9g（鲜品加倍），红茶3g。上两味制粗末，用沸水冲泡10分钟，每日1剂，不拘时温饮。

2.砂仁猪肚汤 砂仁10g，田七9g，香橼9g，猪肚100g。将猪肚用沸水洗净，刮去内膜，去除气味，与砂仁、田七、香橼一起放入锅中，加水适量同煮，烧沸后文火煮约2小时。调味后饮汤食肉。

3.玫瑰露酒 见"胁痛"节。

第十九节　积　聚

　　积聚是由于体虚复感外邪、情志饮食所伤以及他病日久不愈等原因引起正气亏虚，脏腑失和，气滞、血瘀、痰浊蕴结腹内而致，以腹内结块、或胀或痛为主要临床特征的一类病证。分别言之，积，触之有形，固定不移，痛有定处，病在血分，多为脏病；聚，触之无形，聚散无常，痛无定处，病在气分，多为腑病。因积与聚关系密切，故两者往往一并论述。现代医学中，凡多种原因引起的肝脾肿大、腹盆腔肿瘤、增生型肠结核等，多属"积"之范畴；胃肠功能紊乱、不完全性肠梗阻等原因所致的包块，则与"聚"关系密切，皆可参照本节内容辨证食疗。

一、病因病机

　　积聚的发生，多因情志失调，饮食所伤，外邪侵袭，以及病后体虚，或黄疸、疟疾等经久不愈，且常交错夹杂，混合致病，以致肝脾受损，脏腑失和，气机阻滞，瘀血内结，或兼痰湿凝滞，而成积聚。

二、辨证要点

　　1. 辨积与聚　积聚虽常相兼为患，然病机、主症皆有不同。聚证病在气分，多属于腑，病机以气机逆乱为主，腹内结块望之有形，但按之无块，聚散无常，痛无定处，病程较短，病情一般较轻；积证则病在血分，多属于脏，病机以痰凝血瘀为主，腹内结块望之可无形，但触之有积块，固定不移，痛有定处，病程较长，病情一般较重。

　　2. 辨虚实　根据病史长短、邪正盛衰以及伴随症状，辨其虚实之主次。聚证多实。积证初起，正气未虚，以邪实为主；中期，积块增大，质地较硬，正气渐伤，邪实正虚；后期，日久瘀结不去，正气大伤，则以正虚为主。

三、食疗原则

　　聚证病在气分，重在调气，以疏肝理气、行气消聚为基本食疗原则；积证病在血分，重在活血，以活血化瘀、软坚散结为基本食疗原则。

四、辨证食疗

聚　证

（一）肝气郁结

　　【证候】 腹中结块柔软，攻窜胀痛，时聚时散，脘胁胀闷，常随情绪波动而起伏，舌淡苔薄，脉弦。

　　【证机概要】 肝失疏泄，气聚腹中。

　　【食疗方法】 疏肝解郁，行气消聚。

　　【推荐食材】 木香、香橼、白芍、佛手、香附、青皮、枳壳等。

【推荐食疗方】

1.佛手茶 见"癫狂"节。

2.木香饮 见"胁痛"节。

3.香橼米醋浸海带 海带（鲜）120g，香橼 9g，醋 1000mL。将香橼皮、海带在米醋中浸泡 7 日。每日取食海带 6～9g，连食 2 周。

（二）食滞痰阻

【证候】腹胀或痛，拒按，腹部时有条索状物聚起，便秘，纳呆，脘闷不舒，舌苔腻，脉弦滑。

【证机概要】虫积、食滞、痰浊交阻，气聚成结。

【食疗方法】理气化痰，导滞通腑。

【推荐食材】莱菔子、木香、橘皮、山楂、苍术、炒麦芽等。

【推荐食疗方】

1.山楂茶（《中医经典食疗大全》） 生山楂、炒山楂各 6g，炒陈皮 9g，红茶 3g。上药放入热水瓶中，冲入沸水大半瓶，塞紧塞子十几分钟，代茶频饮。

2.莱菔子粥 见"肺胀"节。

积　证

（一）气滞血阻

【证候】腹部积块质软不坚，固定不移，胀痛并见，舌黯，苔薄，脉弦。

【证机概要】气滞血瘀，痹阻脉络，积而成块。

【食疗方法】理气活血，消积散瘀。

【推荐食材】桃仁、红花、川芎、木香、香附、丹参、玫瑰花、川牛膝等。

【推荐食疗方】

1.牛膝玫瑰茶 川牛膝 9g，玫瑰花 9g（鲜品加倍），红茶 3g。上三味制粗末，用沸水冲泡 10 分钟，不拘时温饮，每日 1 剂。

2.川芎煮鸡蛋 鸡蛋 2 枚，川芎 9g，黄酒适量。锅置火上，加水 300mL，放入鸡蛋、川芎同煮。鸡蛋熟后取出去壳，复置汤药内，再用文火煮 5 分钟，酌加黄酒适量，起锅。食蛋饮汤。日服 1 剂，5 剂为 1 个疗程。

3.黑豆红花饮 黑豆 30g，红花 6g，红糖 30g。黑豆、红花放入锅内，加清水适量，用武火煮沸后，再用文火煮，至黑豆熟烂，除去黑豆、红花留汁，加红糖搅匀即成。每次服 10～20mL，每日 2 次。

4.桃仁鳜鱼 桃仁 6g，泽泻 10g，鳜鱼 250g。鳜鱼洗净，与桃仁、泽泻一起，加入葱、姜等佐料，一同炖熟。食鱼喝汤。

（二）瘀血内结

【证候】腹部积块渐大，质地较硬，固定不移，隐痛或刺痛，纳差，乏力，面黯消瘦，时有寒热，女子或见月事不下，舌质紫黯或有瘀点、瘀斑，脉细涩。

【证机概要】瘀结不消，正气渐损，脾运不健。

【食疗方法】祛瘀软坚，兼调脾胃。

【推荐食材】当归、川芎、桃仁、红花、三七、姜黄、玫瑰花、丹参等。

【推荐食疗方】

1. 桃仁粥（《太平圣惠方》） 桃仁（去皮尖）21 枚，生地黄 30g，桂心（研末）3g，粳米 100g，生姜 3g。地黄、桃仁、生姜三味加米酒 180mL 共研，绞取汁备用，另以粳米煮粥，再下桃仁等汁，更煮另熟，调入桂心末。每日 1 剂，空腹热食。

2. 红花当归酒（《中药制剂汇编》） 红花 100g，当归 50g，桂皮 50g，赤芍 50g，50%～60% 的食用酒 10000mL。将上药干燥粉碎成粗末，食用酒 1000mL 浸渍 10～15 天，过滤，补充一些酒续浸药渣 3～5 天，滤过，添加酒至 10000mL，即得。每次服 10～20mL，每日 3 次。

3. 丹参烤里脊（《中国药膳大全》） 猪里脊肉 300g，丹参（煎水）9g，番茄酱 25g，葱、姜末各 3g，水发兰片、熟胡萝卜粒各 5g，精盐 1.5g，白糖 50g，绍酒 10g，酱油 25g，醋 25g，花椒水 10g，豆油 70g。将猪里脊肉切块，顺切刀口 1cm 深，拌上酱油，入油锅炸成金黄色，置小盆内，加丹参水、酱油、花椒水、绍酒、姜、葱、清汤，拌匀，入烤炉，烤熟取出，顶刀切成木梳片，摆于盘内。锅内放油，入兰片、胡萝卜粒煸炒一下，加清汤、白糖、番茄酱、绍酒、精盐、花椒水。出锅后，加明油，浇在里脊片上即成。日常佐餐随量食用，每周 3～5 次。

（三）正虚瘀结

【证候】久病体弱，积块坚硬，隐痛或剧痛，纳少，消瘦，乏力，面色萎黄或黧黑，甚则面肢浮肿，或有出血，舌质淡紫，舌光无苔，脉细数或弦细。

【证机概要】瘕积日久，中虚失运，气血衰少。

【食疗方法】补益气血，化瘀消积。

【推荐食材】黄芪、人参、白术、茯苓、甘草、当归、赤芍、三七、川芎等。

【推荐食疗方】

1. 山楂红糖汤 山楂 10 枚，黄芪 30g。上二味，冲洗干净，去核打碎，放入锅中，加清水煮约 20 分钟，调以红糖 3g 进食，每日 2 次。

2. 三七蒸蛋（《同寿录》） 三七末 3g，莲藕 1 段，鸡蛋 1 枚。莲藕洗净，削皮，榨取藕汁约 50mL 置碗中；鸡蛋去壳，与三七末、藕汁一起搅拌（也可加入少许冰糖调味），隔水蒸 1 小时即可。每日 2 次。

3. 乌贼桃仁汤（《陆川本草》） 鲜乌贼鱼肉 250g，桃仁 15g，黄酒、酱油、白糖各适量。乌贼肉冲洗干净，切条备用；桃仁洗净，去皮备用；乌贼肉放入锅中，加桃仁、清水，旺火烧沸后加黄酒、酱油、白糖，再用小火煮至烂熟即成。每日 2 次。

第二十节 鼓 胀

鼓胀系指肝病日久，肝、脾、肾功能失调，气滞、血瘀、水停于腹中所导致的腹部胀大如鼓的一类病证。现代医学中多种原因导致的肝硬化腹水，其他疾病出现的腹水，符合鼓胀特征者，可参照本节内容辨证食疗。

一、病因病机

鼓胀病因比较复杂，概言之，有酒食不节、情志刺激、虫毒感染、病后续发4个方面。形成本病的机理主要在于肝、脾、肾受损，气滞血结，水停腹中。

二、辨证要点

本病多属本虚标实之证。临床首先应辨其虚实标本的主次，标实者当辨气滞、血瘀、水湿的偏盛，本虚者当辨阴虚与阳虚的不同。

三、食疗原则

标实为主者，当根据气、血、水的偏盛，分别采用行气、活血、祛湿利水或暂用攻逐之法，同时配以疏肝健脾；本虚为主者，当根据阴阳的不同，分别采取温补脾肾或滋养肝肾法，同时配合行气活血利水。由于本病总属本虚标实错杂，故食疗原则当以攻补兼施，补虚不忘实，泻实不忘虚。

四、辨证食疗

（一）气滞湿阻

【证候】腹胀按之不坚，胁肋胀痛，纳差，食后胀甚，得嗳气、矢气稍减，小便短少，舌苔薄白腻，脉弦。

【证机概要】肝郁气滞，脾运不健，湿浊中阻。

【食疗方法】疏肝理气，运脾利湿。

【推荐食材】黄花菜、砂仁、香附、青皮、川芎、白芍、苍术、厚朴花、橘皮、茯苓等。

【推荐食疗方】

1. 黄花菜汤　干品黄花菜10g，洗净入陶锅，加水300mL煎煮，佐餐食菜饮汤。

2. 砂仁炖鲫鱼（《中医经典食疗大全》）　鲫鱼400g，砂仁6g，炙甘草3g（研为末）。将甘草、砂仁并放入鱼腹内，用线缚好，放入锅内，加水适量，用武火煮沸，后用文火炖至鱼熟烂。每日1剂，连服数日。

3. 鲤鱼汤（《中医经典食疗大全》）　鲤鱼500g，白术15g，白芍15g，茯苓12g，橘皮6g，生姜6g。将四味药布包煎煮，取药液加生姜等佐料煮鲤鱼，食鱼饮汤，每日1剂，连服数日。

（二）寒水困脾

【证候】腹大胀满，按之如囊裹水，甚则颜面微浮，下肢浮肿，脘腹痞胀，得热则舒，周身困倦，怯寒懒动，小便短少，大便溏薄，舌苔白腻，脉弦迟。

【证机概要】湿邪困遏，脾阳不振，寒水内停。

【食疗方法】温中健脾，行气利水。

【推荐食材】白术、苍术、干姜、白胡椒、草豆蔻、草果、陈皮、茯苓、砂仁、泽泻等。

【推荐食疗方】

1. 干姜粥　见"呕吐"节。

2. 白胡椒炖猪肚（《饮食疗法》）　白胡椒10g，猪肚1具。将猪肚反复用水冲洗净，白胡椒打碎，放入猪肚内，并留少许水分。然后把猪肚头尾用线扎紧，慢火煲1小时以上（至猪肚酥软），捞出猪肚，切条装盘，调味佐餐。

3. 豆蔻乌骨鸡（《本草纲目》）　乌骨母鸡1只（1000g以上），草豆蔻30g，草果2枚。乌骨母鸡宰杀后，去杂毛及肠杂，洗净。将豆蔻、草果烧存性，放入鸡腹内扎定，煮熟，空腹食之。

（三）水热蕴结

【证候】腹大坚满，脘腹胀急，烦热口苦，渴不欲饮，或有面目、皮肤发黄，小便赤涩，大便秘结或溏垢，舌边尖红，苔黄腻或兼灰黑，脉象弦数。

【证机概要】湿热壅盛，蕴结中焦，浊水内停。

【食疗方法】清热利湿，攻下逐水。

【推荐食材】黄花菜、冬瓜、栀子、苍术、厚朴、砂仁、泽泻、车前子等。

【推荐食疗方】

1. 冬瓜粥（《粥谱》）　冬瓜（带皮）100g，粳米100g，嫩姜丝、葱、盐、味精、香油各适量。冬瓜洗净后，削下冬瓜皮（勿丢），把剩下的切成块。粳米洗净放入锅内，加入水适量煮粥。米粥半熟时，将冬瓜、冬瓜皮放入锅，再加适量水，继续煮至瓜熟米烂汤稠为度，捞出冬瓜皮不食，入适量姜、葱、盐、味精、香油调味即成。趁温热服，随量食用。

2. 茅根赤豆粥（《肘后备急方》）　鲜茅根200g（或干茅根50g），赤小豆50g，粳米100g。将鲜茅根洗净，加水适量，煎煮半小时，捞去药渣，将除净杂质的赤小豆用水洗净，放在锅中，加水煮至六七成熟，再将淘净的大米倒入一起继续煮粥。分顿一日内食用。

3. 黄花菜鲤鱼汤　鲤鱼1条（250g左右），干品黄花菜20g，生姜1片，盐、味精、料酒、食用油各适量。将黄花菜、生姜洗净，鲤鱼留鳞去内脏，洗净。起油锅，煎鲤鱼，入清水适量，放入黄花菜、生姜、料酒各少许。先武火煮沸，改文火炖熟，调入盐、味精即可。随量食用或佐餐。每周可服食3次。

（四）瘀结水留

【证候】脘腹坚满，青筋显露，胁下癥结，痛如针刺，面色晦暗黧黑，或见赤丝血缕，面、颈、胸、臂出现血痣或蟹爪纹，口干不欲饮水，或见大便色黑，舌质紫黯或有紫斑，脉细涩。

【证机概要】肝脾瘀结，络脉滞涩，水气停留。

【食疗方法】活血化瘀，行气利水。

【推荐食材】当归、益母草、赤芍、桃仁、泽泻、茯苓、三七、茜草等。

【推荐食疗方】

1. 益母草煮鸡蛋（《食疗药膳学》）　益母草30～60g，鸡蛋2枚。鸡蛋洗净，与益母草加水同煮，熟后剥去蛋壳，入药液中复煮片刻。食蛋饮汤。每天1剂，连用5～7天。

2. 当归鲤鱼汤　鲤鱼500g，当归10g。鲤鱼留鳞去内脏，洗净，加水，与当归共煮，鱼熟加黄酒、盐、味精，食鱼喝汤。

3. 三七茯苓苡仁粥　三七粉3g，茯苓20g，薏苡仁50g，粳米100g。将茯苓、薏苡仁、粳米分别淘洗干净，同时放入锅内，加水适量，大火煮沸后改用小火煮至粳米酥烂后调入三七粉，搅拌均匀，再用火煮至沸，即成。每日2次。

（五）阳虚水盛

【证候】腹大胀满，形似蛙腹，朝宽暮急，面色苍黄或㿠白，纳呆，神倦怯寒，肢冷浮肿，小便短少不利，舌体胖，边有齿痕，质紫，苔白滑，脉沉细无力。

【证机概要】脾肾阳虚，不能温运，水湿内聚。

【食疗方法】温补脾肾，化气利水。

【推荐食材】干姜、鹿角片、茯苓、泽泻、车前子、黄芪、山药、薏苡仁、扁豆、肉桂等。

【推荐食疗方】

1. 牛筋黑豆粥　牛筋 100～150g（干品需置于保温器中，冲入开水泡 4 小时左右至完全发起），黑豆 100g，葱花、芫荽、姜丝、盐、味精、鸡精等各少许。先将黑豆用冷水提前浸泡一个晚上，将牛筋切成小块，与黑豆同入锅共煮。武火煮至其开锅沸腾，待粥开锅沸腾后转至文火慢煮至其黏稠，适量放入盐、味精、鸡精等调味品；最后把葱花、芫荽、姜丝也一起放入，加入少许香油，起锅即可食用。

2. 麻辣羊肉炒葱头（《中华临床药膳食疗学》）　瘦羊肉 200g，葱头 100g，生姜 10g，素油 50g，川椒、辣椒各适量，精盐、味精、黄酒、醋各少许。先将羊肉洗净，切成肉丝；生姜洗净，刮去皮，切成姜丝；葱头洗净，切片。将炒锅置火上，放入素油烧热，投入适量川椒、辣椒，炒焦后捞出；再在炒锅中放入羊肉丝、姜丝、葱头煸炒，加入精盐、味精、黄酒、醋等调味，熟透后收汁，出锅即成。佐餐食用。

3. 青虾炒黄瓜　青虾 400g，黄瓜 25g，葱 1 根，盐少许，蛋清、藕粉、油各适量。黄瓜切成短块，葱切段，将蛋清、藕粉加入青虾，充分混合，在热油中将虾仁炒至鲜红为度，黄瓜、葱另炒至变青时，加入鸡汤及调味品，并加入虾、藕粉勾芡即成。趁热食用。

（六）阴虚水停

【证候】腹大胀满，形体消瘦，或见青筋暴露，面晦唇紫，口干而躁烦失眠，时或鼻衄，牙龈出血，小便短少，舌质红绛少津，苔少或光剥，脉弦细数。

【证机概要】肝肾阴虚，津液失布，水湿内停。

【食疗方法】滋肾柔肝，养阴利水。

【推荐食材】白芍、黑豆、罗布麻、芦根、枸杞子、黄花菜、泽泻、益母草等。

【推荐食疗方】

1. 黑豆鲤鱼汤（《食物与治病》）　黑豆 60g，鲜鲤鱼 500g。将鲤鱼洗净，黑豆淘洗干净浸泡一宿，加清水 700mL，武火煮二物沸后，文火煮至黑豆烂。饮汤食肉，每日 2 次。

2. 枸杞银耳羹　枸杞子 15g，银耳 10g，生麦芽 10g。银耳洗净，与枸杞子、麦芽共煮成羹。佐餐食用。

3. 黄花猪蹄汤　猪蹄 1 只，通草 10g，黄花菜（干品）10g。猪蹄刮洗干净，放入沸水锅内烫 5 分钟，捞出；黄花菜洗净备用。猪蹄、通草、黄花菜放入陶锅内，加入清水，旺火烧开后，转用文火炖至猪蹄烂熟，捞起通草、黄花菜，加入调料即成。

第二十一节　瘿　病

瘿病是由于情志内伤、饮食及水土失宜，以致气滞、痰凝、血瘀壅结颈前所引起的以颈前喉结两旁结块肿大为主要临床特征的一类疾病。现代医学中单纯性甲状腺肿、甲状腺功能亢进症、甲状腺炎、甲状腺腺瘤、甲状腺癌等均属于本病范畴，可参考本节内容进行辨证食疗。

一、病因病机

情志内伤使肝气失于条达，气机郁滞，则津液输布失常，易于凝聚成痰，气滞痰凝，壅结颈前；饮食及水土失宜影响脾胃的功能，使脾失健运，不能运化水湿，聚而生痰，还可影响气血的正常运行，致气滞、痰凝、血瘀壅结颈前则发为瘿病。妇女的经、孕、产、乳等生理特点与肝经气血有密切关系，素体阴虚之人与瘿病有密切关系。

二、辨证要点

颈前肿块光滑，柔软，属气郁痰阻，病在气分；病久肿块质地较硬，甚则质地坚硬，表面高低不平，属痰结血瘀，病在血分。本病还常表现为肝火旺盛及阴虚火旺之证。

三、食疗原则

瘿病以气滞、痰凝、血瘀壅结颈前为基本病机，其食疗应以理气化痰、消瘿散结为基本原则。瘿肿质地较硬及有结节者，配合活血化瘀；火郁阴伤而表现阴虚火旺者，以滋阴降火为主。

四、辨证食疗

（一）气郁痰阻

【证候】颈前喉结两旁结块肿大，质软不痛，胸闷，喜太息，或兼胸胁窜痛，病情常随情志波动，苔薄白，脉弦。

【证机概要】气机郁滞，痰浊壅阻，凝结颈前。

【食疗方法】理气舒郁，化痰消瘿。

【推荐食材】昆布、海藻、黄花菜、浙贝母、郁金、青木香、青皮、橘皮、桔梗等。

【推荐食疗方】

1. 昆布海藻煮黄豆（《本草纲目》） 昆布30g，海藻30g，黄豆100g。洗净黄豆，放入陶锅内，加清水适量，文火煮至半熟；再将洗净切碎的昆布、海藻，与黄豆同煮至黄豆熟烂，调入油、盐、味精后即可食用。

2. 香橼米醋浸海带 见"积聚"节。

3. 黄花紫菜汤 黄花菜（干品）15g，紫菜6g，豌豆荚10朵，冬笋半只，芹菜末少许，盐、姜末各适量，胡椒粉、味精各少许，生抽2大匙。将黄花菜泡软去硬蒂，紫菜洗干净。豌豆荚、冬笋爆炒2分钟，加水适量，烧开后放入黄花菜、紫菜及盐略煮片刻，撒入芹菜末、姜末，加胡椒粉及味精调味即可起锅食用。

（二）痰结血瘀

【证候】颈前喉结两旁结块肿大，按之较硬或有结节，经久未消，纳差，舌质黯或紫，苔薄白或白腻，脉弦或涩。

【证机概要】痰气交阻，血脉瘀滞，搏结成瘿。

【食疗方法】理气活血，化痰消瘿。

【推荐食材】海藻、昆布、橘皮、浙贝母、当归、赤芍、川芎、丹参等。

【推荐食疗方】

海藻酒 海藻 30g，昆布 15g，青皮 6g，橘皮 10g，川芎 10g。将海藻、昆布洗去咸味，锉细，与青皮、橘皮、川芎用黄酒适量同浸两宿，滤净，每次适量，细细含咽，不计时候，以瘥为度。

（三）肝火旺盛

【证候】颈前喉结两旁轻度或中度肿大，一般柔软光滑，烦热易出汗，急躁易怒，眼球突出，手指颤抖，面部烘热，口苦，舌质红，苔薄黄，脉弦数。

【证机概要】痰气交阻，气郁化火，壅结颈前。

【食疗方法】清肝泻火，消瘿散结。

【推荐食材】栀子、丹皮、当归、白芍、玄参、蒺藜、决明子、知母等。

【推荐食疗方】

1.蒺藜茶 炒白蒺藜 10g，决明子 20g。将上二味同置杯中，冲入沸水，密封浸泡 10～20 分钟后代茶饮用，每日 2 次。

2.昆布决明汤（《大食代：食疗治百病》） 昆布 20g，决明子 20g。将昆布洗净，浸泡 2 小时，连汤放入陶锅；再加入决明子，煎 1 小时以上。饮汤，食昆布，每日 1～2 次。

（四）心肝阴虚

【证候】颈前喉结两旁结块或大或小，质软，病起较缓，心悸不宁，心烦少寐，易出汗，手指颤动，眼干，目眩，倦怠乏力，舌质红，苔少或无苔，舌体颤动，脉弦细数。

【证机概要】气火内结日久，心肝之阴耗伤。

【食疗方法】滋阴降火，宁心柔肝。

【推荐食材】熟地黄、天冬、当归、枸杞子、酸枣仁、柏子仁、白芍、龟甲、制首乌等。

【推荐食疗方】

1.酸枣仁粥（《太平圣惠方》） 酸枣仁 10g，熟地黄 10g，粳米 100g。将酸枣仁置炒锅内，用文火炒至外皮鼓起并呈微黄色，取出，放凉捣碎，与熟地黄共煎，过滤取汁待用；将粳米淘洗干净，加水适量，煮至粥稠后入药汁，再煮 3～5 分钟即可食用。温热服。

2.猪肝羹 猪肝 150g（细切，去筋膜），鸡蛋 1 只、豉汁适量，葱白 1 茎（去须，切片）。将猪肝和葱白与豉汁煮成羹状，九成熟时，打入鸡蛋，即可食用。

3.杞地甲鱼羹 甲鱼（400g）1 只，枸杞子 30g，怀山药 30g，女贞子 15g，熟地黄 15g，精盐、味精各适量。杀甲鱼，去内脏，用沸水冲洗一下，洗净，切作块，放陶锅内，加枸杞子、怀山药、女贞子、熟地黄，加水适量，文火炖作羹糊，加盐、味精调味即可。

第二十二节　疟　疾

疟疾是感受疟邪，邪伏半表半里，出入营卫之间，邪正交争，引起的以寒战、壮热、头痛、汗出、休作有时为临床特征的一类疾病。非感受"疟邪"而表现为寒热往来、似疟非疟的类疟疾患，亦可参照本节内容辨证食疗。

一、病因病机

本病的发生，主要是感受"疟邪"（主要指疟原虫），但其发病与正虚抗邪能力下降有关，诱发因素则与外感风寒、暑湿，饮食劳倦有关，即饮食所伤，脾胃受损，痰湿内生，或起居失宜，劳倦太过，元气耗伤，营卫空虚，疟邪乘袭，即可发病。其病位总属少阳。感邪之后，邪伏半表半里，出入营卫之间，邪正交争，则疟病发作；疟邪伏藏，则发作休止。

二、辨证要点

疟疾的辨证应根据病情的轻重、寒热的偏盛、正气的盛衰及病程的长短，区分正疟、温疟、寒疟、瘴疟、劳疟的不同。

三、食疗原则

疟疾的食疗以祛邪截疟为基本原则，区别寒与热的偏盛进行处理。如温疟兼清，寒疟兼温，瘴疟宜解毒除瘴，劳疟则以扶正为主，佐以截疟。如属疟母，又当祛瘀化痰软坚。

四、辨证食疗

正　疟

【证候】发作时症状比较典型，常先有呵欠乏力，继则寒战鼓颔约30分钟，寒罢则内外皆热，常表现为高热，可持续2～6小时，头痛面赤，口渴引饮，终则遍身汗出，2～3小时后，热退身凉，每日或间一两日发作1次，寒热休作有时，舌红，苔薄白或黄腻，脉弦。

【证机概要】疟邪伏于少阳，与营卫相搏，正邪交争。

【食疗方法】祛邪截疟，和解表里。

【推荐食材】草果、厚朴花、苍术、橘皮、青蒿、马兰头等。

【推荐食疗方】

1.马兰头汁　鲜马兰头200g绞汁，在发疟前2小时顿服，连服数天。

2.青蒿粥　鲜青蒿100g，粳米50g，白糖适量。鲜青蒿洗净后，加水适量，煎煮半小时，取药汁；粳米洗净，煮粥，待粥熟后，倒入青蒿汁，加入白糖搅拌，煮沸即可服食，分顿一日内食用。

3.草果苍术橘皮甘草饮　草果10g，苍术10g，橘皮10g，甘草6g。上四味，煎汤饮，每日2次。

温　疟

【证候】发作时热多寒少，汗出不畅，头痛，骨节酸痛，口渴引饮，便秘尿赤，舌红苔黄，或舌红干而无苔，脉弦数。

【证机概要】阳热素盛，疟邪与营卫相搏，热炽于里。

【食疗方法】清热解表，和解祛邪。

【推荐食材】知母、生地黄、麦冬、石斛、玉竹、黄精、葛根等。

【推荐食疗方】

1.知母玉竹葛根饮　知母15g，玉竹30g，葛根30g。上三味，煎汤饮，每日2次。

2. 地精饮 生地黄 30g，黄精 30g。上二味，煎汤饮，每日 2 次。

3. 西瓜汁茶（《中医传染病学》） 新鲜西瓜，去籽取瓤，取汁，代茶频服。

寒 疟

【证候】发作时热少寒多，口不渴，胸闷脘痞，神疲体倦，舌苔白腻，脉弦。

【证机概要】素体阳虚，疟邪入侵，寒湿内盛。

【食疗方法】和解表里，温阳达邪。

【推荐食材】干姜、甘草、草果、厚朴花、青皮、橘皮等。

【推荐食疗方】

1. 蒜头椒叶汤 取蒜头一颗，鲜辣椒叶 100g。用 500mL 的水煮成汤，每日 2～4 次。

2. 草姜泥 草果 1.5g，生姜 2 片。草果研为细粉，生姜榨汁，共搅泥状，于疟疾发作前 2 小时兑温开水顿服。

3. 温脾饮（《普济方》） 橘皮 12g，乌梅 30g，人参 1g，大枣 100g，甘草 6g，草果 6g，生姜 5 片。上洗净，分作五服。纸裹，以盐少许煨香熟，去纸，加水 500mL，煎取 200mL，去渣温服，每日 2 次。

瘴 疟

（一）热瘴

【证候】热甚寒微，或壮热不寒，头痛剧烈，抽搐，肢体烦痛，面红目赤，胸闷呕吐，烦渴饮冷，大便秘结，小便热赤，甚至神昏谵语，舌质红绛，苔黄腻或垢黑，脉洪数或弦数。

【证机概要】瘴毒内盛，热陷心包。

【食疗方法】解毒除瘴，清热保津。

【推荐食材】知母、银花、玄参、石斛、玉竹、牡丹皮、赤芍、龟甲、鳖甲等。

【推荐食疗方】

1. 西瓜汁茶 见本节"温疟"。

2. 玄参玉竹饮 玄参 15g，玉竹 15g。上二味，煎汤饮，每日 2 次。

（二）冷瘴

【证候】寒甚热微，或但寒不热，或呕吐，腹痛腹泻，甚则形寒肢冷，经脉拘急，嗜睡不语，神志昏蒙，舌苔厚腻色白，脉弦。

【证机概要】瘴毒内盛，湿浊蒙蔽心窍。

【食疗方法】解毒除瘴，芳化湿浊。

【推荐食材】苍术、厚朴花、陈皮、藿香、佩兰、荷叶、草果等。

【推荐食疗方】

1. 熏气妙方 鲜芫荽 50g，紫苏叶、藿香各 3g，陈皮、砂仁各 6g。煎沸后倾入大壶内，将壶嘴对准患者鼻腔，令吸其气。

2. 苍藿茶 苍术 10g，藿香 10g，炙甘草 10g，茯苓 10g。将苍术、藿香、炙甘草、茯苓放入杯中，冲入沸水，浸泡 20～30 分钟后饮用，饮后可再加沸水冲泡，冲泡 3 次为宜，每日 2 次。

3. 厚朴花茶 厚朴花 6g，橘皮 3g，草果 3g。将厚朴花、橘皮、草果打碎，放入杯中，冲入沸水，浸泡 20～30 分钟后饮用，饮后可再加沸水冲泡，冲泡 3 次为宜，每日 2 次。

劳　疟

【证候】疟疾迁延日久，每遇劳累辄易发作，发时寒热较轻，面色苍白或萎黄，倦怠乏力，短气懒言，纳少自汗，舌质淡，脉细弱。

【证机概要】疟邪久留，气血耗伤。

【食疗方法】益气养血，扶正祛邪。

【推荐食材】人参、黄芪、白术、大枣、何首乌、当归、白芍、鳖甲等。

【推荐食疗方】

1. 黄芪猪蹄汤　猪蹄 1 只，黄芪 30g。把猪蹄用慢火煮 6 小时，晾凉，然后把上面的油去掉，加入黄芪再煮半小时，捞出黄芪，吃肉喝汤。

2. 乌龟汤　将 500g 左右的乌龟一只宰杀后，加适量水煮熟，以食盐调味，食肉喝汤。每天一次，治愈为度。

3. 首乌鸡　乌鸡半只，何首乌 30g。药材稍冲洗后，以纱布袋装好，即为首乌药包。乌鸡洗净，切块，入开水中煮 5 分钟，取出洗净备用。陶锅内入鸡块、首乌药包、调味料（何首乌忌猪肉、血、无鳞鱼、葱、蒜，恶萝卜）及水适量，以大火煮开，再改小火煮至熟烂（约半小时），去首乌药包，食肉喝汤，每日 2 次。

第二十三节　水　肿

水肿是指体内水液潴留，眼睑、头面、四肢、腹部甚至全身浮肿。为肾系疾病的主要症候之一。现代医学中肾小球肾炎、肾病综合征、内分泌失调、营养障碍等疾病可参照本节内容辨证食疗。

一、病因病机

人体水液的运行，有赖于脾气的升化转输，肺气的宣降通调，心气的推动，肾气的蒸化开阖。这些脏腑功能正常，则三焦发挥决渎作用，膀胱气化畅行，小便通利，可维持正常的水液代谢。反之，若外感风寒湿热之邪，水湿浸渍，疮毒浸淫，饮食劳倦，久病体虚等，则可发为水肿。

风为六淫之首，每夹寒夹热，风寒或风热之邪，侵袭肺卫，肺失通调，风水相搏，发为水肿。

肌肤出现痈疡疮毒，内犯肺脾，脾不升津，肺失宣降，水液潴留体内，泛滥肌肤，发为水肿。

久居湿地，或冒雨涉水，水湿之气内侵；或平素饮食不节，过食生冷，可使湿邪困脾，运化失常，致水湿停聚不行，潴留体内，泛滥肌肤，发为水肿。

湿热内侵，久羁不化；或湿郁化热，湿热内盛，使中焦脾胃失其升清降浊之能，三焦壅滞，水道不通，水液潴留体内，泛滥肌肤，发为水肿。

饮食失调，或劳倦过度，或久病伤脾，脾气受损，运化失司，水液代谢失常，引起水液潴留体内，泛滥肌肤，而成水肿。

生育不节，房劳过度，久病伤肾，以致肾气虚衰，不能化气行水，膀胱气化失常，开阖不利，引起水液潴留体内，泛滥肌肤，而成水肿。

二、辨证要点

感受风邪、水湿、疮毒、湿热等邪气，使肺失宣降通调，脾失健运而成；起病急，病程短，肿多先起于头面，由上至下，蔓延全身，一般上半身肿甚，肿处皮肤绷急光亮，按之凹陷，随手即起，兼见烦热口渴，小便赤涩，大便秘结等，此为阳水。

饮食劳倦、久病体虚等引起脾肾亏虚、气化不利所致；起病缓慢，或由阳水转化而来，病程较长。肿先起于下肢，由下而上，蔓延全身，或腰以下肿甚，肿处皮肤松弛，按之凹陷不起，兼见小便少但不赤涩，大便溏薄，神疲气怯等，此为阴水。

三、食疗原则

水肿应区分阴水、阳水而治。阳水主要治以发汗、利小便、宣肺健脾，水势壅盛宜攻逐水气，以祛邪为主；阴水则主要治以温阳益气、健脾、益肾、补心，兼利小便，以扶助正气。虚实并见者，则攻补兼施。

四、辨证食疗

阳　水

（一）风热袭表

【证候】眼睑浮肿，继而四肢水肿，全身皆肿，伴恶寒发热，肢节酸痛，小便短少等。风热者，咽喉红肿疼痛，口渴，舌质红，脉浮滑数。

【证机概要】风热袭表，卫气不宣。

【食疗方法】疏风清热，宣肺行水。

【推荐食材】茯苓、薏苡仁、冬瓜、冬瓜皮、赤小豆、黄瓜、西瓜、桑叶、菊花、桔梗、金银花、蒲公英、薄荷等。

【推荐食疗方】

1.桑叶桔梗汤　桑叶 30g，桔梗 15～30g，薄荷 10g，薏苡仁 60g，茯苓 60g。将上述食材用清水洗净，先将桑叶、桔梗、薏苡仁、茯苓放入砂锅或不锈钢锅内，加水煎煮，在煎煮第 2 次至 15 分钟时将薄荷放入。每天服用 3 次。

2.菊花桔梗粥　菊花 15g，桔梗 15g，桑叶 15g，薏苡仁 60g，赤小豆 30g，冬瓜 120g。先将菊花、桑叶、桔梗放入锅内煎煮 2 次，取汁约 2000mL，再将薏苡仁、赤小豆放入锅内，加入煎煮后的药汁煎煮约 1 小时，放入冬瓜，再煎煮约 15 分钟，每天服用 2 次。

3.英荷茶　蒲公英 10g，薄荷 5g，洗净泡水代茶饮。

（二）风寒袭表

【证候】眼睑浮肿，继而四肢水肿，全身皆肿，伴恶寒发热，肢节酸痛，小便短少等。恶寒无汗，头痛鼻塞，咳喘，舌苔薄白，脉浮滑或浮紧。

【证机概要】风寒袭表，卫气不宣。

【食疗方法】宣散风寒，宣肺行水。

【推荐食材】茯苓、薏苡仁、冬瓜、冬瓜皮、赤小豆、黄瓜、西瓜、生姜、花椒、胡椒、荆芥、香薷、藿香等。

【推荐食疗方】

1. 生姜桔梗汤　生姜 30g，荆芥 15g，藿香 10g，茯苓 60g。先将生姜、茯苓放入锅内煎煮约 15 分钟，再将荆芥、藿香放入锅内煎煮约 5 分钟，取汁饮用，每天 3 次。

2. 二香粥　生姜 15g，香薷 10g，藿香 10g，桔梗 10g，薏苡仁 60g，赤小豆 30g。先将生姜、桔梗、薏苡仁、赤小豆放入锅内煎煮约 30 分钟，再将香薷、藿香放入锅内煎煮约 5 分钟，每天食用 2 次。

3. 花香茶　生姜 10g，花椒 3g，藿香 5g，洗净泡水代茶饮。

阴　水

（一）脾阳虚衰

【证候】身体水肿，腰以下肿甚，按之凹陷不易恢复，脘腹胀满，纳减，食少，便溏，面色无华，身倦肢冷，小便短少，舌质淡，苔白腻或白滑，脉沉缓或沉弱。

【证机概要】脾气亏虚，水液运行失常。

【食疗方法】温阳健脾，化气利水。

【推荐食材】干姜、生姜、花椒、胡椒、刀豆、肉桂、大茴香、小茴香、羊肉、草果、茯苓、木瓜、桂枝、益智仁、大枣、花生、黄豆等。

【推荐食疗方】

1. 姜苓仁汤　干姜 15g，茯苓 30～60g，肉桂 5～10g，草果 5～10g，小茴香 15～30g，陈皮 15g，羊肉适量，切块备用。将干姜、茯苓、肉桂、草果、小茴香、陈皮洗净放入锅内，加适量水，先用大火煎煮 15 分钟，然后放入羊肉煎煮至熟，食肉喝汤，病愈而止。

2. 二香粥　见本节"阳水"。

3. 花枣茶　花生 30 粒，大枣 6 枚，龙眼 8 个，泡水代茶饮，可经常食用。

（二）肾阳衰微

【证候】颜面身体浮肿，腰以下肿甚，按之凹陷不起，心悸，呼吸急促，腰部冷痛酸重，尿量少，四肢逆冷，怯寒神疲，面色㿠白或灰滞，舌质淡胖，苔白，脉沉细或沉迟无力。

【证机概要】肾阳虚衰，蒸化无力，水液内停。

【食疗方法】温肾助阳，化气行水。

【推荐食材】桂枝、五味子、牡蛎、茯苓、车前子、肉桂、益智仁、干姜、高良姜、刀豆、大茴香、小茴香、丁香、枸杞子、桑椹、羊肉、狗肉、牛肉等。

【推荐食疗方】

1. 姜桂仁汤　干姜 15g，益智仁 15～30g，肉桂 5～10g，茯苓 30～60g，冬瓜皮 30～60g，枸杞子 15～30g，桑椹 15g。上述食材放入锅内煎煮 15 分钟后，放入适量羊肉或牛肉，继续煎煮至肉熟，食肉喝汤，可隔天或经常食用至病愈。

2. 三香粥　小茴香 15～30g，丁香 5g，大茴香 5g，肉桂 5g，枸杞子 15～30g。上述食材放入锅内煎煮两次，每次 30 分钟。取汁煮粥食用，可隔天或经常食用至病愈。

3. 二姜茶　干姜 5g，高良姜 15g，肉桂 5g，泡水代茶饮。

第二十四节 淋 证

淋证是以小便频急，滴沥不尽，尿道涩痛，小腹拘急为主要临床表现的一类病证。现代医学的尿路感染、尿路结石、肾盂肾炎等疾病均可参照本节内容辨证食疗。

一、病因病机

过食辛热肥甘之品，或嗜酒过度，湿热下注膀胱，或湿热秽浊毒邪侵入膀胱，或肝胆湿热下注等，使湿热蕴结膀胱，气化不利，发为热淋；热邪灼伤脉络，迫血妄行，血随尿出则发为血淋；湿热久蕴，煎熬尿液，日久结成砂石，发为石淋；湿热蕴结，膀胱气化失常，不能分清别浊，脂液随小便而出，发为膏淋。

郁怒伤肝，肝失疏泄，致肝气郁结，膀胱气化不利，发为气淋。

中气不足，气虚下陷，发为气淋；肾虚致下元不固，固摄失职，不能制约脂液，脂液随尿而出，发为膏淋；阴虚火旺，灼伤脉络，血随尿出，发为血淋；病久伤正，遇劳即发，为劳淋。

淋证病位在膀胱，与肝、脾、肾有关。主要病机是肾虚，膀胱湿热，气化失司。淋证有虚有实，初病多实，久病多虚。实证病位多在膀胱和肝，虚证病位多在肾和脾。

二、辨证要点

热淋：起病急骤，发热，小便热赤，小便时尿道热痛、小便频数急促的症状明显，每日小便可达数十次，每次尿量较少。

石淋：小便排出砂石，排尿突然中断，尿道疼痛，腰腹绞痛难忍。

气淋：小腹胀满，小便艰涩疼痛，尿后余沥不尽。

血淋：尿中带血或夹有血块，伴有尿路疼痛。

膏淋：小便浑浊如米泔或滑腻如脂膏者。

劳淋：久淋，小便淋沥不已，时作时止，遇劳即发或加重。

三、食疗原则

淋证的基本治疗原则为实则清利，虚则补益。膀胱湿热者，治宜清热利湿；热邪灼伤血络者，治宜凉血止血；砂石结聚者，治宜通淋排石；气滞不利者，治宜利气疏导。脾虚为主者，治宜健脾益气；肾虚为主者，治宜补虚益肾。

四、辨证食疗

热 淋

【证候】小便频数、急促、短少、涩滞不畅，尿道灼热刺痛，尿色深黄或黄赤，小腹拘急胀痛，或伴有寒热、口苦、恶心，或腰痛拒按，或伴有大便秘结，苔黄腻，脉滑数。

【证机概要】湿热蕴结，下焦不利。

【食疗方法】清热解毒，利湿通淋。

【推荐食材】竹叶、莲子心、水牛角、萹蓄、栀子、蒲公英、茯苓、薏苡仁、冬瓜皮等。

【推荐食疗方】

1.金苓莲瓜汤　金银花 15g，茯苓（打碎）30 ～ 60g，莲藕 500g，蒲公英 30g，带皮冬瓜 500g。先将茯苓和蒲公英放入锅内煎煮 30 分钟，将煎煮后的汁液滗出放入锅内，放入莲藕煎煮 15 分钟后入冬瓜和金银花再煎煮 15 分钟，以喝汤为主。可经常食用至病愈。

2.金英茶　金银花 10g，蒲公英 15g，泡水代茶饮。

石　淋

【证候】尿中夹杂砂石，排便困难，或排尿时突然中断，尿道疼痛，少腹拘急，或腰腹绞痛难忍，痛引少腹，尿中带血，舌质红，苔薄黄。

【证机概要】湿热蕴结下焦，日久成石。

【食疗方法】清热利尿，通淋排石。

【推荐食材】车前子、车前草、金钱草、鸡内金、蒲公英、槐花、茯苓、薏苡仁、赤小豆等。

【推荐食疗方】

1.通淋排石汤　车前子 15 ～ 30g，小蓟 16 ～ 30g，生甘草梢 10g，鸡内金 15 ～ 30g，藕节 100g，冬瓜皮 50g，将以上食物放入锅内煎煮 30 分钟以上，食用煎煮后的汁液。

2.清热茶　金银花 10g，槐花 10g，泡水代茶饮。

气　淋

【证候】排尿无力，小便涩滞不畅，余沥未尽，小腹坠胀，面白无华，舌质淡，脉虚细无力。

【证机概要】脾肾气虚，下焦不畅。

【食疗方法】健脾益肾，通利小便。

【推荐食材】党参、黄精、黄芪、橘皮、小茴香、枸杞子、桑椹、山药、车前草、薏苡仁等。

【推荐食疗方】

1.黄枣党汤　黄精 15 ～ 30g，陈皮 15g，大枣 6 ～ 8 枚，党参 15g，冬瓜皮 50g，将以上食物放入锅内煎煮 30 分钟以上，食用煎煮后的汁液。

2.参枣茶　党参 10g，大枣 5 枚，泡水代茶饮。

血　淋

【证候】小便热涩刺痛，尿色深红，或夹有血块，疼痛较重，舌苔黄，脉滑数。

【证机概要】湿热蕴结下焦，灼伤脉络。

【食疗方法】清热通淋，凉血止血。

【推荐食材】小蓟、藕节、淡竹叶、栀子、白茅根、蒲公英等。

【推荐食疗方】

1.小藕英花汤　小蓟 18 ～ 30g，藕节 50 ～ 100g，淡竹叶 15g，金银花 15g，四味放入锅内煎煮 30 分钟以上，代茶饮。

2.白藕竹草粥　白茅根 15 ～ 30g，藕节 50 ～ 100g，淡竹叶 15g，生甘草梢 10g，蒲公英 15 ～ 30g，将以上食物放入锅内煎煮 30 分钟以上，用煎煮后的汁液煮粥食用。

膏 淋

（一）实证

【证候】小便浑浊，如米泔水，沉淀后有如絮状，上有浮油如脂，或夹有凝块，或混有血液，尿道热涩疼痛，舌红，苔黄腻，脉濡数。

【证机概要】湿热蕴结下焦。

【食疗方法】清热利湿，分清泄浊。

【推荐食材】车前子、茯苓、莲子心、小蓟、藕节、白茅根等。

【推荐食疗方】

1. 小藕莲车汤 小蓟 15～30g，蒲公英 15～30g，藕节 50～100g，车前子 15～30g，将以上食物放入锅内煎煮 30 分钟以上，食用煎煮后的汁液。

2. 小英花茶 小蓟 15g，蒲公英 15g，金银花 10g，泡水代茶饮。

（二）虚证

【证候】病久不已，反复发作，小便如脂，日渐消瘦，腰膝酸软，舌淡，苔腻，脉细弱无力。

【证机概要】脾肾两虚，以脾虚为主。

【食疗方法】补虚固涩。

【推荐食材】党参、山药、芡实、牡蛎、黄芪、大枣等。

【推荐食疗方】

1. 实山参汤 芡实 15～30g，山药 50～100g，党参 15g，茯苓 50～100g，将以上食物放入锅内煎煮 30 分钟以上，食用煎煮后的汁液。

2. 二黄茶 黄精 15g，黄芪 15g，泡水代茶饮。

劳 淋

【证候】小便不畅，淋沥不止，时作时止，遇劳即发，腰酸膝软，神疲乏力，舌质淡，脉细弱。

【证机概要】脾虚为主，兼有肾虚。

【食疗方法】健脾益肾。

【推荐食材】山药、茯苓、菟丝子、杜仲、乌梅、五味子、黄精、黄芪、党参、茯苓、薏苡仁、牡蛎粉、大枣、大豆等。

【推荐食疗方】

1. 黄山党健脾汤 黄精 15～30g，山药 50～100g，党参 15g，枸杞子 15～30g，藕节 50～100g，将以上食物放入锅内煎煮 30 分钟以上，食用煎煮后的汁液。

2. 黄枸茶 黄精 15g，枸杞子 15～30g，泡水代茶饮。

第二十五节 癃 闭

癃闭是以全日总尿量明显减少，小便点滴而出，甚则闭塞不通为临床特征的一种病证。小便不利，点滴而短少，病势较缓者称为"癃"；小便闭塞，点滴全无，病势较急者称为"闭"。合称为癃闭。

癃闭相当于现代医学中的尿潴留和无尿症。如神经性尿闭、膀胱括约肌痉挛、尿路结石、尿路肿瘤、尿路损伤、尿道狭窄、前列腺增生、脊髓炎等病所引起的少尿、无尿症等。

一、病因病机

湿热蕴结：过食辛辣肥腻，酿湿生热，湿热不解，下注膀胱；或湿热素盛，肾热下移膀胱；或下阴不洁，湿热侵袭，膀胱湿热阻滞，气化不利，小便不通，或尿量极少。

肺热气滞：热邪袭肺，肺热气滞，肺气宣降失常，水道通调不利，不能下输膀胱。

脾气亏虚：劳倦伤脾，饮食不节，脾气亏虚，清气不升，浊气不降，小便不通。

肾阳虚衰：年老体弱或久病体虚，肾阳不足，命门火衰，气不化水。

肝郁气滞：肝气郁结，疏泄无力，水道受阻。

尿路阻塞：瘀血败精，或肿块结石，阻塞尿道，小便难以排出。

二、辨证要点

小便热赤短涩，舌红苔黄，脉数者，属热。兼见口渴，咽干，气促者，为热壅于肺；口渴不欲饮，小腹胀满者，为热积膀胱。欲小便而不得出，神疲乏力者，属虚。兼见排尿无力，腰膝酸冷者，为肾虚命门火衰；兼有小腹坠胀，肛门下坠者，为脾气亏虚。尿线变细或排尿中断，腰腹疼痛，舌质紫黯者，属尿道阻塞。

湿热蕴结、浊瘀阻塞、肝郁气滞、肺热气壅者，属实证；脾气亏虚、肾阳亏虚、命门火衰、气化乏力者，属虚证。起病急骤，病程较短者，多实；起病较缓，病程较长者，多虚。尿流窘迫，赤热或短涩，苔黄腻或薄黄，脉弦涩或数，属实证；小便无力，精神疲乏，舌质淡，脉沉细弱者，属虚证。

三、食疗原则

实证宜清湿热，散瘀结，利气机，通水道；虚证宜补脾肾，助气化。

四、辨证食疗

（一）膀胱湿热

【证候】小便点滴不通，或小便量少、短赤、灼热，小腹胀满，口苦或口黏，或口渴不欲饮水，舌苔黄腻，舌质红，脉数。

【证机概要】湿热蕴结膀胱，阻塞尿道。

【食疗方法】清热利湿，通利小便。

【推荐食材】车前子、萹蓄、栀子、生甘草梢、淡竹叶、鱼腥草、冬瓜皮、金银花、白茅根、芦根、蒲公英等。

【推荐食疗方】

1. 竹草鱼汤　淡竹叶 15g，鱼腥草 15～30g，生甘草梢 10g，冬瓜皮 50g，将以上食物放入锅内煎煮 30 分钟以上，食用煎煮后的汁液。

2. 英花白粥　蒲公英 15～30g，金银花 10g，白茅根 15～30g，栀子 15g，茯苓 15～30g，将以上食物放入锅内煎煮 30 分钟以上，用煎煮后的汁液煮粥食用。

3. 萹淡茶 萹蓄 10g，淡竹叶 10g，泡水代茶饮。

（二）肺热壅盛

【证候】全日总尿量极少或点滴不通，咽干，烦渴欲饮，苔薄黄，脉数。

【证机概要】热邪郁积于肺，肺失宣降，水道不利。

【食疗方法】清肺泄热，通利水道。

【推荐食材】桑叶、连翘、车前子、栀子、淡竹叶、金银花、蒲公英、白茅根、芦根、薄荷等。

【推荐食疗方】

1. 桑英鱼汤 桑叶 15～30g，蒲公英 15～30g，鱼腥草 15～30g，桔梗 15～30g，将以上食物放入锅内煎煮 30 分钟以上，食用煎煮后的汁液。

2. 竹苓花粥 淡竹叶 15g，金银花 10g，白茅根 15～30g，生甘草梢 10g，将以上食物放入锅内煎煮 30 分钟以上，用煎煮后的汁液煮粥食用。

3. 桔荷茶 桔梗 10g，薄荷 5g，泡水代茶饮。

（三）肝郁气滞

【证候】小便不通或通而不畅，胁肋或脘腹胀满，情志抑郁，或烦躁易怒，舌质红，苔薄黄，脉弦。

【证机概要】肝气郁结，疏泄乏力，水道不通。

【食疗方法】疏肝理气，调畅气机，通利小便。

【推荐食材】橘皮、茉莉花、代代花、香橼、茯苓、冬瓜皮、萹蓄、车前草等。

【推荐食疗方】

1. 香皮汤 香橼 15～30g，陈皮 15g，萹蓄 15g，玫瑰花 10g，将以上食物放入锅内煎煮 30 分钟以上，食用煎煮后的汁液。

2. 香花粥 香橼 15～30g，代代花 10g，车前草 15～30g，将以上食物放入锅内煎煮 30 分钟以上，用煎煮后的汁液煮粥食用。

3. 三花茶 茉莉花 5g，代代花 5g，玫瑰花 5g，泡水代茶饮。

（四）脾气不升

【证候】欲小便而不得出，或量少而不畅，气短，小腹坠胀，精神疲倦，体力欠佳，食欲不振，舌质淡，脉弱。

【证机概要】脾气亏虚，不能升清降浊，水道不利，

【食疗方法】健脾益气，升清降浊，化气利尿。

【推荐食材】人参、黄芪、党参、生甘草梢、山药、大枣、大豆等。

【推荐食疗方】

1. 二黄山汤 黄精 15～30g，黄芪 15～30g，山药 50～100g，山楂 5g，冬瓜皮 50g，将以上食物放入锅内煎煮 30 分钟以上，食用煎煮后的汁液。

2. 山枣豆粥 山药 50～100g，大枣 6～8 枚，大豆 50g，黄精 15～30g，将以上食物放入锅内煎煮 30 分钟以上，用煎煮后的汁液煮粥食用。

3. 黄精茶 黄精 10g，山楂 5g，泡水代茶饮。

（五）肾阳虚衰

【证候】小便不通或点滴不畅，面色苍白，畏寒怕冷，腰膝寒凉而酸软无力，舌质淡，苔薄白，脉沉细而弱。

【证机概要】肾阳虚衰，气化无力，膀胱失约，水道不利。

【食疗方法】温补肾阳，化气利尿。

【推荐食材】肉桂、核桃仁、羊肉、狗肉、牛肉等。

【推荐食疗方】

1. 二桂二香汤　肉桂 5 ～ 10g，桂枝 15g，丁香 5 ～ 10g，小茴香 15 ～ 30g，萹蓄 10g，将以上食物放入锅内煎煮 30 分钟以上，食用煎煮后的汁液。

2. 桂香肉粥　肉桂 5 ～ 10g，丁香 5 ～ 10g，小茴香 15 ～ 30g，桔梗 15 ～ 30g，羊肉 100g，将羊肉以外的食物放入锅内煎煮 30 分钟以上，用煎煮后的汁液煮羊肉粥食用。

3. 桃豆茶　核桃仁 10g，益智仁 10g，刀豆 20g，泡水代茶饮。

第二十六节　腰　痛

腰痛是指以腰部一侧或两侧疼痛为主要症状的一类病证。现代医学中的风湿性腰痛、腰肌劳损、脊柱病变之腰痛等，可参照本节内容辨证食疗。

一、病因病机

居处潮湿，或劳作汗出当风，或冒雨着凉，或长夏劳作，湿热交蒸，寒湿、湿热、暑热等六淫邪气侵袭腰府，阻塞腰部经脉，气血不畅，发生腰痛。

腰部劳作太过，或长期体位不正，或腰部用力不当，闪挫跌仆，久病入络，气血运行不畅，使腰部气机壅滞，血络瘀阻而致腰痛。

先天禀赋不足，久病体虚，年老体衰，房室不节，使肾精亏损，腰部筋脉失养而发生腰痛。

二、辨证要点

起病急骤，腰痛不能转侧，表现为气滞血瘀征象者，为外感腰痛；起病缓慢，腰痛绵绵，时作时止，表现为肾虚证候者，属内伤腰痛。

三、食疗原则

虚证以补肾壮腰为主，兼调养气血；实证以祛邪活络为要，治以活血化瘀，散寒除湿，清利湿热等法。

四、辨证食疗

（一）寒湿腰痛

【证候】腰部冷痛沉重，活动不便，遇阴雨天或受寒后疼痛加剧，痛处喜温恶寒，得热则减，苔白腻而润，脉沉紧或沉迟。

【证机概要】寒湿邪气侵袭腰部，筋脉拘急，气血阻滞不通。

【食疗方法】散寒除湿，温经通络。

【推荐食材】干姜、丁香、橘红、茯苓、肉桂、杜仲、大茴香、花椒、草果、羊肉、狗肉等。

【推荐食疗方】

1. 白香汤　白芷 15 ～ 30g，小茴香 15 ～ 30g，干姜 15g，肉桂 5 ～ 10g，将以上食物放入锅内煎煮 30 分钟以上，食用煎煮后的汁液。

2. 陈香肉粥　陈皮 15g，花椒 15g，丁香 10g，益智仁 15 ～ 30g，羊肉 150g，将羊肉以外的食物放入锅内煎煮 30 分钟以上，用煎煮后的汁液煮羊肉粥食用。

3. 桂枸茶　肉桂 5 ～ 10g，枸杞子 15 ～ 30g，泡水代茶饮。

（二）湿热腰痛

【证候】腰髋疼痛，牵掣拘急，痛处伴有热感，腰部遇热后疼痛加重，口渴不欲饮，尿色黄赤，舌红苔黄腻，脉濡数或弦数。

【证机概要】湿热邪气侵袭腰部，筋脉拘急，气血阻滞。

【食疗方法】清热利湿，舒筋活络。

【推荐食材】茯苓、木瓜、栀子、薏苡仁、赤小豆、金银花、蒲公英等。

【推荐食疗方】

1. 薏豆苓汤　薏苡仁 50 ～ 100g，赤小豆 30 ～ 60g，茯苓 50 ～ 100g，将以上食物放入锅内煎煮 30 分钟以上，食用煎煮后的汁液。

2. 苓瓜粥　茯苓 10 ～ 30g，木瓜 50 ～ 100g，蒲公英 15 ～ 30g，大米适量，先将茯苓和蒲公英放入锅内煎煮 30 分钟以上，再用煎煮后的汁液煮大米粥，在大米粥煮熟前 10 分钟放入木瓜，食粥。

3. 英花茶　金银花 10g，蒲公英 10g，木瓜 10g，泡水代茶饮。

（三）瘀血腰痛

【证候】痛处固定，痛如锥刺，夜晚加重，甚则不能转侧，痛处拒按，舌质隐青或有瘀斑、瘀点，脉弦涩或细数。

【证机概要】瘀血阻滞。

【食疗方法】活血化瘀，理气止痛。

【推荐食材】当归、桃仁、黑木耳、洋葱、大蒜、西红柿、山楂、酿造醋等。

【推荐食疗方】

1. 归龙肉汤　当归 15g，地龙 15g，桃仁 15 ～ 30g，羊肉 100g，将羊肉以外的食物放入锅内煎煮 30 分钟以上，用煎煮后的汁液煮羊肉食用。

2. 葱耳蒜粥　洋葱 50 ～ 100g，大蒜 1 头，木耳 20g，桃仁 15 ～ 30g，将以上食物放入锅内煎煮 30 分钟以上，用煎煮后的汁液煮粥食用。

3. 姜楂茶　生姜 15g，山楂 10g，泡水代茶饮。

（四）肾虚腰痛

【证候】腰部酸软疼痛，痛处喜按，腿膝无力，遇劳则甚。偏阳虚者，伴见面色㿠白，手足不温，舌淡脉沉细。

【证机概要】肾精亏虚，腰部失养。

【食疗方法】温补肾阳。

【推荐食材】山茱萸、肉桂、山药、杜仲、龟甲胶、鹿角胶、郁金、羊肉、狗肉、牛肉等。

【推荐食疗方】

1. 姜山狗肉汤　干姜 10g，山药 50～100g，肉桂 10g，小茴香 15～30g，狗肉 100g，将羊肉以外的食物放入锅内煎煮 30 分钟以上，用煎煮后的汁液煮羊肉食用。

2. 桂山杞粥　肉桂 10g，山茱萸 15～30g，枸杞子 15～30g，刀豆 50g，将以上食物放入锅内煎煮 30 分钟以上，用煎煮后的汁液煮粥食用。

3. 姜杞茶　干姜 10g，枸杞子 15～30g，泡水代茶饮。

第二十七节　郁　证

郁证是指以心情抑郁、情绪不宁、胸部满闷、胁肋胀痛，或易怒易哭，或咽中如有异物梗塞等为主要临床表现的一类病证。常见于现代医学的神经衰弱、癔病及焦虑症等，也可见于围绝经期综合征及反应性精神病。

一、病因病机

郁证多因情志所伤，超过机体的调节能力，导致肝气郁结而发，尤以悲忧恼怒最易致病。病机为长期肝郁不解，失于疏泄，引起五脏六腑气血失调；或体质素弱，肝气易结；或原本肝旺，复加情志刺激，机体调节能力减弱，肝失疏泄，脾失健运，饮食渐减，生化乏源，日久气血不足，心失所养，脏腑阴阳气血失调。

病变部位主要在肝，但可涉及心、脾、肾。情志所伤，肝气郁结，肝失疏泄，横逆乘土，肝脾失和。忧思伤脾，思则气结，既可气郁生痰，痰气郁结，又可肝郁抑脾，气血不足，而成心脾两虚。更有甚者，肝郁化火，心火偏亢，火郁伤阴，心失所养，肾阴被耗，致心肾阴虚或阴虚火旺。

二、辨证要点

注意区别六郁及主次、脏腑、虚实。胸胁胀满，痛无定处者，为气郁；胸胁胀痛，痛有定处，舌有瘀点，则为血郁；性情急躁易怒，口苦咽干，便秘，舌红苔黄者，为火郁；胸胁满闷，咽中如有异物梗塞者，为痰郁；身重，脘腹胀满，口腻，便溏者，为湿郁；胃脘胀满，嗳气酸腐，不思饮食者，为食郁。一般气郁、血郁、火郁主要系于肝，食郁、湿郁、痰郁主要系于脾。一般病初期以气、瘀、痰、火等郁为主，属实；而日久易伤正气，气血阴精不足，则属虚，虚证与心的关系最为密切，其次为肝、脾、肾。

三、食疗原则

郁证治疗的基本原则是理气开郁、调畅气机、怡情易性。实证，首当理气开郁，并应根据是否兼有血瘀、化火、痰结、湿滞、食积等而分别施与活血、降火、化痰、祛湿、消食等法。虚证则应根据损及脏腑及气血阴精亏虚的不同而补之，或养心安神，或补益心脾，或滋养肝肾。对于虚实夹杂者，又当兼顾。

平时应注意控制情绪，调节情志。饮食不当会使病情加重或影响病程，避免辛辣刺激性食物，比如火锅、烟酒、油炸食品等。临证注意配伍行气之品，如佛手、橙子、柑皮等。

四、辨证食疗

（一）肝气郁结

【证候】精神抑郁，情绪不宁，善太息，胸部满闷，胁肋胀痛，痛无定所，脘闷嗳气，不思饮食，大便失常，或女子月经不调，舌苔薄腻，脉弦。

【证机概要】肝郁气滞，脾胃失和。

【食疗方法】疏肝解郁，理气畅中。

【推荐食材】玫瑰、青皮、香附、佛手、香橼、陈皮、萝卜、莲藕、山楂、金橘、豆蔻等。

【推荐食疗方】

1. 玫瑰花茶　见"胸痹"节。

2. 茴香汤（《饮膳正要》）　茴香 200g 炒，川楝子 100g，陈皮 100g 去白，甘草 30g 炒，盐适量。将以上几味药共研为细末，拌匀，每日空心，用白汤冲服两勺。

3. 佛手柑粥　见"喘证"节。

（二）气郁化火

【证候】性情急躁易怒，胸胁胀满，口苦而干，或头痛、目赤、耳鸣，或嘈杂吞酸，大便秘结，舌质红，苔黄，脉弦数。

【证机概要】肝郁化火，横逆犯胃。

【食疗方法】疏肝解郁，清肝泻火。

【推荐食材】芹菜、菊花、杏仁、苦菜、山楂、苹果、羊肝、玫瑰花等。

【推荐食疗方】

1. 菊花龙井茶（《饮食疗法》）　菊花 10g，龙井茶 3g，一起放入茶盅内，沸水冲泡，焖 10 分钟后，代茶频饮。

2. 佛手菊花饮（《中华临床药膳食疗学》）　佛手 10g，菊花 10g，水煎，去渣取汁，加入白糖适量饮用。

3. 菊苗粥（《遵生八笺》）　将粳米 30g 淘洗干净，将甘菊新鲜嫩芽 30g 洗净切细，与粳米、冰糖适量同煮成粥，早晚服食。

（三）痰气郁结

【证候】精神抑郁，胸部闷塞，胁肋胀满，咽中如有物梗塞，吞之不下，咯之不出，苔白腻，脉弦滑。

【证机概要】气郁痰凝，阻滞胸咽。

【食疗方法】行气开郁，化痰散结。

【推荐食材】陈皮、绿萼梅、莱菔、佛手、玫瑰花、薤白、橙子等。

【推荐食疗方】

1. 橘红茶（《百病饮食自疗》）　橘红 10g，白茯苓 15g，生姜 5 片，共煎，去渣取汁，代茶饮。

2. 佛手姜汤（《食疗食养与常见病》）　佛手 10g，鲜姜 6g，水煎去渣取汁，加入适量白糖温服。

3. 莱菔粥　见"胸痹"节。

（四）心神失养

【证候】精神恍惚，心神不宁，多疑易惊，悲忧善哭，喜怒无常，或时时欠伸，或手舞足蹈，骂詈喊叫等，舌质淡，苔薄白，脉弦细。此证候多见于女性，常因精神刺激诱发，临床表现多种多样。

【证机概要】营阴暗耗，心神失养。

【食疗方法】甘润缓急，养心安神。

【推荐食材】莲子、酸枣仁、小麦、百合、龙眼、荔枝、香蕉等。

【推荐食疗方】

1.百龙茶（《四季补品精选》） 将龙眼肉、百合各30g放入瓦锅中，注入500mL水，煎至200mL，再加入整只蒸熟去壳的鸡蛋和适量的冰糖，再煮10分钟左右即成，温、凉均可用。代茶饮。

2.甘麦大枣汤 见"癫狂"节。

3.酸枣仁粥 见"瘿病"节。

（五）心脾两虚

【证候】多思善疑，心悸胆怯，失眠健忘，头晕神疲，面色不华，食欲不振，舌质淡，苔薄白，脉细弱。

【证机概要】脾虚血亏，心失所养。

【食疗方法】健脾养心，补益气血。

【推荐食材】牛乳、粳米、鸡肉、莲子、酸枣仁、大枣、草菇、葡萄等。

【推荐食疗方】

1.人参大枣茶（《十药神书》） 人参3～5g切成薄片，大枣10枚去核，共置保温杯中，以沸水冲泡，加盖焖15分钟，代茶频饮，每日一剂。

2.芪归鸡汤（《疾病的食疗与验方》） 母鸡一只，宰杀后去毛、内脏，洗净，将黄芪60g、当归30g、党参20g、白芍15g纳入鸡腹，用线缝好，入锅中，加水、黄酒、葱、姜、盐，煮烂，吃肉喝汤。

3.龙眼莲子粥（《滋补保健药膳食谱》） 莲子15g去皮、心，与红枣20枚、糯米50g一同煮至粥成，加入龙眼肉15g，稍煮片刻，加白糖适量搅匀服用。

（六）心肾阴虚

【证候】情绪不宁，心悸，眩晕，健忘，失眠，多梦，心烦易怒，口燥咽干，或遗精腰酸，妇女则月经不调，舌红少津，脉细数。

【证机概要】阴精亏虚，阴不涵阳。

【食疗方法】滋养心肾。

【推荐食材】鸡肉、枸杞子、莲子、决明子、芝麻、紫菜、香菇等。

【推荐食疗方】

1.杞子五味茶（《摄生众妙方》） 枸杞子20g、五味子9g置保温瓶中，以沸水适量冲泡，加盖焖15分钟，代茶频饮，每日1剂。

2.二冬甲鱼汤（《疾病的食疗与验方》） 甲鱼一只，去头、内脏、爪、尾，洗净入锅，加水适量，煮沸后改用文火煮 20 分钟，取出，切除上壳和腹甲，切成小块，与天冬 15g、麦冬 15g、枸杞子 5g、百合 10g 共置锅中，加清汤适量、火腿 50g，以及绍酒、葱、姜，炖煮至甲鱼烂熟，喝汤食肉。

3. 何首乌粥（《太平圣惠方》） 将制何首乌 30g 洗净，放入砂锅内，煎取浓汁，去渣，在药汁中加入粳米 50g、大枣 5 枚，同煮为粥，粥熟后加入少许冰糖适量即可。作早晚餐，温热服食。

第二十八节　血　证

凡由多种原因，致使血液不循常道，或上溢于口鼻诸窍，或下泄于前后二阴，或渗出于肌肤，所形成的疾患，统称为血证。现代医学的多种急慢性疾病引起的出血，均可参考本节内容进行辨证食疗。

一、病因病机

情志过极，饮食不节，劳欲体虚，素体久病，感受外邪等诸多因素都可导致血证，其基本病机是火热熏灼、迫血妄行，或气虚不摄、血溢脉外。血证病位根据出血部位而分属不同脏腑。

二、辨证要点

要辨明鼻衄、齿衄、咳血、吐血、便血、尿血、紫斑。血自鼻道外溢而非因外伤、倒经所致者，为鼻衄；血自齿龈或齿缝外溢，且排除外伤所致者，为齿衄；血由肺、气道而来，经咳嗽而出，为咳血；血随呕吐而出，伴大便色黑如漆，或呈暗红色者为吐血；大便色鲜红、暗红或紫暗，甚至黑如柏油样者，为便血；小便中混有血液或夹有血丝，排尿时无疼痛，为尿血；肌肤出现青紫斑点，小如针尖，大者融合成片，压之不褪色，为紫斑。

三、食疗原则

应针对病因病机及病变脏腑之不同，辨证食疗。禁忌大寒大热的食物，如葱、蒜、辣椒、生鱼蟹等，慎啤酒及各种冷饮。

四、辨证食疗

鼻　衄

（一）热邪犯肺

【证候】鼻燥衄血，口干咽燥，或兼有身热、咳嗽痰少等症，舌质红，苔薄，脉数。
【证机概要】燥热伤肺，血热妄行，上溢清窍。
【食疗方法】清泄肺热，凉血止血。
【推荐食材】桑叶、菊花、薄荷、杏仁、桔梗、芦根、芦笋等。
【推荐食疗方】
1. 芦根茶（《偏方大全》） 芦根 100g 切小段，鲜萝卜 200g 切小块，葱白 7 茎，青橄榄 7 个拍碎，再加入适量水，煎汤代茶饮。

2. 桑叶止血茶（《圣济总录》）　桑叶焙干研末，5g，绿茶3g，用沸水冲泡或加水煎煮。

3. 薄荷粥（《医余录》）　鲜薄荷30g洗净入锅，加水适量，煎熬取汁，粳米100g洗净，武火烧沸，再用文火煮粥，最后加入冰糖、薄荷汁。

（二）胃热炽盛

【证候】鼻衄，或兼齿衄，血色鲜红，口渴欲饮，鼻干，口干臭秽，烦躁，便秘，舌红，苔黄，脉数。

【证机概要】胃火上炎，迫血妄行。

【食疗方法】清胃泻火，凉血止血。

【推荐食材】牛膝、藕、麦冬、地黄、瓜蒌根、天花粉等。

【推荐食疗方】

1. 茅根藕节茶（《常用药用食物》）　藕节5根，白茅根30g洗净，放锅内加水煎煮，煮沸20分钟后取汁倒入碗内，放入白糖。

2. 麦冬粥　见"肺痨"节。

3. 生地黄粥（《饮膳正要》）　鲜生地黄100g切细，加水煮30分钟，取汁，再煮一次，取汁约200mL；粳米100g洗净，先武火煮沸，转文火熬至粥成时加入药汁搅拌均匀。

（三）肝火上炎

【证候】鼻衄，头痛，目眩，耳鸣，烦躁易怒，面目红赤，口苦，舌红，脉弦数。

【证机概要】火热上炎，迫血妄行，上溢清窍。

【食疗方法】清肝胃火，凉血止血。

【推荐食材】当归、青黛、菊花、绿萼梅、枸杞苗、玫瑰花、夏枯草等。

【推荐食疗方】

1. 玫瑰花茶　见"胸痹"节。

2. 绿萼梅茶（《河北中药手册》）　绿萼梅5g，用沸水冲泡，加入冰糖适量，代茶饮。

3. 枸杞蒸鸡（《中国食疗大全》）　母鸡去内脏洗净，枸杞洗净装进鸡腹内，放蒸锅内，加入葱、姜、料酒、盐、味精等，隔水蒸2小时。

（四）气血亏虚

【证候】鼻衄，或兼齿衄、肌衄，神疲乏力，面色苍白，头晕，耳鸣，心悸，夜寐不宁，舌质淡，脉细无力。

【证机概要】气虚不摄，血溢清窍，血去气伤，气血两虚。

【食疗方法】补气摄血。

【推荐食材】党参、阿胶、茯苓、红枣、牛肉、猪肚、莲子等。

【推荐食疗方】

1. 桂圆红枣汤（《中国食疗大全》）　龙眼50g，红枣100g洗净，加水适量煎煮至熟烂，再加白糖，取汤饮。

2. 大枣粥（《圣济总录》）　大枣10～15个，粳米100g洗净，放入锅内，加水适量，武火烧沸，再用文火煮米烂成粥，加冰糖汁。

3. 当归鸡（《中国食疗大全》） 母鸡去内脏，当归洗净，包纱布放入鸡腹内，加葱、姜、盐、料酒、味精，用小火煮烂，去当归食用。

齿　衄

（一）胃火炽盛

【证候】齿衄血色鲜，齿龈红肿疼痛，头痛，口臭，舌红，苔黄，脉洪数。

【证机概要】胃火内炽，循经上犯，灼伤血络。

【食疗方法】清胃泻火，凉血止血。

【推荐食材】藕节、生地黄、当归、西瓜、赤小豆、绿豆等。

【推荐食疗方】

1. 银耳粥　见"肺痨"节。

2. 荷叶粥（《中国食疗大全》） 荷叶 1 张，粳米 50g。粳米加水煮成稀粥，粥熟后以鲜荷叶盖锅上，约 10 分钟后移去荷叶，即可服用。

3. 赤小豆鸭汤（《中国食疗大全》） 鸭去内脏洗净，将洗净的赤小豆、茯苓皮、葱、姜放入鸭腹内，加水、料酒、盐，煮熟。

（二）阴虚火旺

【证候】齿衄，血色淡红，起病较缓，常因受热及烦劳而诱发，齿摇不坚，舌质红，苔少，脉细数。

【证机概要】肾阴不足，虚火上炎，络损血溢。

【食疗方法】滋阴降火，凉血止血

【推荐食材】山药、阿胶、藕节、枸杞子、龟肉、冬虫夏草、生地黄等。

【推荐食疗方】

1. 枸杞莲子汤　枸杞子 15g，莲子 400g，粳米 100g。前两味加水煎取汁，与粳米同煮。温服。

2. 生脉饮（《内外伤辨惑论》） 人参 10g 切薄片，与麦冬、五味子煎汤，代茶饮。

3. 枸杞粥（《太平圣惠方》） 枸杞子 30g，粳米 100g 洗净，放入锅内，加水武火煮沸，再用文火熬煮成粥。

咳　血

（一）燥热伤肺

【证候】喉痒咳嗽，痰中带血，口干鼻燥，或有身热，舌质红，少津，苔薄黄，脉数。

【证机概要】燥热伤肺，肺失清肃，肺络受损。

【食疗方法】清热润肺，宁络止血。

【推荐食材】杏仁、梨、藕节、桑叶、萝卜、荠菜、蚕豆等。

【推荐食疗方】

1. 蚕豆花茶（《中国食疗大全》） 蚕豆花 10g，用沸水冲泡，代茶饮。

2. 杏仁粥　见"哮病"节。

3. 荠菜粥（《本草纲目》）　鲜荠菜 250g 洗净切碎，粳米洗净与荠菜同放入锅内，加水适量，武火煮沸，文火煮成粥。

（二）肝火犯肺

【证候】咳嗽阵作，痰中带血或纯血鲜红，胸胁胀痛，烦躁易怒，口苦，舌质红，苔薄黄，脉弦数。

【证机概要】木火刑金，肺失清肃，肺络受损。

【食疗方法】清肝泻火，凉血止血。

【推荐食材】玫瑰、杏仁、白茅根、桑白皮、鲜藕、栀子花、瓜蒌、佛手等。

【推荐食疗方】

1. 茅根藕节茶　见本节"鼻衄"。

2. 佛手粥　见"泄泻"节。

3. 杏仁豆腐（《食疗大全》）　甜杏仁 50g，用沸水浸泡，去衣洗净，研末，取汁。琼脂 5g 烊化，加白糖、杏仁汁烧沸后冷却，即为杏仁豆腐。

（三）阴虚肺热

【证候】咳嗽痰少，痰中带血或反复咳血，血色鲜红，口干咽燥，颧红，潮热盗汗，舌质红，脉细数。

【证机概要】虚火灼肺，肺失清肃，肺络受损。

【食疗方法】滋阴润肺，宁络止血。

【推荐食材】百合、麦冬、阿胶、当归、白芍、猪肺等。

【推荐食疗方】

1. 生津茶（《中国食疗大全》）　青果 5 个打碎，黄梨 1 只去皮，鲜芦根 2 根，与菊花 10g，麦冬 10g，鲜藕 10 片煎汁，代茶饮。

2. 百合粥（《本草纲目》）　鲜百合 50g，洗净去皮，粳米洗净，加水适量，武火煮沸，文火煮半熟加入百合，再熬成粥。

3. 沙参心肺汤（《中国食疗大全》）　北沙参 15g，玉竹 15g 洗净，包纱布。猪心、肺洗净，挤尽血水，与沙参、玉竹同煮，加入料酒、葱，武火煮沸，文火熬熟。

<h1 style="text-align:center">吐　血</h1>

（一）胃热壅盛

【证候】脘腹胀闷，甚则作痛，吐血色红或紫黯，常夹有食物残渣，口臭，便秘，大便色黑，舌质红，苔黄腻，脉滑数。

【证机概要】胃热内郁，热伤胃络。

【食疗方法】清胃泻火，化瘀止血。

【推荐食材】大小蓟、白茅根、竹茹、田七、藕节、芦根、绿豆等。

【推荐食疗方】

1. 绿豆粥　见"感冒"节。

2. 白蜜饮（《饮膳正要》）　白蜜 100g，生地黄汁 100g，上搅匀，慢火煎至半升。放极冷，置于器皿内。

3. 蜡酥煎（《饮膳正要》） 黄蜡（先熔令销，倾入水内拨去滓）、酥牛乳各 200g，上同和于铫内煎。以柳木篦搅匀。

（二）肝火犯胃

【证候】吐血色红或紫黯，口苦胁痛，心烦易怒，寐少梦多，舌质红绛，脉弦数。

【证机概要】肝火横逆，胃络损伤。

【食疗方法】泻肝清胃，凉血止血。

【推荐食材】玫瑰花、佛手、藕节、当归、橙汁、莲子、芦根、马兰头等。

【推荐食疗方】

1. 莲子粉粥（《太平圣惠方》） 莲子 20g 风干、磨粉，粳米 100g 洗净，与莲子粉放入锅内，煮粥。

2. 藕粥（《老老恒言》） 鲜藕适量，洗净，切薄片，与粳米 100g、少量红糖放入锅内，熬煮成稀粥。

3. 竹笋拌马兰头（《中国食疗大全》） 马兰头 250g，去老叶老梗，洗净，在沸水中烫透，晾干，竹笋去笋衣，煮熟、晾凉、切细末，加麻油、白糖，与马兰头拌匀。

（三）气虚血溢

【证候】吐血缠绵不止，时轻时重，血色暗淡，神疲乏力，心悸气短，面色苍白，舌质淡，脉细弱。

【证机概要】中气亏虚，统血无权，血液外溢。

【食疗方法】健脾养心，益气摄血。

【推荐食材】当归、党参、阿胶、黄芪、牛肉、猪肚、茯苓等。

【推荐食疗方】

1. 人参粥（《食鉴本草》） 人参 3g 打粉，粳米 100g 洗净，放入锅内，加水适量，加入人参粉煮粥，把熬成汁的冰糖加入粥中拌匀。

2. 糯米阿胶粥（《食医心鉴》） 阿胶 30g 捣碎，放入锅内烊化，糯米洗净，放入锅内，加水适量，武火煮沸，文火煮至八成熟时加入阿胶、红糖，继续熬煮成粥。

3. 黄芪炖鸡（《中国食疗大全》） 将鸡剖成两半，鸡肚朝上，加冬笋 30g，黄芪 20g，黄酒、葱、姜，武火煮沸，文火炖煮 2 小时。

<h3 style="text-align:center">便　血</h3>

（一）肠道湿热

【证候】便血色红，大便不畅或稀溏，或有腹痛，口苦，舌质红，苔黄腻，脉濡数。

【证机概要】湿热蕴结，脉络受损，血溢肠道。

【食疗方法】清化湿热，凉血止血。

【推荐食材】当归、茯苓、黄芩、槐花、马齿苋、鳝鱼、苦瓜等。

【推荐食疗方】

1. 苦瓜茶（《偏方大全》） 苦瓜一个，上端切开，挖去瓤，装绿茶，风干。取下洗净，连同茶叶切碎，用沸水冲泡，代茶饮。

2. 苋粥（《养老奉亲书》）　新鲜苋菜 150g 洗净，切细，粳米 100g 洗净，与苋菜同煮，武火煮沸，文火熬成粥。

3. 香菇炖鳝鱼（《中国食疗大全》）　鳝鱼 500g 去头尾，洗净，瘦猪肉 200g 洗净切丝。香菇 50g，与鳝鱼、肉丝同炒，再加水煮 10 分钟，加入盐、料酒等，文火煮烂。

（二）气虚不摄

【证候】便血色红或紫黯，食少，体倦，面色萎黄，心悸，少寐，舌质淡，脉细。

【证机概要】中气亏虚，气不摄血，血溢胃肠。

【食疗方法】益气摄血。

【推荐食材】党参、茯苓、当归、黄芪、龙眼、肥肠、莲子、白术等。

【推荐食疗方】

1. 人参粥　见本节"吐血"。

2. 黄芪粥（《冷庐医话》）　生黄芪 30～60g，切薄片，粳米 100g 洗净，与黄芪、红糖放入锅内，武火煮沸，文火熬成粥。

3. 炖参肠（《中国食疗大全》）　海参 100g 去肠洗净，切条，猪大肠洗净切段，加水煮至五成熟，放入海参、木耳、葱、姜、酱油等，煮至烂。

（三）脾胃虚寒

【证候】便血紫黯，甚则黑色，腹部隐痛，喜热饮，面色不华，神倦懒言，便溏，舌质淡，脉细。

【证机概要】中焦虚寒，统血无力，血溢胃肠。

【食疗方法】健脾温中，养血止血。

【推荐食材】阿胶、茯苓、生姜、红糖、莲子、老母鸡、红薯等。

【推荐食疗方】

1. 姜茶（《医说》）　生姜 10g 切薄片，与茶叶 10g 加水煎煮，代茶饮。

2. 番薯粥（《中国食疗大全》）　番薯 50g 去皮切块，粳米 100g 洗净，放入锅内，与番薯同煮成粥。

3. 薏苡仁八宝鸡（《中国食疗大全》）　母鸡去内脏洗净，糯米 50g，薏苡仁 50g，百合 30g，莲子 30g，去心、泡胀洗净。将以上食材放入鸡腹内，将鸡煮熟。

尿　血

（一）下焦湿热

【证候】小便黄赤灼热，尿血鲜红，心烦口渴，面赤口疮，夜寐不安，舌质红，脉数。

【证机概要】热伤阴络，血渗膀胱。

【食疗方法】清热泻火，凉血止血。

【推荐食材】藕节、生地黄、竹叶、滑石、苦瓜、茯苓、绿豆等。

【推荐食疗方】

1. 竹沥粥　见"心悸"节。

2. 生地黄粥   见本节"鼻衄"。

3. 苦瓜炒猪肝（《中国食疗大全》）   猪肝 250g 洗净，切片，加酱油腌制 15 分钟，沸水冲淋，晾干，与苦瓜 100g 同炒。

（二）肾虚火旺

【证候】小便短赤带血，头晕耳鸣，神疲，颧红潮热，腰膝酸饮，舌质红，脉细数。

【证机概要】虚火炽盛，灼伤络脉。

【食疗方法】滋阴降火，凉血止血。

【推荐食材】山药、山茱萸、杜仲、肉苁蓉、鸭肉、鲳鱼、黑豆、百合、海参等。

【推荐食疗方】

1. 杜仲腰花汤（《中国食疗大全》）   杜仲 25g，猪肾一副，肉苁蓉 15g，猪肾洗净剖开去筋膜，将碾碎药物放入猪肾内扎紧，煮熟去药渣，加入调料，吃猪肾喝汤。

2. 山药粥   鲜山药 100g 洗净，去皮，切片；粳米 100g 洗净，放入锅内，加水适量，武火煮沸，文火煮至半熟，加入山药片、白糖熬煮成粥。

3. 虾子海参（《中国食疗大全》）   海参 200g 发透，去内脏，切刀花，虾子 15g 洗净，蒸 10 分钟。起油锅同炒。

（三）脾不统血

【证候】久病尿血，甚或兼见齿衄、肌衄，食少，体倦乏力，气短声低，面色不华，舌质淡，脉细弱。

【证机概要】中气亏虚，统血无力，血渗膀胱。

【食疗方法】补脾摄血。

【推荐食材】党参、茯苓、当归、黄芪、山药、扁豆、薏苡仁、芡实等。

【推荐食疗方】

1. 白扁豆粥   见"呃逆"节。

2. 白茯苓粥（《仁斋直指方》）   粳米 100g 洗净，与茯苓粉 15g 放入锅内，武火煮沸，文火煮烂。

3. 黄芪鲈鱼汤（《中国食疗大全》）   鲈鱼 250g，去鳞及内脏，洗净，黄芪 30g 洗净，同放入砂锅内，加水、料酒、盐、葱、姜，武火煮沸，文火烧熟。

（四）肾气不固

【证候】久病尿血，血色淡红，头晕耳鸣，精神困惫，腰脊酸痛，舌质淡，脉沉弱。

【证机概要】肾虚不固，血失藏摄。

【食疗方法】补益肾气，固摄止血。

【推荐食材】山药、牛膝、肉苁蓉、茯苓、羊肉、杜仲、猪肾等。

【推荐食疗方】

1. 羊肉粥（《饮膳正要》）   新鲜精羊肉 100g，粳米 100g。将羊肉洗净，切成肉块，同粳米煮粥。放温服用。

2. 苁蓉鹿肉（《中国食疗大全》）   鹿肉 250g，肉苁蓉 10g 浸酒去皮切片，淫羊藿 10g 取汁，起油锅，同炒。

紫　斑

（一）血热妄行

【证候】皮肤出现青紫斑点或斑块，或伴有鼻衄、齿衄、便血、尿血，或有发热，口渴，便秘，舌红，苔黄，脉弦数。

【证机概要】热壅经络，迫血妄行，血溢肌腠。

【食疗方法】清热解毒，凉血止血。

【推荐食材】白茅根、木瓜、丹皮、生地黄、紫草、大枣、鲜藕、芦根等。

【推荐食疗方】

1. 赤豆红枣汤（《中国食疗大全》）　赤小豆250g洗净，加水适量煮烂，再加入大枣100g同煮至烂，加入适量红糖。

2. 生地黄粥　见本节"鼻衄"。

3. 芝麻拌藕片（《中国食疗大全》）　鲜藕500g洗净，切薄片，油炸至六成熟捞出，芝麻100g，撒在藕片上拌匀。

（二）阴虚火旺

【证候】皮肤出现青紫斑点或斑块，时发时止，常伴鼻衄、齿衄或月经过多，颧红，心烦，口渴，手足心热，或有潮热，盗汗，舌质红，苔少，脉细数。

【证机概要】虚火内灼，灼伤脉络，血溢肌腠。

【食疗方法】滋阴降火，宁络止血。

【推荐食材】旱莲草、甲鱼、阿胶、龟肉、枸杞子、青螺肉等。

【推荐食疗方】

1. 百合粥　见本节"咳血"。

2. 虫草炖龟（《中国食疗大全》）　龟杀后洗净，冬虫夏草洗净，将龟肉放入钵内，虫草放在四周，加入葱、姜、料酒、盐，蒸烂。

3. 龟肉百合汤（《中国食疗大全》）　龟肉150g洗净，切小块，百合30g，红枣10个洗净。放入砂锅，加葱、姜、料酒、盐，文火煮烂。

（三）气不摄血

【证候】反复发生皮肤紫斑，久病不愈，神疲乏力，头晕目眩，面色苍白或萎黄，食欲不振，舌质淡，脉细弱。

【证机概要】中气亏虚，统摄无力，血溢肌腠。

【食疗方法】补气摄血。

【推荐食材】党参、茯苓、龙眼、花生、豆腐、仙鹤草等。

【推荐食疗方】

1. 仙鹤草茶（《中国食疗大全》）　仙鹤草15g研末，加红糖，用沸水冲泡，或加水煎煮饮。

2. 黄精鸡骨酱（《中国食疗大全》）　黄精30g，仔母鸡1只。将母鸡剁成3cm见方的块，放入沸水锅内烫3分钟捞出，洗净血沫，装入汽锅内，加入姜、葱、盐等调料，再将洗净切好的黄精放入，上笼蒸 3 小时即可。

3. 龙眼肉粥（《老老恒言》） 粳米 100g 洗净，与龙眼肉 15g 同放入锅内，武火煮沸，文火熬成粥。

4. 归参鸡（《中国食疗大全》） 母鸡 1 只，当归 15g，党参 15g。把当归、党参、葱、姜、料酒、精盐放入洗净的鸡腹内，入锅加水，小火煨炖至肉熟烂即成。

第二十九节 消 渴

消渴，《黄帝内经》中称为"消瘅"，泛指以多饮、多食、多尿、乏力、形体消瘦或尿有甜味为主要临床特征的疾病。消渴后期常有血脉瘀滞，易并发痈疽、眼疾、心脑病症。现代医学的糖尿病、尿崩症等见有消渴特征者，可参照本节内容辨证食疗。

一、病因病机

禀赋不足、恣食肥甘、情志过极、劳欲过度、房事不节等原因均可导致消渴，病变重在肺、胃、肾三脏。其主要病机为阴津亏损、燥热偏盛，以阴虚为本，燥热为标，互为因果。

二、辨证要点

分辨病位。消渴有三消之分，以多饮为主症者为上消，属肺燥；以多食为主症者为中消，属胃热；以多尿为主症者为下消，属肾虚。病变早中期，病位在上、中二焦，后期病变以中、下焦为主。

三、食疗原则

消渴患者应戒烟酒，忌辛辣、刺激性食物和肥甘厚味，如辣椒、大蒜、动物内脏等；宜食性偏凉且具有生津止渴、滋阴清热作用的食物，如白菜、油菜、木耳、冬瓜等；主食应易消化，以谷麦类为佳。

四、辨证食疗

上 消

肺热津伤

【证候】口渴多饮，口干舌燥，尿频量多，烦热多汗，舌边尖红，苔薄黄，脉洪数。
【证机概要】肺脏燥热，津液失布。
【食疗方法】清热润肺，生津止渴。
【推荐食材】天花粉、兔肉、百合、水梨、鸭肉、银耳、麦冬、枇杷等。
【推荐食疗方】
1. 五汁饮（《温病条辨》） 将鲜芦根和麦冬洗净后，压汁去渣，取麦冬汁 10g，鲜芦根汁 25g；荸荠、梨、藕去皮后，榨汁，取梨汁 30g，荸荠汁、藕汁各 20g。将上述汁液混合均匀，温服、冷饮均可，不限量频饮。脾虚便溏者忌服。
2. 天花粉粥（《备急千金要方》） 天花粉 20g，洗净切片煎汁，同粳米 60g 煮粥；或以粳米加水煮粥，将熟时加入天花粉，再煮至粥熟即可。每日 2 次食用，脾胃虚寒而便溏者禁用。

3. 神效煮兔方（《太平圣惠方》）　将兔去皮和内脏，洗净切块，与桑白皮 100g 同煮至烂熟，尽力食肉，并饮其汁，每日 1 次。

中　消

（一）胃热炽盛

【证候】多食易饥，口渴，尿多，消瘦，大便干燥，苔黄，脉滑实有力。

【证机概要】胃火内炽，胃热消谷，耗伤津液。

【食疗方法】清胃泻火，养阴增液。

【推荐食材】竹茹、芦根、葛根、苹果、绿豆、苦瓜、李子、豆腐等。

【推荐食疗方】

1. 竹茹饮（《圣济总录》）　将竹茹 30g、乌梅 6g、甘草 3g 洗净后加水煎煮，取汁代茶饮，乌梅可食。

2. 生芦根粥　见"咳嗽"节。

3. 葛根粉粥（《太平圣惠方》）　粳米 100g 加水适量，武火煮沸，改文火煮至米半熟，加葛根粉 30g 拌匀，至米烂成粥即可，每日早晚服用。脾胃虚寒者忌服。

（二）气阴亏虚

【证候】口渴引饮，能食与便溏并见，或纳呆，精神不振，乏力，消瘦，气短懒言，舌质淡红，苔白而干，脉弱。

【证机概要】气阴不足，脾失健运。

【食疗方法】益气健脾，生津止渴。

【推荐食材】山药、黄芪、鸡肉、党参、牛肉、红枣、胡萝卜、桃子等。

【推荐食疗方】

1. 黄芪山药粥（《遵生八笺》）　将黄芪 30g 洗净打粉，山药 60g 洗净切片，二者同煮成粥，每日 2 次。

2. 野鸡羹（《饮膳正要》）　取野鸡肉 100g，放入开水中稍烫后捞出，肉细切，入锅，加豆豉、食盐、黄酒及清水适量，炖熟后，淀粉勾芡，外洒芝麻油可食，每日 1 次。

3. 猪脊羹（《三因极一病证方论》）　取猪脊骨 1000g 洗净剁碎，红枣 150g 洗净掰开，莲子 100g 去心打碎，甘草 10g、木香 3g 洗净润透切片。用纱布将木香和甘草包好，与脊骨、红枣、莲子同时入锅，加水煮沸后文火炖 3 小时左右，晾温，捞出药包，喝汤吃肉，每日 1 次。

下　消

（一）肾阴亏虚

【证候】尿频量多，混浊如脂膏，腰膝酸软，乏力，头晕耳鸣，口干唇燥，皮肤干燥、瘙痒，舌红少苔，脉沉细数。

【证机概要】肾阴亏虚，失于固摄。

【食疗方法】滋阴固肾。

【推荐食材】枸杞子、桑椹、黑豆、干贝、生地黄、黑芝麻、葡萄、黑米等。

【推荐食疗方】

1. 五味枸杞饮　见"呃逆"节。

2. 桑椹膏　见"胃痛"节。

3. 地黄粥（《饮撰服食笺》）　将生地黄 500g、白蜜 125g 同熬成膏，并将粳米 100g 煮制成粥，待熟时，入地黄膏 2 匙、酥油少许即成。须固肾者，可酌加芡实、山药，研末同煮，每日 2 次服食。

（二）阴阳两虚

【证候】小便频数，混浊如膏，甚至饮一溲一，面容憔悴，腰膝酸软，四肢欠温，畏寒肢冷，男子阳痿，女子月经不调，舌苔淡白而干，脉沉细无力。

【证机概要】阴损及阳，肾阳衰微，肾失固摄。

【食疗方法】滋阴温阳，补肾固摄。

【推荐食材】黄芪、枸杞子、山药、海参、泥鳅、核桃、猪肾、五味子等。

【推荐食疗方】

1. 滋膵饮（《医学衷中参西录》）　黄芪 30g，山药 30g，生地黄 15g，山茱萸 15g，一同水煎，取汁，后入猪胰子，煮熟后，加盐少许，分次饮汤食肉，每日 2 次。

2. 五味枸杞饮　见"呃逆"节。

3. 海参粥　见"肺痨"节。

第三十节　自汗、盗汗

自汗、盗汗是指汗液外泄失常的病证。时时汗出，动辄益甚者，称为自汗；寐中汗出，醒来自止者，称为盗汗。常见于现代医学中的慢性消耗性疾病，功能性汗出异常，或手术，大出血，产后等。

一、病因病机

病后体虚、感受风邪、情志失调、耗伤阴精、气机郁滞等诸多因素均可导致自汗、盗汗，其基本病机为腠理不固，津液外泄。因外感导致者，病位多在肌表、经络；因内伤引起者，病位多在脏腑。

二、辨证要点

应着重辨明阴阳虚实。汗证属虚者多，自汗多属气虚不固，盗汗多属阴虚内热。因肝火、湿热等邪热郁蒸所致者，则属实证。

三、食疗原则

自汗盗汗者饮食不当会使病情加重，所以患者应注意饮食的选择，忌辛辣油腻、生冷等刺激性食物。

四、辨证食疗

（一）肺卫不固

【证候】汗出恶风，稍劳尤甚，或半身、某一局部出汗，易感冒，体倦乏力，周身酸楚，面色苍白少华，苔薄白，脉细弱。

【证机概要】肺气不足，表虚失固，营卫不和，汗液外泄。

【食疗方法】益气固表。

【推荐食材】浮小麦、人参、粳米、黄芪、生姜、大枣、鸡、冬笋片等。

【推荐食疗方】

1. 浮小麦茶（《卫生宝鉴》） 浮小麦 50g 烘炒至黄，加水煎煮，代茶饮。每日 2 次。

2. 人参粥 见"血证"节。

3. 黄芪炖鸡 见"血证"节。

（二）营卫不和

【证候】汗出恶风，周身酸楚，时寒时热，或半身、某局部出汗，脉缓，苔薄白。

【证机概要】营卫不和，卫外失司，津液外泄。

【食疗方法】调和营卫。

【推荐食材】生姜、大枣、党参、糯米、冰糖、白芍、桂枝等。

【推荐食疗方】

1. 姜茶 见"血证"节。

2. 大枣粥 见"血证"节。

3. 参枣糯米饭（《醒园录》） 党参、大枣水煎 30 分钟，取汁，糯米 250g 加入参枣汁及水适量，蒸熟，将剩余汤汁加白糖煎成黏汁，浇在上面，并放上红枣。

（三）心血不足

【证候】自汗或盗汗，心悸少寐，神疲气短，面色不华，舌质淡，脉细。

【证机概要】心脾两虚，血不养心，汗液外泄。

【食疗方法】养心补血。

【推荐食材】龙眼、大枣、阿胶、糯米、黄芪、党参、猪心、五味子、生姜等。

【推荐食疗方】

1. 桂圆大枣茶（《本草纲目》） 龙眼、大枣各 5 颗，加入少许红糖，泡水喝。每日 2 次。

2. 糯米阿胶粥 见"血证"节。

3. 党芪五味炖猪心（《随息居饮食谱》） 党参 12g，黄芪 12g，五味子 9g，猪心 1 个，水适量，隔水炖 1 小时，吃肉饮汤，每 1～2 天食 1 次。

（四）阴虚火旺

【证候】夜寐盗汗，或有自汗，五心烦热，或兼午后潮热，两颧色红，口渴，舌红少苔，脉细数。

【证机概要】阴虚不能制阳，虚火内扰脏腑。

【食疗方法】滋阴降火。

【推荐食材】乌梅、茶叶、百合、鸡蛋、麦冬、粳米、冰糖、大枣、五味子、当归等。

【推荐食疗方】

1. 乌梅茶（《家用良方》）　乌梅 1 个去核，茶叶适量，加水煎煮饮。每天 1 次。

2. 百合鸡蛋汤　见"肺痨"节。

3. 麦冬粥　见"肺痨"节。

（五）邪热郁蒸

【证候】蒸蒸汗出，汗黏，汗液易使衣服黄染，面赤烘热，烦躁，口苦，小便色黄，舌苔薄黄，脉弦数。

【证机概要】气机郁滞，肝郁化火，火热逼津外泄，湿热内盛，邪热郁蒸。

【食疗方法】清肝泄热，化湿和营。

【推荐食材】车前子、茯苓、薏苡仁、赤小豆、鲢鱼、白茅根等。

【推荐食疗方】

1. 车前子茶（《常见病验方选编》）　车前子 10g，茯苓 10g，薏苡仁 10g，一同研末装入纱布袋内，用沸水冲泡饮或加水煎煮饮。每日 2 次。

2. 赤小豆粥（《日用本草》）　赤小豆浸泡半日，与粳米放入锅内，煮粥。早晚服用。

3. 荠菜豆腐羹（《日用本草》）　荠菜 100g 切末，胡萝卜 25g、冬菇 25g、竹笋 25g 切丁，放锅中炒熟，加水放入嫩豆腐 250g，用湿淀粉勾稀芡，淋麻油。当菜食用。

第三十一节　内伤发热

内伤发热是指脏腑功能失调，气血阴阳失衡的发热病证。常见于现代医学中的功能性低热、肿瘤、血液病、内分泌疾病等。

一、病因病机

久病体虚、饮食劳倦、情志失调、外伤出血等诸多因素均可导致内伤发热，其基本病机为气、血、阴、阳亏虚，气、血、湿等郁结壅遏。

二、辨证要点

1. 辨明虚实　气郁、血瘀、痰湿所致者为实，气虚、血虚、阴虚、阳虚所致者属虚。

2. 辨明病情的轻重　病程持久，反复发作，经治不愈，胃气衰败，是病情较重的表现，反之则病情较轻。

三、食疗原则

内伤发热患者饮食不当会使病程延长或病情加重。患者禁食温燥辛辣的食物，忌生冷。

四、辨证食疗

（一）阴虚发热

【证候】午后潮热，或夜间发热，不欲近衣，手足心热，烦躁，少寐多梦，盗汗，口干咽燥，舌质红，或有裂纹，苔少甚至无苔，脉细数。

【证机概要】阴虚阳盛，虚火内炽。

【食疗方法】滋阴清热。

【推荐食材】百合、粳米、鸡蛋、冰糖、鳖甲、白鸽、生姜等。

【推荐食疗方】

1. 百合粥　见"血证"节。

2. 百合鸡蛋汤　见"肺痨"节。

3. 鳖甲炖白鸽（《随息居饮食谱》）　白鸽去内脏，洗净，鳖甲放入鸽腹内，放蒸锅内，加葱、姜、料酒、盐等隔水炖熟烂。

（二）血虚发热

【证候】低热，头晕眼花，身倦乏力，心悸不宁，面白少华，唇甲色淡，舌质淡，脉细弱。

【证机概要】血虚失养，阴不配阳。

【食疗方法】益气养血。

【推荐食材】玫瑰花、龙眼肉、粳米、枸杞子、鸡、生姜、葱、当归、大枣等。

【推荐食疗方】

1. 玫瑰花茶　见"胸痹"节。

2. 龙眼肉粥　见"血证"节。

3. 枸杞蒸鸡　见"血证"节。

（三）气虚发热

【证候】发热，热势或低或高，常在劳累后发作或加剧，倦怠乏力，气短懒言，自汗，易于感冒，食少便溏，舌质淡，苔白薄，脉细弱。

【证机概要】中气不足，阴火内生。

【食疗方法】益气健脾，甘温除热。

【推荐食材】山药、粳米、党参、大枣、冰糖、黄芪、鸡、当归等。

【推荐食疗方】

1. 山药粥　见"血证"节。

2. 参枣糯米饭　见"自汗、盗汗"节。

3. 黄芪母鸡汤（《本草求真》）　母鸡1只，黄芪30～50g，洗净放入砂锅内，加水适量炖熟，饮汤食肉。

（四）阳虚发热

【证候】发热而近衣，形寒怯冷，四肢不温，少气懒言，头晕嗜卧，腰膝酸软，纳少便溏，面色㿠白，舌质淡胖，或有齿痕，苔白润，脉沉细无力。

【证机概要】肾阳亏虚，火不归原。

【食疗方法】温补阳气，引火归原。

【推荐食材】黄粟米、黄豆、赤小豆、芝麻、花椒、小茴香、炮干姜、栗子、枸杞子等。

【推荐食疗方】

1. 八仙茶（《韩氏医通》）　粳米、黄粟米、黄豆、赤小豆、绿豆（炒香）各750g，细茶

500g，净芝麻 375g，净花椒 75g，净小茴香 150g，炮干姜、炒晶盐各 30g，一同研细末，另加麦面适量（炒黄熟）与细末等分拌匀，瓷罐贮藏。取 5 ~ 10g，沸水冲泡饮。每日 2 次。

2. 栗子粥（《本草纲目》） 10 ~ 15 个栗子磨粉与粳米 100g 一同煮粥。早晚服用。

3. 三子鸡翅（《名医别录》） 鸡翅 10 只，用酱油、料酒略腌，入油锅炸至金黄捞起，起油锅，葱、蒜爆香，加酱油、胡椒粉、清水，煮沸放入鸡翅，50g 莲子，250g 栗子，30g 枸杞子，煮熟即可。

（五）气郁发热

【证候】低热或潮热，热势常随情绪波动而起伏，精神抑郁，胁肋胀满，烦躁易怒，口干而苦，纳差，舌红，苔黄，脉弦数。

【证机概要】气郁化火。

【食疗方法】疏肝理气，解郁泻热。

【推荐食材】决明子、甘菊、夏枯草、五味子、橘饼、枸杞子、薄荷、菊花、粳米等。

【推荐食疗方】

1. 清茶（《山东中医杂志》） 炒决明子 250g，甘菊 30g，夏枯草、橘饼、首乌、五味子、麦冬各 60g，枸杞子、龙眼肉、黑桑椹各 120g，研粗末，每次 10g，用沸水冲泡代茶饮。每日 2 次。

2. 薄荷饮（《本草纲目》） 将菊花 5g、白糖 25g 加水 250mL 煎熬至浓，再加切碎的薄荷 5g，煎熬 10 分钟。每日 2 次。

3. 菊花粥（《老老恒言》） 先将菊花 15g 研成细粉，取粳米 60g，加水适量，煮粥，待粥将成时，调入菊花粉，稍煮一二沸，即成，每日 2 次。

（六）痰湿郁热

【证候】低热，午后热甚，心烦而热，胸闷脘痞，渴不欲饮，呕恶，便溏或黏滞不爽，苔白腻或黄腻，脉濡数。

【证机概要】痰湿内蕴，壅遏化热。

【食疗方法】燥湿化痰，清热和中。

【推荐食材】百药煎、荆芥穗、海螵蛸、蜂蜜、荸荠、海蜇、佛手柑、粳米等。

【推荐食疗方】

1. 清气化痰茶（《本草纲目》） 将百药煎 30g、细茶 30g、荆芥穗 15g、海螵蛸 3g 一同研细末，每次 3g，加蜂蜜少许，沸水冲泡代茶饮。每日 2 次。

2. 雪羹汤 见"喘证"节。

3. 佛手粥 见"泄泻"节。

（七）血瘀发热

【证候】午后或夜晚发热，或自觉身体某些部位发热，口干咽燥，但不多饮，肢体或躯干有固定肿块或痛处，面色萎黄晦暗，舌质青紫或有瘀点、瘀斑，脉弦涩。

【证机概要】血行瘀滞，瘀热内生。

【食疗方法】活血化瘀。

【推荐食材】丹参、绿茶、红花、生姜、当归、羊肉、桃仁、川芎等。

【推荐食疗方】

1. 丹参茶（《本草纲目》）　丹参 10g 研细末，与绿茶 5g 用沸水冲泡饮。每日 2 次。

2. 红花生姜饮（《本草汇言》）　红花 10g，生姜 3 片，红糖适量，水煎温服。每日 2 次。

3. 当归羊肉汤（《本草正》）　当归 15g，生姜 10g 切片，羊肉 150g 切块，水煮，待羊肉熟烂即可，饮汤食肉。

第三十二节　虚　劳

虚劳又称虚损，是以脏腑功能衰退、气血阴阳亏损为主要病机，以五脏虚证为主要临床表现的多种慢性虚弱证候的总称。常见于现代医学中多个系统的多种慢性消耗性和功能衰退性疾病。

一、病因病机

禀赋薄弱、久虚不复、烦劳过度、病后失养或久病迁延、失治误治等皆可形成虚劳。其基本病机为脏腑功能衰退，气血阴阳亏损。病变涉及五脏，尤以脾、肾为主。病变过程中五脏相互影响，病势日渐发展，病情日趋复杂。

二、辨证要点

分辨病位是虚劳辨证的关键。虚劳证候虽多，总不离乎五脏，五脏之辨，不外乎气血阴阳，辨证时应以气血阴阳为纲，五脏虚候为目，辨明气血阴阳之轻重主次。一般而言，气虚以肺、脾为主，病重者每可影响心、肾；血虚以心、肝为主，并与脾之化源不足有关；阴虚则以肾、肝、肺为主，涉及心、胃；阳虚以脾、肾为主，重者每易影响至心。

三、食疗原则

根据"虚者补之"的理论，虚劳的食疗应以补益为基本原则。依据病理属性的不同，分别采取益气、养血、滋阴、温阳之法，并结合五脏病位的不同而选择具有针对性的食疗方。脾胃为后天之本，为气血生化之源，肾为先天之本，寓元阴元阳，为生命之本源，故治疗中应重视补益脾肾，促进各脏虚损的恢复。

四、辨证食疗

（一）肺气虚

【证候】咳嗽无力，痰液清稀，平素易感冒，面色萎黄，气短懒言，自汗，语声低怯，神疲乏力，脉细无力。

【证机概要】肺气不足，卫外不固。

【食疗方法】补益肺气。

【推荐食材】粳米、冬虫夏草、黄芪、黑豆、猪肺、山药等。

【推荐食疗方】

1. 虫草老鸭汤（《饮食疗法》）　老鸭 1 只，冬虫夏草 15g。老鸭宰杀去毛和内脏，将冬虫夏草放入鸭腹内，加水适量，放锅内隔水炖熟，调味食用，每日 1～2 次，15 天为 1 个疗程。

2. 猪肺粥（《证治要诀》） 猪肺 500g 洗净，加水适量煮至七成熟，捞出，改刀切成丁备用。薏苡仁 50g，粳米 100g，猪肺丁 100g，猪肺汤适量，煮成粥。熟后加葱、姜等调味。每日 2 次，早晚服用。15 天为 1 个疗程。

3. 黄芪黑豆汤（《医学从众录》） 黄芪 30g，黑豆 60g。黄芪洗净切片，黑豆洗净以水浸一宿，两者放锅内加清水适量，煎汤，熟后加食盐少许调味，喝汤吃豆。作点心食用，每日 2 次，15 天为 1 个疗程。

（二）心气虚

【证候】心悸气短，劳则更甚，神疲乏力，面色淡白，自汗，脉细无力。

【证机概要】心气亏虚，心失所养。

【食疗方法】补养心气。

【推荐食材】黄精、龙眼肉、茯苓、大枣、鸡肉、山药等。

【推荐食疗方】

1. 龙眼粥 见"厥证"节。

2. 白茯苓粥 见"血证"节。

3. 黄精蒸鸡（《随息居饮食谱》） 黄精、党参、山药各 30g，母鸡 1 只（重约 1000g）。将母鸡宰杀去毛及内脏，洗净剁成 3cm 见方的块，放入沸水中烫 3 分钟捞出，洗净血沫，装入汽锅内，加入葱、姜、食盐、川椒、味精，再加入黄精、党参、山药，盖好汽锅盖，上笼蒸 3 小时即成。佐餐服食，15 天为 1 个疗程。

（三）脾气虚

【证候】食欲不振，食后胃脘不舒，大便溏薄，面色萎黄，倦怠乏力，气短懒言，舌淡苔白，脉濡。

【证机概要】脾虚运化失司，气血生化乏源。

【食疗方法】健脾益气养血。

【推荐食材】大枣、山药、白术、黄芪、鸡肉、陈皮等。

【推荐食疗方】

1. 益脾饼（《医学衷中参西录》） 白术 30g，干姜 6g，大枣 250g，鸡内金粉 5g，面粉 500g，油、盐各适量。白术、干姜用纱布包，放入锅内，下大枣，加水 1000mL，先用武火烧沸，改用文火煎煮 1 小时左右。除去药包和枣核，将枣肉捣为泥状。鸡内金粉，与面粉、枣泥和匀，加适量水，和成面团，分成若干小团，做成薄饼，用文火烙熟即成。每日 2～3 次，饭前服用，10 天为 1 个疗程。

2. 乌鸡汤 见"厥证"节。

3. 薯蓣拨粥（《神巧万全书》） 生薯蓣（山药）150g，面粉 80g，葱、生姜、红糖各适量。将生薯蓣洗净，去皮捣烂，加面粉，调入冷水，煮作粥，将熟时加入葱、生姜、红糖，煮 3 分钟左右即可。以粥代餐，空腹食用，每日 2 次，10 天为 1 个疗程。

（四）肾气虚

【证候】腰膝酸软，小便频数清长，夜尿多，面色㿠白，神疲乏力，女子带下清稀，舌淡胖，苔白，脉沉无力。

【证机概要】肾气不充，腰府失养，固摄无权。

【食疗方法】益气补肾。

【推荐食材】益智仁、核桃仁、山药、猪肾、人参、羊肉等。

【推荐食疗方】

1. 益智仁粥（《经效产宝》）　益智仁 5g，研为细末，粳米 50g，加水如常法煮粥，然后调入益智仁末，加细盐少许，稍煮片刻即成。每日 2 次，作早晚餐食用，15 天为 1 个疗程。

2. 胡桃仁粥（《海上集验方》）　核桃仁 50g，粳米 100g。核桃仁切成米粒样大小备用。粳米淘洗干净放入锅内，加清水如常法煮成粥，粥成后加入核桃仁再煮片刻即可。可作早晚餐食用。每日 1～2 次，15 天为 1 个疗程。

3. 参归山药猪腰（《百一选方》）　猪肾 1 个，人参、当归各 10g，山药 30g。猪肾去除筋膜，冲洗干净，切片备用。人参、当归放入砂锅内加清水适量煮 10 分钟，再加入猪肾、山药，熟后即捞出猪肾。待冷后加入麻油、葱、姜等调味拌匀即成。每日 2 次，佐餐食用，15 天为 1 个疗程。

（五）心血虚

【证候】心悸怔忡，失眠多梦，健忘，面色淡白不华，头晕目花，舌质淡苔少，脉细。

【证机概要】心血亏虚，心失所养。

【食疗方法】养血宁心安神。

【推荐食材】龙眼肉、莲子、酸枣仁、大枣、当归、猪心等。

【推荐食疗方】

1. 豆豉猪心（《食医心鉴》）　猪心 1 具，淡豆豉 15g。猪心冲洗干净，切片备用。豆豉放入锅中，加水煮约 10 分钟，再加入猪心，煮至熟后捞出。加葱、姜、酱油、麻油等拌匀即成。佐餐食用，每日 1～2 次，15 天为 1 个疗程。

2. 龙眼肉粥　见"血证"节。

3. 甘麦大枣汤　见"癫狂"节。

（六）肝血虚

【证候】头晕目眩，胁痛不适，肢体麻木，筋脉拘急，或惊惕肉瞤，面色淡白，唇舌指甲色淡，妇女月经不调甚则闭经，肌肤枯糙，脉细。

【证机概要】肝血亏虚，筋脉失养。

【食疗方法】补血养肝。

【推荐食材】当归、鳝鱼、菠菜、猪肝、鸡肉、党参等。

【推荐食疗方】

1. 归参鳝鱼（《本经逢原》）　鳝鱼 500g，当归 15g，党参 15g。鳝鱼宰杀后去头、骨、内脏，洗净切成丝备用，当归、党参放入纱布内扎好，将鳝鱼与药包共放锅内，加清水适量，用武火烧沸后撇去浮沫，加黄酒，转用文火煮约 1 小时，捞出纱布包，加盐、味精等调味即成。佐餐食用，每日 1 次，10 天为 1 个疗程。

2. 菠菜猪肝汤（《中医饮食疗法》）　菠菜 30g，猪肝 100g。将菠菜洗净，在沸水中烫片刻，去掉涩味，切段；鲜猪肝洗净切成薄片，与适量食盐、水、豆粉拌匀；将清汤（肉汤、鸡汤均可）烧沸，加入生姜丝、葱白，煮沸数分钟后，再放入备用的猪肝片和菠菜，煮熟即可。每日 1

次，佐餐食用，10 天为 1 个疗程。

3. 归参炖母鸡（《乾坤生意》） 将母鸡去毛及内脏，腹腔内置当归 15g、党参 15g 及葱、姜、黄酒、食盐各适量，将母鸡放入砂锅，加水以小火煨炖，烂熟即可，每日 1 次。

（七）肺阴虚

【证候】干咳，口咽干燥，甚或失音，面色潮红，手足心热，虚烦不安，盗汗，甚或咳血，舌质光红少津，脉细数无力。

【证机概要】肺阴亏虚，肺失清润。

【食疗方法】养阴润肺。

【推荐食材】百合、蜂蜜、沙参、银耳、麦冬、橘子、玉竹、鸭肉等。

【推荐食疗方】

1. 蜜糖蒸百合（《太平圣惠方》） 百合 60g，蜂蜜 30g。百合洗净，加蜂蜜，拌匀后隔水炖熟服食。每日 2 次，作点心服食。15 天为 1 个疗程。

2. 川贝梨子猪肺汤（《饮食疗法》） 川贝 10g，雪梨 2 个，猪肺 250g，冰糖少许。将雪梨去外皮，切成块，猪肺切成片状，挤去泡沫并洗净，与川贝一并放入砂锅内，加冰糖少许，清水适量，武火煮开后，文火炖煮 3 小时后即成。每日 2 次，作点心食用。10 天为 1 个疗程。

3. 玉竹沙参焖老鸭（《饮食疗法》） 玉竹 50g，沙参 50g，老鸭 1 只，葱、姜、料酒各适量。老鸭宰杀后，去毛杂和内脏，洗净，与玉竹、沙参同置砂锅（或瓷锅）内，加水适量，置于武火上烧沸后改用文火焖煮至鸭肉熟烂，放入调料即可。佐餐食用，食鸭饮汤。每日 2 次，10 天为 1 个疗程。

（八）心阴虚

【证候】心悸失眠，潮热盗汗，或口舌生疮，舌质红少津，脉细数。

【证机概要】心阴亏虚，心失濡养。

【食疗方法】滋阴养心。

【推荐食材】百合、生地黄、麦冬、酸枣仁、粳米、大枣等。

【推荐食疗方】

1. 百合粥 见"血证"节。

2. 麦冬粥（《南阳活人书》） 麦冬 10g，温水浸泡片刻，大枣 2 枚，冰糖适量，大米 50g。上述食材同入锅内加水如常法煮粥，至麦冬烂熟粥稠即可。每日 2 次，作早晚餐食用，15 天为 1 个疗程。

3. 酸枣仁粥 见"瘿病"节。

（九）脾胃阴虚

【证候】口干唇燥，不思饮食，大便干结，甚则干呕，呃逆，面色潮红，舌红少苔，脉细数。

【证机概要】脾胃阴伤，失于濡养。

【食疗方法】养阴和胃。

【推荐食材】豆浆、粳米、鸡肉、黄精、人参、大枣等。

【推荐食疗方】

1. 豆浆粥（《本草纲目拾遗》） 粳米 50g，豆浆 500mL，粳米先加水煮，至半熟时加入豆浆同煮，至米熟粥稠。每日 2 次，作早晚餐食用，15 天为 1 个疗程。

2. 人参炖鸡汤（《随息居饮食谱》）　人参 12g，老母鸡 1 只。人参切薄片，鸡宰杀去毛及肠杂，切块洗净，与人参同放入砂锅内。加水适量及调料，大火烧开除去汤面上的浮沫，改小火慢炖 2～3 小时即可。佐餐食用，每日 1 次，喝汤吃鸡肉。

3. 黄精粥（《调疾饮食辩》）　黄精 50g，粳米 100g。黄精清水浸泡后捞出，切碎备用。粳米淘洗干净，将两种食材放入锅内，加水适量，旺火烧沸后再用文火煮至粥成。代餐食用，每日 2 次，15 日为 1 个疗程。

（十）肝阴虚

【证候】头痛眩晕，目干畏光，耳鸣，视物不明，急躁易怒，肢体麻木，两颧红赤，舌红少津，脉细弦数。

【证机概要】肝阴不足，阳亢于上，上扰清空。

【食疗方法】滋养肝阴，息风潜阳。

【推荐食材】枸杞子、何首乌、猪肝、天麻、玄参、菊花等。

【推荐食疗方】

1. 玄参拌猪肝（《济急仙方》）　玄参 10g，猪肝 250g，米泔水、食盐、味精、麻油各适量。玄参研末备用。猪肝冲洗干净，切成薄片，放入锅中，加米泔水煮至断生后捞出装盘，加玄参、盐、味精、麻油拌匀即成。佐餐食用。每日 1 次，10 天为 1 个疗程。

2. 仙人养肝羹（《养老奉亲书》）　羊肝 1 具，羊脊肉 100g，枸杞根 50g。将枸杞根放入砂锅，加水适量，煎取汁液 3 次约 2000mL，去渣，将羊肝、羊肉洗净，去筋膜，剁细茸，倒入砂锅，煮沸，去浮沫，煮至肝熟肉烂，下水淀粉调匀成羹，其后下葱白、盐、味精调味即可。每日 1 次，佐餐食用，10 天为 1 个疗程。

3. 枸杞粥　见"血证"节。

（十一）肾阴虚

【证候】腰酸膝软，遗精盗汗，两足痿弱，眩晕耳鸣，甚则耳聋，伴两颧红赤，口干咽燥，虚烦不安，舌光红少苔，脉细数无力。

【证机概要】肾精不足，失于濡养。

【食疗方法】滋补肾阴。

【推荐食材】山药、牛乳、黑芝麻、核桃仁、松子仁、桑椹等。

【推荐食疗方】

1. 八仙茶　见"内伤发热"节。

2. 地仙煎（《饮馔服食笺》）　山药 50g，牛乳 200mL，甜杏仁 20g。杏仁用水浸泡，去皮尖，研细；山药洗净，去皮切碎，与杏仁、牛乳混合，绞取汁液，加热煮沸，停火。每日 1～2 次，15 天为 1 个疗程。

3. 桑椹蜜膏（《医学大辞典》）　鲜桑椹 1000g（或干品 500g），蜂蜜 300g。桑椹加水适量煎煮，30 分钟取煎液 1 次，加水再煎，共取煎液 2 次，合并煎液，再以小火煎熬浓缩，至较黏稠时，加入蜂蜜，至沸停火，待冷装瓶备用。每次一汤匙，以沸水冲化饮用，每日 2 次。15 天为 1 个疗程。

（十二）心阳虚

【证候】心悸，自汗，神倦嗜卧，心胸憋闷疼痛，面色苍白，手足不温，或伴气息微弱，或有浮肿，下肢为甚，舌质胖嫩，边有齿印，苔淡白而润，脉细微或沉迟或虚大。

【证机概要】心阳不振，心气亏虚，运血无力。

【食疗方法】益气温阳。

【推荐食材】粳米、薤白、人参、小麦、桂枝等。

【推荐食疗方】

1. 薤白粥（《食医心鉴》）　薤白 150g，粳米 100g。薤白冲洗干净，切成碎粒备用；粳米淘洗干净，放入锅中，加清水，略煮后加薤白，煮至粥成，加入适量盐调味。每日 2 次，作主食服用。15 天为 1 个疗程。

2. 小麦粥（《饮膳正要》）　陈小麦 50g，淘洗干净后加水如常法煮粥。每日 2 次，早晚服用，15 天为 1 个疗程。

3. 人参粥　见"血证"节。

（十三）脾阳虚

【证候】面色萎黄，食少，形寒肢冷，神倦乏力，大便溏薄，肠鸣腹痛，每因受寒或饮食不慎而加剧，舌质胖嫩，边有齿印，苔淡白而润，脉虚无力。

【证机概要】中阳亏虚，温煦乏力，运化失常。

【食疗方法】温中健脾。

【推荐食材】桂枝、山药、干姜、羊肉、党参、高良姜等。

【推荐食疗方】

1. 当归生姜羊肉汤　见"厥证"节。

2. 人参莲肉汤（《经验良方》）　将人参 3g、莲子（去心）5 枚放入小碗内，加水适量泡发，放入蒸锅内隔水蒸炖 1 小时，冰糖调味，喝汤吃莲子，剩余人参。次日再加入莲子如法蒸炖、服用。人参可连续用 3 次，最后一并吃掉。

3. 阳春白雪糕（《寿世保元》）　白茯苓、芡实、莲子（去心）、怀山药各 120g，陈仓米、糯米各 500g，白砂糖 100g。将白茯苓、芡实、莲子肉、怀山药共为细末，与淘洗干净的陈仓米、糯米拌匀，并用纱布袋盛，置甑内，蒸至极熟取出，加入白砂糖搅匀，揉作一团，制成饼，晒干收贮，随餐食用。每日 2 次，15 天为 1 个疗程。

（十四）肾阳虚

【证候】腰背酸痛，遗精阳痿，多尿或失禁，面色苍白，畏寒肢冷，下利清谷或五更泄泻，舌淡胖，脉沉迟无力。

【证机概要】肾阳亏虚，失于温煦，固摄无权。

【食疗方法】温补肾阳。

【推荐食材】杜仲、肉桂、蚕蛹、肉苁蓉、芡实、菟丝子、雀肉等。

【推荐食疗方】

1. 雀肉粥（《养老奉亲书》）　麻雀 5 只，粟米 100g。麻雀去毛及内脏，冲洗干净，切块备用。素油倒入炒锅，烧热放入雀肉、黄酒、葱白、生姜，炒熟，放入清水和淘洗干净的粟米，煮至粥成。每日 2 次，空腹食用。15 天为 1 个疗程。

2. 羊肾苁蓉羹　见"泄泻"节。

3. 冬虫夏草鸭（《本草纲目拾遗》）　雄鸭 1 只去毛及内脏洗净，冬虫夏草 5～10 枚，食盐、葱、姜等调料各适量，共置锅中，加水大火烧开后以小火煨至熟烂即可。每日佐餐食用。15天为1个疗程。

第三十三节　肥　胖

肥胖是由于过食、缺乏体力活动等多种原因导致体内膏脂堆积过多，致体重超过正常范围，并伴有头晕乏力、神疲懒言、少动气短等症状的一种疾病。常见于现代医学中单纯性（体质性）肥胖、代谢综合征等疾病。

一、病因病机

素禀体丰、饮食不节、安逸少动、年老体弱等皆可致本病发生，其基本病机为胃强脾弱，酿生痰湿，并在痰湿基础上发生血瘀和气滞。病位主要在脾胃与肌肉，与肾气虚衰关系密切，并可涉及五脏。

二、辨证要点

1.分清虚实　本病有虚实之不同，实主要在于胃热、痰湿，痰湿常与气郁、瘀血、水湿相兼为病；虚主要是脾气亏虚、运化不足而致水谷精微积为痰湿，也有脾肾阳虚，或兼心、肺气虚及肝胆疏泄失调者。无论本于虚还是本于实，最终都导致膏脂堆积而为病。

2.区分病位　本病涉及五脏，但以脾胃为主，肥胖而多食，或伴口干，大便偏干，病多在胃；肥胖伴乏力，少气懒言，或伴大便溏薄、四肢欠温者，病多在脾；若伴腰酸背痛，或腿膝酸软，尿频清长，畏寒足冷，病多在肾；久病入络，或痰凝血瘀，则常病及心肝。

三、食疗原则

祛湿化痰为肥胖的基本食疗原则，应贯穿于本病治疗过程的始终。纠正不良饮食行为，进食定时定量，时细嚼慢咽，不吃零食及夜宵。控制饮食总热量，多吃蔬菜、水果，限制高糖、高脂食物的摄入。

四、辨证食疗

（一）胃热火郁

【证候】形体肥胖，消谷善饥，大便不爽，甚或干结，尿黄，或有口苦口干，喜饮水，舌质红，苔黄，脉平或偏数。

【证机概要】阳明火热内郁，耗伤津液，膏脂瘀积。

【食疗方法】清胃泻火，佐以消导。

【推荐食材】冬瓜、兔肉、荸荠、石膏、黄瓜、海蜇等。

【推荐食疗方】

1.冬瓜瓤汤（《圣济总录》）　鲜冬瓜瓤250g，入锅加清水适量，煮汤，每日代茶饮用。30天为1个疗程。

2.荸荠汤（《泉州本草》）　荸荠6枚，去皮洗净，打碎入锅，加清水煮汤，每日代茶饮用。30天为1个疗程。

3. 雪羹汤　见"喘证"节。

（二）痰湿内盛

【证候】形体肥胖，身体沉重，肢体困倦，脘痞胸满，可伴头晕，口干不欲饮，大便少行，嗜食肥甘醇酒，喜卧懒动，舌质淡胖或大，苔白腻或白滑，脉滑。

【证机概要】痰湿内盛，困遏脾运，阻滞气机。

【食疗方法】化痰利湿，理气消脂。

【推荐食材】鲤鱼、赤小豆、荷叶、山楂、陈皮、薏苡仁等。

【推荐食疗方】

1. 赤小豆鲤鱼汤　见"黄疸"节。

2. 荷叶茶（《随息居饮食谱》）　荷叶9g，山楂9g，陈皮9g。三者洗净混合，沸水冲泡，每日代茶饮用不拘时，3个月为1个疗程。

3. 薏仁赤豆粥（《中华临床药膳食疗学》）　薏苡仁50g，赤小豆50g，泽泻10g。泽泻先煎取汁，与赤小豆、薏苡仁同煮为粥。每日2次，30天为1个疗程。

（三）气郁血瘀

【证候】肥胖懒动，喜太息，胸闷胁满，面晦唇暗，肢端色泽不鲜，甚或青紫，可伴便干，失眠，男子性欲下降甚至阳痿，女性月经不调、量少甚或闭经，经血色黯或有血块，舌质黯或有瘀斑、瘀点，舌苔薄，脉或滑或涩。

【证机概要】气郁不畅，血行不利。

【食疗方法】理气解郁，活血化瘀。

【推荐食材】香附、菊花、玫瑰花、陈皮、红花、山楂等。

【推荐食疗方】

1. 玫瑰花汤（《饲鹤亭集方》）　玫瑰花初开者30朵，去心蒂，洗净，放入砂锅内，加清水浓煮，后入冰糖适量，即成，每日2次。

2. 藕粉粥（《本草纲目》）　食用藕粉30～45g，放开水中，煮3～5分钟即可食用，每日1～2次，作早晚餐或点心食用。30天为1个疗程。

3. 橘皮粥　见"喘证"节。

（四）脾虚不运

【证候】肥胖臃肿，神疲乏力，身体困重，脘腹痞闷，或有四肢轻度浮肿，晨轻暮重，劳累后更为明显，饮食如常或偏少，小便不利，大便溏或便秘，舌质淡胖，边有齿印，苔薄白或白腻，脉濡。

【证机概要】脾虚气弱，运化无力，水湿内停。

【食疗方法】健脾益气，渗利水湿。

【推荐食材】茯苓、薏苡仁、赤小豆、党参、鸡肉、白术等。

【推荐食疗方】

1. 茯苓赤豆粥（《中华养生药膳大典》）　茯苓30g，赤小豆100g，小米50g。将茯苓研为细末，赤小豆用水浸泡10小时以上，淘洗干净，三味加水适量，共煮成粥。每日早晨空腹温食1次，15天为1个疗程。

2. 党参鸡丝冬瓜汤（《中华养生药膳大典》）　鸡脯肉 200g，冬瓜 200g，党参 3g。将鸡肉洗净切丝，冬瓜洗净切片。先将鸡丝与党参放入砂锅，加水适量，小火炖至八成熟，入冬瓜片，加适量盐、黄酒、味精调味，至冬瓜熟透即可，每日 2 次，喝汤吃鸡肉，15 天为 1 个疗程。

3. 参苓粥　见"哮病"节。

（五）脾肾阳虚

【证候】形体肥胖，易于疲乏，可见四肢不温，甚或四肢厥冷，喜食热饮，小便清长，舌淡胖，苔薄白，脉沉细。

【证机概要】脾肾阳虚，气化温煦失职。

【食疗方法】补益脾肾，温阳化气。

【推荐食材】川椒、虾、肉桂、肉苁蓉、杜仲、龙眼肉等。

【推荐食疗方】

1. 杜仲猪腰（《本草权度》）　猪肾 1 个，杜仲末 10g，椒盐适量，荷叶 1 张。猪肾冲洗干净，除去筋膜，切成薄片，椒盐水浸洗，入杜仲末，荷叶包裹，上笼蒸熟，加麻油、酱油、葱等调味。每日佐餐食用，15 天为 1 个疗程。

2. 韭菜粥（《中华食物疗法大全》）　韭菜 20g，粳米 100g，杜仲 10g，薏苡仁 20g。将杜仲水煎 3 次去渣取汁，将粳米、薏苡仁放入药汁中煮粥，粥成后放入韭菜，调味食之，代餐食用，每日 2 次，15 天为 1 个疗程。

第三十四节　痉　证

痉证，指经络失养或热甚动风所引起的项背强急、四肢抽搐，甚至以角弓反张为主要表现的病证。儿科之"脐风""小儿惊风"，外科的"狂犬病""破伤风"亦归于此病。现代医学中的流行性脑脊髓膜炎、流行性乙型脑炎、各种脑膜炎、脑肿瘤和各种原因引起的痉证，皆可参考本节内容辨证食疗。

一、病因病机

痉证的病因病机主要分为外感和内伤两个方面。外感由于感受风、寒、湿、热之邪，经络壅阻，气血不畅而致痉证，或热盛动风而致痉证；内伤多由于肝肾阴虚，肝阳上亢化风而致痉证，或阴血亏虚，筋脉失养，虚风内动而致痉证。

二、辨证要点

1. 分清虚实　一般来说，内伤致痉，多属虚证，少见发热，主要辨清气、血、阴、阳；而内伤之瘀血发痉、痰浊内阻致痉者属实证；外感致痉，多属实证，必有发热，邪有六淫疫疠之分，侵袭有表里浅深之异。

2. 分辨病机　外感风寒湿邪而致痉者，见舌苔薄白或白腻，脉浮紧或沉细缓；感受温热之邪而致痉，见舌质红或绛，苔黄少津，脉弦数或弦细数。

三、食疗原则

食疗应分清邪正虚实。风寒湿邪偏胜者，可祛风解肌，退热生津；邪热入里，可清泄退热；湿热之邪偏胜者，可祛湿止痉；热盛耗液，肝风内动者，可清热平肝息风；热陷营血，神昏痉厥者，可清营醒神，镇痉开窍；感受疫疠之邪者，可清瘟败毒。虚证当辨气、血、阴、阳。

及时纠正饮食行为。痉证食疗需注意适量的热量及蛋白质的供给，及时补充水分、维生素，饮食应以流质、半流质为主。此外，食材选择应尽量避免辛辣刺激。

四、辨证食疗

（一）邪壅经络

【证候】头痛，项背强直，恶寒发热，无汗或汗出，肢体酸重，甚至口噤不能语，四肢抽搐。舌苔薄白或白腻，脉浮紧。

【证机概要】风寒湿邪，侵于肌腠，壅滞经络。

【食疗方法】祛风散寒，燥湿和营。

【推荐食材】羌活、独活、防风、木瓜、薏苡仁、藁本、川芎、葛根、白芍等。

【推荐食疗方】

1. 薏米防风饮（《疾病的食疗与验方》）　生薏苡仁30g，防风10g，二者加水煮熬，去渣取汁。代茶饮，每日1～2剂，连饮1周。

2. 乌梢蛇酒　干乌梢蛇150g，全蝎（炒）3g，当归3g，防风3g，羌活3g，独活15g，白芷15g，天麻15g，赤芍药15g，甘草15g，升麻15g，粉碎后以绢袋盛贮，合糯米蒸熟，如常造酒1000mL以袋置缸中，待成，取酒同袋密封，煮熟，置阴地7日。每温饮20～30mL，常令相续。

（二）肝经热盛

【证候】高热头痛，口噤齘齿，手足躁动，苔薄黄或少苔，脉弦细而数。

【证机概要】肝热炽盛，动风伤津，筋脉失和。

【食疗方法】清肝潜阳，息风镇痉。

【推荐食材】桑叶、菊花、夏枯草、枸杞叶、槐花、薄荷、莲子心等。

【推荐食疗方】

1. 桑叶猪肝汤（《现代家庭滋补药膳》）　桑叶10g，猪肝100g，油、食盐、味精、葱、生姜各适量。将桑叶洗净，猪肝洗净并切成薄片。锅内加油，放入葱姜末，爆锅后加入适量水，放入猪肝片，用武火烧开后放入桑叶，煮10分钟后调入盐、味精。佐餐食用，食猪肝，喝汤，每日1剂。

2. 桑菊茅竹饮（《中国药膳学》）　取桑叶、菊花各5g，竹叶、白茅根、薄荷各30g，桑叶、竹叶、白茅根三味水煎至沸，取沸水冲泡菊花、薄荷即得。加入蔗糖等调味品服用。每日1剂。

3. 荠菜鸡蛋汤（《本草纲目》）　鸡蛋150g，荠菜200g。荠菜洗净切约1寸长，烧热锅，下油1汤匙，爆香姜末，加水适量煮开，放下荠菜煮熟，约10分钟，下盐调味，放入鸡蛋拌匀，即可盛起饮用。每日1剂。

（三）阳明热盛

【证候】壮热汗出，项背强急，手足挛急，甚则角弓反张，腹满便结，渴喜冷饮，舌质红，苔黄燥，脉弦数。

【证机概要】阳明胃热亢盛，腑气不通，热盛伤津。

【食疗方法】清泄胃热，增液止痉。

【推荐食材】石膏、竹叶、知母、粳米、西瓜、大黄、芒硝等。

【推荐食疗方】

1.石膏粳米粥（《医学衷中参西录》）　生石膏、粳米各 60g。将生石膏捣碎，置砂锅内，加水煎 15 分钟，滤去渣，备用；将粳米淘净，放入盛有生石膏汁的砂锅内，武火至沸，文火熬煮至粳米熟烂，即成。日服 2 次，2～3 日为 1 个疗程。

2.实明黄糕（《中国药膳辨证治疗学》）　枳实 10g，决明子 5g，大黄 3g，玉米面 400g，白糖适量。将枳实、决明子、大黄共研为末，入玉米面拌匀，加入白糖，以水和面，蒸糕，即成。服食，每日 2 次，3～5 日为 1 个疗程。

3.天花粉粥　见"消渴"节。

（四）心营热盛

【证候】高热烦躁，神昏谵语，项背强急，四肢抽搐，甚则角弓反张。舌质红绛，苔黄少津，脉细数。

【证机概要】热扰心营，灼伤阴津，筋脉失养。

【食疗方法】清心透营，开窍止痉。

【推荐食材】生地黄、水牛角、莲子心、淡竹叶、玄参、麦冬等。

【推荐食疗方】

1.生地黄粥　见"血证"节。

2.青蒿鳖甲粥（《温病条辨》）　青蒿、知母各 6g，鳖甲 15g，生地黄 12g，丹皮 9g，粳米 100g。取青蒿等五味药置于砂锅内，水煎，武火至沸，文火保持微沸 30 分钟，滤出煎液备用；另取洗净之粳米，加入适量清水煮粥，至五分熟时，加入上述备用之药物煎液，继续煮至熟烂为止。根据症状轻重，重者日 1 剂，分 2 次服；轻者减半。

3.栀子仁粥　见"胁痛"节。

第三十五节　颤　证

颤证是以头部或肢体摇动颤抖，不能自制为主要临床表现的一种病证。现代医学中震颤麻痹、肝豆状核变性、特发性震颤、甲状腺功能亢进等以及具有颤证临床特征的锥体外系疾病和某些代谢性疾病，皆可参照本节内容辨证食疗。

一、病因病机

颤证病在筋脉，与肝、肾、脾等脏关系密切。多因年老脾胃渐损或肝肾亏虚，导致气血阴精亏虚，不能濡养筋脉；或痰浊、瘀血壅阻经脉及情志失调，导致气血运行不畅，筋脉失养；或热甚动风，扰动筋脉，而致肢体拘急颤动。本病的基本病机为肝风内动，筋脉失养。

二、辨证要点

肝肾阴虚、气血不足而致颤抖无力、缠绵难愈、腰膝酸软、体瘦眩晕，遇烦劳而加重者，多为虚证；风、火、痰、瘀而致震颤较剧、肢体僵硬、烦躁不宁、胸闷体胖，遇郁怒而发者，多为实证。

三、食疗原则

颤证初期，针对不同内外邪病因，治疗当以平肝潜阳、化痰息风为主；随着病程延长，易见有气血亏虚、髓海不足等虚象，治疗当以滋补肝肾、益气养血、调补阴阳为主，兼以息风通络。饮食宜清淡而富有营养，忌暴饮暴食及嗜食肥甘厚味。戒除烟酒等不良嗜好。

四、辨证食疗

（一）风阳内动

【证候】头摇肢颤，不能自主。头晕头胀，面红，口干舌燥，急躁易怒，或项强不舒。舌质红，舌苔黄，脉弦或弦数。

【证机概要】水不涵木，筋脉失养。

【食疗方法】滋阴潜阳。

【推荐食材】淡菜、荠菜、天麻、龟甲、牡蛎、鳖甲等。

【推荐食疗方】

1. 二菜汤（《实用食疗方精选》） 淡菜 10g，荠菜 30g。锅中加水适量，先用文火煮淡菜 30 分钟，再放入荠菜，水沸即成。

2. 天麻鲤鱼（《大众药膳》） 天麻 25g，川芎、茯苓各 10g，活鲤鱼 1 条（重约 1000g 以上），酱油、黄酒、食盐、白糖、味精、胡椒粉、麻油、葱、生姜、湿淀粉等调料各适量。将鲤鱼处理，分装于 8 个蒸碗中；将天麻、川芎、茯苓用米泔水浸泡 4～6 小时，捞出天麻并洗净，上蒸笼蒸透，取出趁热切薄片，与川芎、茯苓同分 8 份，分别放在鱼碗内，加葱、姜、黄酒，兑清汤适量，上蒸笼蒸制 30 分钟；起锅，拣去葱、姜，将鱼扣入食碗中；倾原汤至铁勺中，加热至沸，去浮沫，加入调料，调味至鲜，用湿淀粉勾芡，浇于鱼身上即成。随餐食用，饮汤食鱼。

3. 菊花绿茶饮 见"咳嗽"节。

（二）痰热动风

【证候】肢体颤振、麻木，咯吐黄稠痰，头晕目眩，躁扰不宁，口干口苦，或胸闷泛恶，呕吐痰涎，咳喘，痰涎如缕如丝，吹拂不断。舌体胖大，有齿痕，舌质红，苔厚腻，或白或黄，脉弦滑或弦滑数。

【证机概要】痰浊内扰，筋脉失养。

【食疗方法】清热化痰，祛风止痉。

【推荐食材】枇杷、海蜇、冬瓜、丝瓜、荠菜、荸荠、萝卜、竹笋等。

【推荐食疗方】

1. 钩藤茶（《百病饮食自疗》） 钩藤 6g，水煎 15 分钟，取汁代茶饮。

2. 萝卜汁（《食医心鉴》） 将白萝卜洗净后，放入碗中捣碎，用纱布过滤出萝卜汁。在萝卜汁里加入热水、蜂蜜后饮用。

3.胡萝卜海蜇粥　胡萝卜150g，海蜇皮60g，粳米60g。将胡萝卜削皮，洗净，切片；将海蜇皮浸软，漂净，切细条备用；将粳米洗净备用。将全部用料放入锅中，加清水适量，用文火煮成稀粥，调味即可。温热服用。

（三）气血两虚

【证候】颤振日久，面色无华，神惫乏力，头晕眼花。舌淡胖有齿印或色暗淡，脉细弱。

【证机概要】气血两虚，筋脉失养。

【食疗方法】益气养血，息风活络。

【推荐食材】黄芪、当归、鸡血藤、人参、三七、党参等。

【推荐食疗方】

1.独活壮骨鸡（《备急千金要方》）　独活、杜仲、牛膝、芍药、地黄、防风、秦艽各6g，茯苓、桑寄生、人参、当归各10g，川芎、甘草各3g，肉桂1g，当年成年雄鸡1只，葱50g，生姜20g，大蒜6瓣，盐适量，花生油适量。将独活、寄生、杜仲、牛膝、秦艽、茯苓、肉桂、川芎、人参、甘草、当归、芍药、地黄、防风等粉碎成细粉，加入适量调料拌匀，备用；将雄鸡处死，净毛，去除内脏，洗净，沥干水分；将调拌好的药物和调料装入鸡腹内，腌渍入味30分钟，备用；于烧热锅内放入花生油，七成热时，将鸡下油中煎制，待鸡泛黄至熟，捞出沥油，备用；另起热锅加熟油少许，煸姜、葱、蒜，注入清汤，调好味后，将已煎好的鸡下汤内略煮，待汤沸后即可以食用。

2.归参炖母鸡　见"虚劳"节。

3.十全大补汤（《良药佳馐》）　人参、黄芪、白术、茯苓、熟地黄、白芍各10g，当归、肉桂各5g，川芎、甘草各3g，大枣12枚，生姜20g，墨鱼、母鸡、老鸭、猪肚、肘子各250g，排骨500g，冬笋、花生米、葱各50g，调料适量。将鸡、鸭、肚、排骨、肘子剁成核桃块，同冬笋、墨鱼肉一起放入砂锅内。把人参、大枣、花生米用纱布包好，再把花椒、大料用纱布包好，其余9种药料也用纱布包好，3个包都放入砂锅内，加入清水、葱、姜、酱油，砂锅上旺火烧开去浮沫，加入盐、料酒，改小火炖至熟烂，约1.5小时。捞出调料和药料包，把人参、花生米、大枣拆包后再放回砂锅内搅匀，其余药料、调料不要，去净葱、姜，入味精、香油，用紫砂锅装上桌。

（四）髓海不足

【证候】头摇肢颤，持物不稳，腰膝酸软，失眠心烦，头晕，耳鸣，善忘，老年患者常兼有神呆、痴傻，舌质淡红，体胖大，苔薄白，脉多沉弦无力或弦细而紧。

【证机概要】髓海不充，筋骨失养。

【食疗方法】填精益髓。

【推荐食材】熟地黄、山药、桑椹、补骨脂、沙苑子、益智仁等。

【推荐食疗方】

1.山茱萸粥（《中国传统养生食谱》）　山茱萸30g，粳米100g，蜂蜜30g。将粳米淘净，煮粥；山茱萸去皮核，捣研为泥，与蜂蜜同炒，然后兑入粳米粥中搅匀。每日1剂，分2次食用。

2.清蒸怀山杞子猪脑（《中国药膳学》）　猪脑1具，怀山药30g，枸杞子10g，黄酒等调料适量。将猪脑去脑膜、血络，洗净，与洗净的山药、枸杞子一起放入碗内，加调料，上笼蒸 20 分钟左右即可。喝汤，食猪脑，每周 1 ～ 2 次，连续食用数周。

3. 桑椹粥（《粥谱》） 桑椹 30g（鲜品用 60g），糯米 60g，冰糖适量。将桑椹洗干净，与糯米同煮，待煮熟后加入冰糖。

（五）阳气虚衰

【证候】头摇肢颤，筋脉拘挛，畏寒肢冷，四肢麻木，心悸懒言，动则气短，自汗，小便清长，舌淡苔白，脉沉细无力。

【证机概要】肾阳衰微，筋脉拘挛。

【食疗方法】温煦筋脉。

【推荐食材】干姜、桂枝、肉苁蓉、肉豆蔻、花椒、胡椒、羊肉、狗肉等。

【推荐食疗方】

1. 砂锅羊头 羊头 1 个，生黄芪 40g，当归、何首乌各 20g，桂枝 10g，牛乳半杯，调料适量。将羊头洗净，入开水锅，加葱、姜、花椒、大料等，煮熟捞出，凉后劈开，去骨、筋及杂物，撕碎装碗，并加入压碎装袋之药材及葱、姜、料酒，上屉蒸烂取出；另取砂锅，加鸡汤、油、料酒、姜末各适量，上火熬至乳白色时，倒入羊头，文火煨至软烂，入盐、味精、牛乳，淋入蒜末，即成。服汤，日服 2 次。

2. 鹿角粥（《瞿仙活人方》） 鹿角粉 10g，粳米 60g。先以米煮粥，米汤数沸后调入鹿角粉，另加少许食盐，同煮为稀粥，每日分 2 次服。

第三十六节　痿　证

痿证是肢体的皮、肉、筋、骨、脉受到外邪的浸淫，或因五脏内伤而失荣引起的以四肢筋脉弛缓，软弱无力，不能随意运动，渐至肌肉萎缩为主要症状的一种病证。现代医学中多发性神经炎、急性脊髓炎、进行性肌萎缩、重症肌无力、周期性瘫痪、肌营养不良、癔病性瘫痪以及中枢神经系统感染并发的软瘫后遗症等表现为肢体痿软无力、不能随意运动者，皆可参照本节内容辨证食疗。

一、病因病机

痿证病位在肺、脾、胃、肝、肾四脏及筋脉、肌肉；病性以脏气亏虚为主，亦因温热、湿热、瘀血等实邪导致。五脏内伤，精血受损，气血津液不足，是痿证的基本病机。

二、辨证要点

一般来说，痿证见发热、咳嗽、咽痛，或在热病之后出现肢体软弱不用者，病位多在肺；痿证见四肢痿软，食少便溏，下肢微肿，纳呆腹胀，病位多在脾胃；痿证见下肢痿软无力明显，甚则不能站立，腰脊酸软，头晕耳鸣，遗精阳痿，月经不调，咽干目赤，病位多在肝肾。此外，内伤久病，累及脏腑，主要为肝肾阴虚和脾胃虚弱，多属虚证，亦常兼夹郁热、湿热、痰浊、瘀血，而虚中有实。

三、食疗原则

肺热津伤者，宜清热润燥；湿热浸淫者，宜清热利湿；瘀阻脉络者，宜活血行瘀。肝肾亏虚者，宜滋养肝肾；脾胃虚弱者，宜益气健脾。

四、辨证食疗

（一）肺热津伤

【证候】发病急，病起发热，或热后突然出现肢体软弱无力，可较快发生肌肉瘦削，皮肤干燥，心烦口渴，咳呛少痰，咽干不利，小便黄赤或热痛，大便干燥。舌质红，苔黄，脉细数。

【证机概要】肺受热灼，阴津耗伤。

【食疗方法】清热润燥，养阴生津。

【推荐食材】桑叶、石膏、芦根、生地黄、乌梅、白鸭肉、梨、蜂蜜、甘蔗等。

【推荐食疗方】

1.橄榄萝卜饮（《中国药膳学》） 鲜橄榄 7 枚，鲜萝卜 250g，冰糖适量。取鲜橄榄洗净，备用；鲜萝卜洗净，切成 1cm 长、0.2cm 宽、0.2cm 厚的块，备用；将鲜橄榄、鲜萝卜块一同投入砂锅，加水适量，煎熬至烂熟为止，四层纱布过滤，取滤液，兑入冰糖即可。代茶频饮，每日 1 剂，3～5 日为 1 个疗程。

2.石膏乌梅饮 见"癫狂"节。

3.芦根沙参柿霜粥（《中华临床药膳食疗学》） 芦根 100g，北沙参 30g，柿霜 10g，粳米 50g，白糖适量。用清水煮芦根 20 分钟后，去芦根加入粳米、北沙参煮粥，粥将成时加入柿霜及白糖，即成。可作早餐主食。

（二）湿热浸淫

【证候】起病较缓，逐渐出现肢体困重，痿软无力，尤以下肢或两足痿弱为甚，兼见微肿、手足麻木，扪及微热，喜凉恶热，或有发热，胸脘痞闷，小便赤涩热痛。舌质红，舌苔黄腻，脉濡数或滑数。

【证机概要】湿热壅阻经络，气血运行受阻。

【食疗方法】清利湿热，通利经脉。

【推荐食材】苍术、黄柏、萆薢、防己、薏苡仁、蚕沙、木瓜、牛膝、龟甲。

【推荐食疗方】

1.萆薢粥（《民间验方》） 萆薢 10g，粳米 100g。取萆薢破碎成粗末，与淘洗干净之粳米一同置于锅内，熬煮成粥即可。随量服之，早、晚各 1 次。

2.木瓜酒 在 500mL 白酒中浸入木瓜、杜仲、五加皮各 100g，浸泡 15 天后饮服，每天 1～2 次，每次 10mL。

（三）脾胃虚弱

【证候】起病缓慢，肢体软弱无力逐渐加重，神疲肢倦，肌肉萎缩，少气懒言，纳呆便溏，面色白或萎黄无华，面浮。舌淡苔薄白，脉细弱。

【证机概要】脾虚不健，生化乏源，气血亏虚，筋脉失养。

【食疗方法】补中益气，健脾升清。

【推荐食材】黄芪、甘草、茯苓、陈皮、白术、党参等。

【推荐食疗方】

1.樱桃膏（《中国食疗本草新编》）　鲜樱桃1000g，洗净，加水200mL，煮烂，去渣，加入白糖，拌匀加热浓缩成膏。每日早晚各服1次，每次1～2匙。

2.健脾莲花糕（《养生食疗菜谱》）　党参30g，白术、山楂各10g，麦芽、六曲各15g，陈皮12g，枳壳20g，鸡蛋500g，面粉350g，白糖450g，熟猪油50g，熟芝麻2g。将党参、白术、陈皮、六曲、枳壳、山楂、麦芽等择选干净，粉碎成细粉备用；取鸡蛋去壳打入缸内，搅匀。将模型莲花蛋糕浆盒洗净，每个盒内抹上熟猪油，舀入糕浆料，放入笼内，用武火蒸熟，趁热撒上芝麻，取出蛋盒，翻入盘内，即可。随量食用。

3.黄芪蒸鸡（《随园食单》）　嫩母鸡1只（1000g左右），黄芪30g，食盐、绍酒、葱、姜各适量，清汤500g，胡椒粉2g。母鸡洗净焯水，将洗净的黄芪切片纳入鸡腹中，一起放入砂锅中，加食盐、绍酒、葱、姜、清汤，用湿棉纸封口，上屉武火蒸1.5～2小时。出笼后去黄芪加胡椒粉调味，空腹食用。

（四）肝肾亏虚

【证候】起病缓慢，渐见肢体痿软无力，尤以下肢明显，腰膝酸软，不能久立甚至步履全废，腿胫大肉渐脱，或伴有眩晕耳鸣，舌咽干燥，遗精或遗尿，或妇女月经不调。舌红少苔，脉细数。

【证机概要】肝肾亏虚，阴精不足，筋脉失养。

【食疗方法】补益肝肾，滋阴清热。

【推荐食材】牛膝、熟地黄、龟甲、知母、黄柏、锁阳、当归、白芍、陈皮、干姜。

【推荐食疗方】

1.**枸杞肉丝**　见"心悸"节。

2.鲜生地鲜地骨皮鲜桑椹露（《气功药饵疗法与救治偏差手术》）　鲜生地黄50g，鲜地骨皮50g，鲜桑椹500g，三味洗干净，共捣如泥，用纱布绞汁，沉淀后取清汁，调入冰糖10g、黄酒5g即成。每次服50mL，日2次。

3.金髓煎（《寿亲养老书》）　将枸杞子捣烂取汁，文火熬膏，收储瓷器中，每服1汤匙（约10g），温水化服，或温米酒化服。或枸杞子500g捣烂，米酒500mL，文火熬膏，每早晚服1汤匙（约15g）；或枸杞子50g，水适量，炖或蒸至熟烂，早晚空腹两次食完。

（五）脉络瘀阻

【证候】久病体虚，四肢痿弱，肌肉瘦削，手足麻木不仁，四肢青筋显露，可伴有肌肉活动时隐痛不适。舌痿不能伸缩，舌质暗淡或有瘀点、瘀斑，脉细涩。

【证机概要】气虚血瘀，阻滞经络，筋脉失养。

【食疗方法】益气和营，活血行瘀。

【推荐食材】桃仁、红花、益母草、当归、丹参、鸡血藤、酒等。

【推荐食疗方】

1.双参山楂酒（《中国药膳》）　人参6g，丹参、山楂各30g，置于瓶中，加白酒500mL，浸泡半月后即成。每日服2～3次，每次10～15mL。

2. 鸡血藤膏（《本草纲目拾遗》） 鸡血藤 100g，益母草 200g，红糖 200g。取鸡血藤、益母草分别洗净，置锅内加水适量，武火至沸，文火微沸 30 分钟，滤取煎液，残渣再煎煮 1 次，合并滤液，浓缩滤液约 100mL 止，加入红糖，加热溶化，熬制 15 分钟即可。每次服 10g，日服 2 次，3～5 日为 1 个疗程。

3. 鲫鱼当归散（《本草纲目》） 鲫鱼 1 条（约 200g），当归身 10g，血竭、乳香各 3g。先去鲫鱼内脏留鳞，再将当归、血竭、乳香放入鱼腹，以净水和泥包裹鱼身，烧黄。用温黄酒送服。每次 3g，每日 2 次。

第三十七节 痹 证

痹证是指因风寒湿或风湿热之邪侵袭人体肌表、经络，使气血凝滞、闭阻不畅，导致肢体、关节疼痛，重着，酸楚麻木，屈伸不利，或关节肿大甚至僵直畸形，肌肉萎缩为主要表现的一类气血凝滞、闭阻不畅的病证。现代医学中的风湿性关节炎、类风湿性关节炎、骨关节炎、痛风、强直性脊柱炎、坐骨神经痛、腰肌劳损等疾病。皆可参考本节内容辨证食疗。

一、病因病机

痹证多由正气不足，感受风、寒、湿、热之邪所致。素体虚弱，腠理疏松，营卫不固，外邪乘虚而入；或居处潮湿，涉水冒寒；或劳累之后，汗出当风，以致风寒湿邪侵袭人体，注于经络，留于关节，气血痹阻而发。

二、辨证要点

痹痛游走不定者为行痹，属风邪盛；痛势较甚，痛有定处，遇寒加重者为痛痹，属寒邪盛；关节酸痛、重着、漫肿者为着痹，属湿邪盛；关节肿胀，肌肤焮红，灼热疼痛为热痹，属热邪盛。关节疼痛日久，肿胀局限，或见皮下结节者为痰；关节肿胀，僵硬，疼痛不移，肌肤紫黯或瘀斑等为瘀。一般说来，痹证新发，风、寒、湿、热、痰、瘀之邪明显者为实；痹证日久，耗伤气血，损及脏腑，肝肾不足为虚。

三、食疗原则

痹证初期宜采用祛风、散寒、除湿、清热等治法，并结合疏通经络。痹证日久不愈，反复发作，需扶正祛邪，在祛邪的同时，结合补益气血，滋养肝肾。

痹证之风、寒、湿、热、虚证候不是固定不变的，可以相互转化，互相影响，故食疗当随证施膳，不可拘泥于一方。

四、辨证食疗

风寒湿痹

（一）行痹

【证候】肢体关节、肌肉疼痛酸楚，屈伸不利，痛处游走，或恶风发热，舌苔薄白，脉浮或浮缓。

【证机概要】风夹寒湿，留滞经脉，闭阻气血。

【食疗方法】祛风散寒，通络除湿。

【推荐食材】威灵仙、羌活、独活、川芎、鳝鱼、酒等。

【推荐食疗方】

1. 威灵仙酒（《中药大辞典》） 威灵仙500g，白酒1500mL。威灵仙切碎，加入白酒，入锅内隔水炖半小时，过滤后备用。每次10～20mL，日3～4次。

2. 鳝鱼汤（《中国饮食保健学》） 鳝鱼1条，加酒炖食。

3. 祛风湿药酒 乌梢蛇100g，杜仲、牛膝、川芎、当归、僵蚕、威灵仙、生黄芪、五加皮各20g，钟乳石、生薏苡仁、生地黄各30g，桂枝10g。钟乳石研碎，棉布包上药共入黄酒1500mL浸泡，密封2周后即成。每次20mL温服，每日2次。

（二）痛痹

【证候】肢体关节疼痛，痛势较剧，部位固定，遇寒则甚，得热则缓，屈伸不利，形寒怕冷，舌质淡，苔薄白，脉弦紧。

【证机概要】风湿夹寒留滞，闭阻经络气血。

【食疗方法】散寒通络，祛风除湿。

【推荐食材】羌活、独活、桂枝、肉桂等。

【推荐食疗方】

双桂粥（《粥谱》） 肉桂2～3g，桂枝10g，粳米50～100g。将肉桂、桂枝共煎2次，每次20分钟，合并煎液，去渣。用淘洗净的粳米，加适量水煮粥，待粥煮沸时，放入二桂煎汁和红糖，同煮成粥。每日早晚温热服。3～5日为1个疗程。

（三）着痹

【证候】肢体关节、肌肉酸楚、重着、疼痛，肿胀散漫，关节活动不利，肌肤麻木不仁，舌质淡，苔白腻，脉濡缓。

【证机概要】风寒夹湿留滞，闭阻经脉气血。

【食疗方法】祛风除湿，通络散寒。

【推荐食材】木瓜、薏苡仁、茯苓、五加皮、赤小豆、干姜等。

【推荐食疗方】

1. 伤科药酒（《伤科补要》） 三七、红花、生地黄、川芎、当归身、乌药、落得打、乳香、五加皮、防风、川牛膝、干姜、牡丹皮、肉桂、延胡索、姜黄、海桐皮各15g，好酒2500mL。将上药适当粉碎，盛绢袋，浸于酒中，容器封固，然后隔水加热，煮1.5小时，取出放凉，再浸泡数日。适量饮，每日2次。

2. 木瓜生鱼饮 薏苡仁、木瓜各50g，生鱼500g，盐适量。将木瓜洗净，生鱼除去内脏洗净，薏苡仁洗净，放入锅内，加水适量，放入盐。将锅置武火上烧开，文火炖熬1.5小时，停火，稍冷，过滤。吃鱼喝汤。

风湿热痹

【证候】关节疼痛，活动不便，局部灼热红肿，痛不可触，得冷则舒，皮下结节或红斑，或发热恶风、汗出、口渴烦躁，舌质红，苔黄或黄腻，脉滑数或浮数。

【证机概要】风湿热邪壅滞经脉，气血闭阻不通。

【食疗方法】清热通络，祛风除湿。

【推荐食材】桑枝、薏苡仁、黄鳝、五加皮、木瓜等。

【推荐食疗方】

1. 秦艽桑枝煲老鸭（《中华养生药膳大全》）　秦艽 30g，老桑枝 50g，净老鸭 1000g。将老鸭洗净切块，与中药材一同入煲，加水适量，煲烂后，调味，吃鸭肉饮汤。

2. 桑枝酒（《中医药膳学》）　桑枝、黑豆（炒香）、五加皮、木瓜、十大功劳、金银花、薏苡仁、黄柏、蚕沙、松仁各 10g，白酒 1000mL。将前十味捣碎，入布袋，置容器中，加入白酒，密封浸泡 15 天后，过滤去渣，即成。内服每次 20mL，每日两次。

痰瘀痹阻

【证候】痹证日久，关节刺痛，固定不移，按之较硬，或僵硬变形，形体顽麻，屈伸不利，或硬结、瘀斑，面色暗黧，舌质紫黯或有瘀斑，舌苔白腻，脉弦涩。

【证机概要】痰瘀互结，留滞肌肤，闭阻经脉。

【食疗方法】化痰祛瘀，蠲痹通络。

【推荐食材】海带、桃仁、红花、陈皮、海藻、山楂等。

【推荐食疗方】

1. 山楂海带丝（《中华养生药膳大全》）　水发海带 300g，鲜山楂 100g，白砂糖 30g，葱、生姜、料酒各适量。将海带洗净，放锅中，加葱、姜、料酒、清水，先用旺火烧开，再用小火炖烂，捞出，切成细丝；山楂去核，也切成丝。将海带丝加白糖拌匀，装入盘内，撒上山楂丝，再撒上一层白糖。佐餐食用，每日 1 剂。

2. 海带绿豆汤（《药膳保健》）　海带 20g，绿豆 15g，甜杏仁 9g，玫瑰花 6g，红糖适量。前四味用水洗净，其中玫瑰花用纱布包扎，一同入锅内，加适量水，煮熟，然后去玫瑰花，加红糖调拌即可。随意食用，其汁可作为饮料常饮。

肝肾亏虚

【证候】痹证日久，关节屈伸不利，肌肉瘦削，腰膝酸软，或畏寒肢冷，阳痿、遗精，或骨蒸劳热，心烦口干，舌质淡红，舌苔薄白或少津，脉沉细弱或细数。

【证机概要】肝肾亏损，筋脉失于濡养。

【食疗方法】补益肝肾，舒筋止痛。

【推荐食材】葡萄、黄精、枸杞子、牛膝、海参、山药等。

【推荐食疗方】

1. 延寿酒（《中藏经》）　黄精、天冬各 30g，松叶 15g，枸杞子 20g，苍术 12g，白酒 1000g。将黄精、天冬、苍术切成约 0.8cm 厚的小块，松叶切成节，同枸杞子一起装入盛酒容器内，注入白酒，摇匀，静置浸泡约 10 ~ 12 天即可。口服，每次 20 ~ 30mL，每日 1 次。

2. 龟板煲猪脊（《中藏经》）　龟甲、巴戟天各 15g，牛膝 10g，核桃仁、海参各 20g，猪脊髓 1 条，盐 3g，料酒 3mL，葱、姜各 10g，味精 2g，胡椒粉适量。海参用水浸发好，洗净，切丝；姜、葱洗净，姜切片，葱切段；猪脊髓洗净，除去血筋，用开水氽过；龟甲、牛膝、巴戟天、核桃仁洗净，与猪脊髓、料酒、姜、葱一齐放入锅内，加水适量，先用武火煮沸后，改用文火煲 1 小时，下海参再煲 1 小时，调入盐、料酒、胡椒粉、味精即成。佐餐食用，3 天 1 次。

3. 红颜酒（《万病回春》） 核桃仁 120g，泡，去皮，小红枣 120g，白蜜 120g，酥油 60g，杏仁 30g，泡，去皮、尖，煮四五沸，晒干。上药用自造好酒一坛，先以蜜、油溶开入酒，将余药入酒内浸 3 ～ 5 日。每早、晚服 20 ～ 30mL。

第三十八节　头　痛

头痛是指由脉络拘急或失养、清窍不利引起的以头部疼痛为主要临床特征的疾病。头痛既是一种常见病症，也是多种急慢性疾病的一种常见症状。现代医学中的偏头痛，及其他疾病以头痛为主要表现者，均可参考本节内容辨证食疗。

一、病因病机

感受外邪，起居不慎，坐卧当风，感受风邪夹杂寒、湿、热等邪上犯于头，阻滞清阳，导致头部气血不畅，从而引发头痛病症。脏腑内伤，先天禀赋不足，或后天失养，或劳欲伤肾，或外伤日久入络，或久病不愈、年老虚劳，或产后气血亏损，气血津液不能上营脑窍，髓海不充，从而导致头痛。情志郁怒，紧张忧郁日久，肝气郁结，筋脉拘急，或恼怒太过，气郁化火，日久耗伤肝阴，阴虚阳亢，气壅塞胀满，清阳受扰而头痛。饮食失节，嗜食肥甘，或劳伤脾胃引起脾阳不振，运化失职，痰湿内生，以致脑髓失却气血充养，痰湿蒙蔽清窍，气血不畅，终至头痛。

病位虽在头，但与肝、脾、肾密切相关。风、火、痰、瘀、虚为致病之主要因素。邪阻脉络，清窍不利；精血不足，脑失所养，为头痛之基本病机。

二、辨证要点

外感头痛，一般发病急，病势剧，属于邪实，多呈掣痛、跳痛、胀痛、重痛，痛无休止；内伤头痛，起病缓，痛势轻，多见虚实夹杂，本虚标实，应分清标本缓急主次，多呈隐痛、空痛、昏痛，痛势悠悠，遇劳则剧，时作时止。

掣痛、跳痛多由阳亢、火热所致；重痛多为痰湿；冷感而刺痛，为寒厥；刺痛固定，常为瘀血；痛而胀者，多为阳亢；隐痛绵绵或空痛者，多精血亏虚；痛而昏晕者，多气血不足。

气血、肝肾阴虚者，多致全头痛；阳亢者，痛在枕部，多连颈肌；寒厥者，痛多在巅顶；肝火者，痛在两颞。以病位辨归经，前为阳明，后为太阳，两侧为少阳，巅顶为厥阴。

三、食疗原则

外感头痛，属实证，宜祛邪通络止痛，用食宜清扬，使食力易达病所，宜重视祛邪疏通经络、舒筋行气，邪去则经络畅通，清阳得升，头痛自止。内伤头痛，以邪实正虚、标实为主者，宜祛邪止痛；以本虚为主者，宜补益养正，应重视辨别邪正虚实、主次兼顾。

无论外感还是内伤的头痛，都与饮食关系密切。饮食不当会加重病情或延长病程，如肝火、阳亢所致头痛，患者嗜食辣椒、大蒜、酒等辛热之品，将使头痛加重；风寒所致头痛，若多食水果、冰饮等寒凉之品，则易诱发或加剧头痛；痰湿所致头痛，若继续肥甘厚腻之饮食习惯，则头痛难愈、缠绵反复。故应注意饮食的选择，根据具体头痛证型选用清淡的食物。

头痛一般受情绪影响较大，生气、愤怒、激动、焦虑等情志异常将会加剧头痛的症状，故在食疗的同时也应该注意结合情绪的调节，保持平和的心态，稳定情绪，借助安静的环境以调节心境。

四、辨证食疗

（一）外感风寒

【证候】头痛起病较急，其痛如破，痛连项背，恶风畏寒，口不渴，苔薄白，脉多浮紧。

【证机概要】风寒上袭，寒凝血滞，络脉拘急。

【食疗方法】疏风散寒、通络止痛。

【推荐食材】生姜、红糖、白菜根、葱白、羊脑等。

【推荐食疗方】

1. 姜糖水（《本草纲目》）取生姜 10g、红糖 15g，加水煮沸，趁热服。每日 3 次，每服 500mL。

2. 白菜根汤（验方）取干白菜根 50g、小葱 3 根，切碎后加水，旺火烧沸后改文火煎煮约 20 分钟即成。每日 2 次，温服，每服 400mL。

3. 葱豉粥（《本草纲目》）粳米 50～100g，煮粥，粥熟下葱白、淡豆豉各 10g，再煮数沸即成。每日 2 次。

（二）外感风热

【证候】起病急，头呈胀痛，甚则头痛如裂，发热或恶风，口渴欲饮，面红目赤，便秘溲黄，舌红苔黄，脉浮数。

【证机概要】风热上袭，侵扰清空，气血逆乱。

【食疗方法】疏风清热、行气和血。

【推荐食材】杏仁、桑叶、薄荷、菊花、绿豆等。

【推荐食疗方】

1. 杏仁菊花茶（《中华食物疗法大全》）杏仁 6g，去皮、尖，打碎，菊花 6g，煎水代茶。

2. 桑叶薄荷茶（验方）桑叶、鲜薄荷各 20g，苦丁茶 10g，共置杯中，以沸水浸泡，加冰糖适量，代茶频饮。

3. 绿豆粳米粥（《中医食疗方全录》）将绿豆 50g 加水涨发后，与粳米 100g、清水适量共煨粥。每日 2 次。

（三）外感风湿

【证候】头痛如裹，肢体困重，胸闷纳呆，小便不利，大便或溏，苔白腻，脉濡。

【证机概要】湿蒙脑窍，清阳不布，气血不畅。

【食疗方法】祛风胜湿，调气活血。

【推荐食材】荷叶、薏苡仁等。

【推荐食疗方】

1. 荷叶粳米粥（《中华养生实用药膳》）取荷叶 30g 切细丝，入粳米 50g 加水共煨粥。每日 2 次。

2. 薏仁粥（《食医心鉴》）取薏苡仁 20g，用水泡 10 分钟，入粳米 60g 加水共煨粥。每日清晨食用。

（四）肝阳上亢

【证候】头胀痛而眩，心烦易怒，面赤口苦，或兼耳鸣胁痛，夜眠不宁，舌红苔薄黄，脉弦有力。

【证机概要】肝阳失敛上亢，气壅脉满，清阳受扰。

【食疗方法】滋阴潜阳，清气疏络。

【推荐食材】芦根、决明子、芹菜、菊花等。

【推荐食疗方】

1. 芦根决明茶（验方） 取芦根、决明子各30g，水煎代茶频饮。

2. 芹菜根煮鸡蛋（验方） 取芹菜根250g，洗净切碎，与鸡蛋2枚加水煮至蛋熟。每日早、晚各1次，食蛋饮汤。

3. 菊花粥 见"内伤发热"节。

（五）痰浊阻络

【证候】头痛昏蒙，胸脘满闷，呕恶痰涎，苔白腻，或舌胖大有齿痕，脉滑或弦滑。

【证机概要】痰阻脑脉，气血不畅，脑失清阳。

【食疗方法】化痰通络，降逆止痛。

【推荐食材】陈皮、冬瓜皮、杏子、百合等。

【推荐食疗方】

1. 山楂二皮汤（《常见病食疗手册》） 山楂20g，陈皮15g，冬瓜皮30g，白糖20g。将山楂洗净，切片，陈皮、冬瓜皮共洗净备用。锅内加水适量，放入山楂片、陈皮、冬瓜皮，小火煮沸15～20分钟，去渣取汁，调入白糖即成。日分3次饮用。

2. 杏子粥（验方） 取成熟杏子5～6枚，洗净煮烂去核；另用粳米100g，冰糖适量，加水煮成粥，待粥熟，加入杏子肉，煮至微沸。日分2次食用。

3. 百合杏仁粥（《四季养生与食疗》） 鲜百合50g（干品25g），甜杏仁10g，粳米50g，冰糖适量。粳米加水常法煮粥，鲜百合去皮（干品用水洗净），杏仁去皮，加入锅内继续熬煮。在粥将成时加入冰糖，搅匀，待冰糖溶化后即可食用。日分2次食用。

（六）瘀血阻络

【证候】头痛经久不愈，其痛如刺，入夜尤甚，固定不移，或头部有外伤史，舌紫或有瘀斑、瘀点，苔薄白，脉沉细或细涩。

【证机概要】气滞血瘀，脉络瘀阻，清窍闭塞。

【食疗方法】行气活血，通窍止痛。

【推荐食材】黑豆、牛脑髓、鸡血藤、元胡粉、川芎等。

【推荐食疗方】

1. 黑豆活血粥（《百病中医药膳疗法》） 黑豆、粳米各100g，苏木15g，鸡血藤30g，元胡粉5g，红糖适量。先将黑豆洗净，放入锅内，加水适量，煮至五成熟。另将苏木、鸡血藤加水煎煮40分钟，滤去药渣，把药液与黑豆同煮，至八成熟放入粳米、元胡粉及适量清水，煮至豆熟烂，加红糖搅匀即可。日分2次食用。

2. 黄牛脑髓酒（《食鉴本草》） 黄牛脑髓（或猪脑髓）1付，切片，白芷、川芎各10g，加酒煮熟，睡前酌量热食。

（七）肾虚精亏

【证候】头痛而空，每兼眩晕耳鸣，腰膝酸软，遗精，带下，少寐健忘，舌红少苔，脉沉细无力。

【证机概要】肾精不足，营血亏损，络脉失养。

【食疗方法】滋阴补肾，濡养清窍。

【推荐食材】山药、枸杞子、红枣、鸽子等。

【推荐食疗方】

1. 山药杞枣鸽肉汤（《养生食疗方》）　山药、枸杞子、小枣各 20g，鸽子 1 只。将鸽子去毛及内脏，将前三味用水浸泡 2 小时，放入鸽子腹腔内缝合，不放盐，隔水蒸熟；饮汤、吃肉。日分 3 次食用。

2. 山药桑椹汤（《养生食疗方》）　黄豆、山药各 30g，三七、桑椹、钩藤各少许，鸡肉 200g，切块。将前五味一同水煎，去渣取汁，放入砂锅内，与鸡肉块炖至熟烂，吃肉喝汤。日分 3 次食用。

3. 枸杞鸡汤（验方）　取枸杞子 30g、母鸡 1 只，按常法煮汤食用。日分 3 次食用。

（八）气血亏虚

【证候】头痛绵绵，朝重夕轻，过劳则甚，常自汗出，头觉空虚，倦怠气短，恶风，不思饮食，舌质淡，苔薄白，脉细弱。

【证机概要】营血亏损，气血不营，脑窍失养。

【食疗方法】气血双补，充养髓海。

【推荐食材】龙眼、红枣、人参、核桃、木耳等。

【推荐食疗方】

1. 桂圆红枣汤　见"血证"节。

2. 人参核桃粥（《常见病食疗手册》）　人参 2g，核桃仁 10g，粳米 100g，冰糖适量。人参洗净、切片，与核桃仁、粳米同入锅，加适量水，用大火煮沸，再用小火熬成稀粥，最后加入冰糖稍煮即成。日分 3 次食用。

3. 芪芷炖乌鸡（《养生食疗方》）　黄芪 30g，白芷 15g，乌骨鸡半只。乌骨鸡去毛去内脏，洗净，黄芪、白芷装入纱布袋中，一起放入砂锅，小火炖煮，至鸡烂熟，去药袋加调料即成，喝汤吃鸡。每周 1 ～ 2 次。

（九）肝火上扰

【证候】其病暴发，痛势甚剧，或左或右，或连及眼、齿，痛止如常人，反复发作。

【证机概要】肝经风火，上扰清窍，气机不利，脑失所养。

【食疗方法】清热去火，行气利窍止痛。

【推荐食材】山楂、陈皮、冬瓜皮、川芎、白芷、鸡蛋等。

【推荐食疗方】

1. 山楂二皮汤　见"头痛"节。

2. 川芎蛋（《女性病药膳》）　川芎 10 ～ 15g，白芷 10g，鸡蛋 2 枚，大葱 5 根。大葱洗净，与川芎、白芷、鸡蛋同入锅中，加水煮，鸡蛋熟后去壳再煮片刻，吃蛋喝汤。日分 2 次食用。

3. 玫瑰山楂酒（《女性食疗保健药膳》） 玫瑰花 15g，山楂 30g，酒 500g。将玫瑰花、山楂一起入酒，加冰糖适量，浸泡 1 周，振摇均匀。每晚睡前饮 20mL。

第三十九节 眩 晕

眩晕是以头晕、眼花为主要临床表现的一类病证。眩指眼花，视物不清，两眼发黑；晕指头晕，视物旋转，站立不稳。两者常同时并见，故统称为"眩晕"。其轻者闭目可止，重者如坐车船，旋转不定，不能站立，或伴有恶心、呕吐、汗出、面色苍白等症状。多见于中老年人。现代医学中的高血压、低血压、低血糖、贫血、梅尼埃病、脑动脉硬化、椎－基底动脉供血不足、神经衰弱等均可参考本节内容辨证食疗。

一、病因病机

情志内伤，素体阳盛，加之恼怒过度，或长期忧郁恼怒，气郁化火，使肝阴暗耗，肝阳上亢，阳升风动，发为眩晕。饮食不节，损伤脾胃，脾胃虚弱，气血生化无源，清窍失养，或嗜酒肥甘，饥饱劳倦，伤于脾胃，水谷不化，聚湿生痰，痰湿中阻，浊阴不降，引起眩晕。头部外伤或手术后，气滞血瘀，痹阻清窍，发为眩晕。先天不足，肾精不充，或年老肾亏，或久病伤肾，或房劳过度，导致肾精亏虚，不能生髓，髓海不足，发生眩晕。大病久病或失血之后，虚而不复，或劳倦过度，气血衰少，气虚则清阳不展，血虚则脑失所养，皆能发生眩晕。

本病病位在清窍，与肝、脾、肾三脏关系密切。由气血亏虚、肾精不足致脑髓空虚，清窍失养，或肝阳上亢、痰浊阻遏、瘀血阻窍而扰动清窍发生眩晕。眩晕的病性以虚者居多，各种病因病机可以相互影响，相互转化，形成虚实夹杂。肝风、痰火上扰清窍，进一步发展可上蒙清窍，阻滞经络，而形成中风；或突发气机逆乱，清窍暂闭或失养，而引起晕厥。

二、辨证要点

临证宜辨清眩晕相关脏腑及病性虚实。肝阴不足，肝郁化火，均可导致肝阳上亢，其眩晕兼见头胀痛、面潮红等症状。脾虚气血生化乏源，眩晕兼有纳呆、乏力、面色㿠白等；脾失健运，痰湿中阻，眩晕兼见纳呆、呕恶、头重、耳鸣等。肾精不足之眩晕，多兼腰酸腿软、耳鸣如蝉等。眩晕一般新病多实，久病多虚；体壮者多实，体弱者多虚；呕恶、面赤、头胀痛者多实，体倦乏力、耳鸣如蝉者多虚；发作期多实，缓解期多虚；病久常虚中夹实，虚实夹杂。

三、食疗原则

虚证以肝肾亏虚、气血衰少居多，食宜温养，肝肾虚者宜填精生髓、滋补肝肾；气血虚者宜益气养血、调补脾肾。实证则以潜阳、泻火、化痰、逐瘀为主要治法，当食清淡甘凉、化痰顺气、疏利之品。虚实夹杂者，应按主次兼顾。

辛辣食物易上冲于脑，油腻食物助湿生痰，难以消化，所以眩晕患者应注意饮食的选择。尽量选用清淡的食物，如空心菜、芹菜、菠菜、萝卜、荸荠、茭白、冬瓜、黄瓜等。虚者宜食山药、红薯、蘑菇、芋芳等，适当食用水产、蛋、乳之类富有营养且易消化的食物。保持二便通畅，使浊气下降，清阳乃升。

四、辨证食疗

（一）肝阳上亢

【证候】眩晕耳鸣，头痛且胀，劳烦则甚，急躁易怒，少寐多梦，舌红苔黄，脉弦。

【证机概要】肝阳上亢，风火上扰。

【食疗方法】平肝潜阳，补益肝肾。

【推荐食材】芹菜、绿豆衣、荷叶、菊花等。

【推荐食疗方】

1. 芹菜粥（《长寿药粥谱》） 将芹菜（连根）50g 洗净，切碎，与粳米 100g 入于砂锅内，加水 600mL 左右，同煮为菜粥，每日 2 次。

2. 天麻鸡蛋汤（验方） 天麻 15g，水煎 1 小时后去渣，加入打匀的鸡蛋 1～2 个，隔水蒸熟。日分两次食用。

3. 绿豆衣茶（验方） 绿豆衣 10g，洗净晾干，鲜桑叶 50g，鲜荷叶 50g，洗净。加水一起煎煮，代茶饮。经常饮用。

（二）痰浊上蒙

【证候】眩晕，头重如蒙，胸闷恶心，呕吐痰涎，食少多寐，苔白腻，脉弦滑。

【证机概要】痰浊蒙蔽清窍。

【食疗方法】燥湿祛痰，健脾和胃。

【推荐食材】白术、橘皮、竹茹、枳实等。

【推荐食疗方】

1. 枳术饭（《脾胃论》） 枳实 10g，白术 10g，分煎 3 次，去药渣，以汁同粳米 150g 煮饭，待饭将熟时，将洗净荷叶 1 张盖于饭上，继续煮至饭熟，每日早餐或晚餐食用。

2. 天麻白术汤（验方） 天麻 20g，白术 15g，生姜 10g，大枣 5 枚，煎汤服。日分 3 次饮用。

3. 橘皮竹茹汤（《金匮要略》） 橘皮 10g，竹茹 50g，茯苓 20g，三物用水煎汤服。日分 3 次饮用。

（三）气血亏虚

【证候】头晕目眩，动则加剧，遇劳则发，面色㿠白，爪甲不荣，神疲乏力，心悸少寐，少食懒言，舌淡苔薄白，脉细弱。

【证机概要】气血亏虚，清阳不升，脑失所养。

【食疗方法】补益气血。

【推荐食材】母鸡、当归、党参、蜂蜜等。

【推荐食疗方】

1. 归参炖母鸡 见"虚劳"节。

2. 芝麻核桃泥（验方） 黑芝麻 100g，文火炒熟，核桃仁 100g，鲜桑叶 100g，去叶脉络，共捣烂如泥，加入蜂蜜适量调匀。每服 10g（约 1 大匙），日服 3 次。

（四）肝肾亏虚

【证候】眩晕耳鸣，久发不已，腰酸膝软，遗精带下，视力减退，两目干涩，少寐健忘。偏阳虚者，神疲乏力，四肢不温，夜尿多；偏阴虚者，五心烦热，盗汗，心烦口干，舌红少苔，脉沉细。

【证机概要】肝肾亏虚，髓海不足，脑失所养。

【食疗方法】补益肝肾。

【推荐食材】黑芝麻、黑豆、枸杞子、菊花等。

【推荐食疗方】

1. 法制黑豆（《景岳全书》） 山茱萸、茯苓、当归、桑椹、熟地黄、补骨脂、菟丝子、旱莲草、五味子、枸杞子、地骨皮、黑芝麻各10g，分煎3次，去渣留汁，入黑豆500g（温水泡胀），煎煮至药液干涸，再将黑豆炒干备用。日3次，每次10g，嚼食。

2. 天麻菊花枸杞粉（验方） 天麻50g，菊花50g，枸杞子30g，共研末。每次服10g，日2次，开水送服。

第四十节 中　风

中风是以突然昏仆、半身不遂、口舌㖞斜、言语謇涩或不语、偏身麻木为主要临床表现的病证。根据脑髓神机受损程度的不同，有中经络、中脏腑之分，有相应的临床表现。多见于中老年人。现代医学之脑血管病，不论是出血性还是缺血性脑血管病均可参考本节内容辨证食疗。

一、病因病机

积损正衰，年老体弱，或久病气血亏损，脑脉失养。气虚则运血无力，血流不畅，而致脑脉瘀滞不通；阴血亏虚则阴不制阳，内风动越，挟痰浊、瘀血上扰清窍，突发本病。劳倦内伤，烦劳过度，伤耗阴精，阴虚而火旺，易引动风阳，或兼夹痰浊、瘀血上壅清窍脉络。脾失健运，过食肥甘醇酒，致使脾胃受伤，脾失运化，痰浊内生，郁久化热，痰热互结，壅滞经脉，上蒙清窍；或素体肝旺，气机郁结，克伐脾土，痰浊内生；或肝郁化火，灼津成痰，痰郁互结，挟风阳之邪，窜扰经脉，发为本病。情志过极，七情所伤，肝失条达，气机郁滞，血行不畅，瘀结脑脉；暴怒伤肝，则肝阳暴张，或心火暴盛，风火相扇，血随气逆，上冲犯脑。凡此种种，均易引起气血逆乱，上扰脑窍而发为中风。

其病位在脑，与心、肾、肝、脾密切相关。其病机有虚（阴虚、气虚）、火（肝火、心火）、风（肝风）、痰（风痰、湿痰）、气（气逆）、血（血瘀）六端，此六端多在一定条件下相互影响，相互作用。病性多为本虚标实，上盛下虚。在本为肝肾阴虚，气血衰少；在标为风火相煽，痰湿壅盛，瘀血阻滞，气血逆乱。而其基本病机为气血逆乱，上犯于脑，脑之神明失用。

二、辨证要点

1. 辨中经络与中脏腑 临床按脑髓神机受损的程度与有无神识昏蒙分为中经络与中脏腑两大类型。两者根本区别在于中经络一般无神志改变，表现为不经昏仆而突然发生口眼㖞斜、言语不利、半身不遂；中脏腑则出现突然昏仆，不省人事，以半身不遂、口舌㖞斜、舌强言謇或不语、偏身麻木、神识恍惚或迷蒙为主症，并常遗留后遗症。中经络者，病位较浅，病情较轻；中脏腑者，病位较深，病情较重。

2. 辨病性　中风病性为本虚标实，应分清标本缓急主次。急性期多以标实证候为主，根据临床表现注意辨别病性属火、风、痰、血的不同。恢复期及后遗症期，多表现为气阴不足，阳气虚衰。

3. 辨闭证、脱证　闭者，邪气内闭清窍，症见神昏、牙关紧闭、口噤不开、肢体痉强，属实证。根据有无热象，又有阳闭、阴闭之分。阳闭为痰热闭阻清窍，症见面赤身热，气粗口臭，躁扰不宁，舌苔黄腻，脉象弦滑而数；阴闭为湿痰内闭清窍，症见面白唇黯，静卧不烦，四肢不温，痰涎壅盛，舌苔白腻，脉象沉滑或缓。脱证是五脏真阳散脱于外，症见昏愦无知，目合口开，四肢松懈瘫软，手撒肢冷汗多，二便自遗，鼻息低微，为中风危候。

三、食疗原则

中脏腑急性期以标实为主，食疗宜以祛邪为主，常用平肝息风、除湿化痰、活血通络、醒神开窍等食疗方法；中脏腑昏迷期间，忌经口喂食，只能鼻饲易消化的流质食物，如果汁、菜汁、豆浆、米汤等；忌食过于滋腻碍胃、温燥动阳的食物，如肥肉、鸡肉、狗肉、韭菜等。若是危证，可以暂停进食，待病情稳定后，再进行食疗。中脏腑恢复期和后遗症期多为虚实夹杂，邪实未清而正虚已现，食疗宜扶正祛邪；神昏渐清，可用口进食，逐渐食用半流质的粥、羹等，缓慢添加，最后恢复正常饮食。中经络者，也要分清虚实，宜半流质食物或软饭。

饮食不当会使病情加重或延长病程。中风患者应注意饮食的选择，尽量选用清淡而富于营养的食品，如蔬菜、荸荠、梨、鸭肉等。食物易细软，进食宜缓慢，避免因吞咽不当误入气管。忌多食膏粱厚味、肥甘辛辣等动火生痰之物，如肥肉、辣椒、浓茶、烈酒等。

四、辨证食疗

中经络

（一）肝阳化风

【证候】半身不遂，口舌㖞斜，舌强言謇或不语，偏身麻木，烦躁失眠，眩晕耳鸣，手足心热，舌质红绛或暗红，少苔或无苔，脉细弦或细弦数。

【证机概要】肝阳上亢，化风上冲。

【食疗方法】平肝潜阳，息风通络。

【推荐食材】荸荠、海蜇头、芹菜、天麻、菊花、全蝎、蝉等。

【推荐食疗方】

1. 雪羹汤　见"喘证"节。

2. 全虫闹金蝉（《证治准绳》）　将全蝎 30g，金蝉 30g 入六成热油中炸酥，摆在盘内，撒少许精盐。日分 3 次食用。

3. 天麻鲤鱼　见"颤证"节。

（二）气虚血瘀

【证候】半身不遂，口舌㖞斜，言语謇涩或不语，偏身麻木，面色㿠白，气短乏力，心悸，自汗，便溏，手足肿胀，舌质暗淡，舌苔薄白或白腻，脉沉细、细缓或细弦。

【证机概要】气虚血瘀，脉络闭阻。

【食疗方法】益气活血通络。

【推荐食材】羊肚、黄芪、粳米、葱白、花椒等。

【推荐食疗方】

1. 人参猪肚（《良药佳馐》）　人参 10g，甜杏仁 10g，茯苓 15g，红枣 12g，陈皮 1 片，糯米 100g，猪肚 1 具，花椒 7 粒，姜 1 块，独头蒜 4 个，葱 1 根，调料适量。人参洗净，置旺火上煨 30 分钟，切片留汤。把诸药与糯米、花椒、白胡椒同装纱布袋内，扎口，放入猪肚内，加适量奶油、料酒、盐、姜、葱、蒜，上屉用旺火蒸 2 小时，至猪肚烂熟时取出。饮汤吃猪肚、糯米饭。每周服 1～2 次。

2. 羊肚粥（《食鉴本草》）　羊胃 1 具，洗净切，先煮待熟，入粳米 100g，葱白、生姜、豆豉、花椒各适量，煮粥，加盐少许调味食。日分 3 次食用。

3. 参枣米饭（《醒园录》）　党参 15g，糯米 250g，大枣 30g，白糖 50g。先将党参、大枣煎取药汁备用，再将糯米淘净，置瓷碗中加水适量，煮熟，扣于盘中，然后将煮好的党参、大枣摆在饭上，最后加白糖于药汁内，煎成浓汁，浇在枣饭上即成。空腹食用。

（三）肝肾阴虚

【证候】眩晕耳鸣，手足不遂或颤动，口眼㖞斜，舌强语謇，舌红苔黄，脉弦细。

【证机概要】肝肾阴虚，风阳上扰。

【食疗方法】益阴养血，潜阳息风。

【推荐食材】黑豆、黑芝麻、地黄、驴头等。

【推荐食疗方】

1. 双耳汤（验方）　银耳 10g，黑木耳 10g，冰糖 30g。银耳、黑木耳用温开水泡发，并摘除蒂柄，除去杂质，洗净，放入碗内；将冰糖放入，加水适量。然后，将盛木耳的碗置锅中蒸 1 小时，待木耳熟透即成。每服 1 小碗，每日 2 次。

2. 驴头羹（《食医心鉴》）　乌驴头 1 个，沸水去毛，洗净切碎，加水适量，文火煨炖至烂熟，加盐、味精、葱各适量即成，饮汤佐餐。本品可加钩藤以平肝潜阳。日分 3 次食用。

3. 加味大豆酒（验方）　地黄 50g，低度酒 2500mL，共置大瓶中，黑豆 500g 炒熟，乘豆热倾酒中，密封 7 日。日分 3 次，酌量饮用。

中脏腑

（一）阳闭

【证候】起病骤急，突然昏仆，不省人事，半身不遂，牙关紧闭，鼻鼾痰鸣，面赤气粗，两手握固，肢体拘急，舌质红绛，舌苔黄腻，脉弦滑而数。

【证机概要】痰热内闭清窍。

【食疗方法】清热化痰，醒神开窍。

【推荐食材】薄荷、麻仁、竹沥、决明子等。

【推荐食疗方】

1. 大黄竹沥粥（验方）　大黄 10g，大米 100g。将大黄择净，放入锅中，加清水适量，浸泡 5～10 分钟后，水煎取汁备用。将大米淘净，加清水适量煮粥，待熟时，调入大黄药汁，再煮一二沸即成，加入鲜竹沥 50mL 以化痰开窍，鼻饲，每日 1 剂。

2. 薄荷荆芥粥　鲜薄荷叶、鲜荆芥穗各 30g，洗净切碎，煎汤取汁，入炒麻仁 50g，粳米 50～100g，共煮稀糜粥，粥成过箩，鼻饲。可加入竹沥以化痰开窍。日分 3 次服用。

（二）阴闭

【证候】素体阳虚，突发昏仆，半身不遂，面白唇黯，痰涎壅盛，静而不烦，肢体松懈，瘫软不温，甚则四肢逆冷，舌质暗淡，舌苔白腻，脉沉滑或沉缓。

【证机概要】痰湿蒙塞心神。

【食疗方法】温阳化痰，醒神开窍。

【推荐食材】远志、菖蒲、葱白、猪肾等。

【推荐食疗方】

1. 人参粥　见"血证"节。

2. 菖蒲羹（《圣济总录》）　菖蒲 10g，猪肾 1 对（切碎），水煎去渣留汁，粳米 150g，葱白 10g，共煮稀糜粥，粥熟过箩，鼻饲。日分 3 次食用。

（三）脱证

【证候】突然神昏或昏愦，肢体瘫软，手撒肢冷汗多，重则周身湿冷，二便失禁，舌痿，舌质紫黯，苔白腻，脉沉缓、沉微。

【证机概要】元气败脱，神明散乱。

【食疗方法】益气回阳固脱。

【推荐食材】人参、干姜、甘草、冰糖等。

【推荐食疗方】

1. 独参汤（《十药神书》）　大人参 20～30g，去芦。用水 300mL，枣子 5 个，同煎至 150mL，灌服或随时鼻饲。

2. 人参粥　见"血证"节。

（四）脾肾两虚

【证候】中风后期半身不遂，腰膝酸软，四肢不温，纳差，便溏，舌淡苔白，脉沉迟。

【证机概要】脾肾两虚。

【食疗方法】健脾温肾。

【推荐食材】羊肉、山药、核桃仁、银耳、粳米等。

【推荐食疗方】

1. 复元汤（《成都惠安堂滋补餐厅方》）　将 1 具羊脊骨砍成数块，用清水洗净，羊肉 500g 洗净后入沸水锅内焯去血水，再洗净切成条块。以上食材用纱布袋装好扎口，姜、葱洗净拍破。将上物与山药 50g、肉苁蓉 20g、菟丝子 10g、核桃仁 2 个、葱白 3 茎和粳米 100g 同时下入砂锅内，注入清水，武火烧沸，打去浮沫，再下入花椒、胡椒粉、八角、黄酒 20g，改移文火上继续炖至肉烂骨酥为止。装碗后用食盐调味即成。日分 3 次食用。

2. 清脑羹　将杜仲 50g 煎熬 3 次，收取药液 4000mL 待用。干银耳 50g，用温水发透，择去杂质，揉碎，淘洗干净。冰糖 250g，用水溶化后，置文火上煎至色微黄时过滤待用。取一洁净的锅，倒入杜仲汁，下入银耳，并视银耳胀发情况可以再加适量清水，置武火上烧沸后，移文火上久熬至银耳熟烂，约 3 ～ 4 小时，再冲入冰糖水熬稠即成。日分 3 次食用。

（五）肝肾亏虚

【证候】中风后期半身不遂，腰膝酸软，头昏眼花，视力减退，须发早白，舌红少苔，脉细。

【证机概要】肝肾亏虚，脉络闭阻。

【食疗方法】补益肝肾，活血通络。

【推荐食材】牛筋、何首乌、猪肝等。

【推荐食疗方】

1. 续断牛筋汤（验方） 牛筋 50g，续断 9g，杜仲 9g，鸡血藤 30g。将牛筋洗净切成长段放入砂锅，将续断、杜仲、鸡血藤用纱布包好置砂锅中，注入清水与牛筋共炖。筋熟后，去药渣，饮汤食筋。日分 3 次食用。

2. 首乌肝片（《中国药膳》） 猪肝 250g，制何首乌 10g，水发木耳 75g，青菜 50g，酱油 25g，黄酒 10g，味精 1g，水淀粉 15g，葱 5g，姜 2g，醋、盐、蒜、清汤各适量。首乌浓煎 1∶1 的药液，将猪肝片加入首乌汁和食盐少许，用水淀粉搅拌均匀，另把首乌汁、酱油、黄酒、食盐、醋、淀粉加水兑成汁。炒锅置武火上烧热，放油，烧至七八成热，放入拌好的肝片滑透，用漏勺沥去余油，锅内剩油约 50g，下入蒜片、姜米略煸后下入肝片，同时将青菜、木耳下入锅内翻炒几下，倒入汁炒匀，淋入明油少许，下入葱丝，起锅即成。日分 3 次食用。

（六）气虚血瘀

【证候】中风后期半身不遂，口舌㖞斜，口角流涎，言语謇涩，气短乏力，舌质紫黯或有瘀斑，脉细弦或沉细。

【证机概要】气虚血瘀，脉络瘀阻。

【食疗方法】益气活血，化瘀通络。

【推荐食材】生姜、大枣、粳米、黄芪、蛇肉等。

【推荐食疗方】

1. 大枣粳米粥（验方） 黄芪 15g、生姜 15g、桂枝 10g、白芍 10g，加水浓煎取汁，去渣。取粳米 100g，大枣 4 枚加水煨粥，粥成后倒入药汁，调匀即可。每日 1 次。日分 3 次食用。

2. 北芪炖蛇肉（《饮食疗法》） 将蛇肉 200g 洗净，与黄芪 60g、生姜 5 片共炖汤，加香油、盐调味即可。饮汤食肉，日分 3 次食用。

3. 法制猪肚方（《养老奉亲书》） 猪肚 1 具，人参 20g，干姜 6g，胡椒 10g（微炒者佳），糯米 30g，葱白、精盐、生姜、绍酒等各适量。猪肚剖开，洗干净，入沸水锅内焯至表皮伸展，再捞出用清水冲洗，沥干水待用。胡椒、糯米小火微炒，至微黄后，与葱、干姜、精盐等纳入猪肚，缝合，勿令泄气。把猪肚放入砂锅内，纳入人参，加入生姜、绍酒、清汤，微火煮令烂熟。空腹食之。

第四十一节 不 寐

不寐是以经常不能获得正常睡眠为特征的一类病证，主要表现为睡眠时间、深度的不足，轻者入睡困难或寐而不酣，时寐时醒，或醒后不能再寐，重者彻夜不寐，常影响人们的正常工作、生活、学习和健康。

一、病因病机

人之寤寐由心神控制，而营卫阴阳的正常运作是保证心神调节的基础。每因饮食不节，情志失常，劳倦、思虑过度及病后、年迈体虚等因素，导致心神不安，神不守舍，不能由动转静而致不寐病证。

二、辨证要点

1. 首分虚实 虚证，多属阴血不足，心失所养，临床特点为体质瘦弱，面色无华，神疲懒言，心悸健忘。实证为邪热扰心，临床特点为心烦易怒，口苦咽干，便秘溲赤。

2. 次辨病位 病位主要在心，由于心神的失养或不安，神不守舍而不寐，且与肝、胆、脾、胃、肾相关。

三、食疗原则

当以补虚泻实，调整脏腑阴阳为原则。实证者应泻其有余，如疏肝泻火，清热化痰，消导和中，可选用菊花、蒲公英、绿豆、淡竹叶、天花粉、栀子、芹菜、黄花菜等；虚证者应补其不足，如益气养血，健脾补肝益肾，可选用山药、大枣、酸枣仁、龙眼肉、莲子、桑椹、百合等。

四、辨证食疗

（一）肝火扰心

【证候】不寐多梦，甚则彻夜不眠，急躁易怒，伴头晕头胀，目赤耳鸣，口干而苦，不思饮食，便秘溲赤，舌红苔黄，脉弦而数。

【证机概要】肝郁化火，上扰心神。

【食疗方法】疏肝泻火，镇心安神。

【推荐食材】龙胆草、栀子、菊花、郁金、佛手等。

【推荐食疗方】

1. 核桃佛手饮（《内科病饮食疗法》） 核桃仁 5 个，佛手 6g，丹参 15g，白糖 50g。将丹参、佛手煎汤，核桃、白糖共捣烂如泥，放入丹参、佛手汤药中，小火再煲 1 分钟即可。每次服数汤匙，每日 2 次，连服数天。

2. 菊苗粥（《遵生八笺》） 取甘菊苗 30g，粳米 100g，冰糖适量。甘菊苗即甘菊所长嫩头丛生叶，洗净，切细，与洗净的粳米一同放入锅内，加水适量，用武火煮开后，改用文火继续煮至米熟烂时，调入冰糖，拌匀即成。空腹食用，每日 2 次。

3. 枣仁芹菜汤（《中华食疗》） 取鲜芹菜 90g，酸枣仁 9g，将芹菜洗净切段，同酸枣仁一起下锅，加适量水共煮为汤。睡前饮服。宜常食。

（二）痰热扰心

【证候】心烦不寐，胸闷脘痞，泛恶嗳气，伴口苦，头重，目眩，舌偏红，苔黄腻，脉滑数。

【证机概要】湿食生痰，郁痰化热，扰动心神。

【食疗方法】清热化痰，和中安神。

【推荐食材】半夏、竹茹、橘红、茯苓等。

【推荐食疗方】

温胆汤（《三因极一病证方论》） 取半夏、竹茹、枳实各 60g，陈皮 90g，茯苓 45g，甘草 30g。上锉为散，每服 12g，水一盏半，加生姜 5 片，大枣 1 枚，煎七分，去滓，食前服。

（三）心脾两虚

【证候】不易入睡，多梦易醒，心悸健忘，食少，伴头晕目眩，四肢倦怠，腹胀便溏，面色少华，舌淡苔薄，脉细无力。

【证机概要】脾虚血亏，心神失养，神不安舍。

【食疗方法】补益心脾，养血安神。

【推荐食材】茯苓、莲子、麦冬、龙眼肉、核桃仁、鸡蛋、藕等。

【推荐食疗方】

1. 莲子茯苓糕（《李时珍药膳菜谱》） 取莲子肉（去皮、心）、茯苓各 500g，麦冬 300g，桂花 20g，面粉 100g，白糖 250g。将莲子蒸熟，再与茯苓、麦冬一起研成细面，加面粉、桂花、白糖，并搅拌均匀；加水和面，呈糕状，入笼蒸熟；出笼，切块备用。每日 1～2 次，酌量食用，可连用 7～10 天。

2. 龙眼纸包鸡（《中国药膳》） 嫩鸡肉 400g，龙眼肉 20g，核桃仁 100g，鸡蛋 2 枚，火腿 20g，淀粉 25g，食盐 6g，砂糖 6g，味精 2g，芫荽 100g，生姜 5g，葱 20g，胡椒粉 3g，麻油 5g，花生油 1500g。将核桃仁入油锅炸熟，切成细粒；龙眼肉切成粒，待用。鸡肉切片，用盐、味精、糖、胡椒粉调拌腌渍后，再入淀粉加清水调湿后与蛋清调成糊。取糯米纸摊平，鸡肉片上浆后摆于纸上，加少许核桃仁、龙眼肉、芫荽、火腿、姜、葱片，然后折成长方形纸包；炒锅置火上，入花生油，加热至六成熟时，把包好的鸡肉下锅炸熟，捞出装盘即成。作菜肴食用。

3. 藕丝羹（《失眠防与治》） 鲜嫩藕 100g，鸡蛋 2 枚，山楂糕 30g，蜜枣 3 枚，青梅 10g，白糖适量。将藕切成细丝，放入沸水锅内焯一下，捞出，备用；山楂糕、蜜枣、青梅切成细丝；将鸡蛋打入碗内，加适量清水调匀，上锅蒸 15 分钟而成鸡蛋羹，再将上述细丝及白糖均匀地撒在蛋羹上即成。佐餐食用。

（四）心肾不交

【证候】心烦不寐，入睡困难，心悸多梦，伴头晕耳鸣，腰膝酸软，潮热盗汗，五心烦热，咽干少津，男子遗精，女子月经不调，舌红少苔，脉细数。

【证机概要】肾水亏虚，不能上济于心，心火炽盛，不能下交于肾。

【食疗方法】滋阴降火，交通心肾。

【推荐食材】山药、熟地黄、百合、蜂蜜、桑椹、玉竹等。

【推荐食疗方】

1. 枣仁灯心粥（《中国药膳辨证治疗学》） 炒酸枣仁 20g，玉竹 10g，灯心草 6g，糯米 100g。将前三味用清洁纱布包扎，放入锅内，与糯米同煮成粥，捞出纱布包即可。每日 3 餐饮用，服时可酌加冰糖。

2. 桑椹百合蜜膏（《中国药膳辨证治疗学》） 桑椹 500g，百合 100g，蜂蜜 300g。前两味加水适量煎煮 30 分钟取液，药渣加水再煮 30 分钟取液，两次药液合并，以小火煎熬浓缩至黏稠时，加蜜至沸停火，待凉装瓶备用。每次 1 汤匙，沸水冲化饮用。

（五）心胆气虚

【证候】虚烦不寐，触事易惊，终日惕惕，胆怯心悸，伴气短自汗，倦怠乏力，舌淡，脉弦细。

【证机概要】心胆虚怯，心神失养，神魂不安。

【食疗方法】益气镇惊，安神定志。

【推荐食材】酸枣仁、磁石、煅龙骨、石菖蒲、粳米等。

【推荐食疗方】

1. 酸枣仁粥　见"瘿病"节。

2. 磁石粥　磁石 30g，粳米 100g，生姜、大枣、大葱各适量。先把磁石捣碎冲洗干净入锅，多加水，大火烧开，转小火煮 1 小时，煮完后把磁石过滤干净，留下水，加粳米、大枣煮粥，温热吃粥。可根据口味加些猪心、猪肾、姜、葱，切碎一起煮。

3. 安神茶　煅龙骨 9g，石菖蒲 5g。将煅龙骨研碎，石菖蒲切碎，水煎代茶饮，睡前 1 小时左右饮用。可加入薰衣草 10g，以增加安神疗效。

第四十二节　中　暑

中暑是人体不能耐受暑热之邪所导致的以高温、头晕、出汗、心悸、胸闷、恶心、疲乏无力，甚至神昏、烦躁、抽搐为主要临床特征的一类病证，是盛夏多发病之一。主要见于长时间暴露在高温环境中或在炎热环境中进行体力活动的人群。轻者暑邪郁于肌表，属卫分证；重者由表入里邪犯心营或内陷心包，甚至热极生风。热邪伤阴耗气，可致气阴两竭之危重症。

一、病因病机

中暑的致病因素主要为暑热之邪、夹有暑湿秽浊之气伤人；或素体体虚，年老体弱或病后正气不足，阴津亏损；或产后血虚，或疲劳过度，或睡眠不足，汗出过多等致正气虚损，不耐暑热，暑性上炎，闭塞清窍，清升浊降失疗，气化失常，导致阴阳气血失和而发病，出现头晕、乏力、神昏、猝然倒地等。病位主要在心，涉及肝、脾。

二、辨证要点

1. 清暑散热为第一要务　中暑为暑热之邪导致的一种疾病，无论何种中暑，清暑散热均为第一要务。

2. 分清轻重缓急　中暑轻者，往往症状较轻，主要表现为久居高温环境下后出现大汗、口渴、无力、头晕、眼花、耳鸣、恶心、心悸、注意力不集中、四肢发麻等，体温不超过 38℃。

中暑重者，体温在 38℃以上，伴有面色潮红、大量出汗、皮肤灼热，或出现四肢湿冷、面色苍白、血压下降、脉搏增快等表现。

中暑危重症者，主要表现为早起突然发生的活动中或者活动后痛性肌肉痉挛。大汗、极度口渴、乏力、头痛、恶心呕吐，体温高，可有明显脱水征如心动过速、直立性低血压或晕厥。

中暑危象：高热（直肠温度≥41℃）、皮肤干燥（早期可以湿润），意识模糊、惊厥，甚至无反应，周围循环衰竭或休克。发生横纹肌溶解、急性肾衰竭、肝衰竭、DIC 或多器官功能衰竭，病死率较高。

对于轻者可以采取中医药手段治疗，重者和危重症患者则需送至医院进行现代化处理，在处理过程中根据临床表现进行辨证治疗配合食物疗养。

3.分清邪正虚实 中暑往往表现为邪实证候，但也有素体禀赋的不同，导致对暑热之邪的耐受欠佳，对于素体体弱的患者，可以根据病因进行辨证论治。

4.分清脏腑病位 暑热之邪往往伴有湿邪，湿性黏滞，病程较长。中暑发生或者恢复期涉及的脏腑主要为心、肾；恢复期可有脾胃虚弱表现。

三、食疗原则

中暑患者因为体热汗出过多，需要补充大量的水分、益气生津。对于轻者和恢复期的患者来说，宜食用益气生津的蔬菜、水果，进食含有水分、容易消化、营养含量高的食物，比如西瓜、粥、汤等。不宜食用耗气伤阴、动血生风的食物，不宜食用辛辣刺激的食物。忌油腻韧性食物，忌大量食用生冷瓜果。中暑后，患者大多有脾胃虚弱之象，大量食用生冷食物会进一步损伤脾胃阳气。同时要注意加强休息，处于新鲜空气流通环境中。

四、辨证食疗

（一）暑热壅盛

【证候】身体壮热，汗多，头痛且晕，面赤气粗，口渴，齿燥，或背微恶寒，苔黄燥，脉洪数或虚而无力。

【证机概要】暑热之邪入里，营卫不和。

【食疗方法】清解暑热，泄热散邪。

【推荐食材】甜瓜、地浆水、人参、西洋参、生地黄、鲜石斛、生姜等。

【推荐食疗方】

1.清暑益气汤（《温热经纬》） 西洋参5g，石斛15g，麦冬9g，黄连3g，竹叶6g，荷梗6g，知母6g，甘草3g，粳米15g，西瓜翠衣30g。上药咬咀，用水300mL，煎至150mL，去滓，空腹时温服。

2.生姜地黄汁（《食疗本草》） 生姜汁半杯，生地黄汁少许，蜂蜜一匙，水二杯，和服之。

3.荆芥桔梗饮（《丹溪心法》） 荆芥穗5g，炙甘草10g，桔梗20g，生姜片5g，水煎温服。

4.苦瓜排骨汤 新鲜苦瓜500g，黄豆200g，猪排骨250g，生姜3～4片。用清水把苦瓜、黄豆、排骨、生姜洗净，苦瓜去瓤切块，黄豆浸泡片刻，排骨切成段状，然后一起放进瓦煲里，加入清水1200mL（约6碗水量），先用武火煲沸后，改用文火煲1个小时，直到600～800mL（3～4碗水量），调入食盐少许，饮汤食苦瓜及猪排骨。此量可供2～3人用，宜在暑热期间多次饮用。

（二）阳明腑实

【证候】身灼热，日晡为甚，腹胀满硬痛，谵语狂乱，大便秘结或热结旁流，循衣摸床，舌卷囊缩，舌红，苔黄燥，脉沉数。

【证机概要】燥热内结，腑气不通。

【食疗方法】通腑泄热，清热解毒。

【推荐食材】生决明子、番泻叶、芦荟、黄瓜、苦瓜、枳实、莱菔子、萝卜汁等。

【推荐食疗方】

1. 五仁橘皮汤（《通俗伤寒论》） 甜杏仁 9g（研细），松子仁 9g，郁李仁 12g（杵），桃仁 6g（杵），柏子仁 6g（杵），橘皮 5 个（蜜炙），煎服。若欲急下，加玄明粉 6g，白蜜 30g。如兼肠燥便秘，可加鲜生地黄、鲜何首乌、鲜石斛、火麻仁等以润肠通便。

2. 新鲜芦荟汁 新鲜芦荟 50g，榨汁顿服。

3. 鲜萝卜 新鲜萝卜 100g，直接食用。

4. 双花蜂蜜汁 金银花、山楂各 500g（打碎），菊花 500g，蜂蜜 3000g。前三味洗净，加水约 30000mL，用武火煮沸改文火煮约半小时，滤汁待用。蜂蜜倒入干净锅内，小火加热保持微沸，直至色微黄、粘手成丝即可。然后将煮好的蜂蜜缓缓加入上述药汁中，搅拌均匀，用纱布过滤取汁，冷却后贮瓶备用。每日数次，随量饮用。

（三）气阴两虚

【证候】身热已退，汗出不止，口干、乏力、心慌心悸、少气懒言、喘喝欲脱，舌红少津，脉散大。

【证机概要】暑热津伤，气阴不足。

【食疗方法】益气养阴，生脉清热。

【推荐食材】乌梅、西瓜、丝瓜、绿豆、金银花、菊花、荷叶、薄荷。

【推荐食疗方】

1. **五汁饮** 见"消渴"节。

2. **西瓜** 新鲜西瓜一只，切开，取西瓜内红色部分及绿色翠衣食用。

（四）暑湿黏滞

【证候】身热，微恶风寒，头痛胀重，身重，肢节酸楚，无汗或微汗，脘痞，口不渴，或伴有心热烦躁，消渴不已，麻痹，或有低热，心悸烦躁，手足颤动，神情呆钝，默默不语，甚或痴呆，失语，或手足拘挛、强直，或抽搐、瘫痪。舌尖红，苔白腻或微黄腻，脉浮滑数或濡数。

【证机概要】暑热津伤，气阴不足。

【食疗方法】益气养阴，生脉清热。

【推荐食材】佩兰、藿香、白扁豆、香薷、芫荽、丝瓜、陈皮等。

【推荐食疗方】

1. 香薷饮（《普济方》） 香薷 200g，厚朴（制）100g，白扁豆（姜制）100g，乌梅 3～5 粒，将白扁豆炒黄捣碎，加乌梅，与香薷、厚朴一起煮至沸腾，去渣取汁，临熟入生姜汁温服，可以根据个人喜好加入白糖调味，代茶饮。

2. 清络饮 见"感冒"节。

3. 丝瓜叶梅肉饮（《神农本草经疏》） 新鲜丝瓜叶 50g，白梅肉 50g，并取核中仁，共研如泥，以新鲜的地浆水调服。

4. 化湿清暑饮 鲜梨汁 10mL，鲜藿香、鲜佩兰、鲜荷叶、鲜生地黄、鲜建兰叶各 6g，鲜首乌 5g，白糖适量。生地黄、首乌加水先煎，煮沸约 15 分钟后，下藿香、佩兰、荷叶、建兰叶，再一起煮约 5 分钟，滤渣取汁，冲入鲜梨汁搅匀，加白糖调味服用。

5. 山药排骨汤 山药 300g，排骨 350g，葱花少许。将所有食材洗净，排骨开水泡洗后祛除腥味及血丝。放适量的水在锅内焖煮排骨，待水开后，放入切好的山药。焖煮大概 20 分钟后，汤色变白，香味飘散，加入适量的盐和葱花即可。

（五）脏腑虚弱

【证候】心热烦躁，消渴不已，汗多溺短，脘痞身重，麻痹，舌红，苔薄黄或薄黑而干，脉细数。

【证机概要】暑热后期，肾水不济心火。

【食疗方法】健脾益气，培补心肾。

【推荐食材】白扁豆、六神曲、橘皮、白茯苓、甜瓜、麦冬、五味子、白梅、乌梅等。

【推荐食疗方】

1.连梅汤（《温病条辨》） 黄连6g，乌梅（去核）9g，阿胶6g，麦冬（连心）9g，生地黄9g。清水1000mL，煮取400mL，分2次服。

2.竹茹汤（《钦定四库全书》） 竹茹一整个，甘草3g，乌梅肉2枚，水煎，代茶饮。

3.消暑散（《圣济总录》） 人参、面粉各等份，按照个人喜好做成不同剂型，随时服用。也可以用人参、西洋参等在夏天泡茶饮。

4.甜瓜（《寿世传真》） 直接食用新鲜的甜瓜一枚，或者用冰糖拌吃。

5.猪肚绿豆汤 猪肚1只，绿豆250g，精盐15g。猪肚擦洗干净切成片，下炒锅加水、精盐同炖；绿豆洗后，另用砂锅加水没过绿豆，煮至开花，捞出豆壳，连汤汁一并倒入炒锅内，煨半小时。闻香气四溢便可食用。

6.健脾饮 白扁豆、金银花各15g，佩兰、淡竹叶各9g。水煎服，代茶频饮，每日1剂，有清热祛暑、健脾利湿的功效，用于预防和阻断中暑的发展。

第十一章

中医外科病证食疗

扫一扫，查阅本章数字资源，含PPT、音视频、图片等

第一节 术前与术后

外科手术是一种常见的临床治疗手段，而由手术创伤引起的机体营养水平下降、营养物质消耗增加等问题，都会影响预后。因此，术前营养储备是否良好、术后营养补充是否及时充分，是决定预后是否良好、外科治疗是否成功的重要因素。

一、病因病机

1. 摄入营养不足 由术前疾患所造成的食欲不振、腹痛、腹泻等，引起饮食摄入不足。

2. 营养消耗过多 患者有发热、消化道瘘等，造成营养消耗或流失。

3. 消化功能障碍 胃肠、肝胆、胰腺等消化系统疾病造成消化吸收障碍。

4. 营养素需要量增加 术前精神紧张、感染发热及慢性消耗性疾病等均使机体的代谢消耗增加，因而对营养素的需要量增加。

二、辨证要点

明确疾病阶段，注意术前术后的临床表现；分清主次，明辨以气血不足为主还是以脾胃气虚为主。

三、食疗原则

由于术后患者是在饥饿、失血、气血不足、五脏俱损、阴阳双亏的情况下，属于以虚为主，故应以补虚为根本治疗原则。食疗是最好的补充营养的方法，合适的食疗方会使机体尽快恢复，但要注意应用的时机，必须是患者的胃肠功能已经恢复，无恶心呕吐，无腹胀、腹痛，肛门已有排气或排便时。每次服用量由少量开始逐渐增多，循序缓慢进行，不可过急、过多，否则，将会出现不适或呕吐，得不偿失。

四、辨证食疗

（一）气血不足

【证候】头晕目眩，神疲乏力，气短懒言，自汗，面色无华或萎黄，口唇爪甲淡白，心悸失眠，手足麻木，术后疮口恢复缓慢。

【证机概要】病久及手术后耗气伤血。

【食疗方法】补益气血。

【推荐食材】黄芪、当归、大枣、乌鸡、黄鳝、猪皮等。

【推荐食疗方】

1. 黄芪鸡茸粥（《中华现代药膳食疗手册》） 黄芪 9g，乌鸡肉 25g，粳米 50g，食盐、味精各适量。黄芪洗净，用水煎汁两次，弃渣取汁备用。乌鸡肉洗净煮熟，剁成泥茸，加入粳米中同煮至米熟成粥，加入黄芪汁略煮，加食盐、味精各适量，即可食用。早、晚 1 服，7 日为 1 个疗程。

2. 猪皮红枣羹（《疾病的食疗与验方》） 鲜猪皮 500g，大枣 250g，冰糖适量。猪皮洗净，加水炖成稠黏状；大枣洗净，慢火煮透，加入猪皮汤中。加冰糖服食。每日 1 次，7 日为 1 个疗程。

3. 黄鳝煲猪肉黄芪大枣汤（《补品补药与补益良方》） 黄鳝 2～3 条，瘦猪肉 100g，黄芪 15g，大枣 10 枚。将黄鳝去内脏洗净，切段；猪肉切块；大枣洗净。共煨 30 分钟。每日 1 次，7 日为 1 个疗程。

（二）脾胃气虚

【证候】面色白或萎黄，神疲乏力，少语寡言，纳呆腹胀，食后不易消化或食后即吐，舌质淡红或胖大，边有齿痕，脉虚弱。

【证机概要】病久伤脾，术后伤身，不思饮食。

【食疗方法】健脾和胃。

【推荐食材】山药、茯苓、大枣、百合、藕、乌贼骨、生姜等。

【推荐食疗方】

1. 枣橘饮（《中华现代药膳食疗手册》） 大枣 10 枚，鲜橘皮 10g 或陈皮 5g。大枣洗净与橘皮同放保暖杯中，用沸水冲泡 15 分钟后即成。可于饭后代茶。

2. 五君子饮（《中国药膳》） 茯苓、山药各 12g，百合 10g，大枣 10 枚，藕 120g，姜 3～5 片。茯苓、山药、藕切片，大枣去核，与百合同置锅内，加水适量，沸后文火煮 30～40 分钟，去渣留汁，加白糖搅匀。代茶饮用。7 日为 1 个疗程。

3. 乌贼骨炖猪皮（《家庭药膳手册》） 乌贼骨 15g，猪皮 50g。将二者洗净，猪皮切成小块，同放碗内，生姜 2 片，加水适量，隔水文火炖至猪皮熟透。食猪皮饮汤。日 2 次，7 日为 1 个疗程。

第二节 疔 疮

疔疮是一种发病迅速，易于变化而危险性较大的急性化脓性疾病。多发于颜面和手足等处。其特点是疮形虽小，但根脚坚硬，有如钉状，病情变化迅速，容易造成毒邪走散。发于颜面部的疔疮很容易走黄而有生命危险；发于手足部的疔疮则易损筋伤骨而影响功能。

一、病因病机

多因火热之毒为患。其毒或从内发，如恣食膏粱厚味、醇酒辛辣之品，脏腑蕴热内生；或从外受，如感受风热火毒，或皮肤破损染毒。火热之毒蕴蒸肌肤，以致气血凝滞，火毒结聚，热盛肉腐而成。若火毒炽盛，内燔营血，则成走黄重证。

二、辨证要点

本病初起患部有粟粒样小疮，痒麻相兼；继则焮红疼痛，根脚较深，如钉之状。轻者可无全身症状，重者可有寒战、高热、头痛、厌食等毒血症状。若出现高热、寒战，眼角压痛，甚至昏迷，表明已形成化脓性海绵状静脉窦炎。

三、食疗原则

宜食清热解毒食物。忌食膏粱厚味、鱼腥鲜发、辛辣烟酒类等发物。所谓发物是指诱发疾病的食物，如海鱼、虾蟹、笋尖、菠菜、雪菜等。痔疮患者应戒烟酒，忌食辛辣之品以及煎炒干硬食物，可多吃些新鲜蔬菜和水果之类，如菊花脑、马兰头、芹菜、绿豆芽等。

四、辨证食疗

（一）热毒蕴结

【证候】初起如粟，坚硬根深，伴发热、头痛，舌红，苔黄，脉数。

【证机概要】热毒入侵卫分。

【食疗方法】清热解毒。

【推荐食材】金银花、苦瓜、豆腐、赤小豆、薏苡仁、甘草等。

【推荐食疗方】

1. 银花甘草茶（《中医食疗》）　金银花 30g，甘草 5g，用沸水泡茶饮用。7 日为 1 个疗程。

2. 苡仁赤豆汤（《疾病的食疗与验方》）　薏苡仁、赤小豆各 30g，大枣 5 枚，白糖 1 匙。前二味洗净入锅，加水 2 大碗，小火慢煮 1 小时，加大枣、白糖，煮 30 分钟，至豆烂离火。日 3 次，7 日为 1 个疗程。

3. 苦瓜豆腐汤（《膳食保健》）　苦瓜 150g，瘦猪肉 100g，豆腐 400g，调料适量。瘦猪肉剁末，加料酒、酱油、麻油、淀粉腌制 10 分钟；苦瓜洗净切小丁；豆腐切小块。苦瓜入热油翻炒数下，倒入沸水，推入肉末、豆腐块，煮熟，淀粉勾芡，加调料，淋上麻油，佐餐服。日 2 次，7 日为 1 个疗程。

（二）火毒炽盛

【证候】疮形平塌，肿势散漫，皮色紫黯，焮热疼痛；伴高热，头痛，烦渴，呕恶，溲赤，便秘；舌红，苔黄腻，脉洪数。

【证机概要】热入营血。

【食疗方法】凉血清热解毒。

【推荐食材】木槿花、马齿苋、藕、生地黄、车前草、荸荠、苋菜等。

【推荐食疗方】

1. 木槿花速溶饮（《药膳食谱集锦》）　木槿花 500g，白糖 500g。将木槿花洗净，剪碎，加水适量，煎煮 1 小时，去渣；继续以文火煮至将要干锅时，停火，待冷，拌入干燥的白糖吸干煎液，混匀，晒干，压碎，装瓶。每服 10g，沸水冲饮，日 2 次，7 日为 1 个疗程。

2. 马齿苋藕汁饮　马齿苋、鲜藕各适量。洗净，分别绞取汁液，等量混匀。每服 2 汤匙，日 2～3 次，7 日为 1 个疗程。

3.生地黄粥 见"血证"节。

4.荸荠苋菜汤(《疾病的食疗与验方》) 鲜荸荠 250g,苋菜 50g,冰糖适量。荸荠洗净去皮,苋菜洗净,同入锅内,加冰糖及适量水,煎煮 30 分钟。食荸荠饮汤。日 2～3 次,7 日为 1 个疗程。

第三节 痈

痈是指发生于体表皮肉之间的急性化脓性疾病。其特点是局部光软无头,红肿疼痛(少数初起皮色不变),结块范围多在 6～9cm 左右,发病迅速,易肿、易脓、易溃、易敛,或伴有恶寒、发热、口渴等全身症状,一般不会损伤筋骨,也不易造成内陷。

一、病因病机

外感六淫邪毒,或皮肤外伤感染毒邪,或过食膏粱厚味,聚湿生浊,邪毒湿浊留阻肌肤,郁结不散,可使营卫不和,经络壅遏,化火为毒而成痈肿。

二、辨证要点

明确发病时间,辨别初期、成脓期和溃后期,不同时期给予不同食疗方。初期未成脓,热证明显;成脓期热入营血,肉腐成脓;溃后期气血已伤,以虚证为主。

三、食疗原则

多食清热解毒的凉性食品。发病时应禁饮酒或食辛辣刺激食物,少食厚味食物,如芫荽、韭菜、干腌菜等。

四、辨证食疗

(一)火毒凝结

【证候】局部突然肿胀,光软无头,迅速结块,皮肤焮红,灼热疼痛,日后逐渐扩大,变成高肿发硬;重者可伴有恶寒发热、头痛、泛恶、口渴;舌苔黄腻,脉弦滑或洪数。

【证机概要】热毒内攻,伤气凝血。

【食疗方法】清热解毒,行瘀活血。

【推荐食材】金银花、苦瓜、豆腐、赤小豆、薏苡仁、甘草等。

【推荐食疗方】

1.银花甘草茶 见"疔疮"节。

2.苡仁赤豆汤 见"疔疮"节。

3.苦瓜豆腐汤 见"疔疮"节。

(二)热盛肉腐

【证候】红热明显,肿势高突,疼痛剧烈,痛如鸡啄,溃后脓出则肿痛消退;舌红苔黄,脉数。

【证机概要】热入营血,肉腐成脓。

【食疗方法】和营清热，透脓托毒。

【推荐食材】木槿花、马齿苋、藕、生地黄、车前草、荸荠、苋菜等。

【推荐食疗方】

1. 木槿花速溶饮　见"疗疮"节。

2. 马齿苋藕汁饮　见"疗疮"节。

3. 生地黄粥　见"血证"节。

4. 荸荠苋菜汤　见"疗疮"节。

（三）气血两虚

【证候】脓水稀薄，创面新肉不生，色淡红而不鲜或暗红，愈合缓慢。伴面色无华，神疲乏力，纳少；舌质淡胖，苔少，脉沉细无力。

【证机概要】气血两虚，疮口难敛。

【食疗方法】益气活血，托毒生肌。

【推荐食材】赤小豆、大枣、党参、茯苓、白术、熟地黄、当归等。

【推荐食疗方】

1. 赤豆红枣汤　见"血证"节。

2. 花生红枣茅根汤（《常见慢性病食物疗养法》）　花生、新鲜白茅根各 60g，大枣 10 个，白糖 2 匙。花生、大枣用温开水浸泡 10 分钟，洗净沥干；白茅根洗净剪断。三味加水 3 ～ 4 碗，小火煮 1 小时，加白糖再煮 30 分钟，至花生酥软。每次 1 小碗，日 2 次，当天吃完。7 日为 1 个疗程。

3. 八珍炖肉（《疾病的食疗与验方》）　黄牛肉 3000g，党参、当归、熟地黄各 20g，茯苓、白术各 10g，白芍 15g，川芎 5g，大枣 10 枚，调料适量。将牛肉洗净切块，与药物同入锅内，加黄酒、酱油、糖、盐、葱、姜、花椒、大料等调料，用武火煮沸，去浮沫，改用文火炖约 4 小时，炖至肉烂。捡出牛肉入盘中，余汁入另锅中熬稠，倒牛肉上。食肉饮汤。日 2 次，7 日为 1 个疗程。

第四节　有头疽

有头疽是发生在肌肤间的急性化脓性疾病。特点是初起皮肤上即有粟粒样脓头，焮热红肿热痛，迅速向深部及周围扩散，脓头增多，溃后状如莲蓬、蜂窝，范围常超过 9 ～ 12cm，大者可至 30cm 以上。多发于中老年人，消渴证者易出现"陷证"。

一、病因病机

本病因外受风温、湿热之邪毒，内有脏腑蕴毒，凝聚肌肤，再加素体阴虚，以致内外毒凝聚肌肤，营卫不和，气血凝滞，经络阻隔而成。

二、辨证要点

多发于成年人，以中老年居多。初起肿块上即有粟粒样脓头，历时近一周后疮面渐渐腐烂，形似蜂窝。初起有恶寒，发热，头痛，食欲不振，口渴，舌苔多白腻或黄腻，脉多滑数或洪数等明显的全身症状。

三、食疗原则

火毒凝结者，多食清热泻火之品；湿热壅滞者，以清热化湿食品为主；阴虚火炽者，要多食滋阴生津之品；气虚毒滞者，多用扶正托毒的食物。

四、辨证食疗

（一）火毒凝结

【证候】局部红肿高突，灼热疼痛，根脚收束，脓液稠黄，能迅速化脓脱腐。全身发热，口渴，尿赤，舌苔黄，脉数有力。

【证机概要】火毒凝结，热盛肉腐。

【食疗方法】清热泻火，和营托毒。

【推荐食材】栀子、石膏、豆腐、苦瓜、竹叶、芦根等。

【推荐食疗方】

1. 山栀粥　栀子 30g，鸡骨草 30g，田基黄 30g，粳米 100g。先煎前三味药，去渣取汁，入粳米煮粥。早晚各 1 次，7 日为 1 个疗程。

2. 石膏竹叶粥（《百病饮食自疗》）　石膏 30g，鲜竹叶 30 片，鲜竹心 30 根，芦根 30g，粳米 100g，砂糖 5g。前四味先煎，去渣取汁，入粳米，粥成入砂糖调服。早晚各 1 次，7 日为 1 个疗程。

3. 苦瓜豆腐汤　见"疔疮"节。

（二）湿热壅滞

【证候】局部症状与火毒凝结相同。全身壮热，朝轻暮重，胸闷呕恶，舌苔白腻或黄腻，脉濡数。

【证机概要】湿热壅滞，热盛肉腐。

【食疗方法】清热化湿，和营托毒。

【推荐食材】马齿苋、藕、茵陈、金银花、鸡蛋花、葛花、槐花等。

【推荐食疗方】

1. 马齿苋藕汁饮　见"疔疮"节。

2. 大枣茵陈汤（《中国药膳学》）　大枣 250g，茵陈 60g。水煎取汁，食枣饮汤。日 1 剂，分 2～3 次温服，7 日为 1 个疗程。

（三）阴虚火炽

【证候】多见于消渴病患者。肿势平塌，根脚散漫，皮色紫滞，脓腐难化，脓水稀少或带血水，疼痛剧烈。全身发热烦躁，口渴多饮，饮食少思，大便燥结，小便短赤。舌质红，舌苔黄燥，脉细弦数。

【证机概要】邪毒久耗，阴液大亏。

【食疗方法】养阴生津，清热托毒。

【推荐食材】月季花、冬瓜、梨、荸荠、藕、苇根、石斛、玉竹等。

【推荐食疗方】

1. 月季冬瓜汤（《华夏药膳保健顾问》）　月季花 2 朵，冬瓜 500g，黄瓜 100g，调料适量。月季花洗净，冬瓜、黄瓜切片；先爆炒姜、葱，再加入水、冬瓜，煮熟后放黄瓜、盐、味精、月季花略煮。饮汤食瓜，日2次，7日为1个疗程。

2. 五汁饮　见"消渴"节。

3. 石斛玉竹甘蔗饮（《补品补药与补益良方》）　鲜石斛15g，玉竹12g，甘蔗汁200g。水煎，沸后30分钟取汁。代茶饮，日2～3次，7日为1个疗程。

（四）气虚毒滞

【证候】多见于年迈体虚、气血不足患者。肿势平塌，根脚散漫，皮色晦暗不泽，化脓迟缓，腐肉难脱，脓液稀少，闷肿胀痛，易成空腔。高热，或身热不扬，小便频数，渴喜热饮，精神萎靡，面色无华。舌质淡红，舌苔白或微黄，脉数无力。

【证机概要】邪毒久耗，气血亏虚。

【食疗方法】扶正托毒。

【推荐食材】龙眼、大枣、木耳、当归、熟地黄、知母、地骨皮、首乌等。

【推荐食疗方】

1. 首乌小米粥　何首乌30g，鸡蛋2个，小米50g，白糖少许。将首乌用纱布包裹，与米同煮粥，粥熟前将鸡蛋打入，并加白糖少许，煮熟。日2次，7日为1个疗程。

2. 龙眼红枣木耳羹（《膳食保健》）　龙眼肉、大枣各15g，黑木耳25g，白糖适量。木耳冷水浸发1夜，加水文火煮1小时后，再加龙眼肉、大枣焖至稠烂，调入冰糖服用。日2次，7日为1个疗程。

3. 乌鸡补血汤（《中国药膳学》）　乌鸡1只，当归、熟地黄、白芍、知母、地骨皮各10g。乌鸡宰杀洗净，放诸药于鸡腹内，煮熟后去药，食肉饮汤。日2～3次，7日为1个疗程。

第五节　附骨疽

附骨疽是一种毒气深重，附骨而生的化脓性疾病。其特点是多见于儿童，好发于四肢长骨，局部肿胀，附筋着骨，推之不移，溃后难收，易成窦道，损伤筋骨。本病相当于现代医学中的急慢性化脓性骨髓炎。

一、病因病机

本病多因儿童骨骼娇嫩，或成人正气不足，复因疮疡发病后医护不当，余毒深窜，留着筋骨；或因开放性骨折、骨科手术等外来伤害，复感毒邪，使经络阻隔、血凝毒聚而成本病。

二、辨证要点

好发于儿童，尤以10岁以下的男孩居多。多发于四肢骨干，胫骨最常见，股骨、肱骨和桡骨次之。起病急，先有全身不适，高热寒战，口干溲赤；1～2日即不能活动，继则皮肤微红、微热、肿胀；患病后3～4周成脓，溃后脓出淋漓不尽，易成窦道。

三、食疗原则

辨证施膳。湿热瘀阻证者，以清热祛湿、行瘀通络的食材为主；热毒炽盛者，以清热化湿、和营托毒类食材为主；脓毒蚀骨者，以调补气血、清化余毒的食材为主。

四、辨证食疗

（一）湿热瘀阻

【证候】患肢疼痛彻骨，不能活动，继则局部胖肿，皮色不变，按之灼热，有明显的骨压痛和患肢叩击痛，伴寒战高热。舌红，苔黄腻，脉数。

【证机概要】湿热瘀阻，经络不通。

【食疗方法】清热化湿，行瘀通络。

【推荐食材】马齿苋、藕、茵陈、金银花、鸡蛋花、葛花、槐花等。

【推荐食疗方】

1.马齿苋藕汁饮　见"疔疮"节。

2.大枣茵陈汤　见"有头疽"节。

（二）热毒炽盛

【证候】起病约 1～2 周后，高烧持续不退，心烦，纳少，便秘，患肢肿胖，疼痛剧烈，压痛明显，或有波动感，皮肤焮红灼热。舌红，苔黄腻，脉洪数。

【证机概要】湿热壅滞，毒邪炽盛。

【食疗方法】清热化湿，和营托毒。

【推荐食材】栀子、石膏、豆腐、苦瓜、竹叶、芦根等。

【推荐食疗方】

1.山栀粥　见"有头疽"节。

2.石膏竹叶粥　见"有头疽"节。

3.苦瓜豆腐汤　见"疔疮"节。

（三）脓毒蚀骨

【证候】溃后痛减热退，脓水淋漓不尽，久成窦道。患肢肌肉萎缩，可摸到粗大的骨骼，以探针检查可触到粗糙朽骨，难以脱出；可伴乏力、神疲、头昏、心悸或低热。舌苔薄，脉细数。

【证机概要】毒邪久恋，脓毒蚀骨。

【食疗方法】调补气血，清化余毒。

【推荐食材】龙眼、大枣、木耳、当归、熟地黄、知母、地骨皮、首乌等。

【推荐食疗方】

1.首乌小米粥　见"有头疽"节。

2.龙眼红枣木耳羹　见"有头疽"节。

3.乌鸡补血汤　见"有头疽"节。

第六节　瘰　疬

瘰疬是一种发生于颈部的慢性感染性疾病。结核累累如串珠状，故名瘰疬，多见于体弱儿童或青年女性，相当于现代医学中的颈部淋巴结结核。

一、病因病机

情志内伤，肝气郁结，肝木乘脾土，脾失健运，痰湿内生，气滞痰凝，结于颈项；或肝郁化火，下灼肾阴，阴虚火旺，热盛肉腐而成脓，溃后脓水淋漓，耗伤气血，经久难愈；或因肺痨阴虚，肺肾阴亏，以致阴虚火旺，肺津不能输布，灼津为痰，痰火凝结而成。

二、辨证要点

分清瘰疬时期。初期的外感邪毒证有相关外感症状，肝郁痰凝证有厥阴经的症状，如口苦咽干、胸闷胁胀、脉弦等；中期根据有无热象来判断是寒痰证还是热痰证；后期以虚证为主，以有无虚火来辨气血两虚证、阴虚火旺证。

三、食疗原则

多吃新鲜蔬菜、水果，注意摄取优质蛋白质和含钙丰富的食品，如肉类、家禽、鱼类、蛋类、豆制品及奶类。不宜食用过多的脂肪，脂肪来源以植物油为佳。忌食辛辣食物。

四、辨证食疗

（一）气滞痰凝

【证候】多见于瘰疬初期，肿块坚实，无明显全身症状，舌淡，苔腻，脉弦滑。

【证机概要】肝气郁结，肝木乘土，脾失健运，气滞痰凝。

【食疗方法】疏肝理气，化痰散结。

【推荐食材】绿萼梅、郁金、海带、陈皮、海蛤壳、生牡蛎、萝卜等。

【推荐食疗方】

1.梅花蛋（《食疗本草学》）　鸡蛋 1 个，绿萼梅 7 朵。鸡蛋一端穿孔，放入绿萼梅，封口，置饭上蒸熟，去花食蛋。日 1 个，7 日为 1 个疗程。

2.海藻郁金丹参汤（《疾病的食疗与验方》）　海藻、丹参各 15g，郁金 9g，红糖适量。将前三味煎汤取汁，调入红糖。日 1 次，7 日为 1 个疗程。

3.萝卜海带汤（《疾病的食疗与验方》）　海带 50g，陈皮、海蛤壳各 10g，生牡蛎 30g，萝卜 250g，鸡汤、盐、味精各适量。前四味水煮 40 分钟，滤取药液，捡出海带切丝；洗净萝卜，切块，与海带同入药液中，加鸡汤、盐、味精各适量，煮至萝卜熟，吃菜饮汤。日 2 次，7 日为 1 个疗程。

（二）阴虚火旺

【证候】核块逐渐增大，皮核相连，皮色转暗红；伴午后潮热，夜间盗汗；舌红少苔，脉细数。

【证机概要】肝郁化火，下灼肾阴，阴虚火旺。

【食疗方法】滋阴降火。

【推荐食材】生地黄、山药、龙眼、天冬、麦冬、百合、枸杞子、甲鱼等。

【推荐食疗方】

1.生地蒸鸡（《滋补中药保健菜谱》）　生地黄 250g，乌鸡 1 只，饴糖 250g。乌鸡去内脏洗净；生地黄洗净，切成 0.5cm×2.0cm 长条状，与饴糖拌匀，装入鸡腹内。将鸡放盆入蒸笼。熟后食肉饮汤。日 1 次，7 日为 1 个疗程。

2. 山药桂圆炖甲鱼（《饮食疗法》） 山药片 30g，龙眼肉 20g，甲鱼 1 只。甲鱼宰杀洗净，与山药、龙眼加水同煮，先武火烧沸后，文火炖至甲鱼肉烂。食肉喝汤。日 2 次，7 日为 1 个疗程。

3. 二冬甲鱼汤 见"郁证"节。

（三）气血两虚

【证候】溃后脓出清稀，夹有败絮样物；形体消瘦，精神倦怠，面色无华；舌淡质嫩，苔薄，脉细。

【证机概要】毒邪久恋，气血耗伤。

【食疗方法】益气养血。

【推荐食材】山药、大枣、党参、龙眼、枸杞子、鸽蛋、木耳等。

【推荐食疗方】

1. 参枣汤 见"喘证"节。

2. 龙眼红枣木耳羹 见"有头疽"节。

3. 圆肉枸杞蒸鸽蛋（《中国药膳学》） 鸽蛋数枚，龙眼肉 15g，枸杞子 10g，冰糖适量。将鸽蛋去壳，与龙眼肉、枸杞子、冰糖同加水适量，蒸熟食用。日 1 次，7 日为 1 个疗程。

第七节 流 痰

流痰是一种发生于骨与关节部位的感染性疾病，好发于儿童与青少年，相当于现代医学中的骨与关节结核。

一、病因病机

先天肾气不足，骨骼柔嫩脆弱；后天失调，肾亏髓空；或饮食不节，脾失健运，痰浊凝聚；或有所损伤，复感风寒邪气，留滞筋骨关节，气血凝聚，经络阻隔，脏腑功能障碍，日久而成本病。病久寒邪化热，热盛肉腐成脓，溃后脓液稀薄，经久不愈，形成窦道，耗伤气血，腐蚀筋骨肌肉，可致残。

正虚是本病发病的根本原因，外邪和损伤是诱因。先天不足、后天失调、肾亏髓空是病之本，风寒侵袭、气血不和、痰浊凝聚是病之标。

二、辨证要点

辨析不同时期的临床症状，审虚实、察寒热。初期隐痛，无明显全身症状；成脓期有热象，全身症状明显；溃后期有虚象，全身症状明显。

三、食疗原则

注意不同时期的饮食。初期宜补益气血、温经散寒；中期以补托为主；后期以培补为主，多食牛乳、鸡蛋、骨髓等食物。

四、辨证食疗

（一）寒痰凝聚

【证候】病变部位隐隐酸痛，动则疼痛加剧，休息时减轻。随病程进展疼痛逐渐加剧，关节活动障碍，无明显全身症状，舌淡，苔薄，脉濡细。

【证机概要】肾亏髓空，脾失健运，痰浊凝聚。

【食疗方法】补肾温经，散寒化痰。

【推荐食材】高良姜、陈皮、当归、牛肉、羊肉、砂仁、生姜等。

【推荐食疗方】

1.良姜陈皮粥（《养生康复粥谱》）　高良姜25g，陈皮5g，大米100g。良姜切片，与陈皮、大米煮粥，趁热服。日1次，7日为1个疗程。

2.温中开胃牛肉脯（《饮膳正要》）　牛肉500g，胡椒2g，砂仁3g，荜茇6g，橘皮6g，草果6g，生姜6g，姜汁、葱汁、食盐各适量。牛肉洗净切块，胡椒等六物干燥后研细粉，用姜汁、葱汁、食盐和适量水，一同将肉拌匀，腌制2日，煮熟收汁，取出牛肉切片食，或切片后烘干食。日2次，7日为1个疗程。

3.当归生姜羊肉汤　见"厥证"节。

（二）阴虚内热

【证候】脓肿形成，皮色微红，中有软陷，重按应指；伴午后潮热，夜间盗汗，口燥咽干，食欲减退，或咳嗽痰血；舌红少苔，脉细数。

【证机概要】病久伤阴，阴虚内热。

【食疗方法】养阴清热消毒。

【推荐食材】石斛、玉竹、当归、熟地黄、知母、乌鸡、甲鱼、银柴胡等。

【推荐食疗方】

1.石斛甘蔗饮（《中国药膳学》）　鲜石斛、北沙参各15g，玉竹、麦冬各12g，山药10g，甘蔗汁250g。前五味水煎取汁，合甘蔗汁搅匀。代茶饮，7日为1个疗程。

2.四物炖鸡汤（《百病饮食自疗》）　乌鸡1只，当归、白芍、熟地黄各10g，川芎6g，调料适量。乌鸡宰杀洗净去脚，入沸水去血水再洗净；四药分别洗净，切片，同入纱布袋；锅内加1000mL鲜汤，入鸡、药包，沸后去浮沫，再加姜、葱、绍酒各适量，改文火烧至鸡肉和骨架松软，加胡椒面、精盐、味精调味，去药包。酌量佐餐服食，7日为1个疗程。

3.双母蒸甲鱼（《养生食疗菜谱》）　甲鱼1只，贝母8g，知母8g，前胡8g，银柴胡8g，杏仁8g。甲鱼宰杀洗净，入沸水20分钟，取出去甲，切块；将中药洗净切片，煎取浓汁，与甲鱼块入蒸碗内，加姜片、葱、花椒、绍酒、盐、白糖，入蒸笼至肉熟烂。日1次，7日为1个疗程。

（三）肝肾亏虚

【证候】疮口流脓稀薄，或夹有败絮样物，形成窦道；患处肌肉萎缩，关节畸形；病在脊椎可导致身体强直，甚至瘫痪；伴腰脊酸痛，盗汗；舌红苔薄，脉细数或虚数。

【证机概要】溃后毒邪内陷，肝肾亏虚。

【食疗方法】补益肝肾。

【推荐食材】当归、龙眼、枸杞子、菊花、怀山药、女贞子、桑椹等。

【推荐食疗方】

1. 归圆杞菊酒（《摄生秘要》） 当归身 30g 酒洗，龙眼肉 240g，枸杞子 120g，甘菊花 30g 去蒂，白酒浆 3500mL，烧酒 1500mL。上药以绢袋装之，悬于坛中再入二酒，封固藏月余。适量饮用，15 日为 1 个疗程。

2. 女贞决明子汤（《补品补药与补益良方》） 女贞子 15g，黑芝麻、桑椹、决明子各 10g，泽泻 9g。水煎。早晚空腹温服，7 日为 1 个疗程。

3. 枸杞炖牛肉（《家庭药膳手册》） 牛肉 250g，怀山药 10g，枸杞子 20g，龙眼肉 6g。将牛肉入沸水中，3 分钟后取出洗净切片。放热油锅内爆炒，倒入黄酒适量，炒匀后放进装有洗净怀山药、枸杞子、龙眼肉的大碗，放姜、葱，加适量水、盐、黄酒，隔水蒸 2 小时，至牛肉软烂取出。可单食或佐餐，日 1～2 次，7 日为 1 个疗程。

（四）气血两虚

【证候】疮口流脓稀薄，日久不愈；伴面色无华，形体畏寒，心悸，失眠，自汗；舌淡红，苔薄白，脉濡细或虚大。

【证机概要】病久元气不支，气血不足。

【食疗方法】补气养血。

【推荐食材】山药、大枣、党参、龙眼、枸杞子、鸽蛋、木耳等。

【推荐食疗方】

1. 参枣汤 见"喘证"节。

2. 龙眼红枣木耳羹 见"有头疽"节。

3. 圆肉枸杞蒸鸽蛋 见"瘰疬"节。

第八节 乳 痈

乳痈是发生在乳房部的一种常见急性化脓性疾病。常发生于产后 1 个月以内的哺乳妇女，尤以初产妇多见。相当于现代医学的急性化脓性乳腺炎。

一、病因病机

初产妇乳头破碎，或乳头畸形、凹陷，影响充分哺乳；或哺乳方法不当，或乳汁多而少饮，或断乳不当，均可致乳汁郁积，乳络阻塞结块，郁久化热酿脓而成痈肿。

情志不畅，肝气郁结，失于疏泄；或产后饮食不节，脾胃运化失司，阳明胃热壅滞，均可使乳络闭阻不畅，郁而化热，形成乳痈。

产妇体虚汗出，或露胸哺乳外感风邪，或婴儿含乳而睡，口中热毒之气传入乳孔，均可使乳络郁滞不通，化热成痈。

二、辨证要点

好发于产后 1 个月以内的哺乳妇女，初产妇尤为多见。乳房结块，红肿热痛，约 10 日左右化脓，脓出稠厚，肿痛随之减轻。常有乳汁排泄不畅或乳头破碎。伴恶寒发热，头痛骨楚，胸闷纳呆，大便干结等全身症状。

三、食疗原则

乳痈患者吃热性食材会加重病情，宜选择清淡食物，如西红柿、青菜、丝瓜、黄瓜、菊花、茼蒿、鲜藕、荸荠、赤小豆、绿豆、橘子等。

四、辨证食疗

（一）肝胃郁热

【证候】乳汁郁积结块，皮色不变或微红，肿胀疼痛；伴有恶寒发热，周身酸楚，口渴，便秘；苔薄，脉数。

【证机概要】肝郁胃热，乳汁郁积。

【食疗方法】疏肝清胃，通乳消肿。

【推荐食材】海藻、海带、青皮、南瓜、仙人掌、益母草等。

【推荐食疗方】

1. 核桃枝梢南瓜蒂汤（《疾病的食疗与验方》）　核桃枝梢 60g，南瓜蒂 2 个，益母草 9g，黄酒适量。将前三味水煎取汁，黄酒送服。日 1 剂，7 日为 1 个疗程。

2. 海藻昆布丸（《疾病的食疗与验方》）　海藻、昆布各等分，青皮取海带量的 1/3，蜂蜜适量。将三者焙黄研末，和蜜为丸如杏核。晚饭后服 1～2 丸，7 日为 1 个疗程。

3. 仙人掌炖肉（《贵阳市秘方验方》）　仙人掌 40g，牛肉适量。仙人掌去刺，切细，牛肉切块，二者加水同炖至肉烂服用。日 1～2 次，7 日为 1 个疗程。

（二）热毒炽盛

【证候】乳房肿痛加剧，皮肤嫩红灼热，肿块变软，有应指感；或溃后脓出不畅，红肿热痛不消，身热不退，有"传囊"现象；舌红，苔黄腻，脉洪数。

【证机概要】热毒炽盛，肉腐成脓。

【食疗方法】清热解毒，托里透脓。

【推荐食材】金银花、蒲公英、茯苓、甲鱼、大枣、赤小豆、薏苡仁等。

【推荐食疗方】

1. 蒲公英粥（《粥谱》）　蒲公英 60g，金银花 30g，粳米 100g。先煎蒲公英、金银花，去渣取汁，再入粳米煮粥。日 1～2 次，7 日为 1 个疗程。

2. 茯苓鳖枣汤（《疾病的食疗与验方》）　连皮茯苓 20g，鳖甲 10g，大枣 10 枚，蜂蜜 1 勺。茯苓洗净后以冷水两大碗浸泡 1 小时，连同浸液与鳖甲同入锅，文火煮 30 分钟，加入泡发洗净的大枣，同煮至大枣酥烂，加蜂蜜煮沸。日 2 次，饮汤食枣，7 日为 1 个疗程。

3. 茯苓赤豆薏米粥（《常见病的饮食疗法》）　白茯苓粉 20g，赤小豆 50g，薏苡仁 100g。赤小豆浸半日，与薏苡仁共煮粥，加茯苓粉煮至粥成，加白糖服用。日 1～2 次，7 日为 1 个疗程。

（三）正虚毒恋

【证候】溃脓后乳房肿痛虽轻，但疮口脓水不断，脓汁清晰，愈合缓慢或形成乳漏；全身乏力，面色少华，或低热不退，饮食减少；舌淡，苔薄，脉弱无力。

【证机概要】气血不足，正不胜邪，疮口难敛。

【食疗方法】益气和营托毒。

【推荐食材】何首乌、人参、当归、黄芪、羊肉、海带、排骨等。

【推荐食疗方】

1. 首乌小米粥 见"有头疽"节。

2. 海带排骨冻（《膳食保健》） 小排骨 500g，猪肉皮、水发海带各 150g，蒜泥、芫荽各少许，调料适量。肉皮用沸水焯 2 分钟，取出切小丁，与小排骨同用武火煮沸，去浮沫，入黄酒，改用文火煮至骨酥肉烂，加入切碎的海带、酱油、盐、白糖，再煮沸 3 分钟离火，加入其他调料。待凉，置冰箱结冻。日 2 ～ 3 次，7 日为 1 个疗程。

3. 参芪当归羊肉汤（《常见病的饮食疗法》） 人参、当归各 10g，黄芪 30g，羊肉 500g。羊肉洗净，切块，加水煮汤，以白汤为度。黄芪、当归入纱布袋中扎口，与人参同入羊肉汤中，以文火煮 1 小时左右，去药袋。饮汤食肉。日 1 ～ 2 次，7 日为 1 个疗程。

第九节 乳 癖

乳癖是乳腺组织既非炎症又非肿瘤的良性增生性疾病。本病好发于 25 ～ 45 岁的中青年妇女。相当于现代医学的乳腺增生病。

一、病因病机

本病的发生多因情志不遂，导致肝气郁结，气机阻滞，经脉不通；或因肝肾不足，冲任失调致使气血瘀滞。

二、辨证要点

多发生于 25 ～ 45 岁的中青年妇女。乳房疼痛以胀痛为主，或为刺痛或牵拉痛。乳房肿块可发生于单侧或双侧，大多位于乳房的外上象限，且长时间正常无变化。

三、食疗原则

肝郁痰凝者当疏肝解郁，化痰散结；冲任失调者宜补肝肾，调冲任。

四、辨证食疗

（一）肝郁痰凝

【证候】乳房疼痛、肿块随喜怒消长，伴有胸闷胁胀，善郁易怒，失眠多梦，心烦口苦。苔薄黄，脉弦滑。

【证机概要】肝郁气滞，痰邪凝结。

【食疗方法】疏肝解郁，化痰散结。

【推荐食材】麦芽、青皮、香橼、佛手、木香、木瓜、五加皮等。

【推荐食疗方】

1. 麦芽青皮茶 麦芽 30g，青皮 10g。两药同煎，取汁去渣。代茶饮，日 2 ～ 3 次，7 日为 1 个疗程。

2. 香橼饮（《食物与治病》） 鲜香橼 1 个，麦芽糖适量。香橼洗净，切片，与麦芽糖同放碗内，加盖后隔水炖 3 ～ 4 小时，至香橼熟烂。每次服 10 ～ 20mL，日 2 次，7 日为 1 个疗程。

3. 佛手露（《全国中草药处方集》）　佛手 120g，五加皮 30g，木瓜、青皮各 12g，栀子、陈皮各 15g，良姜、砂仁、肉桂各 9g，木香、公丁香各 6g，当归 18g，白酒 10000mL，冰糖 2500g。前十二味共切粗末，装入绢布袋内，扎口，浸入酒中，以文火煮之，去药袋，入冰糖融化。每次服 50mL，日 3 次，7 日为 1 个疗程。

（二）冲任失调

【证候】乳房疼痛、肿块于月经前加重，经后缓减。伴有腰酸乏力，神疲倦怠，月经失调，量少色淡，或闭经。舌淡，苔白，脉沉细。

【证机概要】肝肾不足，气血亏虚。

【食疗方法】培补肝肾，益气养血。

【推荐食材】枸杞子、山药、女贞子、熟地黄、鳖甲、五加皮、桑椹等。

【推荐食疗方】

1. 五加皮粥（《全幼心鉴》）　五加皮粉 3g，粳米 30g。将粳米煮粥，粥成后调入五加皮粉，再调适量白糖。早晚各 1 次，7 日为 1 个疗程。

2. 女贞决明子汤　见"流痰"节。

3. 杞地鳖甲汤（《食疗本草学》）　甲鱼 1 只，枸杞子、山药各 30g，女贞子、熟地黄各 15g。上药加水，文火炖至甲鱼熟透，去药渣。食肉饮汤，日 2 次，7 日为 1 个疗程。

第十节　瘤与岩

瘤，是由于瘀血、痰饮、浊气等病邪停留于机体组织间而产生的肿物。其特征是肿块局限，多发于体表，发展缓慢，一般没有明显的自觉症状。相当于现代医学的部分体表良性肿瘤。

岩，是指赘生于人体，坚硬如石，形状不规则的肿物，以其质地坚硬如岩石而得名，为外科疾病中之最凶险者。多发于中老年人。局部肿块坚硬，高低不平，推之不移，溃烂后如翻花石榴，色紫恶臭，疼痛剧烈，难于治愈，常危及生命。相当于现代医学之发于体表的恶性肿瘤。

中医学具有代表性的"瘤"有三种，即血瘤、肉瘤、脂瘤；具有代表性的"岩"也有三种，即茧唇、失容、肾岩翻花。

一、病因病机

瘤、岩的发生原因复杂，但归纳起来不外乎外因与内因两大方面。外因多指外感六淫病邪；内因多为正气不足、七情所伤、饮食劳倦等因素。由于内外致病因素的共同作用，导致机体阴阳失调，脏腑功能障碍，经络阻塞，气滞、血瘀、痰凝互结而终致瘤、岩的发生。

二、辨证要点

正气不足，内外合邪，搏结凝聚，日久不散，渐成瘤、岩。其病理本质是本虚而标实。正气亏虚为发病之本，气滞、血瘀、痰凝、湿热或阴毒结聚是致病之标。

瘤、岩在早期阶段，多以邪实为主，兼正虚；在中期阶段，正虚邪实并重；晚期阶段，多以正虚为主，兼邪实。

临床辨证时，主要辨清楚患者在疾病的不同阶段和治疗的不同阶段，气、血、阴、阳究竟哪方面不足，以及是否兼有气滞、血瘀、痰凝、湿热或阴毒结聚等邪实，从而为辨证食疗提供依据。

三、食疗原则

在食疗的过程中，应当将培补正气放在首位，兼以祛邪。根据气血阴阳虚损的不同，选择不同性味的食品，予以调补。瘤、岩患者原则上饮食宜清淡，慎食辛辣的食物。

四、辨证食疗

（一）气滞痰凝

【证候】局部肿块硬韧，皮色不变，活动尚可，无痛；伴胸胁胀闷，纳差，精神抑郁等症状；舌质淡红，苔薄白或微黄腻，脉弦或弦滑。

【证机概要】肝郁气滞，脾虚痰凝。

【食疗方法】理气解郁，化痰散结。

【推荐食材】佛手、昆布、陈皮、莱菔子、桔梗、砂仁、麦芽等。

【推荐食疗方】

1. 苡仁茯苓粥（《中国药膳大辞典》）薏苡仁60g，茯苓粉15g。煮粥，随意服食。

2. 昆布海藻汤（《中医食疗方全录》）昆布、海藻各30g，黄豆150～200g，上煮汤，加少量调味品。任意服食。

（二）寒痰凝聚

【证候】局部肿块质硬，表面光滑有弹性，肿块活动度较差，患部皮色淡白，无痛，肤温不高；伴周身倦怠，胸闷不舒，畏寒；舌质淡，苔白或白腻，脉沉滑。

【证机概要】阳虚寒凝，痰浊积聚。

【食疗方法】温经散寒，化痰散结。

【推荐食材】肉桂、丁香、茴香、高良姜、干姜、佛手、橘红、桔梗等。

【推荐食疗方】

1. 丁香鸭（《中医食疗方全录》）丁香、草豆蔻、肉桂各5g，鸭子1只（约1000g），食盐适量，生姜15g，味精、香油各10g，冰糖50g，葱2根，卤汁、酱油各500mL。将鸭子宰杀后，去毛及内脏，用热水洗净；将丁香、草豆蔻、肉桂水煮2次，取汁约3000mL，放入鸭子，加葱、姜、酱油，用大火烧开，除去汤面上的浮沫，改用文火慢烹成半熟，捞起放凉；将卤汁放入锅内，加冰糖、食盐、味精，再放入鸭子，置文火上，边滚动鸭子，边浇卤汁，使卤汁均匀地沾在鸭子上，待卤汁渗透，直到酥烂，色泽红亮时捞出，擦净油汁，再均匀涂上一层香油即成。随意食鸭。

2. 丁香肉桂红糖煎　见"胃痛"节。

3. 良姜陈皮粥　见"流痰"节。

（三）气血瘀滞

【证候】肿块坚硬，表面凹凸不平，推之不移，自觉疼痛或刺痛或胀痛，局部青筋暴露；伴胁肋不适，易烦躁；舌质暗红或有瘀斑，苔薄黄，脉弦或涩。

【证机概要】肝郁气滞，瘀血内阻。

【食疗方法】行气活血，软坚散结。

【推荐食材】丁香、佛手、桃仁、乌梢蛇、蝮蛇、橘皮、香橼、山楂等。

【推荐食疗方】

1. 三七炖鸡蛋（《中国药膳大辞典》） 生三七 3g，丹参 10g，鸡蛋 2 个。加水同煮，蛋熟后去壳再煮至药性净出。日 1 剂，服蛋饮汤。

2. 香附川芎茶（《中国药膳大辞典》） 香附、川芎、茶叶各 3g，共为粗末，沸水冲泡，当茶频饮。

（四）热毒蕴结

【证候】肿块增大，压痛，患处皮色发红，肤温较高，或肿块溃烂，状如翻花，时流血水，痛如火燎，分泌物有恶臭味；伴发热、心烦、口渴、尿黄、大便干结；舌质红，少苔或苔黄，脉弦滑或滑数。

【证机概要】邪热内盛，毒邪积聚。

【食疗方法】清热解毒，软坚散结。

【推荐食材】银花、蒲公英、菊花、鲜白茅根、鲜芦根、鱼腥草、桑叶、胖大海、马齿苋、栀子、荷叶、青果等。

【推荐食疗方】

1. 马齿苋绿豆汤（《中国药膳大辞典》） 马齿苋 30g，绿豆 50g。马齿苋洗净、切碎，与绿豆水煎至豆熟，取汁 250mL，分 2 次温服，日 1 剂。

2. 地丁败酱糖茶（《中国药膳大辞典》） 紫花地丁、蒲公英、败酱草各 30g，红糖适量。前三味加水 500mL，煎取 400mL，加红糖适量。每饮 200mL，日 2 次。

3. 苦竹叶粥（《中医食疗方全录》） 苦竹叶 12g，生石膏 30g，粳米 100g，砂糖适量。先煮苦竹叶、生石膏，去渣，下米煮粥，临熟，调入砂糖 1～2 匙。分 2 次服。

（五）正虚邪实

【证候】多见于岩的晚期。肿块增大、增多，有临近或远处转移，或岩肿溃烂，渗流血水，疮面灰暗，高低不平，易出血，不易收口；伴全身消瘦，发热，面色苍白，不思饮食，倦怠乏力等；舌质淡红，苔薄而微黄或少苔、无苔，脉细数。

【证机概要】气血阴阳亏虚，兼热毒内蕴。

【食疗方法】益气养血，或滋阴助阳，兼解毒散结。

【推荐食材】党参、人参、太子参、当归、白术、沙参、麦冬、黄芪、菟丝子、女贞子、阿胶、首乌、熟地黄、淫羊藿、茯苓、大枣、百合等。

【推荐食疗方】

1. 人参黄芪粥（《中国药膳大辞典》） 人参 5g，黄芪 20g，粳米 80g，白糖 5g，白术 10g。人参、白术、黄芪去净灰渣加工成片，清水浸泡 10 分钟后，放砂锅中加水煎开，再用小火慢煎成浓汁。取出药汁后，药渣再加水煎开后取汁。早晚分别煮粳米粥，加白糖趁热食用。5 天为 1 疗程。

2. 沙参百合鸭汤（《中医食疗方全录》） 北沙参 30g，百合 30g，肥鸭肉 30g。共煮，鸭肉熟后即成。饮汤吃鸭肉。

3. 人参鸽蛋银耳汤（《中国药膳大辞典》） 人参粉 3g，鸽蛋 12g，银耳 25g，熟火腿丁

30g，水发冬菇 10g，鸡汤 750g，精盐 3g，熟鸡油 10g。将银耳去净灰渣，用温水浸泡稍软，换 70～80℃热水发胀，剪去蒂，用 60℃温水洗净，入碗内上笼蒸 10 分钟，至松软取出，滗去水备用。鸽蛋煮熟去皮备用，熟火腿、冬菇切丁备用。上四味加入鸡汤，撒入人参粉，煮沸调味即成。

第十一节　痔

痔是直肠末端黏膜下和肛管皮肤下的直肠静脉丛发生扩大、曲张所形成的柔软静脉团，临床以便血、脱出、肿痛为主要特征。男女老幼皆可患，故古有"十人九痔"之说，其中以青壮年占大多数。

一、病因病机

中医认为本病多因脏腑本虚，兼因久坐，负重远行，或长期便秘，或泻痢日久，或临厕久蹲努责，或饮食不节，过食辛辣醇酒厚味，导致脏腑功能失调，风燥湿热下迫，气血瘀滞不行，阻于魄门，结而不散，筋脉横懈而生痔。日久气虚，中气下陷，不能摄纳则痔核脱出。

二、辨证要点

根据大便出血特点辨证。便血血色鲜红，血出如箭，或有肛门瘙痒等症者多属风伤肠络；便血色鲜量多，肛门灼热，多为湿热下注；便血色淡，肛门松弛易脱出，伴有面色无华、纳少便溏等症者，多属脾虚气陷。

三、食疗原则

饮食宜清淡、易消化，多喝开水，多食新鲜蔬菜、水果和有润肠通便作用的食物，如芹菜、荠菜、银耳、香蕉、蜂蜜、梨等。

忌食辛辣刺激油腻及热性的食物，如辣椒、狗肉、羊肉以及烟酒、炒瓜子、烤鸡、烤鸭、腊肉等。

根据体质选择适当的食物。体质偏热者，宜食偏凉性的食物，以清热利湿，如蔬菜、瓜果等；体质较弱，或久治不愈、长期出血者，宜多食补气养血、润肠通便的食物，如龙眼、大枣、莲子、芝麻、蜂蜜、核桃等。

四、辨证食疗

（一）风伤肠络

【证候】大便带血，滴血或喷射而出，血色鲜红；或伴口干，大便秘结；舌红，苔黄，脉数。

【证机概要】风热下迫，灼伤肠络。

【食疗方法】清热凉血祛风。

【推荐食材】鸡冠花、香蕉、菊花、桑耳、苜蓿等。

【推荐食疗方】

1. 桑耳粥（《养老奉亲书》）　桑耳 60g，粳米 100g。桑耳加水 1800mL，煎取 1200mL，去渣，加米煮作粥。空腹食用，每日 1～2 服。

2.鸡冠花鸡蛋汤（《饮食疗法》）　白鸡冠花 15 ～ 30g，鸡蛋 1 个。将鸡冠花放入砂锅中，加水两碗，文火煮成一碗，去渣，将鸡蛋去壳加入煮熟即可。服食，每日 1 次。

（二）湿热下注

【证候】便血色鲜，量较多，痔核脱出嵌顿，肿胀疼痛，或糜烂坏死；口干不欲饮，口苦，小便黄；苔黄腻，脉数。

【证机概要】湿热下迫大肠，迫血妄行。

【食疗方法】清热利湿止血。

【推荐食材】马齿苋、木槿花、荸荠、芹菜、槐花、杨桃等。

【推荐食疗方】

1.马兰汤（《本草纲目》）　鲜马兰（嫩茎叶）60 ～ 120g，用水煮汤，过滤后加糖。饮其汁，每次 15mL，每日 3 次。

2.槐花瘦肉汤（《中华现代药膳食疗手册》）　槐花 50g，猪瘦肉 100g。将猪瘦肉洗净，切成块，与槐花共入锅中，加水煨成汤。吃肉喝汤。每日 1 次。

3.马齿苋猪肠汤（《常见病食疗手册》）　猪大肠一截，马齿苋适量。将马齿苋洗净，塞入已洗净的猪大肠，扎紧两头，放入砂锅中，炖至烂熟，调味即可。空腹食用，每日 1 次。

4.蒸木槿花（《食医心鉴》）　木槿花 500g，以少豉汁，和椒盐、葱白，蒸令熟。空腹食之。每日 1 次。

（三）脾虚气陷

【证候】肛门坠胀，痔核脱出，需用手托还，大便带血，色鲜红或淡红，病程日久；面色少华，神疲乏力，纳少便溏；舌淡，苔白，脉弱。

【证机概要】脾虚气陷，血溢脉外，痔核脱出。

【食疗方法】补中益气。

【推荐食材】菠菜、无花果、黄芪、黄鳝、茯苓等。

【推荐食疗方】

1.菠菜粥　见"便秘"节。

2.无花果炖猪瘦肉（《饮食疗法》）　干无花果 60g，猪瘦肉 100 ～ 120g。将无花果、猪瘦肉加适量清水，隔水炖煮，调味即可，吃肉喝汤。每日 1 次。

第十二章
中医妇科病证食疗

扫一扫，查阅本章数字资源，含PPT、音视频、图片等

第一节　月经不调

月经的周期、经期、经量、经色、经质出现异常，统称为月经不调，包括月经先期、月经后期、月经先后无定期、经期延长、月经过多、月经过少等。月经色、质异常与经期、经量异常常同时发生。

经期提前或延后7天以上，并连续两个月经周期以上者，称为月经先期或后期；月经周期时而提前，时而延后，达到7天以上，并连续出现3个月经周期以上者，称为月经先后无定期；月经周期基本正常，经期超过7天以上，甚或半月方净者，称为经期延长；月经量较常量明显增多或减少，而周期、经期基本正常者，称为月经过多或过少。

一、病因病机

月经不调的病因较为复杂，可由外感寒、湿等六淫之邪，或郁、怒、忧、思等七情内伤，或先天肾气不足、多产房劳、劳倦过度，使气血失调，脏腑功能失职，冲任二脉损伤而导致。

二、辨证要点

月经不调的辨证重在观察月经量、色、质的变化，并结合全身证候及舌脉，辨其虚、实、寒、热。一般经色淡，质清稀，小腹无疼痛者多属虚证。肾气虚者多伴腰膝酸软、头晕耳鸣等症；脾气虚者多伴神疲乏力、气短懒言等症；血虚者多伴头晕眼花、心悸等症。若突见经量增多或减少，经色紫黯、有块，或质黏如痰，小腹疼痛或满闷不适者多属实证。血寒者多伴小腹冷痛，畏寒肢冷；血热者多伴量多或少，色红、质稠；血瘀者多伴块下痛减，舌质紫黯；痰湿者多伴形体肥胖，带多黏稠。临证时应结合病史综合分析。

三、食疗原则

月经期易损耗阴血，应在辨证基础上选择营养丰富、具有补气养血功效的食物，如鱼、肉、虾、蛋、奶、豆、大枣、龙眼肉、芝麻、小米等。不宜吃生冷、难以消化的食物。因生冷食物一则有碍消化，二则易损伤人体阳气，导致经血运行不畅，造成经血过少，甚至出现痛经、闭经等。同时应注意勿过食辛辣、香燥、伤津的食物，也不宜抽烟、喝酒，以免引起月经先期或经量过多。

辨证属虚寒者宜温补，可选择龙眼肉、大枣、羊肉、牛肉等，忌食生冷黏腻之品；虚热者宜

清补，可选择鸭肉、乌鸡、甲鱼、乌龟等，忌食辛热燥烈之物；实热、湿热者饮食以清淡、易消化为宜，可选择胡萝卜、番茄、油菜、百合等性凉清利的食物，忌食滋腻、温热动火之物，如猪蹄、大蒜、辣椒、羊肉等。

四、辨证食疗

月经先期、月经过多、经期延长

月经先期指月经周期提前7天以上，甚至10余天一行，连续3个周期以上者。月经过多指经量较正常明显增多，或每次经行总量超过80mL。经期延长指月经周期基本正常，经期超过7天，甚或淋漓半月方净者。月经先期常与月经过多、经期延长并见。

（一）气虚证

【证候】月经周期提前，经量或多或少，或经期延长，经色淡、质稀，小腹空坠，伴神疲体倦、食少便溏，舌淡胖，脉细弱。

【证机概要】久病体虚、劳累过度、年老体弱、脾胃虚弱、营养不足，以致气无力行推动、固摄、防御、气化等功能，或气血生化乏源，冲任亏虚而见相关证候。

【食疗方法】补气，摄血，调经。

【推荐食材】牛肉、乌鸡、猪肚、鸽肉、鸽蛋、大枣、山药、莲子、芡实、糯米、小米、茯苓、黄芪、人参、党参等。

【推荐食疗方】

1. 参芪煲乌鸡（《中医食疗学》）　乌骨鸡1只，黄芪20g，党参、茯苓各15g，调料少许。先将鸡宰杀，去毛及内脏等，洗净。将黄芪、党参、茯苓分别洗净，放入鸡腹内，用线缝合。再放入砂锅中，用旺火煮沸，然后用小火煮至鸡肉熟烂，用调料调味即成。佐餐服食。

2. 鸡汁粥（《本草纲目》）　母鸡1只，粳米50g。将母鸡用白水煮烂取汁，去油。按常法煮米作粥，临熟时入鸡汁调匀。佐餐食用。

3. 群鸽戏蛋（《养生食疗菜谱》）　白鸽3只，鸽蛋12个，人参粉10g，淀粉、清汤、熟猪油、绍酒、精盐、姜、葱、酱油、胡椒粉、花椒适量。新鲜白鸽去毛及内脏，洗净。精盐、绍酒、酱油兑成汁，抹于鸽肉内外。热锅下熟猪油烧至七成熟，放入鸽肉，炸约6分钟，捞出沥去油，放入蒸碗内，加姜、葱、人参粉、清汤，用湿棉纸封住碗口，置火上蒸至鸽肉骨松翅裂为度。将鸽蛋蒸熟，用冷水略浸，剥去蛋壳，上淀粉后入油中炸至色黄起锅。将鸽肉和鸽蛋摆盘中，再将蒸鸽原汤入锅加胡椒、湿淀粉勾成芡汁，淋于鸽肉及蛋上即成。佐餐服食。

（二）血热证

【证候】月经提前，或经量较多，或经期延长，经色深红或紫红、质稠，或面红口干、心烦、大便干结、小便短赤，舌红苔黄，脉数。

【证机概要】多因外感温热之邪，或其他邪气化热；或情志过极，气郁化火；或过食辛辣燥热之品等致火热内炽，迫及血分，导致经血妄行，而生病症。

【食疗方法】清热，凉血，调经。

【推荐食材】莲藕、藕节、芹菜、苦菜、油菜、马齿苋、马兰头、荸荠、梨、鲜茅根、木耳、冰糖等。

【推荐食疗方】

1. 雪梨莲藕汁（《简便方》） 雪梨 250g，藕 250g。将梨和藕分别洗净切碎，榨取汁液。再将两种汁液混匀，装入杯中。徐徐饮服。

2. 二鲜饮（《医学衷中参西录》） 鲜茅根 150g，鲜藕 200g。鲜茅根洗净切碎，鲜藕洗净切片，加适量水一同熬煮。代茶饮。

3. 芸薹汁（《太平圣惠方》） 油菜 500g，蜂蜜适量。将油菜洗净切碎，榨取汁液，放入杯中，加适量蜂蜜混合均匀即可。徐徐饮服。

（三）血瘀证

【证候】经量过多或少而不畅、淋漓不尽，色紫黯有块，小腹胀痛，血块排出后胀痛减轻，舌紫暗，或有瘀斑、瘀点，或舌下脉络迂曲，脉涩。

【证机概要】多因情志不遂，气滞而血瘀，或因寒而血脉凝滞，或因热而血液壅聚，或气虚推动无力、血行缓慢等，导致瘀血内阻。瘀血阻塞脉络，故出血紫黯，或夹有血块。

【食疗方法】活血，化瘀，调经。

【推荐食材】山楂、黑木耳、香菇、茄子、洋葱、油菜、黑豆、金橘、丝瓜、鸡冠花、玫瑰花、月季花、桃仁等。

【推荐食疗方】

1. 桃仁粥（《食医心鉴》） 桃仁 9g，粳米 50g，红糖适量。将桃仁捣烂如泥，加水研汁去渣，以汁煮粳米为稀粥，加红糖适量即可。随餐服食。

2. 益母草鸡冠花饮（《中医食疗学》） 益母草 50g，炒鸡冠花 30g，冰糖适量。将益母草、炒鸡冠花共入锅中，加适量水，煎取汁 200mL，加入冰糖即可。代茶饮。

3. 山楂汤（《食疗本草学》） 山楂 60g，红糖适量。将山楂打碎，加水煎汤，用红糖调味即成。空腹时温服。

（四）湿热蕴结证

【证候】经行时间延长，量不多，或色暗，质黏稠，或带下量多，色赤白或黄，或下腹热痛，舌红，苔黄腻，脉滑数。

【证机概要】经期血室正开，失于调摄，或不禁房事，或湿热之邪乘虚而入，湿热蕴结冲任，扰动血海，致经行时间延长。

【食疗方法】清热，祛湿，调经。

【推荐食材】绿豆、薏苡仁、赤小豆、黑豆、茯苓、马齿苋、苋菜、芹菜、冬瓜、丝瓜、苦瓜、黄瓜、莲藕、生菜、莼菜、西瓜、鱼腥草等。

【推荐食疗方】

1. 丝瓜叶粥（《老老恒言》） 丝瓜叶 100g，粳米 100g，生姜汁适量。丝瓜叶擦去细毛，用生姜汁洗净；将粳米放入锅中，加水适量，武火烧沸，入丝瓜叶，转文火煮至米熟即成。空腹食用。

2. 黑豆莼菜羹（《寿亲养老新书》） 黑豆 100g、莼菜 200g，食盐适量。黑豆洗净，入锅加水适量，武火煮沸，移文火。将莼菜去杂物，洗净切碎。将黑豆煮稠，加入莼菜熬制成羹，以食盐调味即成。佐餐食用。

3. 茯苓车前粥（《营养与食疗学》） 茯苓粉、车前子各 30g，粳米 60g，白糖适量。将车前子以纱布包好，入砂锅内，加水适量，煎汁去药包。将药汁同粳米和茯苓粉共煮粥，加少许白糖即成。空腹食用。

月经后期、月经过少、月经先后无定期

月经周期延长 7 日以上，甚至 3～5 个月一行，连续出现 3 个周期以上者，称为月经后期。经量明显少于平时正常经量的 1/2，或少于 20mL，经期不足 2 日，甚或点滴即净者，称为月经过少。月经时或提前、时或延后 7 天以上，交替不定且连续 3 个周期以上者，称为月经先后无定期。

（一）血虚证

【证候】经期延后或月经量少，经色淡红，无血块，小腹绵绵作痛，头晕眼花，面色苍白萎黄，心悸少寐，舌淡红，脉细弱。

【证机概要】多因先天不足，或后天失养，脾胃虚弱，生化乏源；或各种急慢性出血；或思虑过度，暗耗阴血；或瘀血阻络，新血不生等所致。

【食疗方法】补血养血，调经固冲。

【推荐食材】龙眼、大枣、桑椹、猪肝、羊肝、猪血、羊血、乌鸡、猪瘦肉、鹌鹑蛋、乌贼、鳝鱼、木耳、阿胶等。

【推荐食疗方】

1. 乌贼鹌鹑蛋汤（《曲池妇科》）　乌贼肉 200g，鹌鹑蛋 2 枚，黄酒、食盐各适量。乌贼肉洗净，用开水焯一下，入滚水锅中煮至八成熟，再下鹌鹑蛋煮熟，加入适量黄酒、食盐即成。佐餐食用。

2. 母鸡木耳大枣汤（《妇科病饮食疗法》）　老母鸡 1 只，木耳 30g，大枣 10 枚，食盐适量。将老母鸡切成块，与木耳、大枣一起放入锅内，煮烂后，食盐调味即可。佐餐食用。

3. 羊血面（《安老怀幼书》）　鲜羊血 100g，干面条 200g，葱白、食盐、植物油各适量。将羊血洗净切块。锅内加底油，入葱花煸炒，加水适量煮沸，下面条，当面快熟时，下羊血，煮至熟，放入食盐调味即可。作主食适量食用。

（二）肾虚证

【证候】月经延后或月经量少，或月经周期先后不定，经色黯淡、质薄，腰酸膝软，头晕耳鸣，夜尿频多，舌淡黯苔薄，脉细尺弱。

【证机概要】先天肾气不足，或房劳多产，损伤肾气，肾虚精亏血少，冲任不足，血海不能按时满溢，遂致月经后期而至；肾气不足，精血不充，冲任血海亏虚，遂致月经量少。腰膝酸软，头晕耳鸣，面色晦暗，舌淡、脉弱为其特征。

【食疗方法】补肾益精，养血调经。

【推荐食材】羊肉、羊肾、猪肉、鹿肉、鹿角、乌鸡、海参、淡菜、鸡蛋、核桃、板栗、枸杞、黑芝麻、芡实、山药、莲子、黑豆、小米等。

【推荐食疗方】

1. 核桃板栗粥（《中医食疗学》）　枸杞子 30g，核桃肉、栗子仁、粳米各 100g。将上述诸物共入锅中，加适量水煮成粥。早、晚作餐食用。

2. 枸杞羊肾粥（《饮膳正要》）　枸杞叶 250g，羊肉 60g，羊肾 1 个，粳米 100g，葱白、盐适量。将枸杞叶入锅，加水 1000mL，煎煮 15 分钟，取汁，去渣。将羊肾剖开去筋膜，切成小块，

放入枸杞叶汁内，同羊肉、粳米、葱白一起煮粥，粥成后，入盐调匀，稍煮即可。佐餐服食。

3. 鹿角粥 见"颤证"节。

（三）血寒证

【证候】月经延后，量少，色黯，有血块，小腹冷痛，畏寒肢冷，苔白，脉沉紧。

【证机概要】多因寒邪侵犯血脉，或阴寒内盛，凝滞脉络而致血行不畅，瘀血阻络，故见月经色黯有血块，但冷痛多于刺痛，有别于血瘀。

【食疗方法】温经散寒，调经止痛。

【推荐食材】羊肉、鸡肉、狗肉、带鱼、黄鳝、鳙鱼、猪肚、虾、刀豆、枸杞、韭菜、茴香、艾叶、肉桂、肉豆蔻、小茴香、白芷、砂仁、生姜、红糖等。

【推荐食疗方】

1. 杞子当归羊肉羹（《中医食疗学》） 枸杞子、当归各25g，生姜30g，羊肉500g，调料少许。将羊肉、生姜洗净，切成块，余料用洁净纱布包好，同放入砂锅内，加适量水，用小火煮至羊肉熟烂，加入调料调味即成。吃肉喝汤。于月经前每日1次，连服7日。

2. 羊脊骨汤（《太平圣惠方》） 羊脊骨（连尾）1条，肉苁蓉15g，菟丝子15g，葱、姜、盐适量。将羊脊骨砍成块。肉苁蓉酒浸一宿，刮去皮。菟丝子酒浸3日，晒干捣末。用水适量，放入羊脊，与苁蓉同炖至熟透，调入菟丝子末，调味即可。空腹食用。

3. 红花酒（《金匮要略》） 红花100g，60度白酒400mL。红花放入细口瓶中，加入白酒，浸泡1周，每日振摇1次。每次饮10～20mL，每日2次。

（四）气滞证

【证候】月经周期延后，量少，色暗红或有血块，小腹胀痛；精神抑郁，经前胸胁、乳房胀痛；舌质正常或红，苔薄白或微黄，脉弦或弦数。

【证机概要】素多忧郁，气机不宣，血为气滞，运行不畅，冲任阻滞，血海不能如期满溢，因而月经延后，经量减少，或有血块；肝郁气滞，经脉郁阻，不通则痛，故胸胁、乳房胀痛。

【食疗方法】理气行滞，和血调经。

【推荐食材】佛手、香橼、玫瑰花、梅花、山楂、橙子、荞麦、韭菜、茴香菜、大蒜、刀豆、大麦、荞麦、高粱、蘑菇、豆豉、柑橘、萝卜、莱菔子、洋葱等。

【推荐食疗方】

1. 加味梅花粥（《山家清供》）白梅花5g，生姜汁5mL，粳米100g。先煮粳米为粥，待粥将成时，加入白梅花、生姜汁，同煮片刻即成。每日2次，空腹温服。

2. 玫瑰露酒 见"胁痛"节。

3. 香佛莱菔粥（《中国食疗学》） 香橼、佛手各9g，粳米100g，莱菔子10g。香橼、佛手水煎，滤汁去渣。莱菔子炒后研末，加粳米及水700mL，共煮成粥。每日2次，空腹温服。

（五）痰湿证

【证候】月经后期，量少，经血夹杂黏液；形体肥胖，脘闷呕恶，腹满便溏，带下量多；舌淡胖，苔白腻，脉滑。

【证机概要】素体肥胖，痰湿内盛，或劳逸过度，饮食不节，损伤脾气，脾失健运，痰湿内生，下注冲任，壅滞胞脉，气血运行缓慢，血海不能按时满溢，遂致经行错后；痰湿阻滞中焦，故脘闷呕恶；痰湿流注下焦，带脉失约，故带下量多。

【食疗方法】燥湿化痰，理气调经。

【推荐食材】白扁豆、薏苡仁、赤小豆、茯苓、荷叶、陈皮、山药、蚕豆、生姜、白萝卜、冬瓜、丝瓜、竹笋、紫菜、海带、鲤鱼、文蛤、海蜇等。

【推荐食疗方】

1. 鲤鱼冬瓜羹（《圣济总录》） 鲤鱼 500g，鲜冬瓜 500g，葱白 20g。取鲜鲤鱼，去鳞和内脏；鲜冬瓜洗净，切成小块；葱白洗净。三物入锅加水 600mL，煨至鱼烂汤稠即可。佐餐服食。

2. 山楂扁豆粥（《本草纲目》） 炒扁豆 15g，山楂 15g，薏苡仁 30g，红糖适量。将扁豆、薏苡仁、山楂洗净，一起放入砂锅内，加水煮粥，粥成后加红糖调味。空腹服用。

3. 生姜橘皮煎（《中国食疗学》） 生姜 20g，橘皮 20g。将生姜、橘皮用清水洗净，加水 500mL，煎煮 20 分钟即可。空腹服用，每日 2 次。

第二节 闭 经

原发性闭经是指女性年逾 16 岁，虽有第二性征发育但无月经来潮，或年逾 14 岁，尚无第二性征发育及月经。继发性闭经是指月经来潮后停止 3 个周期或 6 个月以上。闭经古称"经闭""不月""月事不来""经水不通"等。现代医学的病理性闭经可参照本节内容辨证食疗。

一、病因病机

本病的病因病机分虚实两类。虚者多因精血匮乏，冲任不充，血海空虚，无血可下；素禀肾虚，早婚多产，房事不节，或久病、惊恐伤肾导致肾精亏损而血少；脾胃素虚，或饮食劳倦，忧思过度，损伤脾运，则气血生化乏源，血海不能满盈，致使月经停闭。实者多为邪气阻隔，或气滞血瘀、寒凝血瘀、痰湿阻滞致冲任瘀滞，脉道不通，经不得下，遂致月经停闭。

二、辨证要点

本病应根据病因病机、诊断要点，结合鉴别诊断与四诊信息辨别证候虚实。一般而论，年逾 16 岁尚未行经，或已行经而又月经稀发、量少，渐至停闭，并伴腰膝酸软，头晕眼花，面色萎黄，五心烦热，或畏寒肢冷，舌淡脉弱等者，多属虚证；若既往月经基本正常，而骤然停闭，伴胸胁胀满，小腹疼痛，或脘闷痰多，形体肥胖，脉象有力等者，多属实证。

三、食疗原则

针对病症的虚实，涉及先天后天脏腑、气血情况对症服食。

四、辨证食疗

（一）肾气虚证

【证候】月经初潮来迟，或月经后期量少，渐至闭经；头晕耳鸣，腰膝酸软，小便频数，性欲降低；舌淡红，苔薄白，脉沉细。

【证机概要】肾气不足，精血衰少，冲任气血不充，血海空虚，不能按时满盈，故月经初潮来迟，脉沉细，均为肾气虚之证。

【食疗方法】补肾益气，养血调经。

【推荐食材】当归、黄芪、大枣、山药、小米等。

【推荐食疗方】

1. 黄芪山药粥　见"消渴"节。

2. 参归山药猪腰　见"虚劳"节。

3. 益智仁粥　见"虚劳"节。

（二）肾阴虚证

【证候】月经初潮来迟，或月经后期量少，渐至闭经；头晕耳鸣，腰膝酸软，或足跟痛，手足心热，甚则潮热盗汗，心烦少寐，颧红唇赤；舌红，苔少或无苔，脉细数。

【证机概要】肾阴不足，精血亏虚，冲任气血不充，血海不能满溢，故月经初潮来迟，或后期量少，渐至停闭；精亏血少，不能濡养空窍、外府，故头晕耳鸣，腰膝酸软，或足跟痛；阴虚内热，故手足心热；虚热迫津外泄，故潮热盗汗；虚热内扰心神，则心烦少寐；虚热上浮，则颧红唇赤。舌红，苔少或无苔，脉细数，均为肾阴虚之征。

【食疗方法】滋肾益阴，养血调经。

【推荐食材】黑豆、鱼鳔、枸杞子、熟地黄、山茱萸等。

【推荐食疗方】

1. 法制黑豆　见"眩晕"节。

2. 泽兰蒸团鱼（《四季药膳》）　泽兰叶 10g，团鱼 1 只。将团鱼杀死，去内脏。将泽兰叶纳入团鱼腹腔中，加清水适量，放砂锅中，隔水清蒸，肉熟烂后加少许米酒服食。隔日 1 次，连用 3～5 次。

3. 鱼鳔汤（《良药佳馔》）　鱼鳔 20g，调料适量。鱼鳔加调料煮汤内服，或佐餐用。

（三）肾阳虚证

【证候】月经初潮来迟，或月经后期量少，渐至闭经；头晕耳鸣，腰痛如折，腰寒肢冷，小便清长，夜尿多，大便溏薄，面色晦暗，或目眶暗黑；舌淡，苔白，脉沉弱。

【证机概要】肾阳虚衰，脏腑失于温养，精血化生乏源，冲任气血不充，血海不能满溢，故月经初潮来迟，或后期量少，渐至停闭；肾阳虚衰，阳气不布，故畏寒肢冷；肾阳虚不足以温养髓海，故头晕耳鸣，腰痛如折；肾阳虚膀胱气化失常，故小便清长，夜尿多；肾阳虚不能温运脾阳，运化失司，故大便溏薄；肾阳虚其脏色外现，故面色晦暗，目眶暗黑。舌淡，苔白，脉沉弱，均为肾阳虚之征。

【食疗方法】温肾助阳，养血调经。

【推荐食材】干姜、肉桂、羊肉、狗肉、鹿肉、核桃、韭菜、刀豆、大蒜等。

【推荐食疗方】

1. 干姜羊肉汤（《百病饮食自调》）　干姜 30g，羊肉 150g。羊肉切块，与干姜共炖至肉烂，调入盐、葱花、花椒面、味精。食肉饮汤。

2. 刀豆炒腰片（《膳食保健》）　刀豆 250g，猪肾 1 对及调料适量。将猪肾撕去衣膜，居中对剖，去臊腺，用沸水冲淋后切成薄片，加适量酒、盐腌 15 分钟，拌上湿淀粉。在温油中爆香姜片，入猪肾片滑熟盛起。刀豆横切成片，放温油中煸炒透后加少量水煮沸，调味焖煮 3 分钟，下猪肾片炒匀，勾芡食用。

3. 大蒜羊肉（《食疗本草学》） 羊肉 250g，大蒜 15g，调料适量。将羊肉洗净、煮熟切片；大蒜捣烂，同放大盘内，加适量熟食油（或熟辣椒油）、酱油、精盐等拌匀食。

（四）脾虚证

【证候】月经停闭数月；神疲肢倦，食少纳呆，脘腹胀满，大便溏薄，面色淡黄；舌淡胖有齿痕，苔白腻，脉缓弱。

【证机概要】脾虚生化无力而乏源，冲任气血不足，血海不能满溢，故月经停闭数月，面色淡黄；脾虚运化失司，湿浊内生而渐盛，故食少纳呆，脘腹胀满，大便溏薄；脾主四肢，脾虚中阳不振，故神疲肢倦。舌淡胖有齿痕，苔白腻，脉缓弱，均为脾虚之征。

【食疗方法】健脾益气，养血调经。

【推荐食材】山药、牛膝、莲子、粳米、黄芪、党参等。

【推荐食疗方】

1. 山药粥（《医学衷中参西录》） 生怀山药 30g，玄参 10g。先煎玄参，去渣取汁，候凉再将山药为末入其中，慢火搅拌，煮熟成粥，空腹食用。

2. 牛膝炖猪蹄（《中国药膳学》） 牛膝 20g，猪蹄 250g。猪蹄洗净，剁开，与牛膝同置锅内，加水适量炖熟（加米酒 50g 更佳）。趁热食。

3. 五味枸杞饮 见"呃逆"节。

（五）精血亏虚证

【证候】月经停闭数月；头晕目花，心悸少寐，面色萎黄，阴道干涩，皮肤干枯，毛发脱落，生殖器官萎缩；舌淡，苔少，脉沉细弱。

【证机概要】精血亏虚，冲任气血衰少，血海不能满溢，故月经停闭；精血乏源，上不能濡养脑髓清窍而头晕目花，下不能荣养胞宫而生殖器官萎缩；精不化气，气不生津，故阴道干涩；血虚内不养心神，故心悸少寐，外不荣肌肤，故皮肤干枯，毛发脱落，面色萎黄。舌淡，苔少，脉沉细弱，均为精血亏虚之征。

【食疗方法】填精益气，养血调经。

【推荐食材】大枣、红糖、海参、龙眼、阿胶等。

【推荐食疗方】

1. 龙眼肉粥 见"血证"节。

2. 红糖大枣生姜汤（《中国药膳学》） 红糖 60g，大枣 60g，生姜 20g。枣、姜洗净，枣掰开，姜切片，与红糖共煮汤。代茶饮。

3. 山东海参（《滋补保健药膳食谱》） 水发海参 725g，猪里脊肉 200g，蛋皮 1 张，海米 25g，芫荽、酱油、米醋各 10g，料酒、葱各 15g，姜 5g，香油 25g，清汤 600g，精盐味精适量。海参片成大抹刀片，入沸水中氽透，捞出沥水；洗净海米，温水泡开；猪里脊肉切成薄片；葱 10g 切丝、5g 切末；姜切末；芫荽切小段；蛋皮切象眼片；猪里脊片用姜末、料酒、酱油、精盐、香油拌匀。锅内放清汤 250g 烧开，里脊片、海参片分别入汤内氽一下，捞入汤碗中。葱丝、蛋皮片、芫荽段拌在一起放在里脊、海参片上面，再码上海米。在氽里脊海参片的汤内兑 350g 清汤，烧沸，撇去浮沫，加醋和味精，随即将汤倒入盛各料的汤碗中。佐餐用。

（六）气滞血瘀证

【证候】月经停闭数月，小腹胀痛拒按；烦躁易怒，胸胁胀满，嗳气叹息；舌紫暗或有瘀点，脉沉弦或涩而有力。

【证机概要】气机郁滞，气滞血瘀，冲任瘀阻，血海不能满溢，故停闭不行；瘀阻胞脉，故小腹胀痛拒按，胸胁胀满；气机不畅，肝气不舒，故精神抑郁，烦躁易怒，嗳气叹息。舌紫暗或有瘀点，脉沉弦或涩而有力，也为气滞血瘀之征。

【食疗方法】行气活血，祛瘀通经。

【推荐食材】香附、丹参、元胡、当归、玫瑰花等。

【推荐食疗方】

1. 当归元胡酒（《儒门事亲》） 当归、元胡、没药、红花各 15g，白酒 1000mL。上药共捣碎，布包，用酒浸泡于净器中，1 周后取用。早晚各空腹温饮 1 杯。

2. 丹参饮（《常见病的饮食疗法》） 丹参 15g，白糖适量。丹参加水 150mL，煮取 100mL，去渣，加白糖。温服，日 2 次。忌与藜芦同食。

3. 山楂糖水（《家庭食疗手册》） 山楂（切片晒干）30g，糖适量。将山楂洗净，水煎好后去渣，稍加糖即成。亦可将山楂放入瓦茶壶内，冲入开水泡片时，加糖适量，如泡茶叶一样，可冲开水数次，代茶饮。

（七）寒凝血瘀证

【证候】月经停闭数月，小腹冷痛拒按，得热则痛缓；形寒肢冷，面色青白；舌紫暗，苔白，脉沉紧。

【证机概要】寒邪客于冲任，与血相搏，血为寒凝而瘀塞，冲任瘀阻，血海不能满溢，故经闭不行；寒客胞中，血脉不畅，"不通则痛"，故小腹冷痛拒按，得热后血脉暂通，故腹痛得以缓解；寒邪伤阳，阳气不达，故形寒肢冷，面色青白。舌紫暗，苔白，脉沉紧，也为寒凝血瘀之征。

【食疗方法】温经散寒，活血通经。

【推荐食材】荔枝、艾叶、生姜、桂枝、红糖等。

【推荐食疗方】

1. 荔枝粥（《粥谱》） 荔枝核 30g，粳米 50g。先煎荔枝核，取汁，合粳米煮粥。任意食。

2. 大艾生姜煨鸡蛋（《家庭食疗手册》） 艾叶 15g，生姜 25g，鸡蛋 2 个。同水煮，待蛋熟，剥去皮，再入原汁中煨片刻。每服 1 剂。趁热饮汁食蛋，日 2 次。

3. 桂枝山楂红糖汤（《家庭药膳手册》） 桂枝 5g，山楂肉 15g，红糖 30g。将前二味加水 2 碗，文火煎成 1 碗，加红糖再煎片刻。日 2 次趁热饮。

（八）痰湿阻滞证

【证候】月经停闭数月，带下量多，色白质稠；形体肥胖，胸脘满闷，神疲肢倦，头晕目眩；舌淡胖，苔白腻，脉滑。

【证机概要】痰湿阻于冲任，壅遏血海，经血不能满溢，故经闭不行；痰湿下注，损伤带脉，故带下量多，色白质稠；痰湿内盛，清阳不升，故头晕目眩，形体肥胖；痰湿困阻脾阳运化失司，故胸脘满闷，神疲肢倦。舌淡胖，苔白腻，脉滑，也为痰湿阻滞之征。

【食疗方法】豁痰除湿，活血通经。

【推荐食材】泽兰、陈皮、厚朴、粳米、半夏、茯苓、白术等。

【推荐食疗方】

1. 兰花粥（《粥谱》）　泽兰 30g，粳米 50g。先煎泽兰，去渣取汁，入米煮粥。空腹食用。

2. 杏陈薏米粥（《百病饮食自疗》）　杏仁 5g，陈皮 6g，薏苡仁 30g，粳米 100g。前 2 味水煎取汁，入薏苡仁、粳米煮稀粥。温服。

第三节　痛　经

痛经是指妇女正值经期或经行前后，出现周期性小腹疼痛，或伴腰骶酸痛，甚至剧痛晕厥，影响正常工作及生活的疾病。痛经是临床常见病，亦称"经行腹痛"。现代医学的原发性痛经、子宫内膜异位症、盆腔炎性疾病或宫颈狭窄等引起的继发性痛经可参照本节内容辨证食疗。

一、病因病机

本病的病位在冲任与胞宫，其发生与冲任、胞宫的周期性生理变化密切相关，病因病机可概括为"不荣则痛"或"不通则痛"。若素体肝肾亏损，气血虚弱，经期前后，血海满而溢泄，气血骤虚，冲任、胞宫失养，故"不荣则痛"；若由于肝郁气滞、寒邪凝滞、湿热郁结等因素导致的瘀血阻络，客于胞宫，损伤冲任，气血运行不畅，故"不通而痛"。

二、辨证要点

痛经辨证首先要根据疼痛发生的时间、部位、性质及疼痛程度，明察病位，分清寒热、虚实，在气、在血。

1. 辨时间　经前或经行之初疼痛者多属实，月经将净或经后疼痛者多属虚。

2. 辨部位　痛在小腹正中，多为胞宫瘀滞；痛在少腹一侧或两侧，病多在肝；痛连腰骶，病多在肾。

3. 辨性质　掣痛、绞痛、灼痛、刺痛，疼痛拒按多属实；隐痛、空痛、按之痛减多属虚；坠痛虚实兼有；绞痛、冷痛，得热痛减多属寒；灼痛，得热痛剧多属热。胀甚于痛，时痛时止多属气滞；痛甚于胀，持续作痛多属血瘀。

三、食疗原则

均衡饮食。痛经者在月经来潮前 3 ～ 5 天内饮食宜以清淡、易消化为主，不宜过饱。不宜吃太咸或过甜的食物，否则会使人胀气。可食用补血活血的食物，如藕、木耳、豆腐皮、高粱、羊肉等。月经期应少食多餐，保持大便通畅，因便秘可以引起盆腔和下半身充血，从而诱发痛经和增加疼痛感。尽可能多吃些蜂蜜以及香蕉、芹菜、番薯等富含膳食纤维的食物，以润肠通便。

月经期间避免食用酒、咖啡、浓茶及辛辣刺激性食物。该类食物能使神经兴奋，可能导致月经期间的不适。忌生冷，包括冷饮、生拌菜、田螺、蚌肉等，因生冷食物能刺激子宫收缩，从而诱发或加重痛经。宜食温性食物，如红糖、大枣、鸡蛋、韭菜等。

四、辨证食疗

（一）寒凝血瘀证

【证候】经前或经期，小腹冷痛拒按。得热痛减，或周期后延，经血量少，色暗有块；畏寒肢冷，面色青白；舌暗，苔白，脉沉紧。

【证机概要】寒客胞宫，血为寒凝，瘀滞冲任，血行不畅，故经前或经期小腹冷痛；寒得热化，瘀滞暂通，故得热痛减；寒凝血瘀，冲任失畅，可见周期后延，经色暗而有块；寒邪内盛，阻遏阳气，故畏寒肢冷，面色青白。舌暗，苔白，脉沉紧，均为寒凝血瘀之候。

【食疗方法】温经散寒，化瘀止痛。

【推荐食材】桂枝、红糖、艾叶、生姜等。

【推荐食疗方】

1. 桂皮山楂饮（《食物与治病》） 桂皮 6g，山楂肉 10g，红糖 30g。桂皮捣碎，与山楂水煎 30 分钟取汁，调入红糖。日 1 剂，分 2 次温服。

2. 桂姜红糖饮（《百病饮食自疗》） 桂枝、生姜各 10g，红糖 15g。上药洗净，与红糖水煎取汁。日 1 剂，分 2 次温服。

3. 艾叶胡椒煎（《中国药膳学》） 炒艾叶 10g，胡椒 30 粒，红糖适量。胡椒捣碎，与艾叶同煎。加红糖调服。

（二）气滞血瘀证

【证候】经前或经期，小腹胀痛拒按，月经量少，经行不畅，色紫暗有块，块下痛减，胸胁、乳房胀痛；舌紫暗，或有瘀点，脉弦涩。

【证机概要】肝失条达，冲任气血郁滞，经血不利，"不通则痛"，故经前或经期小腹胀痛拒按；冲任气滞血瘀，故经量少，经行不畅，色暗有块；块下气血暂通，则疼痛减轻；肝郁气滞，经血不利，故胸胁、乳房胀痛，舌紫暗，或有瘀点，脉弦涩，均是气滞血瘀之候。

【食疗方法】行气活血，化瘀止痛。

【推荐食材】延胡索、益母草、玫瑰花、仙人掌等。

【推荐食疗方】

1. 白术猪肚粥 见"胃痛"节。

2. 玄胡益母草煮鸡蛋（《家庭药膳手册》） 鸡蛋 2 个，延胡索 20g，益母草 50g。加水同煮，蛋熟后去壳，再煮片刻。食蛋饮汤，于月经前开始，日服 1 次，连服 5～7 天。

3. 仙人掌炖肉 见"乳痈"节。

（三）湿热蕴结证

【证候】经前或经期，小腹疼痛或胀痛不适，有灼热感，或痛连腰骶，或平时小腹痛，经前加剧，月经量多或经期长，色暗红，质稠或有血块；平素带下量多，色黄，质稠臭秽，或伴低热，小便黄赤；舌红，苔黄腻，脉滑数或濡数。

【证机概要】湿热蕴结冲任，阻滞气血运行，经前或经期气血下注冲任，加重气血阻滞，故见小腹疼痛或胀痛，有灼热感，痛连腰骶，或平时小腹痛，经前加剧；湿热损伤冲任，迫血妄行，故见经量多，或经期长；血为热灼，故色暗红，质稠或有血块；湿热下注，伤于带脉，带脉失约，故带下量多，黄稠臭秽；湿热熏蒸，故低热，小便黄赤。舌红，苔黄腻，脉滑数或濡数，均为湿热蕴结之候。

【食疗方法】清热除湿，化瘀止痛。

【推荐食材】薏苡仁、山药、茯苓、赤小豆等。

【推荐食疗方】

1. 茵陈粥　见"胃痛"节。

2. 薏苡仁粥　见"胃痛"节。

（四）气血虚弱证

【证候】经期或经后，小腹隐痛喜按，月经量少，色淡质稀；神疲乏力，头晕心悸，面色苍白，失眠多梦；舌质淡，苔薄，脉细弱。

【证机概要】气血不足，冲任亦虚，经行之后，血海更虚，胞宫、冲任失于濡养，故经期或经后小腹隐隐作痛，喜按；气血两虚，血海未满而溢，故经量少，色淡质稀；气虚中阳不振，故神疲乏力；血虚则无以养心神，荣头面，故见头晕心悸，失眠多梦，面色苍白。舌淡，苔薄，脉细弱，均是气血两虚之候。

【食疗方法】益气养血，调经止痛。

【推荐食材】党参、人参、白术、黄芪、白芍、熟地黄、龙眼肉等。

【推荐食疗方】

1. 十全大补糕（《医学发明》）　党参、白术、茯苓、当归、白芍、熟地黄、黄芪各 500g，肉桂 100g，川芎、甘草各 300g，炒麦芽粉、面粉各 500g，白糖 1000g。前 10 味药洗净烘干，磨成细粉，与后 3 味混合均匀，做成饼干样糕点，烤箱内烤熟。饭前 1～2 小时服 30g，日 3 次。

2. 山楂葵籽汤（《家庭药膳手册》）　山楂、葵花籽仁各 50g，红糖 100g。加水炖汤。每日分 2 次饮服，行经前 2～3 天饮效果更好。

3. 乌鸡丝瓜汤（《中国药膳学》）　乌鸡肉 150g，丝瓜 100g，鸡内金 15g。3 味共煮汤。加盐等调味服食。

（五）肝肾亏损证

【证候】经期或经后，小腹绵绵作痛，喜按，伴腰骶酸痛，月经量少，色淡暗，质稀；头晕耳鸣，面色晦暗，失眠健忘，或伴潮热；舌质淡红，苔薄白，脉沉细。

【证机概要】肾气虚损，精血本已不足，经期或经后，血海更虚，胞宫、冲任失养，故小腹隐隐作痛，喜按，腰骶酸痛；肾虚冲任不足，血海不能满溢，故月经量少，色淡质稀；肾精亏虚，不能上荣头窍，故头晕耳鸣，面色晦暗，失眠健忘；肾水亏于下，肝木失养，则肝阳亢于上，故可伴潮热。舌淡红，苔薄白，脉沉细，均为肝肾亏损之象。

【食疗方法】补养肝肾，调经止痛。

【推荐食材】枸杞子、女贞子、何首乌、当归、熟地黄、黑芝麻、桑椹等。

【推荐食疗方】

1. 何首乌煲母鸡（《家庭食疗手册》）　何首乌末 30g，黄母鸡 1 只（约 1000g）。母鸡宰杀后，去毛及内脏，留肝肾，洗净；首乌末装入纱布袋，扎口，纳入鸡腹内，下锅，加水烧沸后，转用文火炖至鸡肉离骨，去药袋加盐、油、姜丝、料酒调味。饮汤食肉。

2. 团鱼二子汤（《补品补药与补益良方》）　团鱼（鳖）1 只，女贞子 20g，枸杞子 30g。团鱼热水烫后，去内脏及头，切块，与女贞子、枸杞子加水同煮至肉熟。饮汤食肉，分 2 ～ 3 次服用。

3. 当归甲鱼（《良药佳馔》） 当归 100g，甲鱼 1500g，猪肉 50g，冬笋 20g，冬菇 10g，葱、姜、蒜、青蒜各 10g。甲鱼杀后用开水烫洗干净，去内脏，剁块；将当归装入纱布袋内，扎口，与猪肉、笋、菇、葱、姜、蒜同入锅中，加水炖熟，去当归；将甲鱼、猪肉取出，临吃时蒸热；用原汁调好味，勾芡撒上青蒜，浇在甲鱼、猪肉上。吃肉、笋、菇，饮汤。

第四节　经间期出血

两次月经中间，出现周期性少量阴道出血者，称为经间期出血。经间期出血大多出现在月经周期的第 10 ～ 16 天，即月经干净后 5 ～ 7 天。如出血量很少，仅 1 ～ 2 天，或偶尔一次者，不作病论。反复经间期出血，持续时间较长，连续 3 个月经周期者，当及时治疗。

一、病因病机

本病的发生与月经周期中的气血阴阳消长转化密切相关。经间期是由阴转阳、由虚至盛之期。排泄月经后，阴血渐增，至经间期精血充盛，阴长至重，此时精化为气，阴转为阳，氤氲之状萌发。若肾阴虚，癸水亏少，或湿热内蕴，或瘀阻胞络，当阳气内动时，阴阳转化不协调，阴络易伤，损及冲任，血海固藏失职，血溢于外，导致经间期出血。

二、辨证要点

主要根据出血的量、色、质及全身症状进行辨证。若出血量少，色鲜红，质黏多属肾阴虚；若出血量稍多或少，赤白相兼，质地黏稠多属湿热；若出血量少，血色暗红或夹小血块多属血瘀。

三、食疗原则

食疗当以滋阴养血为主。宜多食滋肾养阴的食物，如乌鸡、鸭肉、甲鱼、桑椹、枸杞、黑芝麻、海参、阿胶、大枣、牛乳、银耳、百合、黑米等。在辨证基础上兼以清热利湿或活血化瘀。忌辛辣刺激及生冷肥腻的食物。

四、辨证食疗

（一）肾阴虚证

【证候】经间期出血，量少或稍多，色鲜红，质黏；头晕耳鸣，腰膝酸软，五心烦热，便干尿黄；舌红，少苔，脉细数。

【证机概要】肾阴偏虚，虚火内生，与阳气相搏，损伤阴络，冲任不固，而发生阴道流血。

【食疗方法】滋肾养阴，固冲止血。

【推荐食材】海参、猪肉、鸭肉、乌鸡、甲鱼、阿胶、牛乳、鸡蛋、桑椹、银耳、黑芝麻、枸杞、葡萄等。

【推荐食疗方】

1. 糯米阿胶粥　见"血证"节。

2. 猪肾羹（《太平圣惠方》） 猪肾 1 对，枸杞叶 150g。猪肾对剖去脂膜臊腺，洗净，切成小块，与枸杞叶一同加水煮作羹。调味服食。

3. 生地黄粥（《太平圣惠方》）　生地黄汁 80g，粳米 27g，酥 15g。先以水适量煮米欲熟，入地黄汁，次下酥，煮至粥熟。早晚温服。

（二）湿热证

【证候】经间期少量阴道流血，色深红，质稠，白带中夹血，或赤白带下，腰骶酸楚；或下腹时痛，神疲乏力，胸胁满闷，口苦纳呆，小便短赤；舌红，苔黄腻，脉濡或滑数。

【证机概要】湿邪阻于冲任、胞络之间，蕴蒸生热，扰动冲任血海，影响固藏，而见阴道流血。

【食疗方法】清利湿热，固冲止血。

【推荐食材】赤小豆、绿豆、薏苡仁、糙米、马齿苋、荠菜、萝卜、芦笋、油菜、苦瓜、小蓟、淡竹叶、白茅根等。

【推荐食疗方】

1. 加味滑石粥（《食疗百味》）　滑石 20～30g，小蓟 10g，粳米 100g。先将滑石用布包，与小蓟同入砂锅内煎煮。留汁去渣，煎液与粳米同煮为粥。每日 2 次，空腹温食。

2. 竹茅茶（《江西草药》）　淡竹叶 10g，白茅根 30g。上二味洗净剪碎，放入大茶壶中用沸水冲泡，盖严，浸泡半小时即可。每日 2～3 次，随意饮用。

3. 马齿苋荠菜粥（《粥》）　鲜马齿苋 250g，粳米 100g，荠菜 30g。将马齿苋洗净，切碎备用。将荠菜洗净备用。将粳米淘洗净放入锅内，加入适量清水，置武火上煮，水沸后改文火，煮至八成熟时放入荠菜，待熟时加入马齿苋，再煮几沸即成。空腹温食。

（三）血瘀证

【证候】经间期出血量少或稍多，色暗红，或紫黑或有血块，少腹一侧或两侧胀痛或刺痛，拒按，胸闷烦躁；舌质紫或有瘀斑，脉细弦。

【证机概要】瘀血阻滞于冲任，经间期阳气内动，与之相搏，脉络损伤，血不循经，故而经间期出血。

【食疗方法】化瘀止血。

【推荐食材】山楂、沙棘、桃仁、黑木耳、西红柿、莲藕、油菜、山慈菇、茄子、玫瑰花、月季花、酒、醋、红糖等。

【推荐食疗方】

1. 粳米桃仁粥　见"胸痹"节。

2. 桃仁莲藕汤（《饮食疗法》）　桃仁 10g（汤浸去皮尖），莲藕 250g。莲藕洗净，切成小块。与桃仁一同加水适量煮汤，以食盐少许调味。饮汤食莲藕。空腹食用。

3. 月季花汤（《泉州本草》）　月季花 3～5 朵，黄酒 10mL。月季花洗净，加水 150mL，文火煎至 100mL，去渣，加入黄酒和适量冰糖。温服，每日 1 次。

第五节　经行乳房胀痛

每于行经前后，或正值经期，出现乳房作胀，或乳头胀痒疼痛，甚至不能触衣者，称为"经行乳房胀痛"。

一、病因病机

乳房与肝、肾、胃三条经脉关系密切。肝经循胁肋，过乳头，乳头乃足厥阴肝经支络所属，乳房为足阳明胃经经络循行之所，足少阴肾经入乳内，故有乳头属肝、乳房属胃亦属肾所主之说。肝藏血，主疏泄，本病发生多在经前或经期，而此时气血下注冲任血海，易使肝血不足，气偏有余。因此，本病主要由肝失条达或肝肾失养所致。七情内伤，肝气郁结，气血运行不畅，脉络欠通，"不通则痛"；或肝肾亏虚，乳络失于濡养，"不荣则痛"。

二、辨证要点

经行乳房胀痛，有虚实之别，应根据乳房胀痛发生时间、性质、程度，并结合伴随症状及舌脉进行辨证。一般实证多痛于经前，乳房按之胀满，触之即痛，经后胀痛明显消退；虚证多痛于行经之后，按之乳房柔软无块。

三、食疗原则

食疗以疏肝、养肝、通络止痛为原则。实者宜疏肝理气，宜于经前开始治疗，宜多食疏肝理气的食物，如玫瑰花、茉莉花、香橼、陈皮、佛手、荞麦、高粱米、刀豆等。虚者宜滋养肝肾，重在平时调治，宜多食滋养肝肾的食物，如黑豆、黑米、黑芝麻、枸杞、桑椹等。忌辛辣刺激及生冷肥腻的食物。

四、辨证食疗

（一）肝气郁结证

【证候】经前或经期乳房胀满疼痛，或乳头痒痛，疼痛拒按，甚则痛不可触衣；经行不畅，经色暗红，经前或经期小腹胀痛；胸胁胀满，精神抑郁，时叹息；舌红，苔薄白，脉弦。

【证机概要】经前、经行时阴血下注冲任，冲气偏盛，循肝脉上逆，肝经气血壅滞，乳络不畅，遂致经行乳房胀痛。

【食疗方法】疏肝理气，通络止痛。

【推荐食材】玫瑰花、茉莉花、萱草花、月季花、佛手、香橼、橙子、柚子皮、陈皮、荞麦、高粱米、刀豆、菠菜、白萝卜等。

【推荐食疗方】

1. 茉莉花糖水（《饮食疗法》） 茉莉花 3～5g，白砂糖适量。加清水一碗半，煎至一碗去渣。1 次饮服或代茶饮。

2. 佛手茶（《食疗药膳》） 鲜佛手 15g（干品 6g），用开水冲泡。适量代茶饮。

3. 玫瑰花茶 见"胸痹"节。

（二）肝肾亏虚证

【证候】经行或经后两乳胀痛，乳房按之柔软无块；月经量少，色淡，两目干涩，咽干口燥，五心烦热；舌淡或舌红少苔，脉细数。

【证机概要】经行阴血易虚，肝肾精血不足，乳络失于濡养，因而经行乳房胀痛。

【食疗方法】滋养肝肾，通络止痛。

【推荐食材】黑豆、黑米、黑芝麻、黑木耳、枸杞子、桑椹、龙眼肉、佛手、香橼、橙子、柚子皮、陈皮等。

【推荐食疗方】

1. 熟地黄粥（《经验方》）　熟地黄 15g，粳米 50g，冰糖适量。把熟地黄切片，用纱布包裹，文火煎至药汁成棕黄色，入粳米煮粥，煮熟后去熟地黄加冰糖入内融化即成。作早、晚餐温热食用。

2. 枸杞子粥（《本草纲目》）　枸杞子 20g，粳米 50g，白糖适量。先入粳米煮粥，粥熟后加入枸杞子略煮，调入白糖即可。作早、晚餐食用。

3. 桑椹膏（《随息居饮食谱》）　新鲜桑椹 2000g，冰糖适量。将桑椹洗净，沥干水分，去蒂。中火煮沸后小火慢煮，不停搅拌，待桑椹汁黏稠后加入冰糖收汁，装瓶密封。每日用开水或醇酒调服 1 匙。

第六节　绝经前后诸证

绝经前后诸证是指妇女在绝经期前后，出现烘热汗出，烦躁易怒，潮热面红，失眠健忘，精神倦怠，头晕目眩，耳鸣心悸，腰背酸痛，手足心热，或伴月经紊乱等与绝经有关的症状。

现代医学的围绝经期综合征，双侧卵巢切除或放射治疗后卵巢功能衰竭出现围绝经期综合征表现者，可参照本节内容辨证食疗。

一、病因病机

本病的发生与妇女绝经前后的生理特点密切相关。七七之年，肾气渐衰，天癸渐竭，冲任二脉逐渐亏虚，月经将断而至绝经，在此生理转折时期，受身体内外环境的影响，如素体阴阳有所偏衰，素性抑郁，宿有痼疾，或家庭、社会等环境变化，易导致肾阴阳平衡失调而发病。

二、辨证要点

本病发生以肾虚为本，临证应主要根据临床表现、月经紊乱的情况及舌脉辨其属阴、阳，或阴阳两虚，或心肾不交。

三、食疗原则

本病治疗应注重固护肾气，清热食物不宜过于苦寒，祛寒食物不宜过于温燥。

四、辨证食疗

（一）肾阴虚证

【证候】绝经前后，头晕耳鸣，腰酸腿软，烘热汗出，五心烦热，失眠多梦，口燥咽干，或皮肤瘙痒，月经周期紊乱，量少或多，经色鲜红；舌红，苔少，脉细数。

【证机概要】绝经前后，天癸渐竭，肾阴不足，精血衰少，髓海失养，故头晕耳鸣；腰为肾府，肾主骨，肾之精亏血少，故腰酸腿软；肾阴不足，阴不维阳，虚阳上越，故烘热汗出；水亏不能上制心火，心神不宁，故失眠多梦；肾阴不足，阴虚内热，津液不足，故五心烦热，口燥咽干；精亏血少，肌肤失养，血燥生风，故皮肤瘙痒；肾虚天癸渐竭，冲任失调，血海蓄溢失常，故月经周期紊乱，经量少或多，色鲜红。舌红，苔少，脉细数，为肾阴虚之征。

【食疗方法】滋肾益阴，育阴潜阳。

【推荐食材】天冬、麦冬、枸杞子、生地黄、红糖、黑豆等。

【推荐食疗方】

1. 二冬甲鱼汤　见"郁证"节。

2. 生地黄精粥（《百病饮食自疗》）　生地黄、黄精（制）、粳米各 30g。生地、黄精水煎去渣取汁后，入粳米同煮为粥。

3. 补髓汤（《食物与性保健》）　猪脊髓 200g，鳖 250g，调料适量。猪脊髓洗净；鳖宰杀，去甲治净，放入砂锅内，加水、姜、葱、胡椒面，用旺火烧沸后改用小火煮至鳖肉熟，再放入猪脊髓煮熟加调料即可。吃肉喝汤。

（二）肾阳虚证

【证候】绝经前后，头晕耳鸣，腰痛如折，形寒肢冷，小便频数或失禁；带下量多，月经不调，量多或少，色淡质稀，精神萎靡，面色晦暗；舌淡，苔白滑，脉沉细而迟。

【证机概要】绝经前后，肾气渐衰，肾主骨生髓，脏腑失养，故头晕耳鸣，腰痛如折；肾阳于下焦失于温煦；膀胱气化失常，关门不固，故使小便频数或失禁；气化失常、水湿内停，下注冲任，损伤带脉，约束无方，故带下量多；肾阳虚冲任失司，故月经不调，量多或少；血失阳气温化，故色淡质稀；肾阳虚惫，命门火衰，阳气不能外达，经脉失于温煦，故形寒肢冷，精神萎靡，面色晦暗。舌淡，苔白滑，脉沉细而迟，为肾阳虚衰之征。

【食疗方法】温肾壮阳，填精养血。

【推荐食材】仙茅、肉桂、肉苁蓉、韭菜、杜仲等。

【推荐食疗方】

1. 肉苁蓉粥（《太平圣惠方》）　肉苁蓉 15g，羊肉（切细）50g，粳米 100g。先煎肉苁蓉与羊肉去渣取汁，入米煮作粥。空腹食用。

2. 扒鹿尾白蘑（《吉林菜谱》）　熟鹿尾、蘑菇各 200g，冬笋 25g，调料适量。鹿尾顺骨缝剁成短段；冬笋切成片，沸水烫透；蘑菇大的切两半。三者同用沸水焯后，沥去水分；油锅烧至油五成热时，放葱、姜，炸至金黄色，加鸡汤，沸后去葱姜，放入黄酒、盐、味精、鹿尾、冬笋、蘑菇，沸后文火煨 2 分钟，转武火，加水生粉勾芡，淋上猪油，推匀出锅。

3. 龙马童子鸡（《中国药膳学》）　海马 10g，仔公鸡 1 只（约 1000g 左右），虾仁 15g，调料适量。净鸡入沸水略焯，剁成长方形小块，分装于 7 个碗内；海马、虾仁用温水洗净浸泡 10 分钟，分放于鸡肉上，加绍酒、葱、姜、食盐、清汤各适量，上笼蒸烂；出笼后，拣去葱姜，翻扣；原汤倒在勺内，加绍酒、盐、味精各适量，沸后去浮沫，入豆粉着芡收汁，浇于鸡面上。每服 1 份。

（三）肾阴阳俱虚证

【证候】绝经前后，乍寒乍热，烘热汗出，月经紊乱，量少或多，头晕耳鸣，健忘，腰背冷痛；舌淡，苔薄，脉沉弱。

【证机概要】绝经前后，肾气渐衰，阴阳失调，营卫不和，则乍寒乍热，烘热汗出；冲任失调，则月经紊乱，量少或多；肾虚精亏，脑髓失养，则头晕耳鸣，健忘；肾阳不足，失于温煦，则腰痛。舌淡，苔薄，脉沉弱，均为肾阴阳俱虚之征。

【食疗方法】阴阳双补。

【推荐食材】肉桂、熟地黄、菟丝子、甲鱼、肉苁蓉、枸杞子等。

【推荐食疗方】

1.桂黄浆粥（《百病饮食自疗》）　肉桂、熟地黄各3～5g，韭菜汁适量，粳米100g。前二味药水煎取浓汁，分两份与粳米煮粥，待沸后，加入韭菜汁或洗净切细的鲜韭菜，调入精盐，煮至米熟。日1剂，分2次服。

2.菟丝子甲鱼汤（《食物与性保健》）　沙苑蒺藜、菟丝子各30g，甲鱼1000g，植物油、生姜、精盐各适量。前二味洗净；甲鱼宰杀，剖腹留肝、蛋，去肠杂，洗净，切大块。锅内放植物油，烧热，投入姜片、甲鱼块，翻炒几分钟，加水，再焖烧几分钟，盛入砂锅内，放入二药，加清水浸没，大火烧开后，改小火炖熟烂，加盐，弃药渣。

3.十全大补酒（《张八卦外科新编》）　当归、白芍、熟地黄、党参、白术、川芎、茯苓、黄芪各60g，甘草、肉桂各30g，白酒1500mL。将上药浸于酒中，7天后过滤饮用。每次10mL，早晚各1次。

（四）心肾不交证

【证候】绝经前后，心烦失眠，心悸易惊，甚至情志失常，月经周期紊乱，量少或多，经色鲜红，头晕健忘，腰酸乏力；舌红，苔少，脉细数。

【证机概要】绝经前后，肾水不足，不能上制心火，心火过旺，故心烦失眠，心悸易惊，情志失常；肾虚天癸渐竭，冲任失调，血海蓄溢失常，故月经周期紊乱，经量少或多，色鲜红；天癸渐竭，肾阴不足，精血衰少，髓海失养，故头晕健忘；腰为肾府，肾主骨，肾之精亏血少，故腰酸乏力。舌红，苔少，脉细数，为心肾不交之征。

【食疗方法】滋阴补血，养心安神。

【推荐食材】银耳、酸枣仁、玄参、麦冬、熟地黄、百合、玉竹等。

【推荐食疗方】

1.洋参汤　见"胸痹"节。

2.二冬甲鱼汤　见"郁证"节。

3.枣仁灯心粥　见"不寐"节。

第七节　带下过多

带下病是指带下量、色、质、气味异常，或伴有局部及全身症状者。带下病与生殖系统炎症、肿瘤、内分泌疾病等有关。

带下量过多，色、质、气味异常，或伴全身、局部症状者，称为带下过多。

一、病因病机

带下过多的主要病因是湿邪，湿邪有内生与外感之别。外湿指外感之湿邪逢经期、产后乘虚内侵胞宫，以致任脉损伤、带脉失约，引起带下病。内湿的产生与脏腑气血功能失调有密切的关系，譬如脾虚运化失职，水湿内停，下注任、带；肾阳不足，气化失常，水湿内停；素体阴虚、感受湿热之邪，伤及任、带等。总之，"夫带下俱是湿证"（《傅青主女科》）。脾肾功能失常是发病的内在条件。任脉损伤、带脉失约是带下过多的基本病机。临床常见分型有脾虚、肾阳虚、阴虚夹湿热、湿热下注及湿毒蕴结。

二、辨证要点

带下病辨证主要根据带下的量、色、质、味及伴随症状、舌脉辨其寒热虚实。带下量多，色白或淡黄，质清稀，无臭味，绵绵不断者，多属脾虚湿困；带下量多，色质清稀如水，无臭味，有冷感者，属肾阳虚；带下量多或不甚多，色黄或赤白相兼，质稠或有臭气者，为阴虚夹湿；带下量多色黄或黄绿，质脓性黏稠，有臭气，或如泡沫状，或豆渣状，为湿热下注；带下量多，色黄绿如脓，或浑浊如米泔，或赤白相兼，或五色杂下，质稠，恶臭难闻，属湿毒热结重证。临证时尚需结合全身症状及病史等全面分析，综合辨证。

三、食疗原则

白带多、身体虚弱者应补充营养，增强体质。宜食补脾固肾、止带的食物，如莲子、山药、芡实、核桃仁、栗子、榛子、粳米等。忌食生冷、瓜果等，否则会使脏腑功能更虚弱而加重带下的症状。

体形虚胖、痰湿重者应忌食滋腻厚味难消化的食物，如龟肉、鳖肉、海参等，否则会使湿热更甚。宜食清热利湿的食物，如冬葵、马齿苋、冬瓜、黄豆芽、蕹菜、薏苡仁等。

四、辨证食疗

（一）脾虚证

【证候】白带色白或淡，质黏稠，无臭，绵绵不断，神疲乏力，纳少便溏，面色㿠白或萎黄，舌淡胖，边有齿痕，苔薄白腻，脉虚缓。

【证机概要】素体脾虚或伤食损脾，或痰湿阻脾，脾虚生湿，带脉失约而致湿浊下注，带下异常。

【食疗方法】健脾益气，升阳除湿。

【推荐食材】莲子、山药、薏苡仁、炒白扁豆、山药、粳米、鲫鱼、银杏、猪肚、枸杞子、黄豆等。

【推荐食疗方】

1. **莲薏粥**（《寿世传真》）　白莲肉（去皮）30g，薏苡仁 30g，粳米 50g。上三味依法加水煮作粥。分数次温食。

2. **荞麦济生丹**（《食疗本草学》）　荞麦适量，炒至微焦，研细末，水泛为丸。每服 6g，温开水或荠菜煎汤送服。

3. **桃酥豆泥**（《中国药膳》）　核桃仁 15g，黑芝麻 10g，扁豆 150g，猪油 125g，白糖（或蜂蜜）120g。扁豆洗净，水煮 30 分钟，挤去皮，豆仁放碗中，加水，上笼蒸 2 小时，滗去水，捣泥；黑芝麻炒香研细。猪油烧至六成热时，放入豆泥翻炒，待水分将尽时，加白糖、猪油、芝麻、核桃仁，炒匀至糖溶化，诸料混合。作点心用。

（二）肾阳虚证

【证候】白带量多、质稀清冷，终日淋漓、质稀薄，腰酸腹冷，小便清长，大便溏薄，舌淡苔薄白，脉沉迟。

【证机概要】多因先天不足，早婚多产，损伤肾气，以致肾阳不足，命门火衰，火不生土，脾失健运，寒湿下注伤及任、带二脉，以致带下。

【食疗方法】温肾止带。

【推荐食材】芡实、枸杞子、核桃肉、大枣、粳米、韭菜、羊肝、银杏、虾米、乌骨鸡等。

【推荐食疗方】

1. 莲子枸杞酿猪肠（《中国药膳学》）　莲子、枸杞子各30g，猪小肠2小段，鸡蛋2个。小肠洗净，莲子浸后去皮、心，枸杞子浸洗净。莲子、枸杞子与打破的鸡蛋混匀，灌入猪肠内，两端扎紧，加清水1000g煮至肠熟，切片。佐餐温热食。连用7～10次。

2. 莲子芡实糯米鸡（《补品补药与补益良方》）　乌骨鸡1只，白莲子15～20g，芡实15g，糯米150g。乌骨鸡去毛和内脏；白莲子去心。莲子、芡实、糯米洗净同放入鸡腹中，用线把腹部切口缝好，放入锅内水煮，待鸡肉烂熟后，取出药渣。饮汤食鸡肉。

3. 芡实白果粥（《食医心鉴》）　芡实30g，白果10枚，糯米30g。煮粥。日1次，10日为1个疗程。间歇服2～4疗程。

（三）阴虚夹湿热证

【证候】带下量较多，质稍稠，色黄或赤白相兼，有臭味，阴部灼热或瘙痒；伴五心热，失眠多梦，咽干口燥，头晕耳鸣，腰酸腿软；舌质红，苔薄黄或黄腻，脉细数。

【证机概要】肾阴不足，相火偏旺，损伤血络，复感湿热之邪，伤及任带二脉。

【食疗方法】滋阴益肾，清热祛湿。

【推荐食材】豆腐、燕窝、鸭肉、黑豆、黑芝麻、桑椹、粳米、糯米、分心木、鲫鱼等。

【推荐食疗方】

1. 山茱萸粥（《遵生八笺》）　山茱萸15g，粳米50g，蜂蜜适量。以山茱萸肉与粳米煮粥后，加入蜂蜜适量调匀，稍煮即成。佐餐温服。

2. 山药蒸鲫鱼（《膳食保健》）　鲫鱼1条（约350g），山药100g，调料适量。鲫鱼去鳞及肠杂，洗净，用黄酒、盐渍15分钟。山药去皮、切片，铺于碗底，把鲫鱼置上，加葱、姜、盐、味精、少许水，上屉蒸30分钟。一日三餐均可食用。

3. 白果莲肉粥（《濒湖集简方》）　白果6g（研末），莲肉15g（研末），糯米50g，乌骨鸡1只（去内脏）。先将白果末、莲肉末纳入鸡膛内，再入米、水，慢火煮熟。食肉饮粥，日2次。

（四）湿热下注证

【证候】带下量多，色黄绿如脓或浑浊如豆腐渣，质黏腻、气秽，外阴瘙痒或灼热疼痛，或小腹痛，口苦口腻，胸闷纳呆，小便黄少，舌质红，苔黄腻，脉滑数。

【证机概要】肝郁久化热，侵犯到脾，脾生湿，湿气下注下焦，导致带下淋漓不断，色黄或赤白相兼，黏稠腥臭等症状。

【食疗方法】清热利湿止带。

【推荐食材】芹菜、马鞭草、猪肚、马齿苋、银杏仁、鸡蛋清、香干、鸡冠花、藕汁、土茯苓、车前草、粳米、白扁豆等。

【推荐食疗方】

1. 鸡头粥（《饮膳正要》）　芡实30g，粳米100g。芡实煮烂去壳研如泥，加水与粳米煮粥食。

2. 冰糖冬瓜子汤（《中国药膳学》）　冬瓜子30g，冰糖30g。冬瓜子洗净，碾细末，加冰糖冲开水 1 碗，放陶瓷罐内，文火隔水炖服。

3. 鸡冠花茶（《常见病验方研究参考资料》）　鸡冠花 30g，切碎。煎水。代茶频饮。

（五）湿毒蕴结证

【证候】带下量多，色黄绿如脓，或五色杂下，质黏稠，臭秽难闻；伴小腹或腰骶胀痛，烦热头昏，口苦咽干，小便短赤或色黄，大便干结；舌质红，苔黄，脉滑数。

【证机概要】湿毒内侵，损伤任带二脉。

【食疗方法】清热解毒，利湿止带。

【推荐食材】金银花、菊花、蒲公英、绿豆、冬瓜、苦瓜、土茯苓、马齿苋等。

【推荐食疗方】

1. 土茯苓糖水（《滇南本草》）　土茯苓 30 ～ 50g，糖（或红糖）适量。土茯苓与糖加水 2 碗半，煎至 1 碗。日 1 剂，饮服。

2. 马齿苋蛋白羹（《食疗本草学》）　马齿苋 250g，鸡蛋 2 个。马齿苋洗净，捣烂绞汁，与鸡蛋清搅匀，冲入沸水。日分 2 次服用。

3. 香稻叶粥　糯稻叶若干，粳米 100g。先煎香稻叶，去渣取汤，入粳米煮粥。空腹食。

第八节　带下过少

带下量少，甚或全无，阴道干涩，伴有全身、局部症状者，称为带下过少。

一、病因病机

带下过少主要病机是阴精不足，不能润泽阴户。常见证型有肝肾亏虚、血瘀精亏。

二、辨证要点

本病辨证不外乎虚实二端，虚者肝肾亏损，常兼有头晕耳鸣，腰腿酸软，手足心热，烘热汗出，心烦少寐；实者血瘀津亏，常有小腹或少腹疼痛拒按，心烦易怒，胸胁、乳房胀痛。

三、食疗原则

本病治疗重在补益肝肾，佐以养血化瘀等。忌过食辛燥苦寒之品，戒烟，以免燥热损伤阴液。

四、辨证食疗

（一）肝肾亏损

【证候】带下量少，甚至全无，无臭味，阴部干涩或瘙痒，甚则阴部萎缩，性交涩痛；头晕耳鸣，腰膝酸软，烘热汗出，夜寐不安，小便黄，大便干结；舌红少津，少苔，脉沉细。

【证机概要】肝肾亏损，阴液不充，任带失养，不能润泽阴道，发为带下过少。

【食疗方法】滋补肝肾，益精养血。

【推荐食材】当归、龙眼、枸杞子、菊花、怀山药、女贞子、桑椹、麦冬等。

【推荐食疗方】

1. 三子麦冬膏（《食疗本草学》）　海松子、枸杞子、金樱子各 120g，麦冬 150g，炼蜜适量。

前四味加水同煎，取汁浓缩，少加炼蜜收膏。每日早晚用开水调服 4 ～ 5 汤匙。

2. 山药枸杞蒸鸡（《滋补保健药膳食谱》）　斑净母鸡 1 只（约 1500g），山药 40g，枸杞子 30g，水发香菇、火腿片、笋片各 25g，料酒 50g，清汤 1000g，调料适量。净鸡去爪，剖开脊背，抽去头颈骨留皮，入沸水锅内余一下，取出洗净血秽；山药去皮，切成长 7 ～ 10cm、厚 0.2cm 的纵片；枸杞子洗净。鸡腹向上放在汤碗内，诸料铺在鸡面上，加入料酒、精盐、味精、清汤，上笼蒸 2 小时至鸡肉熟烂。随意服食。

3. 女贞桑椹子丸（《补品补药与补益良方》）　女贞子、桑椹子各 2 份，旱莲草 1 份。共研细末，炼蜜为丸，每丸 10g 重。每日早晚各 1 丸，温开水或淡盐水送下。

（二）血瘀津亏

【证候】带下量少，阴道干涩，性交疼痛；精神抑郁，烦躁易怒，小腹或少腹疼痛拒按，胸胁、乳房胀痛，经量少或闭经；舌质紫暗，或舌边瘀斑，脉弦涩。

【证机概要】瘀血阻滞冲任，阴精不能运达阴窍，以致带下过少。

【食疗方法】补血益精，活血化瘀。

【推荐食材】山楂、黑豆、黄豆、香菇、红糖、玉竹、百合、三七、桃仁、红花、甘蔗、葛根等。

【推荐食疗方】

1. 三七炖鸡蛋　见"瘤与岩"节。

2. 红花糖水（《中国药膳学》）　红花 3g，益母草 15g，红糖 20g。煎红花、益母草，去渣取汁 50mL，加入红糖温服。

3. 桃仁莲藕汤　见"经间期出血"节。

第九节　妊娠恶阻

妊娠后 6 ～ 12 周左右，头晕厌食，恶心呕吐，恶闻食气，或食入即吐，体倦懈怠，嗜食酸咸等，称为妊娠恶阻。

一、病因病机

妊娠恶阻并非每一个妊娠者必有之症，一般脾胃虚弱、情志易怒、肝阳偏亢者易患本病。恶阻病因不同，但病机则一，主要是孕后血聚养胎，冲脉之气较盛，其气上逆，胃失和降所致。

二、辨证要点

本病辨证着重从呕吐物的性状及患者的口感，结合舌脉综合分析，辨其寒热、虚实。呕吐清水清涎，口淡者，多属虚证；呕吐酸水或苦水，口苦者，多属实证、热证；呕吐痰涎，口淡黏腻者，为痰湿阻滞；吐出物呈咖啡色黏涎或带血样物，则属气阴两亏之重证。

三、食疗原则

本病的食疗原则，以调气和中，降逆止呕为主，并应注意情志的调节，宜清淡蔬菜瓜果类及易消化食物，品种以孕妇喜食者为主，可不断变换花样，调整口味，让孕妇喜食，忌甜黏油腻滋补太过。

四、辨证食疗

（一）胃虚证

【证候】妊娠早期，恶心呕吐，甚则食入即吐；脘腹胀闷，不思饮食，头晕体倦，怠惰思睡；舌淡，苔白，脉缓滑无力。

【证机概要】孕后血聚于下以养胎元，冲气偏盛，胃气素虚，失于和降，冲气夹胃气上逆则呕吐。

【食疗方法】健胃和中，降逆止呕。

【推荐食材】粳米、红枣、饴糖、丁香、生姜、甘蔗等。

【推荐食疗方】

1. 麦冬粥（《寿世青编》） 麦冬 30g，粳米 50g。麦冬煎汁加米煮粥。空腹温服。

2. 甘蔗姜汁饮（《食物与治病》） 甘蔗、生姜各适量。甘蔗去皮，压榨取汁约 100mL；生姜洗净，压榨取汁约 10mL；二汁混合，隔水炖温。每服 30mL，日 3 次。

3. 柚皮茶（《日常食用药物》） 柚皮 15 ～ 20g，切碎，加水煎煮，去渣，取汁。代茶频饮。

（二）肝热证

【证候】妊娠早期，呕吐酸水或苦水；胸胁满闷，嗳气叹息，头晕目眩，口苦咽干，渴喜冷饮，便秘溲赤；舌红，苔黄燥，脉弦滑数。

【证机概要】肝胆相表里，孕后冲气夹肝火上逆犯胃，胆热随之溢泄，故呕吐酸水或苦水。

【食疗方法】清肝和胃，降逆止呕。

【推荐食材】陈皮、芦根、乌梅、甘蔗、竹茹、生姜等。

【推荐食疗方】

1. 生姜乌梅饮（《常见病的饮食疗法》） 乌梅肉、生姜各 10g，红糖适量。三味加水煎汁 200mL。每服 100mL，日 2 次。

2. 竹茹蜜（《百病饮食自疗》） 竹茹 15g，蜂蜜 30g。竹茹水煎取汁，兑入蜂蜜服。

3. 白糖米醋蛋（《家庭饮食疗法》） 鸡蛋 1 个，白糖 30g，米醋 60mL。米醋煮沸，入白糖调溶，打入鸡蛋，煮至半熟。全部服食，日 2 次。

（三）痰滞证

【证候】妊娠早期，呕吐痰涎；胸膈满闷，不思饮食，口中淡腻，头晕目眩，心悸气短；舌淡胖，苔白腻，脉滑。

【证机概要】痰湿之体，或脾虚停饮，孕后血壅气盛，冲气上逆，夹痰饮上泛，故呕吐痰涎。

【食疗方法】化痰除湿，降逆止呕。

【推荐食材】砂仁、竹笋、玉米、茯苓、冬瓜、地瓜、海带、海藻、竹茹等。

【推荐食疗方】

1. 竹茹粥（《常见病食疗食补大全》） 竹茹 15g，粳米 50g，生姜 2 片。竹茹煎汤，去渣取汁，粳米同生姜水煮稠粥，待粥将熟时兑入竹茹汁，再煮 1 沸。日 2 次，稍温服食。

2. 白蔻姜糖水（《中国药膳学》） 白豆蔻 3g，竹茹 10g，大枣 3 枚，生姜 3g，红糖适量。白豆蔻捣碎，与竹茹、大枣、生姜一同水煎，取汁约 300mL，红糖调服。

3. 砂仁蒸鲫鱼（《家庭食疗手册》）　鲜鲫鱼 1 条（约 250g），砂仁 5g，调料适量。油、盐、砂仁末拌匀，待鱼洗净后，纳于其腹内，以豆粉封其腹部刀口，置器内，封盖后隔水蒸熟食用。日 1 次，连服 3 ～ 4 日。

第十节　胎漏、胎动不安

妊娠期阴道少量流血，时出时止，或淋漓不断，而无腰酸、腹痛、小腹坠胀者，称为胎漏，亦称"胞漏"或"漏胎"。妊娠期间出现腰酸、腹痛、小腹下坠，或伴有阴道少量流血者，称为"胎动不安"，又称"胎气不安"。

一、病因病机

胎漏、胎动不安多因平素体弱、肾气不足、阴血亏虚，或素体阳盛、七情郁结化热，热扰冲任；或癥瘕、外伤，瘀阻胞脉；或过食肥甘、湿热蕴结，导致冲任气血失调，胎元不固。胎漏、胎动不安既有单一的病机，又常有脏腑、气血、经络同病，虚实错杂的复合病机。胎漏以气虚、血虚兼见血热、肾虚、血瘀更多见。

二、辨证要点

根据腰酸、腹痛的性质及阴道流血的量、色、质及舌质、脉象，以分虚实、寒热、气血。一般阴道流血，量少，色淡红，质稀薄，伴下腹隐痛，多属血虚；伴气短无力或少腹下坠者，多属气虚；伴腰膝酸软者，多属肾阴虚；下腹灼痛，阴道流血，色深红，质稠，舌红苔黄者，多属实热；色鲜红，质薄，舌红少苔者，多属虚热；色暗红或赤白相兼，质黏稠，舌红苔黄腻者，多属湿热；量少，色暗红，伴下腹刺痛，或胀痛，舌暗红或青紫或有瘀斑者，多属血瘀。

三、食疗原则

本病食疗当以补肾固冲、保胎安胎为原则。并依据不同证型分别采用固肾、益气、养血、清热、利湿、化瘀等法。

四、辨证食疗

（一）肾虚证

【证候】妊娠期腰膝酸软，腹痛下坠，或伴有阴道少量流血，色淡暗，或曾屡孕屡堕；或伴头晕耳鸣，小便频数，夜尿多；舌淡，苔白，脉沉滑尺弱。

【证机概要】胞络系于肾，肾气亏虚，气不摄血，胎元不固。

【食疗方法】固肾，益气，安胎。

【推荐食材】墨鱼、鲤鱼、乌鸡、鸡蛋、莲子、山药、芡实、糯米、黑豆、核桃仁、山萸肉、太子参等。

【推荐食疗方】

1. 胡核茶（《百病家庭饮食疗法大全》）　胡桃（核桃） 10 个，打破，连壳加水适量煮汤，去渣。代茶饮。

2. 墨鱼鸡肉饮（《中华养生药膳大全》） 母鸡 1 只，墨鱼 1 条，糯米 50g。将母鸡宰杀洗净后，连内脏与带骨墨鱼一同放入砂锅中，加水炖烂熟，取浓汤备用。鸡肉、墨鱼捞出佐餐。以浓鸡墨鱼汤煮糯米成粥，加盐少许调味。以鸡肉、墨鱼为菜，喝糯米粥。佐餐食用。

3. 莲子萸肉糯米汤（《疾病食疗 900 方》） 莲子 60g，山萸肉 45g，糯米 50g。将莲子、山茱萸、糯米洗净，一同入锅，加适量水，用文火煮熟即可。随餐服食。

（二）气血虚弱证

【证候】妊娠期，阴道少量下血，腰酸，小腹空坠而痛，或伴有阴道少量流血，色淡红，质稀薄；或神疲肢倦，面色㿠白，心悸气短；舌质淡，苔薄白，脉滑无力。

【证机概要】气血亏虚，冲任不固，提摄无力。

【食疗方法】益气养血，固冲安胎。

【推荐食材】鸡肉、鸽肉、鹌鹑、鸡蛋、小黄米、鲤鱼、阿胶、大枣、山药、南瓜等。

【推荐食疗方】

1. 乌雌鸡肉粥（《太平圣惠方·卷九十七》） 乌雌鸡 1 只，糯米 50g，淡豆豉 10g，盐、葱白适量。将乌雌鸡取鸡肉，淡豆豉煎汤取汁，于豉汁中加入鸡肉和糯米，小火煮粥，最后加盐、葱白调味即可。空腹食之。

2. 小黄米母鸡粥（《续名医类案》） 老母鸡 1 只，小黄米适量。将老母鸡宰杀，去毛及内脏，洗净切成小块。锅内烧适量水，下鸡炖，先用武火烧开，除去汤面上的浮物，改用文火慢炖至鸡软。将小黄米洗净，下入鸡汤内煮粥，煮至鸡烂小米汁稠即成。佐餐服食。

3. 鲤鱼阿胶粥（《太平圣惠方》） 鲤鱼 500g，阿胶 30g，糯米 50g，葱、姜、橘皮、盐少许。将鲤鱼去内脏洗净，加水适量，入阿胶、葱、姜、橘皮、盐，小火煮 30 分钟左右即可。随餐服食。

（三）血热证

实热证

【证候】妊娠期腰酸、小腹灼痛，或伴有阴道少量流血，色鲜红或深红，质稠；渴喜冷饮，小便短黄，大便秘结；舌红，苔黄而干，脉滑数或弦数。

【证机概要】热伏冲任，迫血妄行，损伤胎气。

【食疗方法】清热凉血，固冲止血。

【推荐食材】荷叶、柠檬、丝瓜、莲藕、西瓜、梨、绿豆、赤小豆、芹菜、油菜、白茅根等。

【推荐食疗方】

1. 卷心荷叶饮（《中国食疗学》） 新鲜卷心荷叶 1～2 张，冰糖适量。将新鲜卷心荷叶洗净，切成小方块，加水 400mL，用旺火煎至 250mL，去渣取汁，纳入冰糖适量溶化。一次顿服，每日 1～2 剂。

2. 柠檬速溶饮（《食物考》） 鲜柠檬肉切碎，以洁净纱布绞取汁液，先以大火，后以小火煎煮柠檬汁成膏状。停火，待冷却后加白糖粉将汁膏吸干，混匀晒干，再压碎，装瓶备用。每次 10g 以沸水冲化，饮用，每日 2 次。

3. 茅根赤豆粥 见"鼓胀"节。

虚热证

【证候】妊娠期腰酸、小腹灼痛，或伴有阴道少量流血，色鲜红，质稀；或伴心烦不安，五心烦热，咽干少津，便结溺黄；舌红少苔，脉细数。

【证机概要】阴虚内热，热扰冲任，损伤胎气。

【食疗方法】滋阴清热，养血安胎。

【推荐食材】海参、猪肉、鸭肉、鸡蛋、牛乳、香油、蜂蜜、百合、银耳、白茅根等。

【推荐食疗方】

1. 鸡蛋粥（《太平圣惠方》）　鸡蛋 2 个，粳米 50g，白糖少许。将粳米淘洗干净，放入锅内，加水适量熬煮成粥。待粥熟时，将鸡蛋打散，淋入煮沸的粥内，片刻后调入白糖即成。作早、晚餐温热食用。

2. 百合鸡子黄汤（《金匮要略》）　百合 20g，鸡子黄 1 枚。将百合脱瓣，用清水浸泡 1 宿，待白沫出，去水，放入锅中，加水适量武火烧开后，改用文火继续煮约半小时，然后打入鸡子黄搅匀，再次煮沸即可。温热食用，每日 2 次。

3. 荷叶猪肉饼（《食疗·药膳》）　猪瘦肉 300g，鲜荷叶 1 大张，黄酒、酱油、味精、白糖、精盐、生粉适量。将猪瘦肉剁成泥，加黄酒、酱油、味精、白糖、精盐、生粉、水，用筷子顺向搅打稠黏状后分成 6 份。将鲜荷叶洗净后亦分成 6 份，分别包上肉馅，包成方形，用纱绳扎好，上笼用大火蒸 30 分钟。趁热食用。

（四）血瘀证

【证候】宿有癥积，孕后常有腰酸，下腹刺痛，阴道不时流血，色暗红，或妊娠期不慎跌仆闪挫，或劳力过度，或妊娠期手术创伤，继之腰酸腹痛，胎动下坠或阴道少量流血；大小便正常；舌暗红，或有瘀斑，苔薄，脉弦滑或沉弦。

【证机概要】瘀血阻滞冲任胞脉，气血壅滞不通，血不归经，胎元失养。

【食疗方法】活血化瘀，补肾安胎。

【推荐食材】黑木耳、黄酒、莲藕、油菜、鲤鱼、当归、阿胶等。

【推荐食疗方】

1. 蛋黄黄酒方（《巧吃治百病》）　鸡蛋黄 5 个，黄酒 50mL，盐少许。将鸡蛋黄和黄酒调匀，酌加盐少许，蒸 1 小时。佐餐服食。

2. 鲤鱼木耳汤（《家庭食疗方 1100 种》）　鲤鱼 1 条，黑木耳 10g，料酒、盐适量。将鲤鱼去鳞、鳃及内脏，洗净切块，加入料酒、盐腌渍 15 分钟。木耳提前泡发洗净，与鲤鱼一同入锅，小火煲汤。佐餐服食。

3. 木耳芝麻茶（《妇产科病症药膳》）　黑木耳 60g，黑芝麻 15g，白糖适量。将黑木耳 30g 入锅中，炒至略带焦味时起锅待用；再炒黑芝麻，炒出香味即可。加水 1500mL，同时入生、熟黑木耳及黑芝麻，用中火煮沸约 30 分钟，起锅过滤，装在器皿内待饮。加白糖调味。每日 2 次，每次饮用 100 ~ 200mL。

（五）湿热证

【证候】妊娠期腰酸腹痛，阴道少量流血，或淋漓不尽，色暗红；或伴有低热起伏，小便黄赤，大便黏；舌质红，苔黄腻，脉滑数或弦数。

【证机概要】湿热内蕴，与血相搏，流注冲任，蕴结胞中，气血不得下达冲任以养胎。

【食疗方法】清热利湿，补肾安胎。

【推荐食材】鲤鱼、鲫鱼、丝瓜、蚕豆壳、白扁豆、山药、荷叶、冬瓜、绿豆、赤小豆等。

【推荐食疗方】

1. 蚕豆壳散（《种福堂公选良方》）　蚕豆壳50g，白砂糖少许。将蚕豆壳小火炒熟磨末，加白砂糖少许调服，每服4.5～6g。

2. 鲤鱼粥（《本草纲目》）　鲤鱼1条，粳米50g，盐、葱、姜末、料酒、香油适量。将鲤鱼剖洗干净，放入瓷盆中，加盐、葱、姜末及料酒各适量，上笼屉蒸熟，拆骨、刺取肉。将粳米淘洗干净，放入锅中，加水适量熬粥。粥成后，加入鲤鱼肉及汤汁。稍沸，再调入香油即成。作早、晚餐温热食用。

3. 山药扁豆羹（《孕产妇康复食谱集锦》）　山药100g，白扁豆100g，陈皮15g，大枣60g，冰糖、湿淀粉适量。将山药洗净后切成段，蒸酥搅成泥。大枣洗净后煮熟并去核，捣成泥。白扁豆洗净后煮酥，擀成泥。锅置火上，放少量清水，将洗好的陈皮放入，煮开后文火再煮15分钟，去陈皮渣，留水在锅中，将山药泥、大枣泥、扁豆泥全部放入，加冰糖和湿淀粉适量，边搅边煮，待冰糖化开，羹煮开即可。佐餐食用。

第十一节　产后恶露不绝

产后血性恶露持续10天以上仍淋漓不尽者，称为"产后恶露不绝"，又称"产后恶露不尽""产后恶露不止"。

一、病因病机

本病多因素体气虚，或产后操劳过度，劳倦伤脾，中气不足，冲任不固；或因素体阴虚，复因产时失血，或七情所伤，肝郁化火，热扰冲任；或因产后寒邪乘虚而入，寒凝血瘀，或因情志不遂，气滞血瘀，以致恶露日久不止。

二、辨证要点

辨证应以恶露的量、色、质、气味等，并结合全身症状辨别寒热、虚实。恶露量多，色淡红，质清稀，无臭气，伴有神疲乏力，短气懒言，面色㿠白，小腹空坠，乳房松软，乳汁少而稀，舌淡少苔，脉细弱，多属气虚不摄；恶露或多或少，色紫红，质黏稠，或臭秽，面色潮红，口燥咽干，舌红少苔，脉细，多属阴虚血热；如伴有胸胁小腹胀痛，心烦口苦，舌红苔薄黄，脉弦数，多属肝郁化热；恶露量少，色紫黯，有血块，伴有小腹痛而拒按，块下痛减，舌质紫黯或有瘀点，脉沉涩，多属瘀血内阻。

三、食疗原则

食疗应遵循虚者补之，热者清之，瘀者攻之的原则，并随证选加具有止血功效的食物以达标本同治。气虚者，补气摄血，可用人参、黄芪、大枣、山药等；血热者，清热凉血止血，宜用生莲藕、马齿苋、荠菜等；血瘀者，活血化瘀止血，宜食用山楂、红曲等。气虚者不宜多食寒凉之品以防寒凝血脉，瘀血内生；瘀热者不宜过食补益之品以防助邪生热。

四、辨证食疗

（一）气虚证

【证候】产后恶露过期不止，量多，色淡红，质稀，无臭味；面色㿠白，精神倦怠，四肢无力，气短懒言，小腹空坠；舌淡，苔薄白，脉缓弱。

【证机概要】素体虚弱，产时气随血耗，其气益虚，或产后操劳过度，损伤脾气，中气虚陷，冲任失固，血失统摄，以致恶露日久不止。

【食疗方法】益气摄血固冲。

【推荐食材】人参、党参、黄芪、乌鸡、鳝鱼、猪瘦肉、淡菜、海参、莲子、山药、大枣、花生衣等。

【推荐食疗方】

1. 人参乌鸡汤（《中华食疗大全》）　人参10g，乌骨鸡1只，姜片、调味料适量。将人参浸泡软后切片，洗净备用。乌骨鸡宰杀，清除内脏，洗净，切块后用清水浸泡，其间换水数次，至水清亮为止。将准备好的人参片装入鸡腹中，然后将其放入砂锅内，放入姜片隔水炖至鸡烂熟，加入调料调味即可。佐餐服食。

2. 黄芪橘皮粥（《孕产妇康复食谱集锦》）　黄芪30g，橘皮3g，粳米100g，红糖适量。将黄芪、橘皮洗净，放入锅中，加适量清水，上火煎熬后去渣，取汁待用。锅置火上，放入粳米、黄芪橘皮汁和适量清水煮粥。粥成后加入红糖调匀，即可食用。空腹温服。

3. 鳝鱼党参大枣汤（《家庭食疗方1100种》）　鳝鱼1条（约重250g），党参9g，大枣10枚，食盐、味精、葱姜适量。将鳝鱼活杀，去内脏，洗净切丝。党参用纱布包好，同大枣共入锅中。加水适量煮熟，调入食盐、味精、葱姜即成。随餐服食。

（二）血热证

【证候】产后恶露过期不止，量较多，色鲜红，质黏稠；口燥咽干，面色潮红；舌红苔少，脉细数无力。

【证机概要】产妇素体阴虚，因产亡血伤津，营阴更亏，阴虚则内热，或产后过食辛辣温燥之品，或肝气郁滞，久而化热，热伤冲任，迫血妄行，而致恶露不绝。

【食疗方法】养阴清热，凉血止血。

【推荐食材】生莲藕、荠菜、马齿苋、小蓟、木耳、芹菜、苦瓜、赤小豆、鲜荸荠、蒲公英、栀子、白茅根、鸡蛋、猪瘦肉等。

【推荐食疗方】

1. 藕汁饮（《中国药膳宝典》）　鲜白嫩藕100g，白糖20g。将鲜白嫩藕榨取汁，加入白糖，搅拌待溶化。冷饮之。

2. 茅根赤豆粥　见"鼓胀"节。

3. 荠菜马齿苋汤（《食疗本草学》）　荠菜60g，马齿苋60g。将荠菜和马齿苋煎汤。空腹温服。

（三）血瘀证

【证候】产后恶露过期不止，淋漓量少，或突然量多，色暗有块，或伴小腹疼痛拒按，块下痛减；舌紫暗，或有瘀点，苔薄，脉弦涩。

【证机概要】产后胞宫、胞脉空虚，寒邪乘虚而入，血为寒凝，结而成瘀；或七情内伤，或有气滞血瘀，瘀阻冲任，新血难安，以致恶露淋漓不绝。

【食疗方法】活血化瘀，理血归经。

【推荐食材】山楂、红曲、木耳、黄酒、醋、油菜、茄子、韭菜等。

【推荐食疗方】

1. 山楂粥（《粥谱》） 山楂 30 ～ 40g（或鲜山楂 60g），粳米 100g，砂糖 10g。将山楂入砂锅煮取浓汁，去渣，然后加入粳米和砂糖煮粥。此粥连食 7 ～ 10 天为好，宜作上、下午点心服用，最好不要空腹食。

2. 益母草煮鸡蛋 见"鼓胀"节。

3. 桃仁莲藕汤 见"经间期出血"节。

第十二节　产后缺乳

产后缺乳是指产妇在哺乳期内乳汁甚少，或无乳可下，又称"乳汁不足"或"乳汁不行"。多发生在产后 2 ～ 3 天至半个月内，也可发生在整个哺乳期。

一、病因病机

脾胃虚弱，产后出血过多，产后情志抑郁等均可导致本病的发生。乳汁为气血所化，脾胃是气血生化之源。若素体脾胃虚弱或产时失血过多，伤气伤血，或产后操劳过度，汗出过多，耗气伤津，致使乳汁生化之源不足；或情志所伤，肝郁气滞，乳络不通，乳汁运行受阻。

二、辨证要点

缺乳有虚实两端，若乳房松软不胀，乳脉细少，乳汁清稀，多由气血虚弱、冲任不足所致，属虚证；若乳房胀满硬痛，乳脉胀硕，乳汁浓稠，为肝气郁结，属实证。

三、食疗原则

缺乳的食疗以调理气血，通络下乳为原则。虚者，补益气血为主，可选用鸡肉、猪蹄、鲫鱼、鲤鱼、虾、鹌鹑、鸡蛋等，同时佐以滋液之品，多喝肉汤、骨头汤及各种粥类，以增乳汁之化源；实者，疏肝理气为主，可选用柚、橙、玫瑰花、茉莉花、陈皮等，同时佐以补血之品，如猪肝、当归等，以养血调肝。然而无论虚实，均宜佐以通络下乳之品，以助乳汁分泌。不宜食用寒凉或辛辣食物，如黄瓜、生茄子、花椒等。禁食有回乳作用的食物，如麦芽、麦芽糖、麦乳精等。

四、辨证食疗

（一）气血虚弱证

【证候】产后乳少，甚或全无，乳汁清稀，乳房柔软，无胀感；面色少华，倦怠乏力，神疲食少；舌质淡，苔薄白，脉细弱。

【证机概要】素体气血虚弱，复因产时失血耗气，气血亏虚；或脾胃虚弱，气血生化不足，以致气血虚弱，无以化乳。

【食疗方法】补气养血，佐以通乳。

【推荐食材】猪蹄、羊肉、牛肉、鹿肉、鲍鱼、鲤鱼、鲫鱼、虾、鸡肉、花生、黄豆、党参、黄芪等。

【推荐食疗方】

1. 归芪鲤鱼汤（《食疗本草学》）　鲤鱼 1 条（约 500g），当归 15g，黄芪 50g，食盐适量。将当归、黄芪用纱布包好后与洗净的鱼一起入砂锅，加适量水，大火煮开后转小火，煮 30 分钟左右，加适量盐调味即可。佐餐服食。

2. 花生炖猪蹄（《陆川本草》）　花生米 200g，猪蹄 2 只，食盐适量。将猪蹄洗净，用刀划口，放锅中，加花生米及食盐适量，再加水以小火炖到熟烂，骨能脱掉时即可。佐餐服食。

3. 归参炖母鸡　见"虚劳"节。

（二）肝郁气滞证

【证候】产后乳少，甚或全无，乳汁浓稠，乳房胀硬、疼痛；胸胁胀满，情志抑郁，食欲不振；舌质正常，苔薄黄，脉弦或弦数。

【证机概要】素体抑郁，或产后七情所伤，肝失疏泄，气机郁阻，气血失调，以致经脉涩滞，乳汁运行不畅。

【食疗方法】疏肝解郁，通络下乳。

【推荐食材】黄花菜、豌豆、丝瓜、莴笋、芫荽、海带、橘皮、橘络、丝瓜络等。

【推荐食疗方】

1. 通草猪肝煲（《中医食疗学》）　猪肝 500g，黄花菜 50g，通草 30g。将上述诸物分别洗净，共入锅中，加适量水煲汤。佐餐服食。

2. 橘皮橘络饮（《中医食疗学》）　橘皮 10g，橘络 5g，丝瓜络 15g，白糖 20g。将橘皮、橘络、丝瓜络同入锅中，加适量水煎取汁，调入白糖即成。早、晚温服。

3. 黄花菜炖猪肉（《常见病的饮食疗法》）　干黄花菜 50g，瘦猪肉 200g。黄花菜提前泡发，洗净，瘦猪肉切成薄片，一同倒入陶瓷罐内，用旺火隔水炖至瘦猪肉熟透即可。加盐佐餐。

附：回乳

若产妇不欲哺乳，或产妇体质虚弱，或因病不宜授乳，或已到断乳之时，可予回乳。

【推荐食疗方】

1. 麦芽汤（《中华药膳宝典》）　生麦芽 120g。将麦芽炒黄，煎水两次，混合即成。分 3 次饮服。

2. 淡豆豉薄荷煎（《百病良方》）　淡豆豉 30g，薄荷 15g。将上药加水适量，去渣取汁。上为一日量，早晚空腹各服 1 次，连服 3 次。

3. 花椒红糖饮（《中国分科食疗大全》）　花椒 12g，红糖 30g。将花椒加水 400mL，煎成 250mL，加红糖调味。每日 1 剂代茶饮，连服 3 天。

第十三节　不孕症

不孕症是指夫妻性生活正常，未采取避孕措施 1 年以上而未能受孕者。从未妊娠者为原发性不孕；曾有过孕育或流产史，未避孕而 1 年以上未再受孕者称为继发性不孕。

一、病因病机

先天不足，房劳多产，久病大病，年逾五七，情志不畅，思虑劳倦，嗜食肥甘等诸多因素均可导致不孕。本病主要病机为肾气不足，或肝气郁结，痰湿内盛，瘀血阻滞，导致冲任气血失调。

二、辨证要点

主要根据月经、带下、全身症状及舌脉等综合分析，审脏腑、冲任、胞宫之病位，辨气血、寒热、虚实之变化。重视辨病与辨证相结合。

三、食疗原则

食疗以补肾益精，调理气血为主。宜多食益气、补肾、生精的食物，如羊肉、虾、鹌鹑、山药、核桃、枸杞子等，兼以疏肝理气、祛湿化痰、活血化瘀，辨证施膳。忌辛辣刺激及生冷肥腻的食物。

四、辨证食疗

（一）肾气虚证

【证候】婚久不孕，月经不调或停闭，量多或少，色淡暗质稀；腰酸膝软，头晕耳鸣，精神疲倦，小便清长；舌淡，苔薄白，脉沉细，两尺尤甚。

【证机概要】肾气不足，冲任虚衰，不能摄精成孕，而致不孕。

【食疗方法】补益肾气，调补冲任。

【推荐食材】乌鸡、鹌鹑、羊肉、海参、虾、鸡蛋、枸杞子、小米、黑米、黑芝麻、黑豆、芡实、莲子、山药、板栗等。

【推荐食疗方】

1. 鸡子索饼（《太平圣惠方》） 面粉 50～100g，鸡蛋 3～5 枚，白羊肉 200～250g。羊肉洗净切片煮羹，用鸡蛋清和面制成索饼，放入豉汁内煮熟，兑入羊肉羹，调味。空腹温服。

2. 栗子糕（《居家必用事类全集》） 板栗 250g，糯米粉 250g，蜂蜜适量。先将栗子阴干，去壳，研成粉，与糯米粉用水调匀，加蜂蜜水拌匀，放入蒸锅铺好，蒸熟，待温，切成块即可。作主食，适量食用。

3. 天仙面（《寿世编》） 糯米 500g，山药 500g。糯米水浸一夜，沥干，慢火炒令极熟，山药炒过，共研细末，收储备用。每日清晨取 30g，加少许白糖调服。

（二）肾阳虚证

【证候】婚久不孕，初潮延迟，月经后期，量少，色淡质稀，甚至停闭，带下量多，清稀如水；腰膝酸冷，性欲淡漠，面色晦暗，大便溏薄，小便清长；舌淡，苔白，脉沉迟。

【证机概要】肾阳不足，冲任虚寒，胞宫失煦，故婚久不孕。

【食疗方法】温肾助阳，调补冲任。

【推荐食材】核桃仁、豇豆、韭菜、丁香、刀豆、羊乳、羊肉、鹿肉、鸽肉、鹌鹑肉、雀肉、鳝鱼、海虾、淡菜、肉苁蓉等。

【推荐食疗方】

1. 羊肾羊肉粥（《本草纲目》）　羊肾 50g 剔除臊腺，与羊肉 50g 切成细丝后焯去血水，将羊肾、羊肉滤出，与枸杞子 20g、大米 30g、葱、姜一起熬煮，将熟时调入少量盐。空腹温热服用，每日 1 剂。常食有效。

2. 苁蓉粥（《圣济总录》）　精羊肉 100g，肉苁蓉（水洗切）15g，鹿角胶（炒燥）10g，葱白（切）7 茎，鸡蛋 2 枚，粳米 100g。先将羊肉洗净切碎，与苁蓉、葱白同煎，去渣取汁，后入米煮粥，临熟下鹿角、鸡蛋，搅和匀。空腹食。

3. 鸡头粉雀舌饦子（《饮膳正要》）　羊肉 500g，草果 5 个，豌豆 50g，鸡头米粉（芡实粉）1000g，生粉 500g，调料适量。羊肉洗净，切丝，草果洗净，豌豆去皮。三味加水同煮汤，去渣留汤汁，用汤汁、清水，烧沸后下面片煮熟，加盐、葱花、姜汁，搅匀。早晚餐食用。

（三）肾阴虚证

【证候】婚久不孕，月经先期，量少，色红质稠，甚或闭经，或带下量少，阴中干涩；腰酸膝软，头晕耳鸣，形体消瘦，五心烦热，失眠多梦；舌淡或舌红，少苔，脉细或细数。

【证机概要】肾阴亏虚，冲任血海匮乏，胞宫失养，故致不孕。

【食疗方法】滋肾养血，调补冲任。

【推荐食材】海参、猪肉、黑芝麻、鸭肉、乌鸡、甲鱼、葡萄、桑椹、牛乳、鸡蛋、银耳、枸杞、阿胶等。

【推荐食疗方】

1. 枸杞叶炒鸡蛋（《滇南本草》）　鲜枸杞叶 150～200g，鸡蛋 2 枚。枸杞叶洗净，鸡蛋去壳搅拌，用花生油将枸杞叶与鸡蛋同炒熟，加食盐少许调味服食。

2. 猪肾羹　见"经间期出血"节。

3. 生地黄鸡　见"胁痛"节。

（四）肝气郁结证

【证候】婚久不孕，月经周期先后不定，量或多或少，色暗，有血块，经行腹痛，或经前胸胁、乳房胀痛；情志抑郁，或烦躁易怒；舌淡红，苔薄白，脉弦。

【证机概要】肝气郁结，疏泄失常，冲任失和，故婚久不孕。

【食疗方法】疏肝解郁，理血调经。

【推荐食材】香橼、橙子、柚子皮、陈皮、佛手、荞麦、高粱米、刀豆、菠菜、白萝卜、玫瑰花、茉莉花等。

【推荐食疗方】

1. 玫瑰花茶　见"胸痹"节。

2. 茉莉花茶（《本草品汇精要》）　茉莉花 10g，绿茶 10g。将茉莉花和绿茶放入茶杯中，加入适量沸水冲泡，浸泡 10～15 分钟即可。适量代茶饮。

3. 佛手柑粥　见"喘证"节。

（五）痰湿内阻证

【证候】婚久不孕，月经后期，甚或闭经，带下量多，色白质黏；形体肥胖，胸闷呕恶，心悸头晕；舌淡胖，苔白腻，脉滑。

【证机概要】素体脾虚，聚湿成痰，或肥胖之体，躯脂满溢，痰湿内盛，壅滞冲任，故婚久不孕。

【食疗方法】燥湿化痰，理气调经。

【推荐食材】薏苡仁、白扁豆、冬瓜、白萝卜、莱菔子、香椿、大头菜、荞麦、生姜、桂花、橘皮等。

【推荐食疗方】

1. 薏苡仁粥　见"胃痛"节。

2. 莱菔子粥（《老老恒言》）　莱菔子15g，粳米100g。将莱菔子炒熟，磨成细粉。将粳米洗净，与莱菔子粉一同置锅内，加水适量，置武火上烧沸，用文火熬煮成粥即成。每日温食。

3. 鲜姜萝卜汁（《普济方》）　白萝卜500g，生姜30g。将白萝卜和生姜洗干净，切碎，分别榨取汁液，再将两者汁液混合均匀即可。徐徐饮用。

（六）瘀滞胞宫证

【证候】婚久不孕，月经后期，量或多或少，色紫黑，有血块，可伴痛经；平素小腹或少腹疼痛，或肛门坠胀不适；舌质紫暗，边有瘀点，脉弦涩。

【证机概要】瘀血内停，冲任阻滞，胞脉不通，故致不孕。

【食疗方法】活血化瘀，止痛调经。

【推荐食材】油菜、山慈菇、茄子、莲藕、山楂、玫瑰花、月季花、酒、醋、红糖、桃仁、当归等。

【推荐食疗方】

1. 三七大枣鲫鱼汤（《中华养生药膳大典》）　鲫鱼150g，三七10g，陈皮5g，大枣15枚，精盐、香油各适量。将切碎的三七与大枣、陈皮、鲫鱼同入锅中，加水500mL，文火煎煮30分钟，加入精盐，淋上香油即成。佐餐食用。

2. 黄酒核桃泥汤（《本草纲目》）　核桃仁5个，白糖50g，黄酒50g。将核桃仁捣碎成泥，加白糖、黄酒，用小火煎煮10分钟即成。早晚温服。

3. 红糖大枣生姜汤　见"闭经"节。

第十三章

中医儿科病证食疗

扫一扫，查阅本章数字资源，含PPT、音视频、图片等

第一节 积 滞

积滞是指以不思乳食、脘腹胀满、嗳气酸腐、大便溏薄或秘结酸臭为主要表现的一种胃肠病证，各个年龄均可发病，以婴幼儿为多见。现代医学的功能性消化不良以此为主要表现者，可参照本节内容辨证食疗。

一、病因病机

乳食内积，伤及脾胃，或先天脾虚不足、后天脾胃失养，均可致脾胃功能失调，升降失常，而成积滞。其基本病机为食积气滞，病位在脾胃。若积久不消，可进一步发展为疳证。

二、辨证要点

本病病位主要在脾胃，初期表现多为实证，积滞日久则虚实夹杂，脾胃虚弱者病初即表现为虚实夹杂的情况。

若素体阳盛，发病见口气臭秽，呕吐酸腐，面赤唇红，烦躁易怒，大便秘结臭秽，手足胸腹灼热，舌红苔黄厚腻，此系热证。若素体阳虚，贪食生冷，或过用寒凉药物，致脘腹胀满，喜温喜按，面白唇淡，四肢欠温，大便稀溏，小便清长，舌淡苔白腻，此系寒证。

三、食疗原则

本病以消食化积，理气行滞为总体食疗原则。实证主要治以消食导滞，如遇积滞化热，则佐以清解积热；如遇偏寒者，则佐以温阳助运；积滞较重，或者积热结聚者，治以通腑泄热；虚实夹杂者，治以消补兼施。

四、辨证食疗

（一）乳食内积

【证候】不思乳食，嗳腐吞酸或呕吐食物、乳片，脘腹胀满疼痛，大便酸臭，烦躁，夜寐不安，手足心热，舌质红，苔白厚或黄厚腻，脉象弦滑，指纹紫滞。

【证机概要】乳食停聚，气机阻滞。

【食疗方法】消乳化食，和中导滞。

【推荐食材】山楂、麦芽、莱菔子、萝卜、荞麦、芫荽。

【推荐食疗方】

1. 萝卜汁 见"颤证"节。

2. 山楂粥 见"产后恶露不绝"节。

3. 消食导滞老人小孩健脾良方（《集验良方》） 山楂 500g 去核，大麦粉 500g 炒熟，白高粱米 500g 炒熟，将三物混合均匀，每服 30g，白糖调味，开水调服。每日 2 次。

（二）食积化热

【证候】不思乳食，口干，脘腹胀满，腹部灼热，手足心热，心烦易怒，夜寐不安，小便黄，大便臭秽或秘结，舌质红，苔黄腻，脉滑数，指纹紫。

【证机概要】脾胃运化失常，乳食停聚，日久化热。

【食疗方法】清热导滞，消积和中。

【推荐食材】莱菔子、白萝卜、余甘子、荸荠、刺梨、鸡内金、山楂。

【推荐食疗方】

1. 雪羹汤 见"喘证"节。

2. 玉蜀黍饭（《调疾饮食辩》） 玉米适量，煮熟。早晚温热服用。

3. 蜜饯山楂（《医钞类编》） 生山楂 500g 去核，加水适量煎煮至七成熟，水将耗干时加入蜂蜜 200g，再以小火煎煮熟透，收汁待冷，放入瓶中贮存备用。每次饭前或饭后食用 3～5 枚，亦可以随意食之。

（三）脾虚夹积

【证候】面色萎黄，形体消瘦，神疲肢倦，不思乳食，食则饱胀，腹满喜按，大便稀溏酸腥，夹有乳片或不消化食物残渣，舌质淡，苔白腻，脉细滑，指纹淡滞。

【证机概要】脾失健运，食积不化。

【食疗方法】健脾助运，消食化滞。

【推荐食材】薏苡仁、茯苓、陈皮、山楂、山药、麦芽。

【推荐食疗方】

1. 小米怀山药粥（民间验方） 将山药 20g（鲜品 50g）洗净捣碎或切片，与小米 50g 同煮，快熟时加入冰糖 3g，调匀。每日 1～2 剂，温服。

2. 焦米粥（《粥谱》） 大米 50g 炒焦，煮粥；或者用饭锅粑，煮粥，代粥食用。每日 1～2 剂，温服。

3. 醋菜（《食宪鸿秘》） 白菜 1 棵，去黄叶劈开两半，晒软，撒上炒盐腌 1～2 日，晾出水气。干净坛子中一层白菜一层茴香，按实，用醋灌满，30～40 日可食用。佐餐食用。

第二节 疳 证

疳证是指小儿以形体消瘦、面黄发枯，精神萎靡或烦躁，饮食异常，大便不调为特征的一种慢性消耗性疾病。以 5 岁以下小儿多见。本病相当于现代医学的蛋白质-能量营养不良、维生素营养障碍、微量元素缺乏等疾病。

一、病因病机

积滞、厌食、久吐、久泻等病久治未愈，先天禀赋不足，长期过用苦寒攻伐、峻下药物，日久损伤脾胃，均可发为疳证。其基本病机为耗阴生热，病变部位在脾胃，五脏均可累及。病情加重可致脾气衰败，严重者阴阳离决而猝亡。

二、辨证要点

常证有疳气、疳积、干疳 3 种，兼证有肺疳、心疳、眼疳、肾疳和疳肿胀 5 类。初起面黄发疏，食欲欠佳，形体略瘦，大便不调，精神如常者，此为疳气；病情进展，形体出现明显消瘦，肚腹膨隆，情绪烦躁，常有啼哭，夜卧不安，善食易饥或嗜食异物者，此乃疳积；若病程迁延失治，可见形体极度消瘦，貌似老人，杳不思食，腹凹如舟，精神萎靡者，此为干疳。

疳气阶段为脾胃失和，病情轻浅的虚证；疳积阶段脾虚夹积，虚实夹杂，病情较重；干疳阶段乃脾胃衰败，津液消亡的虚证、重证。

脾病及心则口舌生疮；脾病及肝则目生翳瘴，眼干夜盲；脾阳虚衰，水湿泛滥则肌肤水肿。

三、食疗原则

理脾消疳为之总则。根据疳气、疳积、干疳的不同阶段，采取不同的食疗方法。疳气以和为主；疳积以消为主，或消补兼施；干疳以补为主。在治疗时要注意食补不能太过，以防阻滞脾胃。出现兼证，要在调理脾胃基础上兼顾他脏。日常要合理补充营养，纠正不良饮食习惯，积极治疗各种原发疾病。

四、辨证食疗

常　证

（一）疳气

【证候】形体消瘦，面色萎黄少华，毛发稀疏，食欲不振，腹胀，精神欠振，性情急躁易怒，大便干稀不调，舌瘦而淡，苔薄白或花剥，微腻，脉细有力，指纹淡。

【证机概要】脾失健运，气血生化乏源，津液受损。

【食疗方法】调脾助运。

【推荐食材】山药、山楂、麦芽、茯苓、柚子、苹果。

【推荐食疗方】

1. 苹果汁（《食疗本草》）　苹果 250g 洗净，去皮、核，榨汁。不拘时服，每日 1 ～ 2 剂。

2. 珠玉二宝粥　见"哮病"节。

3. 莲肉膏（《食鉴本草》）　炒莲肉 120g，炒粳米 120g，茯苓 60g，磨粉，调入蜂蜜为膏。每次服用 2 ～ 3 勺，每日 3 次。

（二）疳积

【证候】形体明显消瘦，腹膨如鼓，甚则青筋暴露，面色无华或萎黄少华，发稀结穗，精神不振或易烦躁激动，夜寐不安，或伴吮指磨牙、揉眉挖鼻，动作异常，食欲不振，或多食多便，或嗜食异物，舌淡，苔薄腻，沉细滑，指纹紫滞。

【证机概要】脾胃虚弱，气血生化乏源，津液大伤。

【食疗方法】消积理脾。

【推荐食材】茯苓、山药、莱菔子、鸡内金、柚子、橘子。

【推荐食疗方】

1.莱菔子粥 见"肺胀"节。

2.莲子饭焦粥（《医学从众录》） 莲子（去心）10g洗净，加水煮，待莲子半熟时加入饭锅粑50g，继续熬煮直至熟烂，温服。每日1～2剂。

3.荸荠猪肚羹 见"便秘"节。

（三）干疳

【证候】形体极度消瘦，面呈老人貌，皮肤干瘪起皱，大肉已脱，皮包骨头，精神萎靡不振，表情淡漠呆滞，懒言少动，啼哭无力，毛发干枯，腹凹如舟，不思饮食，夜寐不安，大便稀溏或便秘，时有低热，口唇干燥，舌淡嫩，苔花剥或无苔，脉沉细弱，指纹色淡隐伏。

【证机概要】脾胃衰败，津液消亡。

【食疗方法】补益气血。

【推荐食材】牛乳、龙眼肉、葡萄、大枣、山药、百合、鸡蛋、牛肉。

【推荐食疗方】

1.蜜炙鹌鹑（《梦粱录》） 鹌鹑1只，去毛及内脏，清洗干净后用花椒盐遍擦内外，再渍以黄酒晾干，涂上蜂蜜，入烤箱烤熟，切块。

2.鹜粥（《见闻杂录》） 青头鸭1只，去毛及内脏，剁成小块，清洗干净，焯水后熬鸭汤，葱姜醋调味，放入粳米100g，熬制鸭肉熟烂、米汁黏稠时，调入食盐即可。

3.海参粥 见"肺痨"节。

兼 证

（一）眼疳

【证候】初起夜盲，入暮暗处视物不清，两目干涩，畏光羞明，甚至黑睛混浊，白翳遮睛或眼痒涩赤，烂胞肿痛，舌红，苔薄白，脉细。

【证机概要】脾病及肝，肝阴血不足，不能上乘于目，目失所养。

【食疗方法】养血柔肝，滋阴明目。

【推荐食材】动物肝脏、枸杞子、决明子、菊花、桑椹、鲍鱼。

【推荐食疗方】

1.鸡肝草决明蛋汤（《江西草药》） 决明子5g先煎，去渣，入洗净切片的鸡肝20g，煮至临熟时打入鸡蛋1个，水沸即可。每日2剂。

2.猪肝绿豆粥（《本草纲目》） 将绿豆20g、粳米30g洗净，加水适量，煮粥。快熟烂时，加入洗净、切碎的鲜猪肝50g，待猪肝熟透即可食用，不宜加盐。每日1剂。

3.猪肝羹 见"瘿病"节。

（二）口疮

【证候】口舌生疮，口腔糜烂，秽臭难闻，面赤唇红，烦躁易哭，五心烦热，夜卧不安，进食时哭闹，小便短赤，或吐舌、弄舌，舌质红，苔薄黄或少苔，脉细数，指纹淡紫。

【证机概要】脾病及心，心阴受损，心火亢盛，火热上炎。

【食疗方法】清心泻火，滋阴生津。

【推荐食材】西瓜、苦瓜、荸荠、甘蔗、藕、茭白。

【推荐食疗方】

1. 西瓜番茄汁（《中国药膳学》）　番茄 500g 洗净，西瓜 500g 取瓤、去籽。将二者榨汁，短时间内频服尽，每日 1 剂。

2. 甘蔗莱菔汤（《食疗本草学》）　甘蔗 500g 榨汁，鲜萝卜 100g 切碎。水煮至萝卜熟烂，去渣取汁，兑入甘蔗汁，微凉后短时间内频服尽，每日 1 剂。

3. 丝瓜粥（《中国药膳学》）　丝瓜半根去皮、瓤，切成小块，粳米 30g 淘洗干净，加清水，武火烧沸，文火煮至米烂成粥，白糖调味。温热服用，每日 2 剂。

（三）疳肿胀

【证候】颜面四肢浮肿，甚则全身浮肿，面色少华，神疲乏力，四肢欠温，小便短少，舌淡嫩，苔薄白，脉沉迟无力，指纹隐伏不显。

【证机概要】脾虚日久，阴津大亏，阴损及阳，阳虚水泛。

【食疗方法】健脾温阳，利水消肿。

【推荐食材】蚕豆、鸭肉、冬瓜、牛乳、葡萄、龙眼肉、茯苓、薏苡仁。

【推荐食疗方】

1. 雄鸡小豆汤（《肘后备急方》）　雄鸡肉 500g，熬煮至七成熟时加入赤小豆 100g，继续熬至鸡肉熟烂，不放盐。饮汤食肉，每日 1 剂。

2. 鲤鱼冬瓜羹　见"月经不调"节。

3. 牛肉茯苓膏（《本经逢原》）　牛肉 2000g，白茯苓粉 60g，黄酒适量。将牛肉洗净，切小块，放入锅中，加水适量，熬煮，每小时取肉汁 1 次，加水再煎，如前取汁，共取汁 4 次，合并汁液，以小火继续煎熬，加入茯苓粉，熬至将黏稠时，加入黄酒 100mL，熬至黏稠时停火。倒入大碗中，冷藏备用。每次服用 4～6g，每天 2 次。

第三节　厌　食

厌食是以较长时期厌恶进食、食量减少为特征的一种小儿临床常见疾病。本病可发生于任何季节，但夏季暑湿当令之时可使症状加重。各年龄儿童均可发病，以 1～6 岁儿童为多见。现代医学的神经性厌食、厌食症以此为主要表现者，可参照本节内容辨证食疗。

一、病因病机

本病多由喂养不当、他病伤脾、先天不足、情志失调导致，病变脏腑主要在脾胃，病机关键为脾胃失健，纳化失和。

二、辨证要点

本病以脏腑辨证为纲，主要从脾胃进行辨证。需要辨别的是以脾胃运化功能失健为主，还是以脾胃气阴亏虚为主。凡病程短，仅表现纳呆食少，食而乏味，饮食稍多即感腹胀，形体尚无明显变化，舌质正常、舌苔薄腻者，为脾失健运；若病程长，食而不化，大便溏薄，伴有面色少华，乏力多汗，形体偏瘦，舌质淡、苔薄白者，为脾胃气虚；若食少饮多，口舌干燥，大便秘结，舌红少津、苔少或花剥者，为脾胃阴虚；厌食伴有嗳气、胁胀、性急者，为肝脾不和。

三、食疗原则

本病总的治疗原则是开胃进食。食疗方剂不可过于峻补，以防损伤脾胃、影响纳化。日常注意饮食调养，纠正患儿的不良饮食习惯，避免过食油腻、甜食。一日三餐应注意食谱丰富，花色多样，引导患儿建立进食的兴趣。

四、辨证食疗

（一）脾失健运

【证候】食欲不振，厌恶进食，食而乏味，或伴胸脘痞闷、嗳气犯恶，大便不调，偶尔多食后则脘腹饱胀，形体尚可，精神正常，舌淡红，苔薄白或薄腻，脉尚有力。

【证机概要】脾胃失和，水谷受纳运化失常。

【食疗方法】调和脾胃，运脾开胃。

【推荐食材】陈皮、大枣、砂仁、山楂、山药、胡萝卜、大麦。

【推荐食疗方】

1. 橘枣饮（民间验方） 大枣 5 枚去核、炒焦，与鲜橘皮 5g 一起放到保温杯里，用沸水冲泡 10 分钟。温热频服，每日 1～2 剂。

2. 胡萝卜粥（《本草纲目》） 胡萝卜 50g 洗净，切成小碎块；粳米 30g 淘洗干净，加入胡萝卜碎，加水熬煮成粥。每日 1～2 剂。

3. 蜜饯山楂 见"积滞"节。

（二）脾胃气虚

【证候】不思饮食，食而不化，大便偏稀夹有未消化食物，面色少华，形体偏瘦，肢倦乏力，舌质淡，苔薄白，脉缓无力。

【证机概要】脾胃气虚，运化无力，纳食减少。

【食疗方法】健脾益气，佐以助运。

【推荐食材】猪肚、山药、大枣、鳜鱼、黄花鱼、红薯、大麦。

【推荐食疗方】

1. 一味薯蓣饮（《医学衷中参西录》） 山药、白糖少许。将鲜山药 100g 洗净、去皮，切成薄片，加水用武火烧沸后转文火煮约 40 分钟，取汁。待汁稍凉，白糖调味。温热代茶饮。每日 2 剂。

2. 大米荔枝粥（民间验方） 荔枝干果 3 个，鲜山药 30g，莲子 5g，大枣 5 枚，粳米 30g，一同放入锅内，添水煮粥。温服，每日 2 剂。

3. 大麦米粥（《调疾饮食辩》） 大麦 30g，粳米 30g，泡发，熬粥至大麦熟烂，调入白糖、糖桂花即可。温服，每日 2 剂。

（三）脾胃阴虚

【**证候**】不思饮食，食少饮多，皮肤失润，大便偏干，小便短黄，甚或烦躁少寐，手足心热，舌红少津，苔少或花剥，脉细数。

【**证机概要**】脾胃阴虚，脏腑失养，运化无力。

【**食疗方法**】滋脾养胃，佐以助运。

【**推荐食材**】梨、甘蔗、藕、玉竹、小米、豆腐。

【**推荐食疗方**】

1. 牛乳粥（《济众新编》） 粳米 30g 煮粥，待米将熟时加入牛乳 150mL，调匀，煮至米烂。每日早、晚各 1 剂，温服。

2. 豆浆粳米粥（民间验方） 大米 30g 淘洗干净，放入豆浆，共同煮粥，待米熟烂，白糖调味。温热服用，每日 2 剂。

3. 糖渍柠檬（《本草纲目拾遗》） 鲜柠檬 500g，白糖 200g。将柠檬去皮、核，切块，放在锅中，将白糖约 175g 放入锅中，腌渍 1 天。待柠檬果肉被糖浸透后，用小火加热，将锅中汁液煨熬耗干，停火，待冷却后再拌入剩余的白糖，装瓶备用。每日服用约半个柠檬的量，7 天 1 个疗程。糖渍柠檬，取"酸甘化阴"之意。

（四）肝脾不和

【**证候**】厌恶进食，嗳气频繁，胸胁痞满，性情急躁，面色少华，神疲肢倦，大便不调，舌质淡，苔薄白，脉弦细。

【**证机概要**】肝失调达，气机不畅，乘脾犯胃。

【**食疗方法**】疏肝健脾，理气助运。

【**推荐食材**】白萝卜、李子、芹菜、决明子、金橘、黄花菜。

【**推荐食疗方**】

1. 佛手茶 见"癫狂"节。

2. 佛手柑粥 见"喘证"节。

3. 糖渍金橘（《随息居饮食谱》） 金橘 250g，白砂糖 250g。将金橘洗净，放入锅中，用勺将每个金橘压扁，去核，撒入白糖腌渍 1 日，待金橘浸透糖后，再以小火煨熬至汁液耗干，停火待冷，再拌入白砂糖，放盘中风干数日，装瓶备用。可作为零食食用。

第四节 口 疮

小儿口疮以口颊、舌体、上颚、齿龈等处发生黄白色溃疡为特征，疼痛流涎，或伴有发热、周身不适等。如发于口唇两侧者，称为燕口疮；若满口糜烂、色红疼痛者，称为口糜。属于现代医学的口炎范畴，包括溃疡性口炎、疱疹性口炎、口角炎等。

一、病因病机

小儿口疮的发病与风热乘脾、心脾积热上熏、阴虚火旺上攻口舌有关。本病病变部位在心、脾胃、肾，病机关键是火蕴心脾。风热夹毒上攻或邪热乘于心脾，病情重，病程短，属实证；若阴液耗损，久而肾阴内亏，病情轻，病程长，属虚证。重者阴液大伤，阴液耗损，口疮反复出现，迁延难愈。

二、辨证要点

1. 辨颜色 心脾积热者，口疮周围颜色鲜红、肿胀，溃疡面数目较多；虚火上炎者，口疮周围颜色淡红，溃疡稀疏散发。

2. 辨发热 心脾积热者，患儿颜面唇红，流涎口臭，甚者可发热，口渴，小便短赤，大便干结或几日不解；虚火上炎者，少见发热或有低热，颜面红，肢体倦怠，虚烦不寐。

3. 辨疼痛 实证者，疼痛灼热，年幼者表现为啼哭，拒食；阴虚口疮者，疼痛较轻。

4. 辨脏腑 实证病位多在心、脾，虚证病位多在肾。若口疮见于舌上、舌边溃烂，并伴有烦躁哭闹、夜寐不安、小便短赤，多属心；若口疮发生于口颊部、上颚、齿龈、口角，以溃烂为主，并伴有口臭、流涎、大便秘结者，多属脾胃。

三、食疗原则

总的食疗原则为祛火清疮。实证应以清热泻火为主；虚证治宜滋阴降火。可同时配合使用局部外治法。由于患儿口疮疼痛，进食困难，食疗方应少量频服，食物不能过热，以免加重疼痛。

四、辨证食疗

（一）风热乘脾

【证候】口腔溃疡较多，或满口糜烂，多分布于口颊、上颚、口角、齿龈、口唇等处，周围红赤，灼热疼痛，烦躁多啼，拒食，口臭涎多，小便短赤，大便干结，或发热恶风，或咽红肿痛，舌红苔黄，脉浮数，指纹浮紫。

【证机概要】风热外袭，内乘于脾胃，火热循经上炎。

【食疗方法】疏风散火，清热解毒。

【推荐食材】薄荷、金银花、西瓜、菊花、淡豆豉、绿茶。

【推荐食疗方】

1. 牛蒡子茶（《食疗本草》） 牛蒡子200g，用小火炒至微鼓起，外观成微黄色并略有香气，取出放凉，研成细末。每次服用5g，开水冲泡，代茶饮。每日2次。

2. 薄荷饮 见"内伤发热"节。

3. 糖渍西瓜（《随息居饮食谱》） 西瓜肉2000g，白糖250g。将西瓜瓤去籽，切成条，曝晒至半干，加入白糖拌匀腌渍1天，去汁水，将瓜条再曝晒至干，调入少量白糖，装罐备用。

（二）心火上炎

【证候】口腔溃疡或糜烂，以舌边尖居多，红肿灼热，疼痛较重，心烦不宁，叫扰啼哭，面赤唇红，口干欲饮，进食困难，小便短赤，舌边尖红，苔薄黄，脉细数，指纹紫滞。

【证机概要】热蕴心脾，郁而化火，心火亢盛，上炎口舌。

【食疗方法】清心凉血，泻火解毒。

【推荐食材】苦瓜、金银花、绿豆、栀子、藕、黄瓜。

【推荐食疗方】

1. 西瓜汁（《本草汇言》）　西瓜去籽取瓤榨汁。频服，不拘量。

2. 银花柿霜茶（《粥谱》）　银花5g煎汤，取汁后兑入柿霜5g。代茶频服，每日2剂。

3. 淡竹叶粥（《养生随笔》）　淡竹叶20g煎汤，去渣，用淡竹叶汤煮大米50g成粥，冰糖调味。微凉服用，每日2剂。

（三）脾胃积热

【证候】颊内、上颚、唇角、齿龈等处黏膜破损溃烂，色白或黄，呈圆形或者椭圆形，溃疡创面较深，大小不一，有的融合成片，甚则满口糜烂，边缘鲜红，灼热疼痛，拒食，口臭，涎多黏稠，或有发热，面赤唇红，烦躁不安，小便短赤，大便秘结，舌红苔黄，脉数，指纹紫滞。

【证机概要】脾胃蕴热，郁而化火，火热邪毒上攻口舌。

【食疗方法】清胃解毒，通腑泻火。

【推荐食材】西瓜、荸荠、黄豆芽、梨、莼菜、空心菜。

【推荐食疗方】

1. 鲜藕白蜜汁（《太平圣惠方》）　鲜藕100g榨汁，调入白蜜20g。频服，不拘时。注意：1岁以内幼儿不建议服用含蜂蜜食物。

2. 甘蔗莱菔汤（《食疗本草学》）　见"疳证"节。

3. 荸荠豆浆（《存存斋医话稿》）　荸荠5个去皮，沸水中烫1分钟，捣茸，纱布绞汁备用。豆浆150mL烧沸，兑入荸荠汁，再沸，离火，白糖调味。日1剂，1次服完。备注：根据患儿年龄调整1次服用量。

（四）虚火上炎

【证候】口舌溃疡或糜烂，稀散色淡，不甚疼痛，口流清涎，神疲颧红，口干不渴，手足心热，舌红苔少或花剥，脉细数，指纹淡紫。

【证机概要】肾阴亏损，水不制火，虚火上炎。

【食疗方法】滋阴降火，引火归元。

【推荐食材】百合、枸杞子、小米、豆腐、香椿、番茄。

【推荐食疗方】

1. 玉容丹（《滇南本草》）　苹果1000g捣烂、绞汁，熬成膏状，调入蜂蜜混匀即可。每次服用约10～20mL，温开水送服。

2. 甘蔗白藕汁（民间验方）　甘蔗500g榨汁；将白藕250g洗净，去节，切碎，用甘蔗汁腌浸半日，绞汁取液。1日分3次服完。

3. 枸杞叶粥（《太平圣惠方》）　将枸杞叶100g择洗干净，切碎备用；粳米30g淘洗干净，加清水、枸杞叶、葱白一起煮粥，将熟时加入豆豉汁少许，继续煮至米熟烂，食盐调味即可。温热服用，每日2剂。

第五节 佝偻病

维生素 D 缺乏性佝偻病简称佝偻病,是由于儿童体内维生素 D 不足,致使钙磷代谢失常的一种慢性营养缺乏性疾病,以正在生长的骨前端软骨板不能正常钙化,造成骨骼病变为特征,以多汗、夜啼、烦躁、枕秃、肌肉松弛、囟门迟闭,甚至鸡胸肋翻、下肢弯曲等为主要临床表现。本病常发生于冬春两季,多见于 3 岁以下小儿,尤以 6 ~ 12 个月婴儿发病率较高。

一、病因病机

本病的发病原因主要与胎养失宜、乳食失调、日照不足有关,脾肾亏虚为其基本病机。先天之本不足、后天化源不充,病变亦可涉及五脏,迁延不愈,可形成厌食、积滞、泄泻等病证。

二、辨证要点

1. 辨病情轻重 烦躁、多汗、枕秃、纳呆、囟门开大,未见骨骼变化者为轻;精神淡漠,汗出如雨,肌肉松弛,颅骨软化,或方颅,前囟门闭合迟缓,严重鸡胸,下肢弯曲,脊柱畸形者为重。

2. 辨脏腑 病在脾,肌肉松弛,形体虚胖,纳呆便稀;病在肾,头颅骨软,头方囟大,齿萌延迟,鸡胸龟背,下肢弯曲,肋骨外翻;病在心,精神烦躁,夜啼不安,语言迟钝;病在肺,毛发稀软,面白多汗,容易感冒;病在肝,坐迟立迟,行走无力,两目干涩,性情急躁,时有惊惕,甚至抽搐。

三、食疗原则

食疗原则为健脾益气,补肾填精。病之初期、极期,以脾虚、肺虚为主,治疗以健脾补肺益气为主法;恢复期、后遗症期以肾虚骨骼畸形为主,治以补肾填精壮骨为主法。患儿应配合每日服用维生素 D,多进食含钙质丰富的食物。日常要多晒太阳。

四、辨证食疗

(一)肺脾气虚

【证候】形体虚胖,神疲乏力,面色苍白,多汗,发稀易落,肌肉松软,大便不实,纳食减少,囟门增大,反复外感,舌淡,苔薄白,脉细无力。

【证机概要】肺脾气虚,气血生化乏源。

【食疗方法】健脾补肺。

【推荐食材】牛肉、刀鱼、山药、牛乳、鹌鹑蛋、胡萝卜。

【推荐食疗方】

1. 人参莲肉汤 见"虚劳"节。

2. 荔枝粥(《泉州本草》) 干荔枝肉 25g,山药、莲子、粳米 25g。将干荔枝、山药、莲子捣碎,放入锅内,将粳米 30g 淘净,放入锅内,加水一起煮粥。温热食用。每日 2 剂。

3. 酿猪肚方(《食医心鉴》) 将猪肚 1 个、猪脾半个洗净。猪脾、人参 10g,橘皮 20g,切碎,与米饭 200g 拌匀,调入酱油、食盐,放入猪肚中,缝好口,蒸至猪肚烂熟。切片,早晚空腹温热服用。视患儿食量，每日 0.5 ～ 1 剂。

（二）脾虚肝旺

【证候】头部多汗，面色少华，发稀枕秃，纳呆食少，坐立、行走无力，夜啼不宁，时有惊惕，甚至抽搐，囟门迟闭，生齿较晚，舌质淡，苔薄白，脉细弦。

【证机概要】脾胃虚弱，肝旺乘脾，运化失司。

【食疗方法】健脾平肝。

【推荐食材】藕、橙子、胡萝卜、山药、猪肚、鳜鱼、牛乳。

【推荐食疗方】

1. 牛乳饮（《温病条辨》）　将牛乳 200g 置于奶锅中煮沸，白糖调味即可。每日 1 ～ 2 剂，温热顿服。常食有效。

2. 藕汤（《随息居饮食谱》）　选用粗壮老藕 500g，洗净，用木棒劈破，入砂锅中，加水用小火熬至成浓汤。温热服用，每日 3 次，每天 1 剂。

3. 莲子猪肚（《医学发明》）　将莲子（去心）50g 加水蒸烂，猪肚切片，焯水后文火煮烂，投入莲子（连汁），继续熬煮片刻，佐料调味。单食或佐餐食用。

（三）肾精亏损

【证候】面白虚烦，多汗肢软，精神淡漠，智识不聪，出牙、坐、立、行走迟缓，头颅方大，鸡胸龟背，肋骨串珠，肋缘外翻，下肢弯曲，或见漏斗胸等，舌质淡，舌苔少，脉细无力。

【证机概要】肾精亏损，骨弱髓少，发育迟缓。

【食疗方法】补肾填精。

【推荐食材】海参、枸杞子、胡萝卜、龟肉、牛羊脊髓、干贝、羊肾。

【推荐食疗方】

1. 白糖鱼肚汤（《本经逢原》）　鱼肚 20g 泡发洗净，切细丝，与白砂糖 10g 一起放入瓦锅内，隔水炖熟。每日 1 剂，早晚温服。需连续服用较长时间方能有效。

2. 鳖肉粥　鳖肉 50g 切碎末，与大米 50g 一起煮粥。每日早晚温服。每日 1 ～ 2 剂。

3. 羊肾羊肉粥　见"不孕症"节。

第六节　遗　尿

遗尿是指 5 周岁以上小儿睡中小便自遗，醒后方觉的一种疾病，轻者数夜一次，重者一夜数次，多见于 10 岁以下的儿童。男孩发病率是女孩的两倍，且有明显的家族倾向。本病预后一般良好，但若长期不愈，可使儿童自尊心受到伤害而产生自卑感；严重者可影响患儿的身心健康与生长发育。某些先天性疾病引起的遗尿不易治愈。

一、病因病机

遗尿病因主要责之于先天禀赋不足，后天发育迟滞，肺、脾、肾三脏功能失调。其基本病机为膀胱失约，病位主要在肾、膀胱。若长期不愈，均可损伤肾气，影响小儿的生长发育。

二、辨证要点

辨虚实寒热：虚寒者多，病程长，患儿体质弱，遗尿量多次频，舌淡苔白或舌体胖有齿痕，脉细或沉迟，兼见面白神疲，纳少乏力，肢冷自汗，大便溏，易反复感冒等；实热者少，病程短，身体尚壮实，尿少色黄臊臭，舌红苔黄，脉数有力，兼见面红唇赤，性情急躁，头额汗多，夜卧不宁，大便干结等。

三、食疗原则

治疗以温补下元、固涩膀胱为主法，肺脾气虚者佐以健脾益气，水火失济者佐以清心滋肾，肝经湿热者佐以清热利湿。患儿常年遗尿十分痛苦，需要药物治疗为主，饮食治疗为辅。

四、辨证食疗

（一）下元虚寒

【证候】睡中经常遗尿，多则一夜数次，醒后方觉，神疲乏力，面色苍白，肢凉怕冷，腰膝酸软，智力低下，小便清长，舌淡苔白，脉沉细或沉迟。

【证机概要】下元虚寒，不能温养膀胱，膀胱闭藏失司。

【食疗方法】温补肾阳，培元固脬。

【推荐食材】芡实、栗子、对虾、韭菜、黑芝麻、羊肾、益智仁。

【推荐食疗方】

1. 金樱子粥（《调疾饮食辩》）　金樱子15g煎煮，去渣取汁，用金樱子汁煮大米50g，熬煮至米熟烂。每日1～2剂。

2. 枸杞羊肾粥（《圣济总录》）　鲜枸杞叶100g，羊肾半个，粳米30g，葱、姜、食盐各适量。将鲜枸杞叶洗净，切碎，羊肾洗净，去筋膜臊腺，切碎，粳米洗净备用。上物加水适量，以小火煨烂成粥，加入葱、姜及少量食盐。分顿食用。需经常食用。

3. 鸡肠饼（《太平圣惠方》）　将半具公鸡肠剪开，洗净，焙干，用擀面杖擀碎，与面粉100g混合均匀，加水适量，和成面团，可稍加油盐佐料，如常法烙成小薄饼。每日1～2次，作为主食温热服用。

（二）肺脾气虚

【证候】睡中遗尿，量不多但次数频，少气懒言，神疲乏力，面色苍黄，食欲不振，大便溏薄，常自汗出，易感冒，舌淡或胖嫩，苔薄白，脉弱。

【证机概要】脾肺气虚，上虚不能制下，水道约束无权。

【食疗方法】补肺健脾，益气升清。

【推荐食材】山药、益智仁、芡实、白果、干贝、牛肉。

【推荐食疗方】

1. 人参胡桃汤　见"咳嗽"节。

2. 芡实茯苓粥（《摘元方》）　芡实10g、茯苓10g捣碎，煮至软烂时加入大米50g，继续熬至米熟烂。每日1剂。

3. 山药茯苓包　见"哮病"节。

（三）心肾失交

【证候】梦中遗尿，夜寐不安，白天多动少静，难以自抑，或五心烦热，形体偏瘦，舌尖红，少苔，脉沉细而数。

【证机概要】心肾不交，水火不济，膀胱失约，闭藏失司。

【食疗方法】清心滋肾，安神固脬。

【推荐食材】芡实、莲子、桑椹、枸杞子、五味子、酸枣仁。

【推荐食疗方】

1.二子茶（《摄生众妙方》）　枸杞子 5g，五味子 3g，开水冲泡，代茶饮，温热频服。每日 2 剂。

2.豆麦茶（验方）　黑豆 30g，浮小麦 30g，莲子 7 枚去心，黑枣 7 个。同煮汁，滤渣，调入冰糖少许。代茶饮，每日 2 剂。

3.百合面（《山家清供》）　干百合 50g 研为细末，与面粉 100g 一起和面做饼，以植物油烙饼。作为主食食用。每日早晚温热食用，每日 2 剂。

（四）肝经湿热

【证候】睡中遗尿，次数较少，尿量短少，色黄腥臊，面红唇赤，平时性情急躁，或夜间多梦易惊，睡眠不宁。舌红，苔薄黄腻，脉滑数。

【证机概要】肝经湿热郁结，湿热下迫膀胱，膀胱失约。

【食疗方法】清利湿热，泻肝止遗。

【推荐食材】芹菜、桑椹、栀子、泥鳅、田螺、鸽蛋。

【推荐食疗方】

1.荸荠汤　见"肥胖"节。

2.芹菜粥　见"眩晕"节。

3.栀子仁粥　见"胁痛"节。

第七节　水　痘

水痘是由水痘时邪（水痘-带状疱疹病毒）引起的一种急性出疹性传染病，临床以发热，皮肤黏膜分批出现皮疹，红斑、丘疹、疱疹、结痂同时存在为主要特征。现代医学亦称本病为水痘。本病一年四季均可发病，以冬春季节发病最多。任何年龄均可发病，以 6 ～ 9 岁小儿为多见。

一、病因病机

本病病因为外感时行邪毒。病位在肺、脾，病机关键为水痘时邪蕴郁肺脾，湿热蕴结，透于肌表。小儿水痘以轻证居多，但失治误治也可出现邪陷心肝、邪毒闭肺的变证。

二、辨证要点

辨卫气营血　病情轻者病在卫分，痘疹细小，稀疏散在，红润瘙痒，疱浆清亮，并伴有发热、流涕、咳嗽等症；病情重者病在气、营，常见壮热不退，烦躁口渴，面红目赤，便秘尿黄，痘疹粗大，分布稠密，疹色紫黯，疱浆浑浊。若出现邪陷厥阴或邪毒闭肺证，可见患儿神昏抽搐或咳嗽痰喘，为邪毒炽盛、正不胜邪的变证。

三、食疗原则

本病以清热解毒化湿为基本食疗原则。轻证者邪伤肺卫，食疗以疏风清热解毒；重证者毒炽气营，食疗以清气凉营，化湿解毒。当患儿出现变证的时候，可见惊厥、神昏等重证，此时从口腔进食困难，必要时给予鼻饲。

四、辨证食疗

常　证

（一）邪伤肺卫

【证候】发热或微热，鼻流清涕，喷嚏，偶有轻咳，1～2天后出现皮疹，初为斑疹，继而为丘疹、疱疹，皮疹大多为椭圆形，分布稀疏，疹色红润，疱疹壁薄，疱浆清亮，此起彼伏，伴有痒感，多见于躯干、颜面及头皮，舌苔薄白，舌质淡，脉浮数。

【证机概要】邪犯肺卫，与内湿相搏，透于肌表。

【食疗方法】疏风清热，利湿解毒。

【推荐食材】芫荽、绿豆芽、金银花、薄荷、薏苡仁、淡豆豉。

【推荐食疗方】

1. 芦菊茶（《粥谱》）　将芦根 10g 切碎，与菊花 5g 共加水煎汤，取汁。代茶饮。温热频服，每日 1 剂。

2. 芫荽汤（《太平圣惠方》）　芫荽 50g，加水适量煎煮，水沸后再煮 10 分钟即可。温热频服，促进痘疹速发。每日 1 剂。

3. 牛蒡粥（《太平圣惠方》）　取牛蒡根榨汁约 50mL，粳米 50g 煮粥，将熟时投入牛蒡汁，搅匀即可。空腹温热服，每日 1～2 剂。

（二）邪炽气营

【证候】壮热烦躁，口渴引饮，面赤唇红，口舌生疮，皮疹分布稠密，颜色紫黯，疱浆浑浊，甚至可出现出血性皮疹、紫癜，可呈离心性分布，大便干结，小便黄赤，舌苔黄糙少津，舌质红或红绛，脉洪数。

【证机概要】邪毒炽盛，郁于肺脾不解，内犯气营，与湿热相搏。

【食疗方法】清气凉营，解毒化湿。

【推荐食材】绿豆、竹笋、西瓜、苋菜、淡竹叶、葛根。

【推荐食疗方】

1. 三豆饮（《世医得效方》）　赤小豆 15g，黑豆 15g，绿豆 15g，生甘草 5g。将以上四物加水适量，煮至豆熟烂，食豆饮汤。每日 2 次，温服，直至痊愈。

2. 荸荠酒酿（《良方集要》）　将荸荠 5 枚去皮洗净，切片备用。酒酿 20g 中加入水少许，放入荸荠片，煮熟食用。每日 1 剂。

3. 苡仁粥（《广济方》）　将薏苡仁 30g 磨粉，与陈大米 50g 一起煮粥。早晚温服，日 1～2 剂。

变　证

（一）邪陷心肝

【证候】壮热持续，烦躁不安，神昏谵语或者昏愦不语，甚则昏迷抽搐，舌质红绛，舌苔黄糙，脉弦数。

【证机概要】邪犯气营，正不胜邪，累及厥阴。

【食疗方法】清热解毒，镇惊开窍。

【推荐食材】麦冬、马齿苋、金银花、淡竹叶、栀子、芦根。

【推荐食疗方】

1.五汁饮　见"消渴"节。

2.芦根饮子（《养老奉亲书》）　鲜芦根 250g 煎汤，去渣取汁，用芦根汁煮青粟米 100g 成稀粥。微凉服上清液，每日 2 剂。必要时鼻饲。

3.栀子仁粥　见"胁痛"节。

（二）邪毒闭肺

【证候】高热不退，咳嗽痰鸣，气急喘憋，鼻翼扇动，口唇紫绀，小便黄赤，大便秘结，舌红苔黄，脉洪数。

【证机概要】邪犯气营，正不胜邪，累及肺脏。

【食疗方法】清热解毒，开肺化痰。

【推荐食材】杏仁、梨、芦根、鱼腥草、枇杷、茭白。

【推荐食疗方】

1.枇杷竹叶茶（民间验方）　将鲜枇杷叶、鲜竹叶、鲜芦根各 10g 洗净，切碎，放入锅内，加水煮沸后再煎煮 10 分钟，取滤液，白糖调味。代茶饮，温热频服。必要时鼻饲。每日 1～2 剂。

2.雪梨浆（《温病条辨》）　将大雪花梨（或大鸭梨）半个洗净、切薄片，放在碗中，加凉开水适量，浸泡半日，再以洁净纱布绞汁。顿服，每日数次。必要时鼻饲。

3.荸荠汁（《泉州本草》）　将荸荠 500g 去皮，洗净，榨汁。不定量冷饮，频服。必要时鼻饲。

第十四章
中医皮肤科病证食疗

第一节 湿 疮

湿疮是一种过敏性炎症性皮肤病，相当于现代医学的湿疹。其临床特征是：皮损对称分布，多形损害，自觉瘙痒，易于渗出，反复发作，易成慢性等。根据病程一般可分为急性、亚急性、慢性3类。

一、病因病机

由于禀赋不耐，风、湿、热阻于肌肤所致；或因饮食不节，过食辛辣刺激、荤腥、动风之品，脾胃受损，失其健运，致湿热内生，又外感风湿热邪，内外两邪相搏，浸淫肌肤所致；或因素体虚弱，脾为湿困，肌肤失养或因湿热蕴久，耗伤阴血，化燥生风而致血虚风燥，发为本病。急性者以湿热为主；亚急性者多与脾虚湿蕴有关；慢性者则多阴虚、血虚风燥。

二、辨证要点

根据病程和皮损特点辨证。发病快，病程短，皮损潮红、肿胀，有丘疱疹，局部灼热瘙痒者为湿热浸淫证；发病较缓，皮损较湿热浸淫证轻，以丘疹、结痂、鳞屑为主，伴纳少、腹胀、便溏者为脾虚湿蕴证；病程日久，反复发作，皮损色黯或色素沉着，或肥厚粗糙，瘙痒剧烈者为血虚风燥证。

三、食疗原则

湿疹与饮食密切相关，不当饮食易加重病情。湿热浸淫者，宜多食清热化湿之品；脾虚湿蕴者，宜多食健脾利湿之品；久病血虚风燥者，宜多食养血祛风之品。

饮食宜清淡易消化，多食新鲜水果和蔬菜，多饮绿茶、果汁等具有清热化湿作用的食品。不宜多食甜腻食品。忌食辛辣刺激性食品和海鲜发物，如辣椒、芫荽、韭菜、葱蒜、海鱼、虾蟹等。

四、辨证食疗

（一）湿热蕴肤

【证候】发病快，病程短，皮损潮红，有丘疱疹，灼热瘙痒无休，抓破渗液流脂水；伴心烦口渴，身热不扬，大便干，小便短赤；舌红，苔薄白或黄，脉滑或数。

【证机概要】湿热浸淫，蕴于肌肤。

【食疗方法】清热利湿止痒。

【推荐食材】冬瓜、赤小豆、薏苡仁、玉米须、绿豆、丝瓜等。

【推荐食疗方】

1. 冬瓜薏米汤（《家庭食疗手册》） 冬瓜 200～400g，薏苡仁 30～60g。煎汤，加少许糖。代茶饮，日服 3 次。

2. 赤小豆粥 见"自汗、盗汗"节。

3. 萹蓄粥（《食医心鉴》） 萹蓄 30g（鲜品 50g），粳米 60g。萹蓄先煎取汁，去渣，后入粳米煮粥，如用萹蓄鲜嫩芽煮粥，可不去渣，有清香味，颇为爽口。代粥服用，日服 3 次。

（二）脾虚湿蕴

【证候】发病较缓，皮损潮红，瘙痒，抓后糜烂渗出，可见鳞屑；伴纳少，神疲，腹胀便溏；舌淡胖，苔白腻，脉濡缓。

【证机概要】饮食不节，日久伤脾，脾虚生湿，蕴积肌肤。

【食疗方法】健脾利湿止痒。

【推荐食材】茯苓、薏苡仁、山楂、山药、黄豆、扁豆等。

【推荐食疗方】

1. 山楂麦芽饮（《实用中医营养学》） 生山楂、炒麦芽各 10g。将山楂洗净，同麦芽入杯，沸水冲泡，或稍煮沸即可。频频饮用。

2. 茯苓车前粥 见"月经不调"节。

3. 土茯苓炖龟（《家庭食疗手册》） 土茯苓 400g，乌龟 2 只，盐、葱、姜、味精、黄酒各适量。乌龟治净；土茯苓洗净，先煎煮 1 小时，再将乌龟连甲一并放入土茯苓中，加调料再炖 3 小时即成。吃龟肉，饮汤，日服 2 次。

（三）血虚风燥

【证候】病久，反复发作，皮损色黯或色素沉着，剧痒，或皮损粗糙肥厚；伴口干不欲饮，纳差腹胀；舌淡，苔白，脉细弦。

【证机概要】久病耗伤阴血，或脾虚生化之源不足，致血虚生风化燥。

【食疗方法】养血润肤，祛风止痒。

【推荐食材】乌梢蛇、红枣、桑椹、百合、银耳、蛤蜊肉等。

【推荐食疗方】

1. 乌蛇汤（《食疗本草学》） 乌梢蛇 1 条，切片煮汤，加猪脂，盐、姜各少许调味。饮汤吃肉，日服 2 次。

2. 桑椹红枣粥（《中华食物疗法大全》） 桑椹 30g，大枣（去核）10 枚，百合 30g，粳米 100g。将前三味加水煎取汁液，去渣后与淘洗干净的粳米一同煮粥。早晚分服食。

3. 莲心银耳羹（《中国保健食谱》） 银耳 50g，莲子心 15g，百合 30g，冰糖适量。银耳用温水泡发，掰成小块，与莲子心、百合同放锅中，加适量水熬至熟烂，加冰糖调味。佐餐常食。

第二节 风瘙痒

风瘙痒是指无原发性皮肤损害，而以瘙痒为主要症状的皮肤感觉异常性皮肤病。相当于现代医学的皮肤瘙痒症。其特点是皮肤阵发性瘙痒，搔抓后常出现抓痕、血痂、色素沉着和苔藓样变等继发性皮损。临床上可分为局限性和泛发性两种。局限性者，以阴部、肛门周围最多；泛发性者则多泛发全身。

一、病因病机

禀性不耐，血热内蕴，外邪侵袭，致血热生风而痒；或因病久、年老体弱，气血亏虚，风邪乘虚外袭，血虚生风，肌肤失养而致本病；饮食不节，过食辛辣、油腻，损伤脾胃，湿热内生，日久化热生风，内不得疏泄，外不得透达，郁于肌肤腠理而发本病。

二、辨证要点

风热血热证一般以年轻者为多，病属新起，遇热可以引起发作或使瘙痒加剧；湿热内蕴证瘙痒不止，抓破后继发感染或湿疹样变，伴口干口苦，小便黄赤，大便秘结；血虚肝旺证一般以老年人为多见，病程较久，情绪波动可以引起发作或瘙痒加剧。

三、食疗原则

宜食用清淡、富有营养且易消化的食物。如瘦肉、鸡蛋、牛乳、河鱼、豆浆、新鲜水果和蔬菜等，可防止湿热内生而发病。证属风热血热者，宜食疏风清热之品；湿热内蕴者，宜食清热利湿之品；血虚肝旺者，宜食养血平肝之品。

忌食辛辣刺激、海鲜、炒货等易蕴湿助火生风的食物，如辣椒、大蒜、韭菜、海鱼、羊肉、虾蟹、咖啡、烟酒及油炸、煎烤、腌制食物等，以免诱发或加重本病。

四、辨证食疗

（一）风热血热

【证候】青年患者多见，病属新起，症见皮肤瘙痒剧烈，遇热更甚，皮肤抓破后有血痂；伴心烦，口干，小便黄，大便干结；舌淡红，苔薄黄，脉浮数。

【证机概要】风热外袭，血热生风，郁于肌肤。

【食疗方法】疏风清热，凉血止痒。

【推荐食材】淡豆豉、菊花、金银花、绿豆、荸荠、薄荷等。

【推荐食疗方】

1. 荸荠蕹菜汤（《饮食疗法》）荸荠（去皮）50g，蕹菜100g。荸荠切片，蕹菜叶、茎均用，水煎汤饮服。日服2次。

2. 薄荷粥 见"血证"节。

3. 绿豆猪肠 猪大肠、绿豆、食盐各适量。将绿豆洗净，在清水中浸20分钟。猪大肠内外洗净后，把绿豆装入猪大肠内，两端用线扎牢，加水煮烂，食盐调味即可。分数次食用，隔1～2天服1剂。

（二）湿热内蕴

【证候】瘙痒不止，抓破后继发感染或湿疹样变；伴口干口苦，胸胁闷胀，小便黄赤，大便秘结；舌红，苔黄腻，脉滑数。

【证机概要】湿热内生，蕴结于肌肤。

【食疗方法】清热利湿，解毒止痒。

【推荐食材】冬瓜、茯苓、绿豆、赤小豆、薏苡仁、蕹菜等。

【推荐食疗方】

1. 冬瓜鳢鱼汤（《食医心鉴》）　鳢鱼1条，冬瓜500g，葱白3～5茎。鱼去鳞、腮、内脏，洗净，冬瓜（不去皮）洗净，切块，同放入锅中，加适量的水、葱白，武火烧沸，文火炖熟，加食盐调味。佐餐食用。

2. 绿豆海带粥（《小儿常见食疗方》）　绿豆50g，海带30g，红糖适量。绿豆洗净，入锅，加水适量，煮至豆烂，再将海带切丝，加入锅内同煮至海带熟透，加糖少许调味。吃豆、菜，喝汤。每日1剂，连服数日。

3. 苋菜粥（《老老恒言》）　苋菜100g，粳米100g，食盐适量。将苋菜洗净、切碎，放入锅内，再加入洗净的粳米、适量水和食盐，先武火煮沸，后文火煮20分钟，即成。空腹食用，每日2次。

（三）血虚肝旺

【证候】一般以老年人为多见，病程较长，皮肤干燥，抓破后血痕累累；伴头晕眼花，失眠多梦；舌红，苔薄，脉细数或弦数。

【证机概要】血虚肝旺，生风化燥，肌肤失养。

【食疗方法】养血平肝，祛风止痒。

【推荐食材】黑木耳、大枣、桑椹、枸杞子、黑芝麻、泥鳅等。

【推荐食疗方】

1. 黑木耳红枣汤（《补养篇》）　将黑木耳30g洗净，干大枣10枚去核，加水适量，煮30分钟左右即成。每日2次。

2. 泥鳅红枣粥（《百病中医药膳疗法》）　泥鳅30g，大枣15g，食盐少许。把泥鳅洗净，与大枣煎汤，加盐调味服食。日服1次。

3. 桑椹芝麻膏（《静安慈幼心书》）　桑椹、黑芝麻各100g，黄精、麦冬、生地黄各50g，蜂蜜300g。将黄精、麦冬、生地黄同入砂锅中，加水煎煮，每30分钟取药汁1次，共取3次，药汁合并。将药汁与桑椹、芝麻同入砂锅中，武火烧沸，文火煎煮至黏稠，入蜂蜜搅拌，稍煎沸即可。每次10～20g，沸水冲服，早晚各1次。

第三节　瘾　疹

瘾疹是一种皮肤出现红色或苍白风团，时隐时现的瘙痒性、过敏性皮肤病。相当于现代医学的荨麻疹。其特点是：皮肤上出现瘙痒性风团，发无定处，骤起骤退，退后不留痕迹。

一、病因病机

本病多由先天禀赋不足，卫外不固，风邪乘虚侵袭所致；或表虚不固，风寒、风热之邪客于肌表；或饮食不节，过食辛辣肥厚，肠胃湿热郁于肌肤；或因气血不足，虚风内生，而致风邪搏结于肌肤而发病。

二、辨证要点

风寒束表证的皮疹色白，遇冷或风吹加剧，得热减轻，多冬季发病；风热犯表证的皮疹色赤，遇热加剧，得冷减轻，多夏季发病；胃肠湿热证发疹时可伴有脘腹疼痛、神疲纳呆、大便秘结或泄泻；气血两虚证的风疹块反复发作，延续数月或数年，劳累后则发作加剧，神疲乏力。

三、食疗原则

饮食宜选择富含营养、清淡容易消化的食物，如豆制品、瘦肉、牛乳等，以滋养身体，提高机体正气。多食绿叶蔬菜、新鲜水果，多饮茶水、果汁等食物，以润肠通便、清热化湿利尿。

有热者忌辛辣、刺激、海鲜、炒货等易诱发或加重疾病的食物，如海鱼、虾蟹、羊肉、香菇及油炸、煎烤、腌制品等。

四、辨证食疗

（一）风寒束表

【证候】风团色白，遇寒加重，得暖则减，恶寒，口不渴；舌质淡红，苔薄白，脉浮紧。

【证机概要】风寒外袭，营卫不和。

【食疗方法】疏风散寒，解表止痒。

【推荐食材】生姜、紫苏叶、韭菜、芫荽、大枣、红糖等。

【推荐食疗方】

1. 韭菜甘草饮（《疾病饮食疗法》） 韭菜 150g，甘草 10g。韭菜洗净切段，与甘草同入锅中，加水适量煎煮 20 分钟后取汁。每日 1 剂，分 2 次饮服。

2. 紫苏叶茶（《调疾饮食辩》） 紫苏叶 15g，红糖适量。将紫苏叶晒干、研粗末，加适量红糖，沸水冲泡。代茶频饮。

3. 姜醋木瓜（《百病中医药膳疗法》） 米醋 100mL，木瓜 60g，生姜 9g。将上述诸物共入砂锅内，用小火煮，待醋煮干时即成。取出木瓜、生姜食用。早晚各服 1 次。

（二）风热犯表

【证候】风团鲜红，灼热剧痒，遇热加重，得冷则减；伴发热恶寒，咽喉肿痛；舌质红，苔薄白或薄黄，脉浮数。

【证机概要】风热客表，营卫不和。

【食疗方法】疏风清热，解表止痒。

【推荐食材】菊花、淡豆豉、芦根、芋头、金银花、荸荠等。

【推荐食疗方】

1. 菊花饮（《百病中医药膳疗法》） 冬瓜皮（经霜）20g，黄菊花 15g，赤芍 12g，蜂蜜少量。将冬瓜皮、黄菊花、赤芍加适量水煎取汁，再加入蜂蜜调匀。代茶饮，日服 1 次。

2. 金银花露 市售金银花露，每次 10mL，早晚各一次。

3. 芋头炖猪排（《巧吃治百病》） 芋头茎（干茎）30～60g，猪排 200g。将芋头茎与猪排分别洗净，同放入砂锅中，加适量水，用小火煲熟，调味。佐餐食用，日服 3 次。

（三）胃肠湿热

【证候】风团片大色红，瘙痒剧烈；发疹时可伴有脘腹疼痛，恶心呕吐，神疲纳呆，大便秘结或泄泻；舌质红，苔黄腻，脉弦滑数。

【证机概要】胃肠积热，复感外邪，郁于肌肤。

【食疗方法】疏风解表，通腑泄热。

【推荐食材】豆腐、苦瓜、苋菜、木棉花、绿豆、玉米须等。

【推荐食疗方】

1. 木棉花糖水（《饮食疗法》）　木棉花 30 ～ 50g，冰糖适量，加清水 2 碗半煎至 1 碗，去渣饮用，日服 3 次。

2. 玉米须酒酿（《药膳食谱集锦》）　玉米须 15g，酒酿 100g。玉米须放在砂锅中，加水适量，煮 20 分钟后捞去玉米须，再放入酒酿，煮沸食用。食酒酿喝汤，日服 2 次。

3. 木瓜生姜煲米醋（《饮食疗法》）　木瓜 500g，生姜 30g，米醋 500g。将上述诸物用瓦煲煲好。分次吃，日服 3 次。

（四）气血两虚

【证候】风团反复发作，迁延日久，神疲乏力，头晕目眩，面色不华，舌淡、苔薄少津，脉细弱。

【证机概要】气血两虚，风邪侵袭。

【食疗方法】益气养血，祛风润肤。

【推荐食材】大枣、龙眼、黑芝麻、当归、黄芪、泥鳅等。

【推荐食疗方】

1. 龙眼肉粥　见"血证"节。

2. 红枣炖猪胰（《百病中医药膳疗法》）　猪胰子 1 个，切成小块，炒熟，加盐后与大枣 250g 炖汤。分 2 次服完。每日 1 剂。

3. 归芪蒸鸡（《中国药膳学》）　当归 20g，炙黄芪 100g，嫩母鸡 1 只，味精、料酒、胡椒面、生姜、葱、食盐各适量。将嫩母鸡宰杀后，洗净，把当归、黄芪装入鸡腹，将鸡放入盆内，摆上调料，隔水蒸约 2 小时取出，调好味即成。佐餐食用，日服 1 次。

第四节　粉　刺

粉刺是一种以颜面、胸、背等处见丘疹顶端如刺状，可挤出白色碎米样粉汁为主的毛囊、皮脂腺的慢性炎症性皮肤病。本病相当于现代医学的痤疮。临床特点是皮损为丘疹、脓疱、结节及囊肿，多发于颜面、前胸、后背等处，常伴皮脂溢出。多见于青春期男女。

一、病因病机

素体阳热偏盛，肺经蕴热，复受风邪，熏蒸面部而发本病；或因过食辛辣肥甘之品，肠胃湿热互结，上蒸颜面而致；或脾气不足，运化失常，湿浊内停，郁久化热，热灼津液，煎炼成痰，湿热瘀痰凝滞肌肤而发。

二、辨证要点

根据皮疹特点和伴随症状辨证。肺经风热证的丘疹色红，粉刺痒痛，或有脓疱；肠胃湿热证的皮疹红肿疼痛，或有脓疱，伴有便秘溲黄、口臭等症状；痰湿瘀滞证的皮疹色暗红，反复发作，或结成囊肿，伴有纳呆腹胀等症状。

三、食疗原则

饮食以清淡不油腻、营养丰富、易消化为宜。多吃新鲜蔬菜、瓜果。粉刺患者大多数有内热，饮食应多选用具有清热通便作用的食物，多饮水、绿茶、果汁等，有助于减轻症状。

忌食辛辣刺激性食品、炒货和海鲜发物，如辣椒、烟酒、羊肉、芫荽、韭菜、葱蒜、海鱼、虾蟹、炒瓜子、煎炸的食物。少食油腻、甜食，如奶油、巧克力、糖果、糕点等。

四、辨证食疗

（一）肺经风热

【证候】丘疹色红，或有瘙痒，或有脓疱；伴口渴喜饮，大便秘结，小便短赤；舌质红，苔薄黄，脉弦滑。

【证机概要】肺经风热，壅阻于肌肤。

【食疗方法】疏风清肺。

【推荐食材】银花、荸荠、菊花、绿豆、枇杷、百合等。

【推荐食疗方】

1.金银花露 见"瘾疹"节。

2.莲子白果饮（《中华美容药膳》） 生石膏 20g（布包），玉竹 9g，沙参 9g，百合 9g，白果 9g，怀山药 15g，核桃仁 9g，莲子 15g。将莲子、白果去心，与诸药共煎汤，取出石膏后服用。每日 1 剂。

3.薏仁绿豆汤（《中国食疗大全》） 绿豆 30g，薏苡仁 30g，用文火煮烂，然后加糖适量，最后加入薄荷 5g 即可取出，待凉服饮。每日 1 次。

（二）肠胃湿热

【证候】颜面、胸背部皮肤油腻，皮疹红肿疼痛，或有脓疱；伴口臭、便秘、溲黄；舌质红，苔黄腻，脉滑数。

【证机概要】饮食不节，湿热蕴结，熏蒸肌肤。

【食疗方法】清热除湿解毒。

【推荐食材】茵陈、马齿苋、冬瓜、枇杷叶、薏苡仁、茯苓等。

【推荐食疗方】

1.茵陈银花饮（《备急千金要方》） 茵陈 15g，银花 10g，加适量水，文火煎煮 20 分钟，去渣取汁代茶饮，频服之。

2.薏苡米粥（《调疾饮食辩》） 先将薏苡仁洗净，晒干，碾成细粉，每次取 30～60g，与粳米 60g 熬粥，粥熟后放入适量桂花。每日 1 次。

3.马齿苋粥 见"泄泻"节。

（三）痰湿瘀滞

【证候】皮疹颜色暗红，以结节、脓肿、囊肿、疤痕为主，或见窦道，经久难愈；伴纳呆，腹胀；舌质暗红，苔黄腻，脉弦滑。

【证机概要】脾失健运，化湿生痰，痰瘀凝结于肌肤。

【食疗方法】除湿化痰，活血散结。

【推荐食材】生山楂、昆布、海藻、海带、桃仁、荷叶等。

【推荐食疗方】

1. 薏苡桃仁粥（《圣济总录》）　桃仁、丹皮、冬瓜仁各 15g，薏苡仁 50g，粳米 100g，白糖适量。先将丹皮、桃仁、冬瓜仁水煎，去渣取汁，再入薏苡仁、粳米煮粥，待粥熟时调入少量白糖即可。每日 1 剂。

2. 黑豆坤草粥（《疾病的食疗与验方》）　黑豆 150g，益母草 30g，桃仁 10g，苏木 15g，粳米 250g，红糖适量。将益母草、苏木、桃仁用水煎 30 分钟，滤出药汁，将黑豆放入药汁，加水适量，煮至八成熟，下粳米煮粥，粥好加糖即可服用。早晚各服 1 小碗。

3. 海藻薏米粥（《常见皮肤病食疗手册》）　甜杏仁 9g，海藻 9g，昆布 9g，薏苡仁 30g。把前三味加水 3 碗煎成 2 碗，再入薏苡仁煮粥食。每日 1 剂。

第五节　白　疕

白疕是一种以红斑、丘疹、鳞屑损害为主要表现的慢性复发性炎症性皮肤病。其临床特点是红斑基础上覆盖多层银白色鳞屑，刮去鳞屑有薄膜及露水珠样出血点。相当于现代医学的银屑病。

一、病因病机

初起心火或郁热，复感风寒风热，内外合邪，阻于肌肤，蕴于血分，血热生风，甚或热毒炽盛，气血两燔而发；病久则耗伤营血，生风化燥，气血瘀结，肌肤失养，反复不愈。

二、辨证要点

皮疹呈点滴状，发展迅速，颜色鲜红，多为血热内蕴；病程较久，皮疹呈斑片状，颜色淡红，多为血虚风燥；皮疹呈斑块状，鳞屑较厚，颜色暗红，反复不愈，多为气血瘀滞；皮损红斑糜烂有渗出，痂屑黏厚，多为湿毒蕴积；皮疹红斑不鲜，鳞屑色白而厚多为风寒湿痹；若全身皮肤潮红、肿胀，大量脱皮，或有密集小脓疱则多为火毒炽盛。

三、食疗原则

饮食治疗当以清热凉血解毒为基本原则，后期以养血滋阴润燥、活血化瘀解毒为基本原则。平素饮食宜清淡，多食新鲜蔬菜和水果，忌食辛辣腥膻发物，戒烟酒。

四、辨证食疗

（一）血热内蕴

【证候】皮疹多呈点滴状，发展迅速，颜色鲜红，层层鳞屑，瘙痒剧烈，刮去鳞屑有点状出血，伴口干舌燥，咽喉疼痛，心烦易怒，便干溲赤，舌质红，苔薄黄，脉弦滑或数。

【证机概要】素体阳热内盛，复感风热，内外相合，阻于肌肤，蕴于血分，血热生风。

【食疗方法】清热凉血，解毒消斑。

【推荐食材】绿豆、金银花、冬瓜、河蚌、苦瓜、西瓜等。

【推荐食疗方】

1. 西瓜汁（《本草汇言》） 西瓜500g，用洁净纱布绞取汁液，每日当茶频饮。

2. 冬瓜粥 见"鼓胀"节。

3. 清炒苦瓜（《随息居饮食谱》） 苦瓜300g，葱、姜、盐等调味品适量。苦瓜洗净切丝，加调料炒熟即成。每日1次佐餐食用。

（二）血虚风燥

【证候】皮疹多呈斑片状，颜色淡红，鳞屑较少，干燥皲裂，自觉瘙痒，伴口咽干燥，舌质淡红，苔少，脉沉细。

【证机概要】病久耗伤营血，阴血亏虚，生风化燥，肌肤失养。

【食疗方法】养血滋阴润肤。

【推荐食材】百合、银耳、山药、西瓜、桑椹、鸭肉等。

【推荐食疗方】

1. 百合蜜饯（《太平圣惠方》） 干百合100g，蜂蜜150g。将干百合用温水浸泡，洗净沥干。将洗净的百合放碗里，加蜂蜜，上笼蒸1小时左右，取出调匀后，装入瓶内即可。每日早晚各1汤匙。

2. 银耳羹（《保健药膳》） 银耳15g，大枣100g，白糖适量。银耳水发洗净后与大枣同煮炼成羹状，放入白糖适量即成。每日2次，可常服。

3. 桑椹龙眼乌蛇汤（《家庭食疗手册》） 桑椹15g，龙眼肉12g，乌梢蛇1条，葱、姜、料酒、食盐各适量。将乌梢蛇去皮及内脏，冲洗干净，切成约5cm长段，放入锅内，加桑椹、龙眼肉、葱、姜、料酒、清水适量，用武火烧沸后，转用文火烧至熟透，再加食盐调味即成。食肉喝汤，每日1次，佐餐食用。

（三）气血瘀滞

【证候】皮疹多呈斑块状，鳞屑较厚，颜色暗红，舌质紫暗有瘀点或瘀斑，脉涩或细缓。

【证机概要】病久经脉阻塞，气血瘀结，肌肤失养。

【食疗方法】活血化瘀，解毒通络。

【推荐食材】黑豆、空心菜、藕节、山楂、核桃仁、桂花等。

【推荐食疗方】

1. 三七藕蛋羹（《同寿录》） 三七末5g，藕汁1小杯，鸡蛋1个，食盐、素油适量。鸡蛋打入小碗中，加清水、三七末、藕汁、食盐、素油，调匀，蒸作蛋羹食。每日或隔日1次。佐餐食用。

2. 薏米桂花粥（《中华食疗》） 桂花9g，牛膝9g，杜仲18g，薏苡仁30g。将桂花、牛膝、杜仲同放锅内加水适量煎煮，取药汁。用药汁煮薏苡仁成粥。粥成加少许白糖调味。每日1次，10日为1个疗程。

3. 玫瑰赤芍粥（《中华食疗手册》） 玫瑰10g，赤芍6g，桃仁6g，荷叶半张，粳米60g。将玫瑰掰成花瓣备用，将赤芍、桃仁、荷叶三味煮汤，去渣后入粳米煮粥，约七八分熟时，放入玫瑰花瓣，稍煮片刻即成。每日早晚各服1次。

（四）湿毒蕴积

【证候】红斑糜烂有渗出，痂屑黏厚，瘙痒剧烈，或表现为掌跖红斑、脓疱、脱皮；或伴关节酸痛、肿胀，下肢沉重，舌质红，苔黄腻，脉滑。

【证机概要】恣食辛辣肥甘及荤腥发物，伤及脾胃，郁而化热，蕴于肌肤。

【食疗方法】清利湿热，解毒通络。

【推荐食材】薏苡仁、绿豆、扁豆、茯苓、豌豆、海带等。

【推荐食疗方】

1. 茯苓饼　见"喘证"节。

2. 豌豆泥（《中国药膳辨证治疗学》）　豌豆100g，葱、姜、盐、油各适量。豌豆洗净，煮烂，去皮、壳，捣如泥，入锅加葱、姜等翻炒片刻即成。每日1次，可常服。

（五）风寒湿痹

【证候】皮疹红斑不鲜，鳞屑色白而厚，抓之易脱，关节肿痛，活动受限，甚至僵硬畸形，伴形寒肢冷，舌质淡，苔白腻，脉濡滑。

【证机概要】素体湿盛，风寒之邪外邪，寒湿相搏，经络不畅，肌肤失荣。

【食疗方法】祛风除湿，散寒通络。

【推荐食材】芫荽、茯苓、苏叶、豆豉、小米、芋头等。

【推荐食疗方】

1. 大枣薏米粥（《中华食疗》）　大枣20g，薏苡仁100g，红糖适量。将大枣洗净放入锅中煮至沸，捞出与薏苡仁同放砂锅中加水适量，以文火煨至粥熟，加红糖，每日早晚各食1次。

2. 姜醋木瓜饮　见"瘾疹"节。

3. 生姜防风粥（《中华食疗》）　生姜15g，防风15g，威灵仙10g，粳米100g。将生姜、防风、威灵仙水煮取药汁，粳米淘洗后加入药汁，并加清水适量，共煮为粥。早晚服食。

（六）火毒炽盛

【证候】全身皮肤潮红、肿胀，大量脱皮，或有密集小脓疱，伴局部灼热痒痛，壮热畏寒，头身疼痛，口渴欲饮，便干溲赤，舌质红绛，苔黄腻，脉弦滑数。

【证机概要】热毒炽盛，气血两燔。

【食疗方法】清热泻火，凉血解毒。

【推荐食材】绿豆、金银花、黄瓜、丝瓜、菊叶、苦瓜等。

【推荐食疗方】

1. 鲜拌三皮（《食物疗法》）　西瓜皮200g，黄瓜皮200g，冬瓜皮200g。将西瓜皮刮去蜡质外皮，冬瓜皮刮去绒毛外皮，与黄瓜皮一起，在开水锅内焯一下，待冷却后切成条状，放入少许盐、味精，装盘，每日1次佐餐食用。

2. 栀子仁粥　见"胁痛"节。

3. 金银花露　见"瘾疹"节。

第六节 冻 疮

冻疮是指人体受寒引起的全身性或局部性病变。局部性病变者病情较轻，以局部肿胀、麻木、痛痒、青紫，或起水疱，甚则破溃成疮为主；全身性病变者病情较重，以体温下降，四肢僵硬，甚至阳气衰竭而死亡为主要特征。与现代医学的冻伤相当。

一、病因病机

寒气侵入身体，耗伤阳气，气血运行不畅，气血瘀滞，形成冻疮，严重时肌肤腐烂。如果寒邪太重，严重阳气耗伤，可导致阳气耗竭死亡。

二、辨证要点

（一）局部性冻疮

冻疮主要在手背、足跟、耳郭等，一般为对称性，症状轻者受冻部位皮肤苍白，继而红肿，或有硬结和斑块，边缘红，中央青紫，有灼痛麻木感，暖热时灼热、痒痛；症状严重时在病变部位出现水疱或肿块，颜色淡白或暗红或紫色，疼痛剧烈甚至感觉丧失，局部出现暗红色血疱。

Ⅰ度（红斑性冻疮）：病变部位红肿、疼痛、瘙痒。

Ⅱ度（水疱性冻疮）：病变部位红肿，出现水疱或血疱，疼痛剧烈或感觉迟钝。

Ⅲ度（坏死性冻疮）：病变部位紫黑、水肿、疼痛明显，约7天后出现干性坏疽，患部感觉和功能完全丧失，约2～3周后，冻伤坏死组织脱离正常组织。

（二）全身性冻疮

初起出现寒战，继而感觉迟钝，疲乏无力，视物模糊，幻觉，嗜睡，昏迷，体温降低，瞳孔散大，对光反射迟钝，呼吸变浅，脉搏细弱，甚至呼吸、心跳停止。

三、食疗原则

冻疮的食疗原则主要是温阳散寒、回阳救逆、温通血脉，发热时清热解毒。

四、辨证食疗

（一）寒凝血瘀

【证候】形寒肢冷，病变部位颜色苍白，继而红肿，感觉灼痛或瘙痒，麻木，有时出现水疱、肿块，颜色紫暗，感觉迟钝或消失，舌淡苔白，脉弦细。

【证机概要】寒气侵入身体，损伤阳气；寒性凝滞，气血瘀滞。

【食疗方法】温阳散寒。

【推荐食材】肉桂、陈皮、干姜、小茴香、丁香、羊肉等。

【推荐食疗方】

1. 羊肉羹（《饮膳正要》） 羊肉250g（细切），萝卜一个（切作片），草果3g，陈皮3g（去白），良姜3g，荜茇3g，胡椒3g，葱白三茎，水熬成汁，入盐、酱熬汤，做羹食之。将汤澄清，作粥食之亦可。

2. 豆蔻拨刀方（《圣济总录》）　草豆蔻仁 2 枚（煨），高良姜 8g（细锉），生姜汁 20mL，羊肉 150g（炒），面粉 150g，上五味，以水 500mL，先煎豆蔻、高良姜至 40mL，去滓，并生姜汁和面做拨刀，煮熟以羊肉调和，空腹食。

3. 茴香小雀酒（《普济方》）　茴香 9g，胡椒 3g，砂仁 6g，肉桂 6g。上为末，每服 6g，温酒调下。

（二）瘀滞化热

【证候】患处红肿胀痛，严重者灼热腐烂流脓，舌红，苔黄，脉弦数。

【证机概要】气血瘀滞，郁而化热。

【食疗方法】清热解毒，理气活血。

【推荐食材】菊花、藕、绿豆、牛蒡子、蒲公英、金银花等。

【推荐食疗方】

1. 甘草水（《中医皮肤病学简编》）　甘草（切碎）40g，加水 2000mL，煮沸过滤，冷后备用。取 5～6 层纱布，浸于 2% 甘草水溶液中，外敷患处，每 1～2 小时换用湿敷 1 次。

2. 二鲜饮　见"月经不调"节。

3. 消毒饮（《太平惠民和剂局方》）　牛蒡子 180g，荆芥穗 30g，甘草 60g（炙），上为粗末，每服 3g，用水 200mL，煎至 140mL，去滓温服，食后服。

第七节　白屑风

白屑风多发于面部，其表现为皮肤瘙痒或脱屑，以皮肤出现红色或黄色斑片，表面有油腻性鳞屑或痂皮，瘙痒为临床特征。常见于青壮年或婴儿，男性多于女性。是皮脂分泌旺盛引起的一种皮肤病，与现代医学的脂溢性皮炎、皮脂溢出症等相当。

一、病因病机

干燥型白屑风：一般为阴虚血燥体质，感受风热，郁久化燥；或风邪郁久，伤津耗血。肌肤缺乏津血濡养，皮肤粗糙。

湿润型白屑风：过食辛辣、肥甘厚味等，内生湿热，蕴积肌肤。

二、辨证要点

干性白屑风：一般表现为病变部位出现大小不等的斑片，基底微红，上面覆盖有糠秕状或油腻性鳞屑，头皮部位鳞屑较多而且鳞屑易于脱落，毛发干枯，常伴有脱发。

湿性白屑风：一般表现为皮肤油腻，病变部位有红斑、糜烂、结痂，常有臭味，耳后和鼻部有皲裂，严重者遍及全身。

三、食疗原则

干性白屑风：以清热滋阴，养血润燥，解表为主。

湿性白屑风：以健脾除湿，清热解毒，解表为主。

四、辨证食疗

（一）肺胃热盛（干性白屑风）

【证候】发病急骤，病变部位皮损色红，有体液渗出，皮肤糜烂、结痂，伴心烦，口渴，大便干结，小便黄赤，舌红，苔黄，脉滑数。

【证机概要】肺胃热盛，熏蒸肌肤，热扰心神，肠腑不通，津液亏虚。

【食疗方法】清热养阴，养血润燥，辛凉解表。

【推荐食材】桑叶、薄荷、淡豆豉、葛根、荆芥、蒲公英等。

【推荐食疗方】

1. 葛粉羹（《饮膳正要》） 葛根（捣，取粉150g），荆芥穗37g，豉60mL，先以水煮荆芥、豉六七沸，去滓，取汁，次将葛粉作索饼，于汁中煮熟，空腹食之。

2. 荆芥粥（《饮膳正要》） 荆芥穗37g，薄荷叶37g，豉60mL，白粟米60mL，共煮粥，空腹食之。

3. 麻子粥（《饮膳正要》） 冬麻子75g（炒，去皮，研碎），白粟米60mL，薄荷叶37g，荆芥穗37g，水1000mL，煮薄荷叶、荆芥穗，去滓，取汁，入麻子仁、白粟米同煮粥，空腹食之。

（二）脾虚湿困（湿性白屑风）

【证候】发病缓慢，病变部位皮损为黄色或淡红色，上面覆盖有灰白色鳞屑，或有便溏，舌淡红，苔白腻，脉滑。

【证机概要】脾虚运化乏力，阴血亏虚，肌肤失养；脾虚水湿不化，故大便溏泄。

【食疗方法】健脾渗湿，解表止痒。

【推荐食材】茯苓、薏苡仁、山药、白扁豆、扁豆、党参等。

【推荐食疗方】

1. 郁李仁粥方（《养老奉亲书》） 郁李仁75g，薏苡仁100mL，郁李仁研碎，取汁去渣，加入薏苡仁煮粥服用。

2. 山药汤（《饮膳正要》） 山药600g（煮熟），粟米100mL（炒，为面），杏仁1200g（炒令熟，去皮、尖，切如米）。每日空心白汤调6g，入酥油少许，山药任意。

3. 八珍糕（《北京市中药成方选集》） 党参150g，白术100g，陈皮75g，茯苓300g，山药300g，莲子肉300g，薏苡仁300g，扁豆300g，芡实300g，糯米5000mL，粳米5000mL。上为细末，用白糖500g和匀，印糕。

第八节　蛇串疮

蛇串疮是皮肤上出现成簇疱疹，呈带状分布，痛如火燎的急性皮肤病。以成簇疱疹，带状分布，伴刺痛为特征。多见于成年人。与现代医学中的带状疱疹相当。

一、病因病机

肝郁气滞，郁久化火；脾失健运，湿邪内生，蕴而化热；感染毒邪，湿热火毒蕴结肌肤；阴血亏虚，肝火亢盛，气血凝滞。

二、辨证要点

患部出现形状不规则红斑，一处或数处出现成簇的疱疹，迅速发展为成批发生的水疱，呈带状分布，部分患者仅出现红斑、丘疹，或大疱，或血疱，疱疹多发生在身体一侧腰胁部、胸部、头面部、颈部，有时在患部对侧可出现少数疱疹，也可发生在四肢部、会阴部及眼、鼻、口等处。

疼痛为本病的特征之一，疼痛程度可因年龄、发病部位等有所差异，部分患者在疱疹消退后，遗留神经疼痛，持续数月或更长时间。

儿童及青年人，一般 2～3 周痊愈，老年人约 3～4 周痊愈。愈后一般不复发。

三、食疗原则

蛇串疮的食疗原则一般为疏肝行气、清热解毒、健脾除湿、活血通络为主。虚实并见者，宜攻补兼施。

四、辨证食疗

（一）肝经郁热

【证候】疱疹颜色鲜红，疱壁紧张，灼热刺痛，口苦咽干，烦躁易怒，大便干结或小便黄赤，舌质红，少苔或苔薄黄或苔黄厚，脉弦数。

【证机概要】肝气郁结，气郁化火，外溢肌肤则为疱疹；肝胆火盛则烦躁易怒，口苦咽干，大便干结，小便黄赤，舌质红，少苔或苔黄，脉弦数。

【食疗方法】疏肝行气，清热，解毒，泻火。

【推荐食材】桑叶、菊花、茵陈、荆芥、竹叶、荷叶等。

【推荐食疗方】

1.茵陈蒿散方（《圣济总录》）　茵陈 37g，荷叶 18g，上二味，捣罗为散，每服一汤勺，冷蜜水调下，食后服。

2.麻子粥　见"白屑风"节。

（二）脾虚湿蕴

【证候】皮损颜色较淡，疱壁松弛，疼痛较轻，伴食少腹胀，大便时溏，舌质淡，苔白或白腻，脉沉缓或滑。

【证机概要】脾气亏虚，水湿不能运化，蕴滞肌肤。

【食疗方法】健脾除湿。

【推荐食材】干姜、山药、粳米、芡实、茯苓、莲子等。

【推荐食疗方】

1.甘姜苓术汤（《金匮要略》）　甘草、白术各 6g，干姜、茯苓各 12g。上四味，以水1000mL，煮取 600mL，分 3 次温服。

2.茯苓散（《摄生众妙方》）　茯苓（去皮，切碎，用面裹，蒸熟去面，晒干为细末）600g，莲子（去皮心，为末）150g，干山药（为末）150g，糯米（炒熟为末）250mL。上四味和匀，每服 10mL，空心或食前取滚水调入白砂糖 2～3 茶匙服。

3. 阳春白雪糕　见"虚劳"节。

第九节　牛皮癣

牛皮癣是一种与神经精神因素密切相关的皮肤慢性炎症性疾病。相当于现代医学的慢性单纯性苔藓，又称神经性皮炎。其临床特征为皮损呈苔藓样变，剧烈瘙痒，病程慢性，反复发作等。

一、病因病机

中医认为本病初起由于风湿热邪阻滞肌肤，耗伤阴血，瘀阻血脉，日久血虚风燥，肌肤失养所致；或因情志不遂，五志过极，肝气郁结，失于条达，郁久化火，外犯肌肤；或年老体虚，久病心血不足、脾虚气弱，心神失养，血虚风燥，肌肤失养。

二、辨证要点

根据病程和皮损特点辨证。皮损色红，心烦气急，口苦咽干，失眠多梦等属肝郁化火；皮疹成片，呈淡褐色，粗糙肥厚，伴阵发性剧痒以夜间尤甚者属风湿蕴阻；皮损色淡或灰白，肥厚粗糙如牛皮，表面干燥或有少许鳞屑，伴心悸怔忡、夜寐不安者属血虚风燥。

三、食疗原则

消化不良，便秘，饮酒，嗜食辛辣、鱼腥发物等皆可诱发或加重本病。肝郁化火者，宜多食疏肝解郁、清热散风之品；风湿蕴肤者，宜多食祛风除湿止痒之品；血虚风燥证者，宜多食养血润肤、祛风止痒之品。

饮食以清淡、易消化，富含维生素、矿物质的新鲜蔬菜、水果为佳。应适当放松减压，保证充足的睡眠，不宜饮浓茶、咖啡以免加重焦虑导致病情加重。忌食刺激性或容易致敏的食物，如葱、姜、蒜、辣椒等各种调味品和鱼、虾、蟹等海鲜。消化不良、便秘者应注意调整胃肠功能，保持大便通畅，多食富含膳食纤维的食物，适当增加坚果类食物的摄入。如属肠道菌群失调引起者，可考虑补充益生菌。

四、辨证食疗

（一）肝郁化火

【证候】皮损色红，心烦气急易怒，口苦咽干，失眠多梦，女性可伴见月经不调；舌边或舌尖红，苔黄，脉弦滑。

【证机概要】肝气郁结，失于条达，郁久化火，外犯肌肤。

【食疗方法】疏肝理气，清热散风。

【推荐食材】豆腐、黄瓜、苦菊、兔肉、绿豆、菊花等。

【推荐食疗方】

1. 茉莉花茶（《中华食物疗法大全》）　茉莉花 5 枚，沸水冲泡，代茶饮。

2. 甘草菊花饮（《中华药膳纲目》）　生甘草 3g，菊花 5g。上两味放入砂锅中，加水适量，大火烧开，小火煎煮 10 分钟即可，温热顿服。

3. 芹菜豆腐粥（《中医养生药膳与食疗全书》）　芹菜、豆腐各 30g，大米 100g。芹菜洗净切碎，与豆腐、大米一起煮粥。可加入适量食盐调味，每次 1 次。

（二）风湿蕴肤

【证候】皮疹成片，呈淡褐色，粗糙肥厚，伴阵发性剧痒以夜间尤甚；舌淡，苔薄或白腻，脉濡缓。

【证机概要】风湿邪气客于肌肤，久之耗伤阴血，肌肤失养。

【食疗方法】祛风除湿，养血润肤。

【推荐食材】丝瓜、油菜、白扁豆、粳米、丝瓜络、冬瓜皮等。

【推荐食疗方】

1. 丝瓜络蚌肉汤（《常见病食疗方》）　蚌肉 30g，黄花菜 15g，丝瓜络 10g。将蚌肉、黄花菜、丝瓜络洗干净后放入砂锅，加水适量，大火烧开后再小火煎煮，熟时加盐适量调味，吃肉喝汤。

2. 薏仁绿豆百合粥（《中医养生药膳与食疗全书》）　薏苡仁 50g，绿豆 25g，鲜百合 50g。将绿豆、薏苡仁洗净加水煮熟后加入百合，再用文火慢熬即可食用。每日 1 次。

3. 芹菜炖豆腐（《常见病食疗方》）　芹菜 30g，豆腐 50g。芹菜洗净去梗，带叶切碎，豆腐切成小块备用。将切碎的芹菜、豆腐块放入锅内，加少量水，适量盐，炖熟即可食用。

（三）血虚风燥

【证候】皮损色淡或灰白，肥厚粗糙如牛皮，表面干燥或有少许鳞屑，伴心悸怔忡，乏力气短，夜寐不安；舌淡，苔薄，脉沉细。

【证机概要】久病体虚，血虚风燥，肌肤失养。

【食疗方法】养血润肤，祛风止痒。

【推荐食材】大枣、猪肝、桑椹、胡萝卜、豆浆、黑芝麻等。

【推荐食疗方】

1. 甘麦大枣汤　见"癫狂"节。

2. 小麦大枣粥（《本草纲目》）　小麦 50g，粳米 100g，龙眼肉 15g，大枣 5 枚。先将粳米、小麦洗净放入砂锅，加适量水，小火熬至粥稠，再加龙眼肉和大枣，搅拌均匀即可食用。

3. 大枣当归枸杞茶（《中国食疗大全》）　大枣 3 枚，当归 5g，枸杞 5g。沸水冲泡，代茶饮。

第十节　白驳风

白驳风是一种以皮肤出现局限性白色斑片为主要临床表现的获得性色素脱失皮肤病。相当于现代医学的白癜风。其临床特征是任何年龄、全身任何部位均可发病，局部皮肤颜色变白，皮损大小不等，形态各异，边界清楚，可泛发全身，无自觉症状。病程呈慢性经过，易诊断难治疗，有损容貌美观。

一、病因病机

本病总由气血失和，肌肤失养所致；或因情志内伤，肝郁气滞，气机不畅，又外感风邪，气血不和，搏于肌肤所致；或先天禀赋不足、久病失养，肝肾亏虚，精血不能化生，皮毛腠理失其所养而发病；或因跌扑损伤，气滞血瘀，脉络瘀阻，新血不生，肌肤失养，酿成白斑。

二、辨证要点

根据病程和皮损特点辨证。发病及病情发展常与忧思恼怒、情绪异常有关，白斑散在，可逐渐发展，伴心烦易怒，乳房胀痛，夜卧不安，月经不调者为肝郁气滞证。患者素体体虚或有家族史，病程长，白斑日久不退，可局限或泛发全身，伴五心烦热，头晕耳鸣，腰膝酸软，失眠健忘者属肝肾不足证。发病前有外伤史，病程日久，白斑大小不一，边界清楚，可由精神因素刺激后诱发，或伴局部刺痛者属气血瘀滞证。

三、食疗原则

肝郁气滞者，宜多食疏肝理气，养血活血之品；肝肾不足者，宜多食滋补肝肾，养血润肤之品；气血瘀滞者，宜多食活血化瘀，通经活络之品。

可多食新鲜蔬菜水果，富含铜、锌等矿物质及酪氨酸酶含量丰富的食物，如瘦肉、鸡蛋、猪肝、黑豆、黑芝麻、黑木耳、核桃、无花果等。不宜过食辛辣刺激之物，如烟酒、葱、姜、蒜等。

四、辨证食疗

（一）肝郁气滞

【证候】发病及病情发展常与忧思恼怒，情绪异常有关。白斑散在，可逐渐发展，伴心烦易怒，乳房胀痛，夜卧不安，月经不调；舌淡红，苔薄，脉弦。

【证机概要】肝郁气滞，气机不畅，又外感风邪，气血不和，搏于肌肤。

【食疗方法】疏肝理气，养血活血。

【推荐食材】佛手柑、玫瑰花、绿萼梅、萝卜、豆豉、青皮等。

【推荐食疗方】

1.蒺藜蘸猪肝（《中医食疗金方妙方实用大全》）沙苑蒺藜60g，猪肝一个。先将蒺藜放入锅中炒焦，研成细粉备用；再将猪肝洗净放入锅中，加水，煮至猪肝熟，捞出切片。食用时以猪肝片蘸蒺藜末，每日1次。

2.佛手陈皮茶（《中医食疗学》）佛手柑5g，陈皮5g，绿茶3g。将以上三味放入杯中，沸水冲泡，代茶饮。

3.三花茶（《中医食疗学》）玫瑰花、代代花、绿萼梅各5朵。将三花放入杯中，沸水冲泡，代茶饮。

（二）肝肾不足

【证候】患者素体体虚或有家族史，病程长，白斑日久不退，可局限或泛发全身，伴五心烦热，头晕耳鸣，腰膝酸软，失眠健忘；舌红，少苔，脉细。

【证机概要】肝肾亏虚，精血不能化生，皮毛腠理失其所养。

【食疗方法】滋补肝肾，养血祛风。

【推荐食材】黑豆、黑芝麻、枸杞子、核桃仁、桑椹、栗子仁等。

【推荐食疗方】

1.何首乌炖猪肝（《食疗大全》）猪肝200g，何首乌100g，食盐适量。何首乌水煎去滓后，加入猪肝同煮约20分钟，再加入食盐调味。每日空腹食用1次，7～10日为1个疗程。

2. 黑芝麻胡桃糊（《中国食疗大全》）　黑芝麻100g，核桃仁100g，研细末和匀，每日早晚各2匙，开水送服。

3. 浮萍芝麻酱（《中医食疗金方妙方实用大全》）　浮萍、黑芝麻各120g，入锅炒焦后研成细末，放入碗中，再加适量盐、水调成糊状即可食用。每日早晚各服1次。

（三）气血瘀滞

【证候】发病前有外伤史，病程日久，白斑大小不一，边界清楚，可由精神因素刺激后诱发，或伴局部刺痛；舌质紫暗或有瘀斑、瘀点，苔薄，脉涩。

【证机概要】跌扑损伤，气滞血瘀，新血不生，肌肤失养。

【食疗方法】活血化瘀，通经活络。

【推荐食材】山楂、橘皮、桃花、玫瑰花、黑木耳、红花等。

【推荐食疗方】

1. 当归红花酒（《中医食疗学》）　当归20g，红花50g，葡萄酒500mL。当归切片后与红花一起放入葡萄酒中，浸泡一周即可。日服1次，每次50mL。

2. 黑豆红花饮　见"积聚"节。

3. 莲藕炒木耳（《美容保健技术》）　鲜藕片250g，黑木耳10g。黑木耳提前温水浸泡变软洗净备用；鲜藕洗净切片，热锅冷油，放入藕片翻炒片刻，再加入木耳，适量调料，翻炒至藕片熟了即可出锅。佐餐常食。

扫一扫，查阅本章数字资源，含PPT、音视频、图片等

第一节 遗 精

遗精，又名"失精"，是指不因性生活而精液遗泄的病证。有梦而遗精者，称为"梦遗"；无梦而遗精，甚至清醒时精液自出者，称为"滑精"。现代医学的神经衰弱、神经官能症、前列腺炎、精囊炎、包茎等疾患造成以遗精为主要症状者，可参照本节内容辨证食疗。

一、病因病机

劳心太过、饮食不节、房事过度、欲念不遂等诸多因素均可导致遗精，其基本病机为肾失封藏，精关不固。遗精虽病位在肾，但与心、肝、脾关系密切。

二、辨证要点

新病梦遗，多虚实参见，初起以实证为多；久病精滑，虚多实少。湿热痰火下注，君相火旺，扰动精室，为实；劳伤心脾，肾关不固，为虚。

"有梦为心病，无梦为肾病"，劳心过度，邪念妄想者，多责之于心；精关不固，无梦滑泄者，多责之于肾。症见失眠多梦，心悸心烦者，多为心病；症见腰酸膝软，眩晕耳鸣者，多为肾病。

三、食疗原则

遗精与饮食关系密切，不当饮食易加重病情。君相火旺者，宜食清心泻肝之品，忌辛辣助燥之物，如葱、蒜、辣椒等；湿热者，宜食清热化湿之品，忌肥甘酸敛之物，如猪肉、石榴、樱桃等；肾虚不固者，宜食补益固摄之品，忌生冷滑利之物，如西瓜、冬瓜、冬葵等。

四、辨证食疗

（一）君相火旺

【证候】少寐多梦，梦则遗精，阳事易举，伴有心中烦热，头晕目眩，口苦胁痛，小便短赤，舌质红，苔薄黄，脉弦数。

【证机概要】君相火动，迫精妄泄。

【食疗方法】清心泻肝。

【推荐食材】栀子仁、竹叶、莲子、百合、莲藕、绿豆、苹果、苦瓜等。

【推荐食疗方】

1. 栀子仁粥　见"胁痛"节。

2. 竹叶粥（《老老恒言》）　将鲜竹叶 10g 洗净，同石膏一起煎煮，去渣取汁后加入粳米 100g 续煮成粥，放入白糖 5g，即成，每日 2 次。

3. 莲子百合煲猪肉（《饮食疗法》）　莲子 30g，百合 30g，瘦猪肉 200g，洗净，加水适量，置文火上煲熟，后入盐、姜等调味即成，每日 1 次。

（二）湿热下注

【证候】遗精时作，或尿时有少量精液外流，小溲黄赤，热涩不畅，口苦而黏，舌红，苔黄腻，脉濡数。

【证机概要】湿热内蕴，下扰精室。

【食疗方法】清热利湿。

【推荐食材】薏苡仁、螺蛳、冬瓜、蕹菜、苦瓜、龙胆草、绿豆、红豆等。

【推荐食疗方】

1. 薏苡仁粥　见"胃痛"节。

2. 青头鸭羹（《太平圣惠方》）　将鸭去内脏，入砂锅，加水适量，煮至半熟，再放入萝卜片 250g、冬瓜丝 250g，待鸭熟后，入盐、葱丝各少许调味，即成。食肉饮汤，每日 1 次。

3. 酒炒螺蛳（《扶寿精方》）　将螺蛳 500g 洗净泥土，置于铁锅中炒热，加白酒 5g，水适量，盐少许，煮至汤将尽时起锅，置于餐盘内，蘸调料食用即可，每日 1 次。

（三）劳伤心脾

【证候】劳累遗精，心悸不宁，失眠健忘，面色萎黄，神疲乏力，食少便溏，舌淡，苔薄白，脉弱。

【证机概要】心脾两虚，气不摄精。

【食疗方法】调补心脾，益气摄精。

【推荐食材】莲子、山药、芡实、泥鳅、茯苓、小麦、麦冬、驴肉等。

【推荐食疗方】

1. 清心莲子饮（《太平惠民和剂局方》）　将白莲子 50g 洗净，山药 15g 切成薄片，与发好的银耳 50g 一起放入砂锅，加足水，大火烧开，小火煨一夜，次日晨加入白糖适量，再烧 10 分钟即可食用，作茶饮。

2. 春寿酒（《养生四要》）　将天冬、麦冬、熟地黄、生地黄、怀山药、莲子肉、红枣各 50g 捣碎，混匀，置于酒罐中，再入黄酒 2000mL 浸泡，密封 20 日后，即可饮用，每日 2 次，适量饮用。

3. 山药茯苓包　见"哮病"节。

（四）肾气不固

【证候】多为无梦而遗，甚则滑泄不禁，精液清稀而冷，形寒肢冷，眩晕耳鸣，腰膝酸软，阳痿早泄，夜尿频多，舌淡胖，苔白滑，脉沉细。

【证机概要】肾元虚衰，封藏失职。

【食疗方法】补肾固精。

【推荐食材】金樱子、冬虫夏草、核桃仁、芡实、莲子肉、韭菜、枸杞子、鹿肉等。

【推荐食疗方】

1. 金樱子粥 见"遗尿"节。

2. 蟠桃果（《成方切用》） 炒芡实、莲子（去心）、枣肉、核桃仁（去皮）、熟地黄各100g，去筋膜猪肾6个，茴香末15g，加水煮熟，共切捣成泥浆；糯米粉1000g，白糖适量，以泥浆拌匀，揉成面团，烙成小饼。空腹时用热白汤或好酒送下，每日服2个。

3. 冬虫夏草鸭 见"虚劳"节。

第二节 阳 痿

阳痿，指阴茎不能勃起或勃起不坚，坚而不久，以致不能进行或不能完成性交全过程的一种病症。现代医学中各种功能及器质性疾病造成的勃起功能障碍，可参照本节内容辨证食疗。

一、病因病机

肝气郁结、肝胆湿热、肾阳不足、惊恐伤肾、气血瘀阻、心脾两虚等诸多因素均可导致阳痿，其基本病机为肝、肾、心、脾受损，经脉空虚，或经络阻滞，宗筋失养。阳痿病位在宗筋，但病变脏腑主要在肝、肾、心、脾。

二、辨证要点

病理性质有虚有实，且多虚实相兼。标实者需区别气滞、湿热；本虚者应辨气血阴阳虚损之差别，病变脏器之不同；虚实夹杂者，先别虚损之脏器，后辨夹杂之病邪。

三、食疗原则

实证者，肝郁宜疏通，湿热应清利；虚证者，命门火衰宜温补，结合养精，心脾血虚当调养气血，佐以温补开郁；虚实夹杂者需标本兼顾。

忌过食辛辣、肥甘厚腻、生冷之品，忌烟酒。

四、辨证食疗

（一）命门火衰

【证候】阳事不举，或举而不坚，精薄清冷，神疲倦怠，畏寒肢冷，面色无华，头晕耳鸣，腰膝酸软，小便清长，舌淡胖，苔薄白，脉沉细。

【证机概要】命门火衰，精气虚冷，宗筋失养。

【食疗方法】温肾助阳。

【推荐食材】韭菜、核桃仁、巴戟天、羊肉、羊肾、麻雀、虾等。

【推荐食疗方】

1. 雀儿药粥（《太平圣惠方》） 麻雀10只，菟丝子30g，覆盆子10g，五味子30g，枸杞子30g，粳米60g，酒60g，上四味药研粉，雀肉以酒炒后与粳米同煮粥，将熟时调入药粉适量，煮熟即成。空腹食之。

2. 枸杞羊肾粥 见"遗尿"节。

3.补骨脂胡桃煎（《证类本草》）　补骨脂 100g，核桃仁 200g，蜂蜜 100g。补骨脂酒拌后蒸熟，干燥研粉，核桃仁捣成泥，加入蜂蜜，和匀。每日 2 次，每次 10g，黄酒或开水调服。

（二）心脾两虚

【证候】阳痿不举，心悸，失眠多梦，神疲乏力，面色无华，食少纳呆，腹胀便溏，苔薄白，脉细弱。

【证机概要】心脾两虚，气血乏源，宗筋失养。

【食疗方法】补益心脾。

【推荐食材】龙眼肉、大枣、莲子、党参、甘草、猪心、羊心等。

【推荐食疗方】

1.龙眼肉粥　见"血证"节。

2.玉灵膏（《随息居饮食谱》）　龙眼肉干 10 份，白糖 1 份，两者拌匀，日日蒸之，蒸满 30～40 小时。如素体多火，可加西洋参 1 份，切薄片同蒸。每日早晚取一勺食用。

3.参枣米饭　见"中风"节。

（三）肝气郁结

【证候】阳事不兴，或举而不坚，心情抑郁，烦躁易怒，胸胁胀满，善太息，苔薄白，脉弦。

【证机概要】肝气郁结，血行不畅，宗筋所聚无能。

【食疗方法】疏肝解郁。

【推荐食材】玫瑰花、绿萼梅、橘、橙、陈皮、佛手、佛手瓜等。

【推荐食疗方】

1.玫瑰花茶　见"胸痹"节。

2.橘皮粥　见"喘证"节。

3.梅花蛋　见"瘰疬"节。

（四）湿热下注

【证候】阴茎痿软，阴囊潮湿，瘙痒腥臭，睾丸坠胀作痛，小便色黄，尿道灼痛，胁胀腹闷，肢体困倦，泛恶口苦，舌红苔黄腻，脉滑数。

【证机概要】湿热下注肝经，宗筋经络失畅。

【食疗方法】清利湿热。

【推荐食材】薏苡仁、茯苓、冬瓜、赤小豆、马齿苋、芹菜、猕猴桃等。

【推荐食疗方】

1.莲薏粥　见"带下过多"节。

2.薏苡仁粥　见"胃痛"节。

3.凉拌马齿苋（《食鉴本草》）　马齿苋 250g，水煎煮熟，拌以豆豉或生姜、米醋。佐餐食用。

第三节　早　泄

早泄，指性交时过早射精，甚至未交即泄的病证，多与阳痿、遗精相伴出现。现代医学中射精过早症可参照本节内容辨证食疗。

一、病因病机

早泄多由情志内伤、湿热侵袭、纵欲过度、久病体虚所致，其基本病机为肾失封藏，精关不固。病位在肾，并与心、脾相关。

二、辨证要点

病理性质虚多实少，虚实夹杂证候亦常见。辨证应分清虚实，辨别病位。

三、食疗原则

虚证者宜补脾肾为主，或滋阴降火，或温肾填精，或补益心脾，佐以固涩；实证者宜清热利湿，清心降火。

慎用补涩，忌苦寒生冷太过，以防恋邪或伤及脾胃，忌过食辛辣、肥甘厚腻之品，忌烟酒。

四、辨证食疗

（一）肝经湿热

【证候】泄精过早，阴茎易举，阴囊潮湿，瘙痒坠胀，口苦咽干，胸胁胀痛，小便赤涩，舌红，苔黄腻，脉弦滑。

【证机概要】湿热下注，扰动精室。

【食疗方法】清泻肝经湿热。

【推荐食材】薏苡仁、茯苓、冬瓜、黄瓜、马齿苋、芹菜、栀子、莲子、甘草等。

【推荐食疗方】

1. 莲子六一汤（《仁斋直指方》） 莲子（带心）60g，生甘草10g，小火煎汤，莲子熟软时酌加冰糖，吃莲子喝汤。

2. 蛏肉刺瓜汤（《泉州本草》） 蛏肉50g，黄瓜150g。黄瓜切厚片，与蛏肉一起水煎至熟，酌加生姜、食盐等调料。佐餐食用。

3. 马齿苋粥 见"泄泻"节。

（二）阴虚火旺

【证候】过早泄精，性欲亢进，头晕目眩，五心烦热，腰膝酸软，时有遗精，舌红，少苔，脉细数。

【证机概要】肾阴不足，虚火妄动。

【食疗方法】滋阴降火。

【推荐食材】枸杞子、生地黄、猪肾、乌骨鸡、鸭、鳖肉、河蚌、鲍鱼等。

【推荐食疗方】

1. 枸杞粥 见"血证"节。

2. 桑椹膏（《本草衍义》） 鲜桑椹1000g（或干品500g），蜂蜜300g。桑椹水煎取汁，以文火继续熬至较黏稠时，兑入蜂蜜，收膏。每日2次，每次1汤匙，沸水冲化饮用。

3. 生地黄鸡 见"胁痛"节。

（三）心脾亏损

【证候】早泄，神疲乏力，形体消瘦，面色少华，心悸怔忡，食少便溏，舌淡，脉细。

【证机概要】气血亏虚，心脾失养。

【食疗方法】补益心脾。

【推荐食材】龙眼肉、大枣、莲子、党参、甘草、猪心、羊心等。

【推荐食疗方】

1. 大枣粥　见"血证"节。

2. 莲实粥（《养老奉亲书》）　莲子 15g，糯米 60g。莲子煮熟后，加入糯米同煮粥。

3. 蜜饯姜枣龙眼（《泉州本草》）　龙眼肉 250g，大枣 250g，蜂蜜、姜汁各适量。龙眼肉、大枣煮至七成熟，加蜂蜜、姜汁，搅匀，煮熟。每日 3 次。

（四）肾虚不固

【证候】早泄遗精，性欲减退，面色㿠白，腰膝酸软，夜尿清长，舌淡苔薄，脉沉细。

【证机概要】肾气亏虚，精液不固。

【食疗方法】益肾固精。

【推荐食材】韭菜、核桃仁、莲子、芡实、羊肉、羊肾、海参、虾等。

【推荐食疗方】

1. 白羊肾羹（《饮膳正要》）　白羊肾 2 个，羊脂 120g，肉苁蓉 30g，胡椒 6g，陈皮 3g，荜茇 6g，草果 6g，面粉 150g，葱白、姜等各适量。诸药同入纱布袋，与羊脂、去筋膜的羊肾、葱、姜等一起水煎，待羊肾熟透，放入面粉制成的面片，酌加食盐，煮熟即可。

2. 海参粥　见"肺痨"节。

3. 淡菜炒虾球（《食宪鸿秘》）　淡菜 50g，虾球 200g，冬笋 20g，韭菜 20g，食盐、植物油各适量。淡菜冷水浸泡 1 日，冬笋切丝，韭菜切段，与虾球一起以少许植物油烹炒，将熟时调入食盐。佐餐食用。

第四节　精　癃

精癃是指精室肥大所引起的一种常见的老年男性泌尿生殖系统疾病，临床特点以尿频、夜尿次数增多、排尿困难为主，严重者可发生尿潴留或尿失禁，甚至出现肾功能受损。现代医学的良性前列腺增生症可参照本节内容辨证食疗。

一、病因病机

脾肾两虚、气滞血瘀、湿热蕴结等原因均可导致精癃。本病的病理基础为年老肾气亏虚，膀胱气化不利，与肾和膀胱的功能失调有关。

二、辨证要点

病理性质有虚有实，辨证应分清虚实，辨别病位。标实者需区别湿热、血瘀；本虚者应辨气血阴阳虚损之差别，病变脏器之不同。

三、食疗原则

食疗应以通为用，以补肾益气、活血利尿为基本法则。忌过食辛辣、肥甘厚腻、生冷之品，忌烟酒。

四、辨证食疗

（一）湿热下注

【证候】小便频数黄赤，尿道灼热或涩痛，排尿不畅，甚或点滴不通，小腹胀满，或大便干燥，口苦口黏，舌暗红，苔黄腻，脉滑数或弦数。

【证机概要】湿热下注，膀胱涩滞。

【食疗方法】清热利湿，消癃通闭。

【推荐食材】冬瓜、赤小豆、芹菜、苋菜、莴笋、绿豆芽、薏苡仁、茯苓等。

【推荐食疗方】

1. 车前子饮（《寿亲养老书》） 车前子135g，青粱米108g。车前子用纱布包好，与青粱米一起水煎取汁。空腹饮用。

2. 苋菜粥 见"风瘙痒"节。

3. 莴笋拌豆芽（《清稗类钞》） 莴笋250g，绿豆芽250g，莴笋去叶、皮，切细丝，滚水略焯，捞起，与豆芽、生姜丝、香油、醋等调料拌匀。佐餐食用。

（二）脾气虚弱

【证候】尿频，滴沥不畅，尿线细，甚或夜间遗尿或尿闭不通，神疲乏力，纳谷不香，面色无华，便溏脱肛，舌淡苔白，脉细无力。

【证机概要】脾虚气弱，膀胱失约。

【食疗方法】补气健脾。

【推荐食材】山药、扁豆、大枣、党参、白术、鸽、鹌鹑、泥鳅等。

【推荐食疗方】

1. 人参莲肉汤 见"虚劳"节。

2. 煮泥鳅（《濒湖集简方》） 泥鳅250g，葱、食盐、植物油各适量，泥鳅与葱等调料水煮至熟。佐餐食用。

3. 人参猪肚 见"中风"节。

（三）气滞血瘀

【证候】小便不畅，尿线变细或点滴而下，或尿道涩痛，闭塞不通，或小腹胀满隐痛，偶有血尿，舌质黯或有瘀点、瘀斑，苔白或薄黄，脉弦或涩。

【证机概要】气滞血瘀，溺窍不利。

【食疗方法】行气活血，通窍利尿。

【推荐食材】山楂、桃仁、红花、藕、赤砂糖、醋等。

【推荐食疗方】

1. 薏苡瓜瓣汤（《张氏医通》） 薏苡仁30g，冬瓜子30g，桃仁10g，牡丹皮10g，诸味加水煎汤，每日分 2 次服用。

2.山楂糯米粥（《济众新编》）　山楂 30g，桂皮 3g，糯米 100g。山楂去核，与桂皮一起研粉，将粉末与糯米同煮粥。每日 2 次，空腹食用。

3.桃仁粥　见"月经不调"节。

（四）肾阴亏虚

【证候】小便频数不爽，尿少热赤，或闭塞不通，头晕耳鸣，腰膝酸软，五心烦热，大便秘结，舌红少津，苔少或黄，脉细数。

【证机概要】肾阴不足，溺窍失濡。

【食疗方法】滋补肾阴，通窍利尿。

【推荐食材】黑豆、桑椹、枸杞子、生地黄、猪肾、鸭肉、牡蛎等。

【推荐食疗方】

1.怀山药炖甲鱼汤（《名医别录》）　甲鱼 1 只，山药 30g，黄芪 15g，枸杞子 15g。甲鱼去外膜、内脏后，与诸药加水炖煮至肉烂。食肉喝汤。

2.白糖鱼肚汤　见"佝偻病"节。

3.猪肾羹　见"经间期出血"节。

（五）肾阳虚衰

【证候】小便频数，夜间尤甚，尿线变细，余沥不尽，尿程缩短，或点滴不爽，甚则尿闭不通，精神萎靡，面色无华，畏寒肢冷，舌质淡润，苔薄白，脉沉细。

【证机概要】肾阳虚衰，气化无权。

【食疗方法】温补肾阳，通窍利尿。

【推荐食材】韭菜、核桃仁、冬虫夏草、羊肉、羊肾、麻雀、虾等。

【推荐食疗方】

1.羊肉虫草汤（《普济本事方》）　羊肉 500g，冬虫夏草 15g，姜、蒜、盐各适量，诸味同煮至肉烂，吃羊肉喝汤。

2.核桃仁炒韭菜（《方脉正宗》）　核桃仁 50g，韭菜 500g。核桃仁以香油炸黄，加切段的韭菜同炒，酌加食盐。也可以将核桃仁与鲜虾同炒。

3.杜仲腰花（《本草纲目》）　猪肾 1 个，杜仲 10g。猪肾去筋膜，切片，杜仲水煎成浓汁，猪肾片以常法烹炒，将熟时淋上杜仲汁；或杜仲干燥研粉，将猪肾片与杜仲粉、花椒、食盐等拌匀后烹炒。

第五节　精　浊

精浊是尿道口常有精液溢出的生殖系统炎性疾病。其特点是尿频、尿急、尿痛，尿道口常有精液溢出，并伴有会阴部、腰骶部、耻骨上区等部隐痛不适等。相当于现代医学的前列腺炎。临床上分为急性前列腺炎和慢性前列腺炎。

一、病因病机

急性者多由饮食不节，嗜食醇酒肥甘，酿生湿热，注于下焦；或因外感湿热之邪，壅聚于下焦而成。慢性者多由相火妄动，所愿不遂，肾火郁而不散，离位之精，化成白浊；或房劳过度，精室空虚，湿热从精道内侵，湿热壅滞，气血瘀滞而成；或久病伤阴、伤阳，出现阴虚火旺或肾阳不足。

二、辨证要点

尿频、尿急、尿痛，尿道灼热感为湿热蕴结证；病程较长，少腹、会阴、睾丸部坠胀疼痛，舌黯或有瘀斑为气滞血瘀证；阳事易举，腰膝酸软，失眠多梦，舌红少苔，脉细数为阴虚火旺证；腰膝酸冷，阳痿，早泄，形寒肢冷，舌淡胖边有齿痕，苔白，脉沉细为肾阳虚损证。

三、食疗原则

湿热蕴结证宜食清热利湿之品；气滞血瘀证宜食行气活血之品；阴虚火旺证宜食滋阴降火之品；肾阳虚损证宜食补肾温阳之品。

宜多食有润肠通便作用的蔬菜、水果。忌食辛辣刺激、油腻和煎炸等助热生火的食物，戒烟酒。

四、辨证食疗

（一）湿热蕴结

【证候】尿频、尿急、尿痛，尿道灼热感，排尿末或大便时尿道偶有白浊，会阴、腰骶、睾丸、小腹坠胀疼痛；苔黄腻，脉滑数。

【证机概要】湿热蕴结下焦，膀胱气化失司，迫精外泄。

【食疗方法】清热利湿。

【推荐食材】柳叶、车前草、鱼腥草、香椿、冬瓜等。

【推荐食疗方】

1. 柳叶速溶饮（《濒湖集简方》） 采清明时嫩柳叶1000g，洗净，加水适量煎煮1小时，去渣，再以小火继续加热浓缩到将要干锅时，停火，待凉，拌入干燥的白糖粉500g，把药液吸净，混匀，晒干，压碎，装瓶备用。不拘时间，每次10g，以沸水冲泡，代茶频饮。

2. 莲子六一汤 见“早泄”节。

3. 香椿鱼（《陆川本草》） 鲜香椿叶250g洗净，切碎，调面糊和食盐适量。素油500g烧热，把糊料用勺慢慢放入锅内，呈条索状，形似一条条小鱼。炸焦黄后捞出，即可食用。佐餐食用。

（二）气滞血瘀

【证候】病程较长，少腹、会阴、睾丸、腰骶部坠胀疼痛，尿不尽；舌黯或有瘀斑，苔白或薄黄，脉沉细。

【证机概要】气血瘀滞，瘀血败精阻于精室。

【食疗方法】活血祛瘀，行气止痛。

【推荐食材】玫瑰花、佛手、陈皮、油菜、茄子、生山楂等。

【推荐食疗方】

1. 鹅血佛手汤（《中华食疗大全》） 鹅血块250g，佛手20g。佛手洗净，切成片，置锅中，加水500mL，煮沸5分钟，去渣取汁，再加清水200mL，加鹅血块，黄酒、食盐各少许，煮沸后即可食用。喝汤食血，每日 1 次。

2. 柚皮醪糟　见"黄疸"节。

3. 蜜饯山楂　见"积滞"节。

（三）阴虚火旺

【证候】尿末或大便时尿道口有白色分泌物溢出，尿道不适，阳事易举，遗精或血精；腰膝酸软，头晕耳鸣，失眠多梦；舌红少苔，脉细数。

【证机概要】阴虚火旺，虚火扰及精室，迫精外出。

【食疗方法】滋阴降火。

【推荐食材】甲鱼、乌骨鸡、乌龟、山药、银耳、燕窝等。

【推荐食疗方】

1. 山药萸肉粥（《百病饮食自疗》）　山药 50g，山茱萸 20g，粳米 100g。先将山药、山茱萸以水共煎，去渣取汁，后将药汁与粳米同入锅，再加水适量，以文火慢熬成稀粥。每日 1～2 次。

2. 酒炒螺蛳　见"遗精"节。

3. 藕蜜膏（《太平圣惠方》）　鲜藕 600g，蜂蜜 100g，生地黄 300g。先将鲜藕及生地黄捣汁，再加入蜂蜜和匀，微火煎成膏，每次服半汤勺（100～150mL），含化后徐徐咽下，每日 2～3 次。

（四）肾阳虚损

【证候】排尿淋漓，稍劳后尿道即有白色分泌物溢出；腰膝酸冷，阳痿，早泄，形寒肢冷；舌淡胖边有齿痕，苔白，脉沉细。

【证机概要】肾阳虚损，命门火衰，精关不固。

【食疗方法】补肾温阳。

【推荐食材】羊肉、狗肉、鹿肉、对虾、海参、韭菜子等。

【推荐食疗方】

1. 枸杞羊肾粥　见"遗尿"节。

2. 核桃仁炒韭菜　见"精癃"节。

3. 冬虫夏草鸭　见"虚劳"节。

第六节　男性不育症

男性不育是指育龄夫妇同居 1 年以上，性生活正常，未采取任何避孕措施，女方有受孕能力，由于男方原因而致女方不能怀孕的一类疾病。据国外资料统计，已婚夫妇不能生育者约占 10%，其中 20%～25% 是男方原因。

一、病因病机

中医学认为不育症与肾、心、肝、脾等脏有关，而其中与肾脏关系最为密切。禀赋不足，命门火衰，可致阳痿不举；病久伤阴，元阴不足，阴虚火旺，可导致不育；或情志不舒，郁怒伤肝，肝气郁结，疏泄无权，影响生育；或嗜肥甘、辛辣之品，损伤脾胃，痰湿内生，郁久化热，阻遏命门之火，造成不育；或思虑过度、劳倦伤心而致气血两虚，引起不育。

二、辨证要点

肾阳虚衰证有腰酸腿软，面色㿠白或晦暗，性欲减退，阳痿早泄，小便清长等症状；肾阴不足证可见手足心热，遗精滑精，舌红，苔少，脉细数等症状；肝郁气滞证有精神抑郁，胸闷不舒，两胁胀痛等症状；气血两虚证有神疲体倦，面色萎黄，头晕目眩等症状；湿热下注证有少腹急满，小便短赤，舌苔薄黄，脉弦滑数等症状。

三、食疗原则

宜多食具有补肾生精作用的食物，如鹿肉、狗肉、羊肉、牛鞭、枸杞子、乌龟、虾、鸡蛋、核桃、银耳、大枣，以及鸡、羊、猪等动物的睾丸。

适当选用富含锌的食物，如牡蛎、瘦猪肉、动物肝脏、海鱼、淡菜、鸡蛋、核桃等。

四、辨证食疗

（一）肾阴不足

【证候】遗精滑精，精液量少，精子数少，精子活动力弱或精液黏稠不化，畸形精子较多；头晕耳鸣，手足心热；舌质红，少苔，脉沉细。

【证机概要】元阴不足，阴虚火旺。

【食疗方法】滋补肾阴，益精养血。

【推荐食材】甲鱼、乌龟、牡蛎、桑椹、枸杞子、鱼鳔等。

【推荐食疗方】

1. 鳖肉银耳汤（《中华药膳》）鳖1只，银耳15g，盐、姜各适量。将鳖宰杀洗净、切块；银耳洗发，与鳖肉、姜同炖，熟后加盐调味。食肉喝汤。

2. 枸杞子炒肉丝（《寿世补元》）枸杞子20g洗净备用，猪肉50g洗净，切成丝状。起油锅，枸杞子、肉丝同炒，加黄酒、葱、姜、食盐调味，佐餐食用。

3. 氽蛎黄（《本草纲目拾遗》）鲜蛎黄（牡蛎肉）250g，鸡汤、肉汤、食盐、味精各适量。先将鸡汤或肉汤烧开，氽入牡蛎肉煮沸即可。调以食盐、味精，吃肉喝汤。佐餐食用。

（二）肾阳虚衰

【证候】性欲减退，阳痿早泄，精子数少、成活率低、活动力弱，或射精无力；伴腰膝酸软，疲乏无力，小便清长；舌质淡，苔薄白，脉沉细。

【证机概要】命门火衰，阳气内虚。

【食疗方法】温补肾阳，益肾填精。

【推荐食材】羊肉、狗肉、鹿肉、对虾、鹿茸、韭菜子、菟丝子等。

【推荐食疗方】

1. 鹿角胶粥（《本草纲目》）鹿角胶15g，粳米50g，生姜3片。先将粳米加水武火煮沸，将鹿角胶烊化，生姜切碎，加入粥中，后以文火慢熬至粥稠为度。每日早晚温热服食。

2. 羊脊骨粥（《太平圣惠方》）羊连尾脊骨1条，肉苁蓉30g，菟丝子3g，粳米60g，调料、料酒各适量。肉苁蓉酒浸1宿，刮去粗皮；菟丝子酒浸3日，晒干，捣末。将羊脊骨砸碎，用水2500mL，煎取汁液1000mL，入粳米、肉苁蓉煮粥；粥欲熟时，加入调料，粥熟，加入菟丝子末、料酒 20mL，搅匀，空腹食之，每日 1 次。

3. 多子酒（《珍本医籍丛刊奇方类编》）　枸杞子、龙眼肉、核桃仁、白糖各 250g，60% 以上烧酒 700mL，糯米酒 500mL。将前四味共装细纱布袋内，扎口，入坛中，用烧酒、糯米酒浸泡，封口，3 周后取出。每日 3 次，每次 50～100mL。

（三）气血两虚

【证候】性欲减退，阳事不兴，或精子数少、成活率低、活动力弱；神疲倦怠，面色无华；舌质淡，苔薄白，脉沉细无力。

【证机概要】思虑过度，气血两虚。

【食疗方法】补益气血。

【推荐食材】莲子、栗子、泥鳅、黄芪、大枣、龙眼肉、桑椹等。

【推荐食疗方】

1. 龙眼肉粥　见"血证"节。

2. 虫草炖甲鱼（《本草纲目拾遗》）　山药 20g，枸杞子 20g，北黄芪 20g，冬虫夏草 5g，陈皮 5g，活鳖 1 只，瘦猪肉 120g，细盐少许。活鳖宰杀后去除内脏和黄膏，与洗净的其余各味同放入炖盅内，加入适量冷开水，盖上炖盅盖，放入锅内，隔水炖 4 小时左右，以少许细盐调味即可。食肉喝汤。

3. 归参山药猪腰（《百一选方》）　猪肾 500g 切开，剔去筋膜臊腺，洗净，放入砂锅中，加入当归、党参、山药各 10g，水适量，清炖至猪肾熟透。捞出猪肾，待冷，刀切成薄片，放在平盘上，浇酱油、醋、姜丝、蒜末、香油等调料即可食用。

（四）肝郁气滞

【证候】性欲低下，阳痿不举，或性交时不能射精，精子稀少、活力下降；精神抑郁，两胁胀痛，嗳气泛酸；舌质黯，苔薄，脉弦细。

【证机概要】肝气郁结，疏泄无权，精窍被阻。

【食疗方法】疏肝解郁，温肾益精。

【推荐食材】佛手柑、茉莉花、黄花菜、玫瑰花、陈皮、山楂等。

【推荐食疗方】

1. 茉莉花糖茶（《疑难病的食疗》）　茉莉花 5g，白糖适量。茉莉花、白糖放入茶杯，用沸水冲泡 15～30 分钟。代茶饮。

2. 香附粥（《调疾饮食辩》）　香附 10g，粳米 100g。香附加水煎取汁，入粳米同煮为粥。可早晚餐食用。

3. 玫瑰露酒　见"胁痛"节。

（五）湿热下注

【证候】阳事不兴或勃起不坚，精子数少或死精子较多；小腹急满，小便短赤；舌苔薄黄，脉弦滑。

【证机概要】痰湿困脾，郁久化热，蕴结下焦，阻遏命门之火，导致不育。

【食疗方法】清热利湿。

【推荐食材】白萝卜、马兰、茯苓、车前草、薏苡仁、豆腐等。

【推荐食疗方】

1. 莱菔粥　见"胸痹"节。

2. 山药薏苡仁萝卜粥（《名医偏方治百病大全集》）　白萝卜100g，薏苡仁30g，山药20g，大米50g。萝卜煮熟绞汁，与薏苡仁、山药、大米一起煮粥。

3. 泥鳅炖豆腐（《泉州本草》）　泥鳅500g，去腮肠内脏，洗净，放锅中，加食盐少许，水适量，清炖至五成熟，加入豆腐250g，再炖至泥鳅烂熟即可。吃泥鳅和豆腐，喝汤，分顿用之。

扫一扫，查阅本章数字资源，含PPT、音视频、图片等

第一节 夜 盲

夜盲，俗称"雀目""鸡盲"，是以夜间或暗处视物不清，而白昼视力如常为主要特征的眼部病证。现代医学认为，本病是由于视神经和视网膜退行性病变和萎缩、维生素A缺乏而引起。

一、病因病机

肝开窍于目，夜盲多因肝肾不足、目失所养而致。

二、辨证要点

以白天视力正常，夜间或暗处视力障碍为主要辨证要点。夜盲具有一定的遗传性，可侵犯双眼。

三、食疗原则

夜盲患者忌食辛辣、辛热等刺激之物，如辣椒、胡椒、花椒、芥末等，忌烟、酒。宜多食补肾填精、养肝明目之品，多食含锌、铜、维生素A较多的食物，如动物肝、蛋黄、枸杞子、胡萝卜等。

四、辨证食疗

肝血不足

【证候】暗适应能力下降，重者暗光下不能看清物体，俗称"雀目眼"。更严重者结膜干燥，儿童可现结膜皱褶。皮肤干燥、脱屑、粗糙。舌红少津苔薄，脉细。

【证机概要】肝血不足，目失濡养。

【食疗方法】滋养肝肾，益津明目。

【推荐食材】动物肝、蛋黄、乳类、坚果类、胡萝卜、谷精草、枸杞子等。

【推荐食疗方】

1. 猪肝羹 见"瘿病"节。

2. 仙人羊肝羹（《养老奉亲书》）枸杞根50g洗净，放入砂锅，加水，煎煮3次，取汁约2000mL备用。羊肝1具，羊肉100g，洗净，去筋膜，剁成细茸，倒入砂锅，加入备好的枸杞根

水煮沸，煮至肝熟肉烂，下水淀粉调匀成羹，再下葱白、盐、味精等调味。饮汤吃肉食肝，每日1剂，分3次空腹食用。

第二节 绿风内障

绿风内障，又名绿风、绿盲、绿水灌珠，是以头眼胀痛，眼珠变硬，瞳色淡绿，视力锐减为主要临床特征的眼病。相当于现代医学的急性闭角型青光眼。

一、病因病机

风热内犯，肝胆火热亢盛，风火上攻头目；或情志过激，气郁化火，气火上攻头目；或脾虚化湿生痰，痰郁化火，痰火上攻于目等，均可导致目内玄府闭塞，神水（房水）排出受阻，积聚于眼内而发为绿风内障。

二、辨证要点

以眼压骤升，头眼剧烈胀痛，目珠胀硬，视力骤降，白睛混赤肿胀，黑睛雾状水肿，前房极浅，瞳神中等度散大、展缩不灵为主要辨证要点，应注意分清外感与内伤。

三、食疗原则

绿风内障患者常有痰饮内蕴，水液代谢失常，故不宜过多摄入液体，以免加重病情。患者瞳神散大，宜用酸收之品，如话梅、白芍、酸枣仁等；禁用散瞳之品，如青葙子等。若因肝火上逆引发者，则应忌食大辛大热等刺激性食物，如生姜、大蒜、辣椒、花椒、羊肉、狗肉等。

四、辨证食疗

（一）风火攻目

【证候】目珠胀硬，头痛如劈，视力骤降，眼压升高，白睛混赤肿胀，黑睛雾状水肿，瞳神散大，多伴恶心、呕吐，舌红苔黄，脉弦数。

【证机概要】风火交攻，上冲头目，目内玄府闭塞。

【食疗方法】清热泻火，平肝明目。

【推荐食材】决明子、菊花、桑叶、猪肝、谷精草等。

【推荐食疗方】

1. 甘草菊花饮 见"牛皮癣"节。

2. 桑叶猪肝汤 见"痉证"节。

3. 决明子粥 决明子15g，炒香后，放凉，加白菊花10g，水煎后取汁，然后加粳米100g煮为稀粥，将熟时加入冰糖调味，再煮至米烂即可。可作餐食，每日1次。

（二）气火上逆

【证候】头目剧烈胀痛，视力锐减，眼压升高，白睛混赤，黑睛雾状混浊，黄仁晦暗，纹理模糊，瞳神散大，伴胸闷嗳气、恶心、呕吐、口苦等，舌红苔黄，脉弦数。

【证机概要】情志过激，郁而化火，气火上逆头目，目之玄府闭塞。

【食疗方法】平肝，泻火，降逆。

【推荐食材】菊花、栀子仁、夏枯草、槐叶、决明子、淡竹叶等。

【推荐食疗方】

1. 槐叶茶（《食鉴本草》） 嫩槐叶适量洗净，入砂锅内，加水适量，煎煮 5 分钟，捞出晒干，密封保存备用。每次取 15g，装杯冲茶，需常饮。

2. 菊楂决明饮（《中华药膳纲目》） 菊花、山楂各 10g，决明子 6g，洗净，入保温杯中，沸水冲泡，30 分钟后饮用，每日 1 次。

3. 栀子仁粥 见"胁痛"节。

（三）痰火郁结

【证候】头目胀痛，视力骤降，眼压升高，抱轮红赤或白睛混赤，黑睛雾状混浊，瞳神散大，动辄眩晕、呕吐痰涎，舌红苔黄厚腻，脉滑数。

【证机概要】脾虚不运，水湿不化，聚湿成痰，郁而化火，痰火上扰头目，闭塞目之玄府，神水滞留而为病。

【食疗方法】健脾化湿，降火祛痰。

【推荐食材】荠菜、白术、茯苓、车前草、玉米须、莲子、冬瓜等。

【推荐食疗方】

1. 玉米须茶（《中医膳食食疗学》） 玉米须 50g，加水适量，武火煮开后，改文火煎煮 1 小时，取浓汤，频服。

2. 荠菜鸡蛋汤（《中医临床辨证施膳》） 荠菜 250g，洗净，切段，鲜鸡蛋 1 个，去壳打匀，用清水煮成汤，入食用油、盐、味精等调味即可。温热服食，每日 1 次。

3. 冬瓜粥 见"鼓胀"节。

第三节　青风内障

青风内障，又名青风、青风障症，是指眼睛无明显不适，或时有轻度眼胀及视物昏朦，视野渐窄，终致失明的内障眼病。相当于现代医学之原发性开角型青光眼。

一、病因病机

青风内障多因虚所致。先天禀赋不足，命门火衰，不能温养脾阳，脾运化失常，生湿生痰，痰湿流窜于目，目之玄府受阻；或久病肝肾亏虚，目失所养；或因肝气郁滞，郁而化火，致目之玄府郁闭等，均可致神水留滞于目而发为青风内障。

二、辨证要点

患病早期，眼部无明显不适，或偶感视物昏朦，目珠胀痛；疾病发展到晚期常感视物不清，易撞人碰物，甚至失明。现代医学实验室检查见以下征象可确诊：视野缺损；眼压升高，或正常；房角无粘连，为宽角；视盘特有的形态改变，视网膜神经纤维层缺损等。

三、食疗原则

肝郁气滞者，宜疏肝解郁；痰湿泛目者，应健脾利湿，祛痰开窍；肝肾亏虚者，宜补益肝肾。青风内障患者饮食应忌姜、葱、蒜、辣椒、茴香、桂皮、芥末、咖喱等辛辣刺激之物，同时应忌烟酒等。

四、辨证食疗

（一）肝郁气滞

【证候】时有视物昏朦，目珠微胀，轻度抱轮红赤，或瞳神稍大，眼底视盘杯盘比大于 0.6，或两眼视盘杯盘比差值大于 0.2；可见视野缺损，眼压偏高；或兼情志不舒、心烦口苦，舌红苔黄，脉弦细。

【证机概要】肝气郁滞，目中脉络不畅，导致神水留滞于目。

【食疗方法】疏肝解郁。

【推荐食材】夏枯草、石决明、茯苓、佛手、香附、玫瑰花、梅花等。

【推荐食疗方】

1. 佛手茶 见"经行乳房胀痛"节。

2. 云苓决明粥（《中国药膳辨证论治学》） 茯苓 15g，桂枝 9g，生石决明 15g，夏枯草 9g，加水 5 碗，煎成 3 碗，去渣后入粳米，加红糖，煮粥食。每日 1 剂。

3. 加味梅花粥（《中国药膳辨证论治学》） 粳米 100g 加水煮粥，白梅花、白菊花各 5g 洗净，粥将熟时加入，稍煮即可。可作餐食，每日 1 次。

（二）痰湿泛目

【证候】早期偶有视物昏朦，或瞳神稍大，眼底视盘杯盘比渐大，或两眼视盘杯盘比差值大于 0.2；严重时视盘苍白，可见视野缺损，甚或呈管状，眼压偏高；可伴头晕目眩，欲呕恶；舌淡苔白腻，脉滑。

【证机概要】先天禀赋不足或后天久病伤阳，脾阳失于温养，运化失司，痰湿阻滞于目，神水受阻。

【食疗方法】健脾和胃，利水渗湿。

【推荐食材】赤小豆、鲤鱼、黄花菜、薏苡仁、茯苓、白扁豆等。

【推荐食疗方】

1. 鲤鱼赤小豆汤（《饮膳正要》） 鲤鱼 1 条（约 500g）活杀洗净，赤小豆 40g 用纱布包好，同入砂锅内煮，至鱼熟汤浓，加盐调味，去赤小豆。喝汤食鱼。每日 1 次。

2. 白扁豆粥 见"呃逆"节。

3. 茯苓馒头（《中国药膳辨证论治学》） 茯苓 30g 磨粉，与面粉 250g、白砂糖 30g 一起和面做成馒头。可作中、晚餐食用。

（三）肝肾亏虚

【证候】患病日久，视物不清，瞳神稍大，视野缺损或呈管状，视盘苍白；可伴头晕失眠，腰膝酸软，舌淡苔薄，脉细沉无力；或面白肢冷，精神倦怠，舌淡苔白，脉沉细。

【证机概要】久病肝肾不足，精血不能上濡目窍，神水乏源，虚滞于目。

【食疗方法】补益肝肾。

【推荐食材】桑椹、枸杞子、鸡肝、熟地黄、银耳、黑豆、菟丝子、芡实等。

【推荐食疗方】

1. 枸杞决明汤（《中国药膳辨证论治学》）　沙参 15g，怀牛膝 9g，枸杞子 15g，决明子 9g，纳入砂锅中，加水，煎煮，取汁。兑入蜂蜜，代茶饮。

2. 桑仁粥（《粥铺》）　桑椹 30g（鲜品 50g），拣去色青者，用水浸泡约 3 分钟，洗净，与淘洗干净的糯米 100g 同时放入砂锅中，煮粥。可根据个人口感加入适量冰糖。每日 1 剂，分 2 次空腹食用；或可随意经常食用。

3. 杞实粥（《眼科秘诀》）　枸杞子 20g，芡实 20g，粳米 100g，用滚开水泡透，去水，放置 1 夜；砂锅加水煮至沸腾，入芡实煮四五沸，再入枸杞子煮三四沸，最后下粳米共煮至浓烂香甜。煮粥的水应一次加足，避免中途加冷水。每日 1 剂，可作主食，随餐用。

第四节　视瞻有色

视瞻有色，又名"视直如曲""视小为大"等。是指外眼无异常，唯有视物昏朦不清，中心有灰暗或棕黄色阴影遮挡，或视物变形的内障眼病。多发于 20 ~ 45 岁的男性，多为单眼发病，亦有双眼先后发病，易于复发。类似于现代医学的中心性浆液性脉络膜视网膜病变。

一、病因病机

多因饮食不节，或思虑过度，内伤于脾，脾不健运，水湿上泛；或湿聚为痰，郁遏化热，上扰清窍；或因肝肾两虚，精血不足，目失所养而致。

二、辨证要点

本病以视力不同程度下降，视物如隔纱幕，自感视野中心部有灰色、黄色的暗影；或视物变小、变形；眼底黄斑部视网膜水肿呈圆形反光轮，中心凹反光消失，有黄白色点状渗出为辨证要点。

三、食疗原则

水湿上泛者，应健脾利湿；痰湿化热者，宜健脾利湿，清热化痰；肝肾亏虚者，宜补益肝肾。

四、辨证食疗

（一）水湿上泛

【证候】视物模糊，眼前出现有色阴影，视物变小或变形，眼底可见视网膜反光晕轮明显，黄斑水肿，中心凹光反射减弱或消失；胸闷，纳呆呕恶，便溏；舌苔滑腻，脉濡或滑。

【证机概要】饮食不节，或思虑过度，内伤脾胃，脾失健运，水湿上泛，目睛失养。

【食疗方法】健脾利水渗湿。

【推荐食材】见"青风内障"之"痰湿泛目"。

【推荐食疗方】见"青风内障"之"痰湿泛目"。

（二）痰湿化热

【证候】视物模糊，眼前棕黄色阴影，视物变小或变形，眼底可见黄斑水肿及黄白色渗出；脘腹痞满，纳呆呕恶，小便短赤；舌红苔黄厚腻，脉濡数。

【证机概要】饮食肥甘，或嗜烟好酒，聚湿成痰，郁而化热，清气不升，目失所养。

【食疗方法】健脾利湿，清热化痰。

【推荐食材】钩藤、莲子、车前草、白术、茯苓、薏苡仁、白扁豆等。

【推荐食疗方】

1. 白扁豆粥　见"呃逆"节。

2. 钩藤白术饮（《中国药膳辨证论治学》）　白术 30g，加水 300mL，文火煎煮 30 分钟，加入钩藤 50g（事先用水泡透），煎煮 10 分钟，去渣取汁约 100mL，加入冰糖适量。顿服，每日 1 剂。

3. 车前叶粥（《圣济总录》）　新鲜车前草 30g，洗净切碎，同葱白 1 茎，煎汁后去渣，入粳米 50g，煮粥。可作餐食，每日 1 剂，分 2～3 次食用。遗精、遗尿者不宜食用。

（三）肝肾不足

【证候】视物模糊，眼前可见暗灰色阴影，视物变小或变形，眼底可见黄斑区色素紊乱，少许黄白色渗出，中心凹光反射减弱；兼见头晕耳鸣，梦多滑遗，腰膝酸软；舌红少苔，脉细。

【证机概要】肝肾亏虚，精血不足，目睛失于濡养。

【食疗方法】滋补肝肾。

【推荐食材】见"青风内障"之"肝肾亏虚"。

【推荐食疗方】见"青风内障"之"肝肾亏虚"。

第五节　聚星障

聚星障，是指黑睛浅层骤生多个细小星翳，其形或联缀，或团聚，伴有沙涩疼痛、羞明流泪的眼病。本病常在感冒发热基本好转或痊愈后出现，或在劳累后发病。常单眼为患，亦可双眼同时或先后发生，常易复发。本病类似于现代医学之病毒性角膜炎。

一、病因病机

聚星障多由外感引起。外感风热，上犯于目，邪客黑睛，致生翳障；或外邪入里，邪遏化热，且素体阳盛，肝经伏火，内外合邪，肝胆火炽，灼伤黑睛；或恣食肥甘，脾胃受损，酿蕴湿热，土反侮木，熏蒸黑睛；或素体阴虚，正气不足，或热病之后，津液耗伤，则阴津亏乏，复感风邪致病，均可发为聚星障。

二、辨证要点

自觉砂涩，羞明流泪，视力模糊；白睛抱轮微红或红赤，或者白睛混赤；黑睛表层生翳，呈星点状，或片状，或树枝状，荧光素染色呈绿色；黑睛有外伤史，或全身有感冒等病史。

三、食疗原则

饮食宜清淡而富有营养，忌辛辣炙煿等刺激性食物。

四、辨证食疗

（一）风热客目

【证候】患眼涩痛，羞明流泪，视物模糊，抱轮微红，黑睛浅层点状星翳，或多或少，或疏散或密聚；伴恶风发热，头痛鼻塞，口干咽痛；舌质红，苔薄黄，脉浮数。

【证机概要】风热犯目，邪客黑睛。

【食疗方法】疏风清热，退翳明目。

【推荐食材】猪肝、金银花、菊花、葛根。

【推荐食疗方】

1. 桑叶猪肝汤　见"痉证"节。

2. 银菊葛根粥　取金银花 30g，杭菊花 15g，葛根 25g，粳米 50g。前三味煎水取汁，与粳米煮成粥，入冰糖适量，日分 2 ～ 3 次食用。

（二）肝胆火炽

【证候】患眼胞睑难睁，磣涩疼痛，灼热畏光，热泪频流，视物模糊，白睛混赤，黑睛生翳，扩大加深，形如树枝，或状若地图；或兼头疼胁痛，口苦咽干，烦躁溺赤；舌质红，苔黄，脉弦数。

【证机概要】肝胆火炽，灼烧黑睛。

【食疗方法】清肝泻火，退翳明目。

【推荐食材】蒲公英、夏枯草、马齿苋、鱼腥草、猪肉。

【推荐食疗方】

1. 公英夏枯汤　取蒲公英干品 30g（鲜者 50 ～ 100g），夏枯草 20g，同煎汁，加入白糖频频饮用。

2. 马齿苋鱼腥草汤　取新鲜马齿苋、鱼腥草各 200g，洗净切断，加入瘦猪肉 50g 或猪脊骨 200g，同煮后加入佐料，饮汤。日分 2 次饮。

（三）湿热犯目

【证候】患眼泪热胶黏，视物模糊，抱轮红赤，黑睛生翳，状若地图；或黑睛深层翳如圆盘，肿胀色白；或病情缠绵，反复发作；伴头重胸闷，口黏纳呆，腹满便溏；舌质红，苔黄腻，脉濡数。

【证机概要】湿热蕴结，熏蒸黑睛。

【食疗方法】清热除湿，退翳明目。

【推荐食材】白扁豆、薏苡仁、赤小豆、车前草。

【推荐食疗方】

1. 车前草煲猪小肚　取新鲜车前草 60 ～ 90g（干品 20 ～ 30g），鲜猪小肚 200g，先洗净切片飞水，与上药一起煲汤，入食盐少许，饮汤吃猪肚。每日或隔日 1 次。

2. 白扁豆粥　见"呃逆"节。

（四）阴虚夹风

【证候】眼内干涩不适，羞明较轻，视物模糊，抱轮微红，黑睛生翳日久，迁延不愈，或时愈时发；常伴口干咽燥；舌红少津，脉细或细数。

【证机概要】阴虚外感，邪复犯目。

【食疗方法】滋阴祛风，退翳明目。

【推荐食材】猪瘦肉、金银花、菊花、山药、决明子、生地黄、沙参。

【推荐食疗方】

1. 生地黄桑白皮汤　取生地黄 50g（干品 20g），桑白皮 20g，先煮半小时，加入菊花、金银花各 10g，同煮 10 分钟，入适量白糖，饮汤，日分 2 次饮。

2. 决明子粥　见"绿风内障"节。

3. 山药沙参猪瘦肉汤　取山药 30g，沙参 20g，猪瘦肉 100g 切块，同入锅内煮汤，加入冰糖或食盐，日分 2～3 次服用。

第六节　瞳神紧小

瞳神紧小是黄仁受邪，以瞳神持续缩小、展缩不灵，伴有目赤疼痛、畏光流泪、黑睛内壁沉着物、神水混浊、视力下降为主要临床症状的眼病。又名瞳神焦小、瞳神缩小、瞳神细小及肝决等。瞳神紧小相当于现代医学的急性前葡萄膜炎，发病机制主要为自身免疫反应。

一、病因病机

瞳神紧小多因外感或素体阴虚所致。外感风热，内侵于肝，或肝郁化火致肝胆火旺，循经上犯黄仁，黄仁受灼，展而不缩，发为本病；或外感风湿，内蕴热邪，或风湿郁而化热，熏蒸黄仁所致。肝肾阴亏或久病伤阴，虚火上炎，黄仁失养；更因虚火煎灼黄仁，或展而不缩为瞳神紧小，或展缩失灵、与晶珠黏着而成瞳神干缺。此外，某些眼病邪毒内侵波及黄仁或外伤损及黄仁，亦可引起本病。

二、辨证要点

眼珠疼痛，畏光流泪，视力下降；抱轮红赤或白睛混赤；黑睛后壁可见粉尘状或小点状、羊脂状物沉着；神水混浊；黄仁肿胀、纹理不清，展缩失灵；瞳神紧小或瞳神干缺，瞳神闭锁或瞳神膜闭。

三、食疗原则

饮食宜清淡，忌肥甘厚味辛辣之品，辛辣燥热之物可引起胃肠积热，致体内热毒蕴积而发病。

四、辨证食疗

（一）肝胆火炽

【证候】眼珠疼痛，痛连眉骨颞颥，畏光流泪，视力下降；胞睑红肿，白睛混赤，黑睛后壁可见点状或羊脂状沉着物，神水混浊，甚或黄液上冲、血灌瞳神；黄仁肿胀，纹理不清，展缩失灵，瞳神紧小或瞳神干缺，或见神膏内细尘状混浊；或伴口舌生疮，阴部溃疡，口苦咽干，大便秘结；舌红苔黄，脉弦数。

【证机概要】肝胆火旺，黄仁受灼，展而不缩。

【**食疗方法**】清泄肝胆实火。

【**推荐食材**】动物肝、瘦肉，夏枯草，马齿苋等。

【**推荐食疗方**】

瘦肉夏枯草汤　夏枯草 20g，洗净，瘦肉 200g，加入适量水，文火煲 1 小时，调味可食。

（二）风湿夹热

【**证候**】眼珠坠胀疼痛，眉棱骨胀痛，畏光流泪，视力缓降，抱轮红赤或白睛混赤，病情较缓、病势缠绵，反复发作；黑睛后壁有点状或羊脂状物沉着，神水混浊，黄仁肿胀，纹理不清；瞳神缩小或瞳神干缺，或瞳神区有灰白色膜样物覆盖，或见神膏内有细尘状、絮状混浊；常伴肢节肿胀，酸楚疼痛；舌红苔黄腻，脉濡数或弦数。

【**证机概要**】风湿热邪相搏，熏蒸黄仁。

【**食疗方法**】祛风清热除湿。

【**推荐食材**】动物肝、瘦肉，薏苡仁、茯苓等。

【**推荐食疗方**】

乌龟土茯苓汤　乌龟 1 只，去头足、内脏，洗净，土茯苓 100g，加入适量水，文火煲 1 ～ 2 小时，调味可食。

第七节　圆翳内障

圆翳内障是指随年龄增长而晶珠逐渐混浊，视力缓慢下降，终致失明的眼病。多相当于现代医学的年龄相关性白内障，其发生与环境、营养、代谢和遗传等多种因素有关。

一、病因病机

圆翳内障多因年老体虚所致。年老体弱，肝肾不足，精血亏损，不能滋养晶珠而混浊；或可阴血不足，虚热内生，上灼晶珠，致晶珠混浊。年老脾虚气弱，运化失健，精微输布乏力，不能濡养晶珠而混浊；或水湿内生，上泛晶珠而混浊。或因肝热上扰目窍，致晶珠逐渐混浊。

二、辨证要点

年龄在 50 岁以上，眼不红不痛，视力渐降，或视物昏朦，或眼前有黑花飞舞；晶珠呈不同形态的混浊，或晶珠全混；眼外轮廓端好，瞳孔展缩如常，眼底无病变；经历年久，渐至失明，双目可同时起病，亦可先后罹病，间隔长短因人而异；仅存光感时，光定位准，红绿色觉正常，眼压正常。

三、食疗原则

饮食宜清淡，忌肥甘厚味、生冷、辛辣刺激；避免食用易引起过敏的食物如虾、蟹之类，但不排除无过敏性的鱼虾食品。

四、辨证食疗

（一）肝肾不足

【证候】视物昏花，视力缓降，晶珠混浊；或头昏耳鸣，少寐健忘，腰酸腿软，口干；舌红苔少，脉细。或见耳鸣耳聋，潮热盗汗，虚烦不寐，口咽干痛，小便短黄，大便秘；舌红少津，苔薄黄，脉细弦数。

【证机概要】肝血不足，目失濡养。

【食疗方法】补益肝肾，清热明目。

【推荐食材】山茱萸、龙眼肉、菟丝子、覆盆子、女贞子、枸杞子、决明子等。

【推荐食疗方】

1. 双蹄汤　马蹄 250g，羊蹄筋 1 对，山药 20g，枸杞子 15g，龙眼肉 10g。以上诸料煲汤，调味，饮汤，食肉。

2. 胡萝卜肝糊汤　猪肝 250g，胡萝卜 1 条，洋葱 1 个，鸡骨汤 5 碗。猪肝先用热水烫过，切成豆粒大丁状，胡萝卜和洋葱也切成丁状，三丁加鸡骨汤慢火煮成糊状，调味食用。

3. 鸡肝明目汤　水发银耳 15g，鸡肝 100g，枸杞子 5g，料酒、姜汁、食盐、味精、水豆粉、清汤适量，饮汤，食料。

（二）脾气虚弱

【证候】视物模糊，视力缓降，或视近尚明而视远模糊，晶珠混浊；伴面色萎黄，少气懒言，肢体倦怠；舌淡苔白，脉缓弱。

【证机概要】脾虚湿生，上泛晶珠。

【食疗方法】益气健脾，利水渗湿。

【推荐食材】山药、党参、麦冬、薏苡仁、香附、莲子肉、玉米须、决明子、茯苓、黄芪、陈皮、白术、玉米、糯米、冬瓜、瘦肉等。

【推荐食疗方】

1. 莲子瘦肉汤　莲子 75g，芡实 50g，瘦肉 250g，盐调味，煲汤。

2. 当归生地炖田螺肉　当归、杭菊花、青皮各 15g，生地黄 20g，栀子、谷精草各 10g，田螺肉 300g，生姜 5g，料酒 12mL，葱 12g，盐、味精各 3g，鸡油 30mL。将以上药物洗净，切碎，盛装在纱布袋内，扎紧口；田螺肉洗净，切薄片；姜切片；葱切段。将药包、田螺肉、料酒、姜、葱同放锅内，加水适量，置武火上烧沸，再用文火炖煮 30 分钟，加入盐、味精、鸡油即成。每日 1 次，佐餐食用。

第八节　近　视

近视在古代医籍中早有认识，称为目不能远视，又名能近怯远症，至《目经大成》始称近视。近视程度较高者又称近觑。近视的发生受遗传和环境等多因素的影响。现代医学认为，近视是眼在调节放松状态下，平行光线经眼的屈光系统后聚焦在视网膜之前的疾病。

一、病因病机

近视多因目中神光不能发越于远处所致。心阳衰弱，阳虚阴盛，目中神光不能发越于远处；

或过用目力，耗气伤血，以致目中神光不能发越于远处；或肝肾两虚，禀赋不足，神光衰弱，光华不能远及而仅能视近。

二、辨证要点

远视力减退，近视力正常；验光检查为近视，需用凹透镜矫正视力。

三、食疗原则

近视病因不尽一致，但均有禀赋不足，或肝肾亏虚，或脾气虚弱等，故行补益之法。

四、辨证食疗

（一）气血不足

【证候】视近清楚，视远模糊，眼底检查或可见视网膜呈豹纹状改变；或兼见面色不华，神疲乏力，视物易疲劳；舌质淡，苔薄白，脉细弱。

【证机概要】血虚气虚，神光不能发越于远处。

【食疗方法】补血益气。

【推荐食材】瘦肉、莲子、龙眼肉、当归、黄芪、枸杞子、桑椹。

【推荐食疗方】

1. 枸杞膏（《眼科阐微》）　由枸杞子 1000～1500g（夏季加五味子 60g），蜂蜜、牛乳或羊乳（若以人乳尤佳）适量组成。选枸杞子肥大赤色干净者，以鲜乳汁浸拌，上笼蒸烂，捣成膏，加水 500～1000mL 煎，拧出浓汁，去渣加蜜，再熬制成膏，贮瓷器内备用。每日用滚水或龙眼肉汤、参汤调服 3～5 茶匙。

2. 桑椹糖　见"噎膈"节。

（二）肝肾两虚

【证候】能近怯远，可有眼前黑花飘动，可见玻璃体液化混浊，眼底呈豹纹状改变；或有头晕耳鸣，腰膝酸软，寐差多梦，视物易疲劳；舌质淡，脉细弱或弦细。

【证机概要】禀赋不足，肝肾阴亏，以致光华不能远及。

【食疗方法】滋补肝肾。

【推荐食材】黑芝麻、猪肝、枸杞子。

【推荐食疗方】

1. 芝麻粥（《锦囊秘录》）　由黑芝麻 30g，粳米 60g 煮粥，早晚分食。

2. 桑椹猪肝粥　桑椹 30g（鲜品 50g），拣去色青者，用水浸泡约 3 分钟，洗净，与淘洗干净的糯米 100g 同时放入砂锅中，煮粥。猪肝 100g 洗净切薄片，加葱、姜汁、料酒适量浸制。粥成时，入猪肝调味拌匀，再煮开即成。

3. 杞实粥　见"青风内障"节。

扫一扫，查阅本
章数字资源，含
PPT、音视频、
图片等

第十七章
中医耳鼻喉科病证食疗

第一节 鼻 渊

鼻渊是指以鼻流浊涕、量多不止为主要特征的鼻病，临床上常伴有鼻塞、嗅觉减退、头痛等症状，是鼻科的常见病、多发病之一。本病有虚证与实证之分，实证起病急，病程短，虚证病程长，缠绵难愈。现代医学的鼻窦炎症性疾病可参考本节内容辨证施治。

一、病因病机

鼻渊的发生，实证多因外邪侵袭，引起肺、脾胃、胆之病变而发病；虚证多因肺、脾脏气虚损，邪气久羁，留滞鼻窍，以致病情缠绵难愈。起居不慎，冷暖失调，或过度疲劳，风热袭表伤肺，或风寒外袭，郁而化热，内犯于肺，肺失宣降，邪热循经上壅鼻窍而为病。情志不遂，恚怒失节，胆失疏泄，气郁化火，胆火循经上犯，移热于脑，伤及鼻窍；或邪热犯胆，胆热上蒸鼻窍而为病。饮食失节，多食肥甘煎炒、醇酒厚味，湿热内生，郁困脾胃，运化失常，湿热邪毒循经熏蒸鼻窍而发为本病。久病体弱，或病后失养，致肺脏虚损，肺卫不固，易为邪犯，正虚抗邪无力，邪滞鼻窍而为病。久病失养，或疲劳思虑过度，损及脾胃，致脾胃虚弱，运化失健，气血精微生化不足，鼻窍失养，加之脾虚不能升清降浊，湿浊内生，困聚鼻窍而为病。

本病病位主要在鼻窍，与肺、脾胃、胆密切相关。其病机有肺经风热、胆腑郁热、脾胃湿热、肺气虚寒、脾气虚弱。实者均因邪热循经上犯，熏蒸鼻窍起病；若久病误治失治，可致肺、脾虚损，正虚无力抗邪，邪滞鼻窍，或鼻窍失养而致病。

二、辨证要点

辨实证与虚证 实证起病急，多因外邪侵袭引起，流脓涕，常伴发热等全身症状，病程短，以邪实为主；虚证多因久病误治失治而成，病程长，症状时轻时重，反复发作，缠绵难愈，以肺、脾脏虚损为主。

三、食疗原则

鼻渊的食疗以虚实为纲，实者以清利通窍为原则，分为疏风清热、宣肺通窍，清泻胆热、利湿通窍，清热利湿、化浊通窍三法；虚者重在扶正，以温补肺脏、健脾益气为法。

饮食不当会使病情加重或延长病程。因此，鼻渊患者需禁烟酒，忌食辣椒、大蒜、煎炸等辛辣燥热食物；宜多食新鲜水果和蔬菜，以摄取足够的维生素C，如柑橘类水果、葡萄、黑莓等；

多吃全谷类、豆类、坚果，以摄取 B 族维生素，有助于增强机体抵抗力，抵御外邪入侵。

四、辨证食疗

（一）肺经风热

【证候】鼻塞，鼻涕量多而白黏或黄稠，嗅觉减退，头痛，可兼有发热恶风，汗出，或咳嗽，痰多，舌质红，舌苔薄白，脉浮数。

【证机概要】风热犯肺，肺失宣降，邪热循经上壅鼻窍。

【食疗方法】疏风清热，宣肺通窍。

【推荐食材】辛夷、桑叶、菊花、薄荷等。

【推荐食疗方】

1. 辛夷马齿苋粥　辛夷 10g，煮汁去渣，再加入粳米 50g 煮粥，将熟时入马齿苋 30g，再煮数沸即可，早餐食用。

2. 桑菊杏仁粥　桑叶 9g，菊花 6g，加水适量煎取汁，入甜杏仁 9g，粳米 60g 煮粥，早晚食用。

3. 金银花薄荷茶　菊花 10g，金银花 10g，薄荷 6g，沸水浸泡，代茶饮。

（二）胆腑郁热

【证候】鼻涕浓浊，量多，色黄或黄绿，或有腥臭味，鼻塞，嗅觉减退，头痛剧烈，可兼有烦躁易怒、口苦、咽干、耳鸣耳聋、寐少梦多、小便黄赤等全身症状，舌质红、苔黄或黄腻，脉弦数。

【证机概要】胆腑郁热，循经上犯鼻窍。

【食疗方法】清泻胆热，利湿通窍。

【推荐食材】丝瓜、鱼腥草、苦瓜等。

【推荐食疗方】

1. 丝瓜饮　经霜丝瓜 1 条，切碎，沸水浸泡，代茶饮。

2. 丝瓜根蕺菜饮　丝瓜根 30g，鱼腥草 30g，煎水，加白糖调味，代茶饮。

3. 苦瓜泥　生苦瓜 1 条捣烂如泥，加白糖 60g 捣匀，两小时后将水滤出，去渣，分 2～3 次服用。

（三）脾胃湿热

【证候】鼻塞重而持续，鼻涕黄浊而量多，嗅觉减退，头昏闷，或头重胀，困倦乏力，胸脘痞闷，纳呆食少，小便黄赤，舌质红，舌苔黄腻，脉滑数。

【证机概要】脾胃湿热，循经上蒸鼻窍。

【食疗方法】清热利湿，化浊通窍。

【推荐食材】薏苡仁、冬瓜、荷叶等。

【推荐食疗方】

1. 薏苡冬瓜汤　薏苡仁 30g，煎汤去渣，放入切成薄片的冬瓜肉煮汤，加盐少许，一次食用。

2. 煮全冬瓜　全冬瓜（不去子）半个切碎，加水和蜂蜜煮至烂熟，分 2～3 次食用。

3.薏苡荷叶粥 煮薏苡仁 30g，如常法做粥，粥将熟，覆以荷叶 1 张再煮，至熟放入淀粉少许，再加少许白砂糖、桂花，作早点或夜宵食用。

（四）肺气虚寒

【证候】鼻塞或轻或重，鼻涕黏白，稍遇冷风则鼻塞加重，鼻涕增多，喷嚏时作，嗅觉减退，头昏，头胀，气短乏力，语声低微，面色苍白，自汗畏风寒，咳嗽痰多，舌质淡，舌苔薄白，脉缓弱。

【证机概要】肺气虚弱，无力托邪，邪滞鼻窍。

【食疗方法】温补肺脏，散寒通窍。

【推荐食材】人参、核桃仁、黄芪等。

【推荐食疗方】

1.人参胡桃饮 生姜、葱白各 10g 煎水取汁，入人参 3g、核桃仁 3 个共煎，一次饮用后将人参、核桃仁嚼食。

2.黄芪冬瓜汤 黄芪 30g 煎汤去渣，加入去皮子、切成块的冬瓜半个，如常法熬汤，作正餐汤食用，分 3 次。

3.黄芪桂枝茶 炙黄芪 30g、桂枝 3g 沸水浸泡，代茶。

（五）脾气虚弱

【证候】鼻涕白黏，量多，嗅觉减退，鼻塞较重，食少纳呆，腹胀便溏，肢困乏力，面色萎黄，头昏重，或头闷胀，舌淡胖，舌苔薄白，脉细弱。

【证机概要】脾气虚弱，健运失职，湿浊内生，上犯鼻窍。

【食疗方法】健脾利湿，益气通窍。

【推荐食材】黄芪、当归、党参、山药等。

【推荐食疗方】

1.归芪鸡 鸡 1 只，去毛及内脏，将当归 30g、炙黄芪 50g 纱布包，同鸡共煮至鸡熟烂，以盐调味，分 3 次佐餐食用。

2.参芪山药粥 党参 15g、黄芪 30g 煎水取汁，入粳米 100g 煮粥，将山药 50g 研末加入，调味，分 2 次食用。

3.芪橘皮荷叶汤 先将黄芪 15g、橘皮 15g 煎汤去渣，加入荷叶 1 张热浸，取汤，佐餐饮用，或代茶饮。

第二节 口 臭

口臭是指口内出气臭秽，又名出气臭、口气秽恶、口气臭、臭息等。中医学认为主要与脾胃功能失调、情志不舒、劳累过度等因素有关，其中尤以脾胃关系最为密切。某些口腔、鼻咽疾病和呼吸、消化系统等疾病均可引起。

一、病因病机

中医认为口臭的形成主要责之脾胃，但与心、肝、肺、肾也有密切的关系。思虑过度易劳伤心脾，心脾积热，大便不通，火炎向上，出现口臭；肾阴不足，不能滋养胃阴，胃阴不足，虚火上炎，也会出现口臭。因此，中医认为，口臭的病因病机主要是脏腑功能失调致浊气产生，出于口，令己与人闻及臭而恶。

二、辨证要点

若有热象，应辨清实热、虚热。实热多表现为心脾积热、腑气不降，如胃热壅盛，脾胃积热，痰热壅肺，心脾积热；虚证多为肾阴亏虚不足以养胃，胃阴不足而虚火上炎。若无热象，要辨清瘀血内阻、食滞胃脘、劳郁伤脾等。

三、食疗原则

湿热内蕴者，治以清热利湿、宣畅气机，使湿邪得去，毒热得清，气机调畅；肠胃积热者，治以泄热导滞、润肠通便，使腑气通顺，积热得除；饮食停滞者，治以消食化积、行气导滞，食积得消，胃气得和，热清滞去；脾虚湿滞者，治以燥湿健脾、行气导滞，达到脾健湿除、气行滞消的目的；胃阴亏虚者，治以养阴清热、益胃生津，使胃阴来复，虚火得降，口臭自愈。

饮食不当会使病情加重或延长病程，如患者病后多食刺激性、味浓烈的食物，如大蒜、洋葱、韭菜、咖喱、烟酒，及油腻、煎炸食物，会导致结热内生。所以口臭患者应多食富含维生素C和纤维素的蔬菜、水果，如柑橘、西瓜、苹果、胡萝卜、芹菜等，使口腔形成一个不利于细菌生长的环境；多喝水、多吃全麦面包，以防便秘；少吃甜食，保护牙齿和齿龈。

四、辨证食疗

（一）湿热内蕴

【证候】口气臭秽，伴嗳气，嗳气后口臭明显，感头晕身重，胸闷不饥，小便短赤，大便黏腻不爽，舌红苔黄厚腻，脉滑数。

【证机概要】湿热内蕴，脾失健运，胃失和降，清气不升，浊气上逆。

【食疗方法】清热利湿，宣畅气机。

【推荐食材】藿香、芦根、苦瓜等。

【推荐食疗方】

1. 藿香粥　藿香15g（鲜品30g），粳米50g。将藿香洗净，放入锅内，加水煎5分钟，取汁待用；再将粳米洗净，入锅内加水适量，置武火上烧沸，再用文火煮至粥熟，加入藿香汁，再煮一二沸即可。作餐食用。

2. 鲜芦根粥　鲜芦根30g，粳米50g。将鲜芦根洗净，放入锅内，加水煮取汁待用；再将粳米洗净，入锅内加水适量煮至米八成熟，再倾入芦根汁煮至米烂熟即可。清晨空腹时服用，不必过久服用。

3. 苦瓜凉菜　苦瓜、调料各适量。苦瓜洗净，切片，腌后用凉水冲洗，加调料调味。佐餐食用。嘱其避免饮酒和进食膏粱厚味之品。

（二）肠胃积热

【证候】口臭，伴见大便干结，脘腹胀满，感面红身热、心烦不宁，时欲饮冷水，小便短赤。舌红，苔焦黄，脉弦数。

【证机概要】肠胃积热，熏蒸于上。

【食疗方法】泄热导滞，润肠通便。

【推荐食材】薄荷、金银花、藿香叶、桂花等。

【推荐食疗方】

1. 薄荷粥　见"血证"节。

2. 双花茶　金银花、藿香叶各 5g，甘草 2g，同入杯中，沸水冲泡，代茶饮用。

3. 桂花茶　桂花 3g，红茶 1g，同入保温杯中，沸水冲泡，盖焖 10 分钟。代茶频饮。

4. 瓜子香口方　甜瓜子适量，研末，蜜调和为丸如枣核大，每日清晨空腹洗漱毕，含一丸于口中。

5. 柠檬香口方　鲜柠檬一枚，切片含口内。

（三）饮食停滞

【证候】口臭，口中发出酸腐食物气味，嗳气时明显，伴脘腹胀闷不适，不思饮食，大便夹有未消化食物。

【证机概要】饮食不节，食滞胃肠，气机阻塞，不思饮食，宿食内积。

【食疗方法】消食化积，行气导滞。

【推荐食材】陈皮、乌梅、檀香等。

【推荐食疗方】

陈皮乌梅饼　陈皮 1000g，白砂糖 200g，乌梅肉 100g，甘草末 50g，檀香末 25g。将陈皮切成片，白砂糖、乌梅肉同捣烂，加入甘草末、檀香末，制成小饼，晾干。每日数次，含口内。

（四）胃阴亏虚

【证候】口臭，伴纳差、心烦失眠、口燥咽干，大便秘结，舌质红，苔少，脉细数。

【证机概要】饮食不节，嗜食辛辣，损伤胃阴，虚火上炎。

【食疗方法】养阴清热，益胃生津。

【推荐食材】麦冬、北沙参、玉竹、生地黄等。

【推荐食疗方】

麦冬粥　见"肺痨"节。

（五）脾虚湿滞

【证候】口臭，伴胃脘胀痛、纳差、便秘，舌淡胖，边有齿痕，苔白腻，脉滑。

【证机概要】平素体虚，脾不运化，清阳不升，浊阴不降。

【食疗方法】燥湿健脾，行气导滞。

【推荐食材】荔枝、丁香等。

【推荐食疗方】

1. 荔枝粥　干荔枝 5～7 枚，去壳，粳米 50g。干荔枝及粳米洗净后，同入锅，加水煮为稀饭。晚餐服用，3～5 天为 1 个疗程。

2. 丁香含方　丁香数枚，含口内。

第三节 口 疮

口疮，又称为口腔溃疡，是发生在口腔黏膜上的表浅性溃疡，可从米粒至黄豆大小，呈圆形或卵圆形，溃疡面凹陷、周围充血，可因接触刺激性食物引发疼痛，一般1～2个星期可以自愈。

一、病因病机

外感六淫，主要是燥、火两邪，燥邪干涩，易伤津液，火为阳邪，其性炎上，津伤火灼，口疮乃发。思虑过度，心烦不寐，五志郁而化火，心火亢盛，上炎熏灼口舌，或心火下移于小肠，循经上攻于口，均可致口舌生疮；或平素多有郁怒，肝郁气滞，肝气不疏，郁而化火，暗耗阴血，致冲任经脉不调，经行之时，经气郁遏更甚，肝火旺盛，上灼口舌而致口疮。久病伤脾，脾气虚损，水湿不运，上渍口舌，而致口疮；或郁久化热，湿热上蒸，亦可致口疮。更有甚者，脾气虚极，伤及脾阳，脾阳不足，寒湿生热，上渍于口，可发口疮。先天禀赋不足，或久用寒凉，伤及脾肾，脾肾阳虚，阴寒内盛，寒湿上渍口舌，寒凝血瘀，久致口舌生疮。总之，外感六淫燥火，内伤脏腑热盛是致病主因。主病之脏在于心、脾、胃、肾。

二、辨证要点

1. 辨实火与虚火 实火多有外感时毒史，起病急，病程短，溃疡多，周围黏膜红赤，局部热疼痛，伴口臭、口渴多饮、尿黄便秘；虚火多为素体阴虚或热病伤阴，久泻伤阳、虚阳浮越，起病缓慢，病程较长，溃疡较少，反复发作，周围黏膜淡红，疼痛轻微，伴随低热、盗汗，或神疲。

2. 辨病变脏腑 病变部位在心者，口疮以舌体为主，常发生于舌边、舌尖部，并伴夜眠不安，尿短赤等；病变部位在脾胃者，口疮每以唇颊、上腭、齿龈处居多，并伴口臭、大便秘结等。

三、食疗原则

实证以清热解毒泻火为主，根据病因、病位不同，分别佐以疏风、化滞、利湿、通腑等，使食到病除；虚证以补虚为主，根据证型不同，分别佐以滋阴清热降火、温补脾肾等。总之应主次兼顾。

饮食不当会使病情加重或延长病程。如患者病后多吃辛辣、生冷、坚硬和油煎的食物，将刺激溃疡面引起疼痛，妨碍病灶愈合。所以口疮患者的食物应尽量稀软、细碎，可以多吃鸡蛋羹、蔬菜粥、瘦猪肉、鸭肉、鸡蛋和乳制品，同时多进食西红柿、萝卜、冬瓜、白菜、苹果、百合、梨、绿豆等清热解毒的蔬菜水果。花生、瓜子、巧克力会诱发口疮，因此要少吃这些容易"上火"的食物。多喝水，多吃纤维素丰富的食物，保持大便通畅，也有助于减少口疮发作。

四、辨证食疗

（一）外感时毒

【证候】 多发于外感后1～2天，伴有外感症状。初起口腔黏膜局部充血、红肿，微痛，舌尖或唇内出现粟米粒样小红点或小疱疹，12小时内疱疹溃破，呈表浅溃疡，边界清楚。

【证机概要】时毒之邪，耗伤津液，上熏灼口。

【食疗方法】清热解毒，健脾化湿。

【推荐食材】绿豆、扁豆、薏苡仁、菊花等。

【推荐食疗方】

1. 薏米扁豆汤　将山药 30g 洗净切成薄片，与薏苡仁、白扁豆各 30g，佛手 9g 同入砂锅内，加水 3 碗煎成 1 碗即可。每日早晨空腹食之，每次 1 剂。

2. 绿豆扁豆饮　白扁豆 30g，绿豆 50g，将二者洗净放入砂锅，加适量水，煮至豆熟烂，然后滤渣取汁备用。每日 1 剂，空腹时可以随意饮用。

3. 苦瓜菊花粥　见"心悸"节。

（二）脾胃积热

【证候】口舌多处糜烂生疮，疮面红肿，灼热疼痛，严重者会有口臭、牙龈肿痛，并伴有口渴多饮，尿黄便秘，舌红苔黄，脉滑数。

【证机概要】脾胃郁久化热，湿热上蒸。

【食疗方法】清热泻火，荡涤胃热。

【推荐食材】莲藕、绿豆、西瓜、豆腐等。

【推荐食疗方】

1. 藕节冬瓜豆腐汤　鲜藕节 50g，冬瓜 100g，豆腐 100g，共煮成汤，调味即可。

2. 西瓜甘蔗汁　西瓜 250g，甘蔗 150g，共绞取汁，每日 2 次饮用。

3. 竹叶通草绿豆粥　将淡竹叶 10g、通草 5g、甘草 1.5g 剁碎装入纱布袋，与绿豆 30g、粳米 150g 一起加水放置 30 分钟，以文火煮制成粥。

（三）脾肾阳虚

【证候】溃疡面发白，周围不红，数量少，缠绵不愈，并伴有四肢发凉，口干，腰背酸痛，尿频清长，大便稀溏，舌淡苔白腻，脉沉弱。

【证机概要】脾肾阳虚，阴寒内盛，寒湿上溃口舌。

【食疗方法】温补脾肾。

【推荐食材】鸡肉、糯米、韭菜、芥菜等。

【推荐食疗方】

1. 白果莲子糯米乌鸡汤　竹丝鸡 1 只洗净，去内脏，沥干水，白果仁 15g、莲子肉 30g、胡椒 3g 洗净，与浸洗过的糯米 30g 一起放入鸡肚内，用线缝合，放入炖盅内，加开水适量，炖盅加盖，文火隔水炖 3 小时，调味供用。

2. 韭菜炒鸡蛋　韭菜 300g 洗净切寸段，两个鸡蛋打好备用。热油放葱花少许炒鸡蛋，鸡蛋炒好盛出，用锅里剩下的油继续炒韭菜，急火快炒，翻炒数下，再把刚才炒好的鸡蛋倒回同炒，放盐和白胡椒少许，炒均匀后出锅。

3. 白果芥菜木耳汤　白果 50g 洗净余水，木耳 150g 泡发洗净，芥菜 150g 洗净切条待用。净锅上火，放入清汤 750g，以及白果、木耳，大火烧开转小火炖 20 分钟后放入芥菜，再炖 10 分钟，调味即成。

（四）脾胃虚弱

【证候】口舌生疮反复发作，疮面色淡凹陷，并伴有四肢发凉，神疲气短，食欲不振，大便稀溏，舌淡苔白，脉细弱。

【证机概要】久病伤脾，脾气虚损，水湿不运，上溃口舌。

【食疗方法】健脾化湿，补中益气。

【推荐食材】山药、大枣、扁豆、粳米等。

【推荐食疗方】

1. 山药苡仁粥 山药粉 60g，薏苡仁 30g。先将薏苡仁洗净水煮，将熟时，调入山药粉，用文火继续煮至粥熟。早晚温服。

2. 扁豆山药粥 扁豆、山药、粳米各 100g，同煮粥食用。

3. 黄芪大枣粥 黄芪 30g，大枣 30g，糯米 100g。先将黄芪水煎取滤液，大枣去核，然后将黄芪液、大枣肉与糯米一起熬成稀粥。早、晚趁热服食。

（五）心肾阴虚

【证候】溃疡面颜色鲜红，数量多，形状不一，大小不等，疼痛昼轻夜重，并伴有心悸心烦，咽干口燥，失眠多梦，眩晕耳鸣，健忘，腰膝酸痛，小便短黄，舌红苔薄，脉细数。

【证机概要】心肾阴虚，水不制火，虚火上浮。

【食疗方法】养心安神，滋阴清火。

【推荐食材】黑豆、枸杞子、生地黄、怀牛膝等。

【推荐食疗方】

1. 五味枸杞百合粥 小米 100g，五味子 10g，枸杞子 10g，百合 20g。同放入煲锅内，加入清水 2 升，大火煲开后，转为小火，煲 1 小时后，加入食盐，调匀即可食用。

2. 当归黑豆鸡蛋汤 当归 15g，黑豆 50g，二者先煮 1 小时，然后将鸡蛋打散、调匀，和当归、黑豆一起煮至豆烂。

3. 乌梅生地绿豆糕 将乌梅用沸水浸泡 3 分钟左右，取出切成小丁或片；生地黄切细，与乌梅拌匀；绿豆用沸水烫后，放在淘箩里擦去外皮，并用清水漂去皮，将绿豆放在钵内，加清水上蒸笼蒸 3 小时，待酥透后取出，除去水分，在筛上擦成绿豆沙。将特制的木框放在案板上，衬以白纸一张，先放一半绿豆沙，铺均匀，撒上乌梅、生地黄，再将其余的绿豆沙铺上，揿结实，最后把白糖撒在表面。把糕切成小方块。

（六）血虚阴亏

【证候】多见于女性，一般多发生于月经前后，伴月经先期量多，五心烦热，口干，舌淡苔薄白，脉细数无力。

【证机概要】血虚阴亏，阴虚火旺，虚火上炎，熏蒸口舌，而为口疮。

【食疗方法】潜降虚火，养血益阴。

【推荐食材】乌骨鸡、大枣、桑椹、女贞子等。

【推荐食疗方】

1. 怀山药红枣粥 珍珠米 200g，放入砂锅，加适量清水煮粥，水开后放入山药 1 根，大枣 50g，冰糖 50g，煮至米熟粥稠即可。

2. 滋补乌骨鸡　乌骨鸡 1000g 洗净斩件，焯水去净血污，沥干水分。当归 5g，南沙参 5g，枣 5g，玉竹 5g，枸杞子 5g，上笼蒸熟。锅上火，下少许油，放入姜片 10g 煸香，加入上汤，加入配料，加入花雕酒 50g，倒入乌骨鸡块和蒸熟的中药，烧开至熟即可。

3. 酸甜桑椹水　砂锅中加水烧开，将洗干净的桑椹放入，小火煲十分钟，放入冰糖，直到糖溶化即可。

第四节　中耳炎

一、病因病机

中耳炎是以耳内胀闷堵塞感及听力下降为主要特征的中耳疾病。病之初起，以耳内胀闷为主，或兼有疼痛，多因风邪侵袭而致，所以古人又有"风耳"之称；迁延日久，耳内如物阻隔，清窍闭塞，听力明显下降，多为耳胀反复发作，邪毒滞留耳窍，迁延日久转化而致，故古代医籍中又有"气闭耳聋"之称。

二、辨证要点

本病初期多为实证，临床辨证多属风邪袭耳、闭塞耳窍，或肝胆火热、上壅耳窍；病久则多为虚实夹杂证，临床辨证多属脾虚湿困、痰湿泛耳，或邪毒滞留、气血瘀阻。

三、食疗原则

风邪袭耳、闭塞耳窍者，治以疏风散邪、宣通耳窍；肝胆蕴热、上壅耳窍者，治以清泻肝胆、利湿通窍为主；脾虚湿困、痰湿泛耳者，以健脾利湿、化浊通窍为法；肾元亏虚者，治以补肾培元、祛腐排脓。

饮食不当会使病情加重或延长病程。饮食宜清淡，注意补充营养，可多食含锰、维生素 A、维生素 C、维生素 D、维生素 E 量高的蔬菜及水果，如金枪鱼、芹菜、竹笋、青椒等；禁忌烟酒、辛辣、香燥等刺激性强的食物；禁服热性补药，如人参、肉桂、附子、鹿茸、牛鞭、大补膏之类。

四、辨证食疗

（一）风邪袭耳

【证候】耳内作胀、不适或微痛，耳鸣如闻风声，听力减退；全身可伴有风寒或风热表证，舌淡红，苔白或薄黄，脉浮。

【证机概要】风邪外袭，首先犯肺，肺失宣降，鼻窍不通，积于鼓室，痞塞耳窍。

【食疗方法】疏风散邪，宣通耳窍。

【推荐食材】银花、菊花、薄荷、芦根等。

【推荐食疗方】

1. 菊花茶　银花 10g，菊花 10g，开水冲泡代茶饮。

2. 白菜薄荷芦根汤　大白菜根 3～4 个，芦根 10g，薄荷 3g，上三味水煎 15～30 分钟，趁热分 2 次服下。

（二）肝胆蕴热

【证候】耳胀、阻塞感重，耳鸣多呈气过水声，可伴情志不畅，或烦躁易怒，胸胁胀闷，口苦，舌暗红，脉弦。

【证机概要】外感热邪内传，肝经火盛，湿热搏结于耳，阻隔耳窍。

【食疗方法】清泻肝胆，利湿通窍。

【推荐食材】夏枯草、桑叶、野菊花、苦瓜、银花、鳖甲、薏苡仁、红糖等。

【推荐食疗方】

1.夏桑菊茶　夏枯草 15g，桑叶 12g，野菊花 15g，水煎去渣，加红糖适量，代茶饮用。

2.苦瓜汁　苦瓜捣成泥，加入适量红糖，搅拌均匀，1 小时后滤汁口服。

3.银花苡米粥　银花 15g，鳖甲 15g，薏苡仁 20g，红糖适量。前三味煎汤后去渣，入薏苡仁、红糖煮粥服用。

（三）脾虚湿困

【证候】耳鸣持续，耳闭塞感加重，听力下降明显，可伴有胸闷纳呆，肢倦乏力，面色不华，素易感冒，舌淡胖，苔白腻，脉滑缓。

【证机概要】久病伤脾，脾气虚弱不能运化水湿，水道与脉络不畅，水湿泛滥，积于鼓室，壅阻耳窍。

【食疗方法】健脾利湿，化浊通窍。

【推荐食材】白扁豆、郁李仁、黑豆、粳米、白茯苓等。

【推荐食疗方】

1.豆豆饭　白扁豆 50g，郁李仁 15g，黑豆 50g，粳米 250g。将扁豆、黑豆浸泡，郁李仁去皮研碎，与粳米一起煮至五成熟，过滤，上笼蒸熟，稍温即食。

2.茯苓粥　见"血证"节。

（四）肾元亏虚

【证候】听力明显减退，耳内有灰白色或豆腐渣样物堆积，头晕，神疲，腰膝酸软，舌淡红，苔薄白或少苔，脉细弱。

【证机概要】肾精亏耗，肾元亏虚，耳窍失养。

【食疗方法】补肾培元，祛腐排脓。

【推荐食材】麻雀、鸽肉、木耳、黄酒等。

【推荐食疗方】

1.麻雀饼　麻雀 5 只，猪瘦肉 200g，黄酒、生粉各适量。将麻雀肉与猪肉共剁成肉泥，加入黄酒、生粉和匀，做成圆饼，置饭面上蒸熟食用。

2.鸽肉木耳汤　肉鸽 1 只（约重 500g），水发黑木耳 100g。将肉鸽宰杀去内脏，加水发黑木耳，放汤炖酥，调味后佐餐用。

第五节　耳鸣、耳聋

耳鸣、耳聋都是听觉异常、听力下降的病证。耳鸣是以自觉耳内或头颅鸣响，而周围环境中并无相应声源为主要特征的病证；耳聋是以听力减退为主要特征的病证。耳鸣和耳聋常同时并见，且病因病理及辨治原则基本相似，故在此合并讨论。现代医学的神经性耳鸣、突发性耳聋、传染病源性耳聋、药物中毒性耳聋、噪声性耳聋等疾病，均可参考本节内容辨证食疗。

一、病因病机

耳聋、耳鸣有虚实之分。实者多因外邪、肝火、痰湿、瘀血等实邪蒙蔽清窍所致；虚者多为脾肾虚损、心血不足而清窍失养所致。

二、辨证要点

分清虚实。实证者，病情突发，以单侧为重，耳鸣呈低音调，听力下降，或完全失听；虚证者，起病缓慢，逐渐加重，以双侧为多，耳鸣呈高音调，夜间加重，听力逐渐下降，以致完全失听。

三、食疗原则

痰、热实邪为患者，宜食疏风清热化痰之品，如菊花、芹菜、梨等，忌食龙眼、荔枝、羊肉等；气血瘀滞者，宜食活血散瘀之品，如木耳、大蒜、山楂、鱼等，忌食蚕豆、肥肉、巧克力等；气血两亏、肾精不足者，宜食枸杞子、黑米、大枣等，忌食辣椒、烟、酒等。

四、辨证食疗

（一）外邪侵袭

【证候】突发听力下降，耳胀闷不适及耳鸣如吹风声，伴有发热恶寒、鼻塞流涕、头痛咳嗽，舌质红，苔薄黄，脉浮数。

【证机概要】风热上扰，蒙蔽清窍。

【食疗方法】疏风清热，宣肺通窍。

【推荐食材】菊花、薄荷、荆芥、桑叶、苦丁茶、金银花、番茄、橙子等。

【推荐食疗方】

1. 桑菊薄竹饮（《广东凉茶验方》） 桑叶 10g，菊花 10g，苦竹叶 30g，白茅根 30g，薄荷 6g，洗净，放入茶壶内，用沸水冲泡温浸 30 分钟即成，每日代茶频饮。

2. 菊花粥 见"内伤发热"节。

3. 荆芥粥 见"白屑风"节。

（二）肝火上扰

【证候】耳聋时轻时重，伴耳鸣，如闻潮声，或如风雷声，每于情志郁怒后加重，伴有头痛眩晕，面红目赤，口苦咽干，胸胁胀痛，夜寐不宁，大便秘结，小便黄赤，舌红苔黄，脉弦数。

【证机概要】肝郁化火，上扰清窍。

【食疗方法】清肝泄热，开郁通窍。

【推荐食材】芹菜、番茄、苦瓜、龙胆草、苦菜、梨、李子、绿茶、西瓜等。

【推荐食疗方】

1. 鲜李汁（《泉州本草》） 将新鲜成熟李子 1000g 去壳后，切碎，榨汁即成，每日 3 次，每次 30mL。

2. 平肝清热茶（《慈禧光绪医方选议》）　将龙胆草 1.8g，川芎 1.8g，甘菊花 3g，生地黄 3g 共研为粗末，加水煎汁，或以沸水冲泡，代茶饮用，每日 2 次。

3. 芹菜粥　见"眩晕"节。

（三）痰火郁结

【证候】耳鸣如蝉，或"呼呼"作响，耳中闷胀，伴头晕目眩，胸脘满闷，咳嗽痰多，口淡无味，二便不畅，舌红，苔黄腻，脉滑数。

【证机概要】痰火郁结，蒙蔽清窍。

【食疗方法】化痰清热，散结通窍。

【推荐食材】菖蒲、磁石、川贝、秋梨、枇杷、冬瓜、丝瓜、冰糖等。

【推荐食疗方】

1. 磁石酒（《圣济总录》）　将菖蒲 16g 用米泔浸 2 日备用，磁石 30g 打碎，与菖蒲、木通各 16g 一起装袋浸入酒中，冬季 7 日，夏季 3 日即成，每日适量饮用。

2. 清聪化痰茶（《万病回春》）　橘红、蔓荆子、赤茯苓各 60g，酒黄芩、酒黄连、白芍、姜半夏、酒地黄各 40g，人参 30g，醋青皮 30g，生甘草 25g，将以上诸药共研为末。用时取药末 50g，加青茶适量，置于瓶中，入沸水，焖 30 分钟，即成，每日 2 次。

3. 川贝秋梨膏（《中华临床药膳食疗学》）　将款冬花、百合、麦冬、川贝各 30g 同置于煲中，加水煎成浓汁，去渣留汁，再将秋梨 100g 切块，同冰糖 50g、蜂蜜 100g 放入药汁内，文火慢煎成膏，冷却后，装瓶备用，每日 2 次，每次 15g，温水冲服。

（四）气滞血瘀

【证候】耳鸣耳聋，听力减退，病程可长可短，全身无明显其他症状，曾有情志郁结或紧张状态，或有爆震损伤史，舌质暗红或有瘀点，脉细涩。

【证机概要】气血郁结，塞经阻窍。

【食疗方法】活血化瘀，行气通窍。

【推荐食材】柘根、菖蒲、鲤鱼脑、玫瑰花、山楂、金橘、萝卜、柚子等。

【推荐食疗方】

1. 鲤鱼脑髓粥（《太平圣惠方》）　将鲤鱼脑髓取出 60g，洗净，粳米 180g 淘洗后同煮，欲熟时，入姜末、盐、味精、葱花各适量，煮沸即成，每日 2 次。

2. 玫瑰花汤　见"肥胖"节。

（五）肾精亏损

【证候】耳鸣如蝉，静时尤甚，听力渐降，或伴头眼昏花，腰膝酸软，虚烦失眠，夜尿频多，发脱齿摇，舌红少苔，脉细弱或细数。

【证机概要】肾精不足，耳窍失养。

【食疗方法】补肾填精，滋耳复聪。

【推荐食材】枸杞子、羊肾、菟丝子、粟米、桑椹、海参、核桃、芡实等。

【推荐食疗方】

1. 龟鹿二仙汤（《兰台轨范》）　人参 6g，鹿茸 6g，枸杞子 6g 洗净备用；乌龟 1 只约 500g 用开水烫，去龟壳、肠脏，洗净。把全部食材放入炖盅内，加开水适量，加盖，文火炖 3 小时后，调味即可，每日 2 次。

2. 杞叶羊肾粥（《饮膳正要》） 羊肾 1 个，去内筋膜，洗净后，切碎；羊肉 60g 与枸杞叶 200g 洗净切碎，并将上述食材与粳米 60g、葱白 2 茎同煮，熟后入盐调味即成，每日 2 次。

3. 枸杞粥　见"血证"节。

4. 菟丝子粥（《粥谱》） 将菟丝子 30g 洗净捣碎，加水煎煮，去渣留汁，与粳米 60g 同煮粥，粥成时，调入白糖适量即可，每日 2 次。

（六）气血亏虚

【证候】耳鸣耳聋日久，每遇疲劳之后加重，或见倦怠乏力，声低气怯，面色无华，食欲不振，脘腹胀满，大便溏薄，舌质淡红，苔薄白，脉细弱。

【证机概要】脾失健运，气虚血少。

【食疗方法】健脾益气，养血通窍。

【推荐食材】党参、龙眼肉、黄牛肉、黄芪、当归、猪肝、大枣、黑豆等。

【推荐食疗方】

1. 龙眼酒（《万氏家抄方》） 将龙眼肉 60g 浸于烧酒 500g 中，封存百日即可，每日适量饮用。

2. 参枣汤　见"喘证"节。

3. 归参炖母鸡　见"虚劳"节。

第六节　音　哑

音哑是因外邪侵袭，或脏腑虚损所引起的声门疾病。临床以声音不扬、嘶哑失音为其特征。

一、病因病机

本病病程有急性、慢性之分；其病因病机各异。急性音哑是由于风邪侵袭肺经，肺失宣降所致，风邪常与寒邪或热邪共同致病，故常见有风热音哑、风寒音哑证；慢性音哑多由肺、脾、肾虚损所致，故常见有肺肾阴虚证、肺脾气虚证。

二、辨证要点

本病以说话时声音嘶哑，甚而不能出声为主要证候。辨证时当辨其虚实，发病急多属实证，应辨其寒热；发病较缓，多为内伤所致，要辨其病变脏腑。

三、食疗原则

1. 本病的治疗除开音外，属表证者当从表而解，热则清之，寒则散之；属里虚者当虚则补之。

2. 属风热证者，治以疏风清热、利喉开音，宜食用橄榄、萝卜、无花果、乌梅等；属风寒证者，治以疏风解表、宣肺开音，宜食用芥菜、豆腐、杏仁等食物；属肺肾阴虚者，治以滋养肺肾、利喉开音，宜食柿子、猪肺等；肺脾气虚者，治以补中益气、敛肺开音，宜食藕粉、扁豆、山药、莲肉、龙眼肉、蜂蜜等。

3. 饮食宜细软、清淡，忌食煎、炸、烧烤。忌食辛辣刺激之品，以免生热，加重病情。

四、辨证食疗

（一）风热型

【证候】喉内不适，干咳而痒，声出不利，声音嘶哑，或喉内灼热，疼痛；或见发热，恶寒，头痛，肢体怠倦，骨节疼痛；舌边微红，苔白或兼黄，脉浮数。

【证机概要】风热外袭，金实不鸣。

【食疗方法】清热解毒、利咽开音。

【推荐食材】橄榄、萝卜、无花果、乌梅、芥菜、豆腐、杏仁、菊花、金银花等。

【推荐食疗方】

1.青龙白虎汤 鲜橄榄3枚，鲜萝卜100g，冰糖适量，加水煎煮20～30分钟，去渣取汁，空腹食用。

2.无花果粥 无花果粉20g，梗米100g，冰糖适量。先将梗米煮粥，待粥将成时，再调入无花果粉，文火烧煮片刻，加入冰糖调味即成，空腹食用。

3.乌梅茶 乌梅5枚，以沸水冲泡，温浸15分钟，代茶饮。

（二）风寒型

【证候】猝然声音不扬，甚则嘶哑，或兼咽喉微痛，吞咽不利，咽喉痒，咳嗽不爽，鼻塞涕清，恶寒，发热，头痛，无汗，口不渴；舌苔薄白，脉浮紧。

【证机概要】风寒侵袭，金实不鸣。

【食疗方法】疏风散寒，宣肺开音。

【推荐食材】紫苏、胖大海、杏仁等。

【推荐食疗方】

1.胖大海紫苏茶 胖大海5枚，紫苏叶3g，甘草5g，加沸水浸泡代茶饮。

2.杏仁粥 见"哮病"节。

（三）肺肾阴虚

【证候】声嘶日久，咽喉干燥，焮热微痛，喉痒，干咳，痰少而黏，兼见颧红唇赤，头晕耳鸣，虚烦少寐，腰膝酸软，手足心热；舌红少苔，脉细数。

【证机概要】肺肾之阴液亏虚，喉咙失润，声道失濡。

【食疗方法】滋养肺肾，利喉开音。

【推荐食材】柿子、猪肺、粳米等。

【推荐食疗方】

1.白柿粥 干柿子2个，糯米100g，煮粥，空腹食用。

2.猪肺粥 猪肺100g，梗米100g，食盐适量，煮粥，空腹食用。

（四）肺脾气虚

【证候】声嘶日久、劳则加重，语音低微，气短懒言，倦怠乏力，纳呆便溏，或喉内痰多；舌淡苔白，脉虚弱。

【证机概要】肺脾气虚，无力鼓动声门。

【食疗方法】补中益气，敛肺开音。

【推荐食材】藕粉、扁豆、山药、莲子肉、蜂蜜、大枣等。

【推荐食疗方】

1. 多味藕粉 藕粉 50g，扁豆 30g，茯苓 30g，山药 30g，莲肉 30g，牛乳 50g，白蜜 50g，混匀后将牛乳煮沸，除去上层脂沫，食用。

2. 酥蜜膏 酒酥 250g，蜂蜜 250g，饴糖 25g，生姜汁 125mL，枣肉 75g，杏仁 75g，橘皮末 60g，将枣肉、杏仁捣泥，加水 1000mL，煎煮减半去渣，加入酒酥、橘皮末、蜜和姜汁等，用文火再熬取 1000g。温酒调服，每次 2 勺，每日 3 次。

第七节　鼻咽癌

鼻咽癌是指发生于鼻咽部的恶性肿瘤。临床以涕中带血，耳堵塞感，耳鸣耳聋，鼻塞，头痛，颈部恶核等为主要表现。好发于广东、广西、福建、湖南等地区，发病率居世界首位，是我国高发肿瘤之一，占头颈部肿瘤首位。

一、病因病机

1. 痰浊结聚 素有痰热，或长期受化学气体、粉尘、不洁空气刺激，热毒蕴肺，肺阴耗伤，煎熬津液为痰，痰浊困结，发为癌肿；或情志不遂，肝气横逆，肝脾不和，升降失常，运化失健，水湿内停，痰浊内生，痰气互结，导致癌肿的发生。

2. 气血凝结 肝主疏泄，性喜条达，若情志不遂，七情所伤，以致肝气郁结，疏泄失常，气机不宣。肝藏血，肝气郁结，则气血滞留，瘀阻脉络，而成癌肿。

3. 火毒困结 由于长期过食辛辣等刺激性食物，或常食发霉腐败有毒食物，以致脾胃受伤，热毒蕴积，结聚而为癌肿；或由于肝气郁结，日久化火，痰火互结，阻塞脉络导致癌肿的发生。

二、辨证要点

1. 病史 可有家族遗传史及种族易感性。或有 EB 病毒感染史。

2. 症状 涕中带血，耳堵塞感，耳鸣耳聋，鼻塞，头痛，颈部恶核及颅神经受损等为主要症状。

（1）涕中带血、鼻塞　早期可出现痰中带血或擤鼻时鼻涕带血，晚期表现为大出血。瘤体增大阻塞后鼻孔，引起鼻塞，始为单侧，继而双侧。

（2）耳堵塞感，耳鸣耳聋　肿瘤侵及脉络，阻塞清窍，常引起一侧耳堵塞感，耳鸣耳聋。

（3）头痛　常偏于一侧，部位比较固定，多为持续性。颅底受侵犯时头痛剧烈。

（4）颈部恶核　患者以颈部恶核为首发症状的占 1/2 左右，开始为一侧，渐发展至双侧。肿块无痛、质硬、活动度差。

（5）颅神经受损症状　面部麻木，复视，视物模糊甚至失明，眼睑下垂，吞咽困难，食入反呛等。

3. 检查 可见鼻咽顶或咽隐窝等处有结节状或菜花样肿物。颈部触诊可触及质硬、活动度差或不活动、无痛性肿大淋巴结。病理检查可明确诊断。CT 或 MRI 可显示肿瘤大小及浸润范围。EB 病毒检查可作为鼻咽癌诊断的辅助指标。

三、食疗原则

鼻咽癌多为本虚标实之证，但早期多属实证，晚期多属虚证，病程较长。由于本病在临床上表现多以邪实为主，但往往邪实未去，虚象已露，食疗过程中，或攻补兼施，或先攻后补，或先补后攻，或以毒攻毒，苦寒泄热，或活血，或祛痰散结，均宜酌情选用，灵活施膳。

四、辨证食疗

未放疗患者的辨证论治

（一）痰浊结聚

【证候】头重头痛，鼻塞涕血，耳内胀闷；鼻咽肿块色较淡或有分泌物附着，颈部多有较大恶核；痰多胸闷，体倦嗜睡，或见心悸，恶心，纳差便溏，舌淡红，舌体胖或有齿印，舌苔白或厚腻，脉弦滑或细滑。

【证机概要】气滞痰凝，痰浊内聚。

【食疗方法】清化痰浊，行气散结。

【推荐食材】乌骨鸡、肉豆蔻、佛手、萝卜、蛤蜊等。

【推荐食疗方】

1. 豆蔻草果炖乌鸡　乌骨雌鸡 1 只，肉豆蔻 15g，草果 6g，将肉豆蔻、草果炒焦，装入鸡腹煮熟，饮汤食肉。

2. 佛手茶　见"经行乳房胀痛"节。

3. 萝卜蛤蜊汤　蛤蜊 500g，白萝卜 250g，葱花、生姜丝各 5g，水沸后下蛤蜊煮 3 分钟滤出原汤，加入白萝卜丝、葱花、生姜煮沸 10 分钟即可，佐餐食用。

（二）气血凝结

【证候】头痛较甚，涕中带血，耳鸣耳聋或耳堵塞感；鼻咽肿块黯红，触之易出血，颈部或有恶核；胸胁胀痛，口苦咽干，舌黯红，或黯紫斑，舌苔白或黄，脉弦细或涩缓。

【证机概要】气滞血瘀。

【食疗方法】行气活血，软坚散结。

【推荐食材】洋葱、当归、山楂、葡萄酒等。

【推荐食疗方】

1. 洋葱葡萄酒　洋葱 1 个，葡萄酒 1 瓶，将洋葱切细条，放入葡萄酒中密闭浸泡 1 周即可，每日 2 次，每次 50mL。

2. 当归红花酒　见"白驳风"节。

3. 山楂粥　见"产后恶露不绝"节。

（三）火毒困结

【证候】痰涕带血较多，污秽腥臭，耳鸣耳聋，头痛剧烈，或视蒙复视；癌肿溃烂，或呈菜花状，或颈部肿块坚硬；全身可见咳嗽痰稠，心烦失眠，口干口苦，小便短赤，大便秘结，舌红，脉弦滑数。

【证机概要】火毒上攻，炼津为痰。

【食疗方法】泻火解毒，疏肝散结。

【推荐食材】黄瓜、西瓜、丝瓜、鲫鱼等。

【推荐食疗方】

1. 凉拌二瓜　黄瓜、西瓜皮适量，切条后加盐、味精等调味品腌制 10 分钟，淋上麻油即可，佐餐食用。

2. 丝瓜鲫鱼汤　鲫鱼 1 条，丝瓜 250g，丝瓜去皮切段备用，鲫鱼小火微煎、去油，加盐及适量清水，小火炖至汤色奶白，加入丝瓜段，煮熟即可。佐餐食用。

放疗、化疗配合中医辨证论治

（一）肺胃阴虚

【证候】口干咽燥，口渴喜饮，或口烂疼痛；咽部、鼻腔及鼻咽部干红少津；干呕或呃逆，干咳少痰，胃纳欠佳，大便干结，小便短少，舌红而干，少苔或无苔，脉细数。

【证机概要】肺胃阴虚，虚火上炎。

【食疗方法】清肺养胃，生津润燥。

【推荐食材】百合、麦冬、豆浆、枇杷等。

【推荐食疗方】

1. 百合粥　见"血证"节。

2. 麦冬粥　见"肺痨"节。

3. 甜浆粥　鲜豆浆 300 ～ 500mL，粳米 100g，冰糖少许，将粳米与鲜豆浆同入锅中，加水适量，武火煮沸转为小火熬煮成粥，加入适量冰糖，再煮沸 1 ～ 2 次。佐餐食用。

（二）气血亏虚

【证候】头晕目眩，面色萎黄或苍白，或涕中带血；鼻腔及鼻咽、口咽黏膜淡红，或有少许痂块附着；气短乏力，手足麻痹，心悸怔忡，失眠多梦，甚则头发脱落，爪甲无华，舌淡，脉细无力。

【证机概要】脾胃虚弱，气血生化乏源。

【食疗方法】益气补血，健脾养心。

【推荐食材】木耳、黄芪、大枣、当归、羊肝、龙眼等。

【推荐食疗方】

1. 木耳粥　黑木耳 30g，粳米 100g，大枣 5 个，红糖适量。先将黑木耳浸泡去杂质，大枣、粳米洗净，三者同入锅中，加水适量，武火煮沸转为小火煮至烂熟，加入红糖稍煮片刻。佐餐食用。

2. 补血饭　黄芪 10g，当归 5g，大枣 10 个，龙眼肉 10g，白扁豆 20g，粳米 100g，红糖适量。黄芪、当归先煎取汁，大枣、龙眼肉去核洗净，先将白扁豆加水煮至半熟，加入粳米、大枣、龙眼肉、红糖，再加入黄芪当归汁，拌匀，文火煮至粥成。佐餐食用。

3. 酱醋羊肝　羊肝 500g，芡粉、酱油、醋、糖、黄酒、姜、葱少许。羊肝洗净、切片、裹芡粉汁，热油爆炒，烹以酱油、醋、糖、黄酒、姜、葱等调味品，嫩熟即可。佐餐食用。

（三）脾胃不和

【证候】咽部或鼻咽黏膜淡红、微干，鼻咽部或见脓涕痂块附着；胃纳欠佳，恶心呕吐，或呕吐酸水，呃逆心烦，腹胀腹痛，胸脘痞满，大便溏，舌淡，苔白厚，脉细弱。

【证机概要】脾胃不和，运化失司。

【食疗方法】健脾益气，和胃止呕。

【推荐食材】山药、白扁豆、黄芪、茯苓、生姜等。

【推荐食疗方】

1. 黄芪炖鸡　见"血证"节。

2. 白扁豆粥　见"呃逆"节。

3. 白茯苓粥　见"血证"节。

第十八章
温病食疗

第一节 春 温

春温是发生于春季的温热病邪所引起的急性外感热病。起病急骤，病发于里，病情严重，变化较多。现代医学中发生于春季的重型流感、流行性脑脊髓膜炎、病毒性脑炎、败血症等可按本病辨证食疗。

一、病因病机

春季的温热病邪，迅速由表入里，郁伏气分或营分，病变初期即以里热证为主要表现。里热亢盛，易伤阴化火，出现神昏谵语、痉厥抽搐、斑疹、出血等危重证候。温热病邪损伤人体的肝肾阴液，后期肝肾真阴耗损。病发于气分者，病情轻，进一步发展则向营、血分深入。发于营分者，病情重，营热炽盛、营阴亏耗。其病势发展，营分之热既可向外透达、转出气分而解，亦可深入血分或耗伤肝肾之阴，病情更为危重。

二、辨证要点

1.本病多见于春季。初起即见高热、烦渴，甚则神昏谵语、斑疹、惊厥等里热见症，病发于气分或病发于营分是诊断本病的主要依据，少数兼短暂的表证。

2.春温初起以病发于气或病发于营之表现为主。病发于气分者，见发热、口渴、舌红苔黄并兼口苦或心烦等热郁胆腑的症状；病发于营分者，症见身热夜甚，口干不甚渴饮，斑点隐隐，心烦不寐或时有谵语，舌红绛。

3.初期，里热炽盛而兼有阴虚，邪实为病机关键；中期，热炽阴伤并重，腑实多兼阴液亏损或气液两虚；后期，邪热渐退或余邪留伏，肝肾阴伤，邪少虚；极期，里热炽盛，引动肝风；恢复期，肝肾阴亏，筋脉失养。

三、食疗原则

春温食疗总以清泄里热为主，同时注意顾护阴液，透邪外出。

四、辨证食疗

初发证治

（一）气分郁热

【证候】身热，口苦而渴，干呕心烦，小便短赤，胸胁不舒，舌红苔黄，脉弦数。

【证机概要】热郁气分。

【食疗方法】苦寒清热，宣郁透泄。

【推荐食材】芹菜、菊花、杏仁、苦菜、山楂、苹果、玫瑰花等。

【推荐食疗方】

1. 菊花龙井茶（《饮食疗法》）　菊花 10g，龙井茶 3g，一起放入茶盅内，沸水冲泡，焖 10 分钟，代茶频饮。

2. 佛手菊花饮（《中华临床药膳食疗学》）　佛手 10g，菊花 10g，水煎，去渣取汁，加入白糖适量饮用。

3. 菊苗粥（《遵生八笺》）　将粳米 30g 淘洗干净，将甘菊新鲜嫩芽 30g 洗净切细，与粳米、冰糖适量同煮成粥，早晚服食。

（二）卫气同病

【证候】发热恶寒，无汗或有汗，头项强痛，肢体酸痛，心烦口渴，腹胀，大便干燥，唇焦，舌苔黄燥，脉象滑数或弦数。

【证机概要】卫气同病。

【食疗方法】解表清里

【推荐食材】桑叶，菊花，梨，杏仁，葫芦茶等。

【推荐食疗方】

1. 桑菊杏仁饮　见"咳嗽"节。

2. 杏梨饮　见"咳嗽"节。

3. 葫芦茶冰糖饮　见"咳嗽"节。

（三）热灼营分

【证候】身热夜甚，心烦躁扰，甚或时有谵语，斑点隐隐，咽燥口干而反不甚渴，舌质红绛，脉细数。

【证机概要】热灼营分。

【食疗方法】清营泄热。

【推荐食材】木槿花、马齿苋、藕、生地黄、车前草等。

【推荐食疗方】

1. 木槿花速溶饮　见"疔疮"节。

2. 马齿苋藕汁饮　见"疔疮"节。

3. 生地黄粥　见"血证"节。

（四）卫营同病

【证候】发热，微恶风寒，汗少或无汗，咽痛，咳嗽，口渴，肌肤斑点隐隐，心烦躁扰，甚或时有谵语，舌红绛，苔白黄相兼，脉象浮弦数。

【证机概要】卫营同病。

【食疗方法】泄卫透营。

【推荐食材】金银花、桔梗、薄荷、淡竹叶、槐花、蒲公英、冬瓜、赤小豆、荸荠、鲜藕、鸭肉、桃仁等。

【推荐食疗方】

1.竹叶薄荷茶（《广东凉茶验方》桑菊薄竹饮化裁） 竹叶6g，薄荷5g，白茅根6g，菊花6g。以上食材，沸水冲泡，加盖温浸10分钟，代茶饮，频服。

2.鲜藕荸荠粥（《中医食疗学》三鲜汁化裁） 鲜藕50g，荸荠8个，粳米50g。所有食材，加入清水适量，同煮为粥，每日1剂，每日2次，热服。

3.金银花露 见"瘾疹"节。

邪盛气分

（一）热灼胸膈

【证候】身热不已，胸膈灼热如焚，烦躁不安，唇焦咽燥，口渴，口舌生疮，齿龈肿痛，或大便秘结，舌红，苔黄，脉滑数。

【证机概要】热灼胸膈。

【食疗方法】清泄膈热。

【推荐食材】菊花、麦冬、绿豆、甘草、西洋参、苦瓜、蜂蜜等。

【推荐食疗方】

1.五汁饮 见"消渴"节。

2.绿豆南瓜粥（《中国药膳学》） 绿豆50g洗净，加入食盐少许，腌制几分钟后，用清水洗；南瓜500g去皮、瓤，洗净，切小方块备用；砂锅加水500mL，大火烧开，下绿豆煮2分钟，将南瓜置入锅中，小火煮30分钟，至绿豆开花，加少许食盐调味即可，佐餐服食。

3.苦瓜菊花粥 见"心悸"节。

（二）阳明热盛

【证候】壮热，面赤，汗多，心烦，渴喜凉饮，舌质红，苔黄而燥，脉洪大或滑数。

【证机概要】阳明热盛。

【食疗方法】清热保津。

【推荐食材】粳米、甘草、金银花、芦根、石斛、葛根、芦根、豆腐、白蜜、藕节等。

【推荐食疗方】

1.葛根粉粥 见"消渴"节。

2.芦根石斛白蜜饮（《食医心鉴》生芦根粥化裁） 鲜芦根100g，鲜石斛100g，白蜜15g。鲜芦根与鲜石斛绞汁，加白蜜搅匀，慢火煎15分钟，放至微温饮用，频服。

3.藕节冬瓜豆腐汤 见"口疮"节。

（三）热结肠腑

【证候】身热，腹满便秘，口干唇裂，舌苔焦燥，脉沉细；或伴见口干咽燥，倦怠少气，撮空摸床，肢体震颤，目不了了，苔干黄或焦黑，脉沉弱或沉细；或伴见小便涓滴不畅，溺时疼痛，尿色红赤，时烦渴甚，舌红脉数。

【证机概要】热结肠腑。

【食疗方法】阳明腑实，阴液亏虚者，治宜攻下腑实，滋阴增液；阳明腑实，气液两虚者，治宜攻下腑实，补益气阴；热结肠腑，小肠热盛者，治宜攻下肠腑热结，清泄小肠邪热。

【推荐食材】菠菜、香蕉、蜂蜜、香菇、马铃薯、苦菜等。

【推荐食疗方】

1. 马铃薯汁　见"便秘"节。

2. 姜汁菠菜　见"便秘"节。

3. 蜂蜜饮　见"便秘"节。

热燔营血

（一）气营（血）两燔

【证候】壮热，目赤，头痛，口渴饮冷，心烦躁扰，甚或谵语，斑点隐隐；甚或大渴引饮，头痛如劈，骨节烦痛，烦躁不安，或时谵语，甚则昏狂谵妄，或发斑吐衄，舌绛或深绛，苔黄燥，脉滑数、弦数或洪大有力。

【证机概要】气营两燔。

【食疗方法】气营（血）两清。

【推荐食材】栀子、石膏、豆腐、苦瓜、竹叶、芦根等。

【推荐食疗方】

1. 山栀粥　见"有头疽"节。

2. 石膏竹叶粥　见"有头疽"节。

3. 苦瓜豆腐汤　见"疔疮"节。

（二）热盛动血

【证候】身体灼热，躁扰不安，甚或昏狂谵妄，斑疹密布，色深红甚或紫黑，或吐衄便血，舌质深绛，脉数。

【证机概要】热盛动血。

【食疗方法】凉血散血，清热解毒。

【推荐食材】木槿花、马齿苋、藕、生地黄、车前草、荸荠、苋菜等。

【推荐食疗方】

同本节"热灼营分"。

（三）热与血结

【证候】身热，少腹坚满，按之疼痛，小便自利，大便色黑，神志如狂，或清或乱，口干而漱水不欲咽，舌紫绛色暗或有瘀斑，脉象沉实而涩。

【证机概要】热与血结。

【食疗方法】泄热通结，活血逐瘀。

【推荐食材】桃仁、油菜、山慈菇、茄子、山楂、韭菜等。

【推荐食疗方】

1. 山楂红糖饮　见"胃痛"节。

2. 鲜韭汁　见"胃痛"节。

3. 桃仁牛血羹　见"胃痛"节。

<h2 style="text-align:center">热灼真阴</h2>

（一）真阴亏损

【证候】身热不甚，日久不退，手足心热甚于手足背，口干咽燥，齿黑，舌质干绛或枯痿，甚则紫晦，或神倦，耳聋，脉虚软或结代。

【证机概要】真阴亏损。

【食疗方法】滋补肝肾，润养阴液。

【推荐食材】当归、龙眼、枸杞子、菊花、山药、女贞子、桑椹等。

【推荐食疗方】

1. 归圆杞菊酒　见"流痰"节。

2. 女贞决明子汤　见"流痰"节。

3. 枸杞炖牛肉　见"流痰"节。

（二）阴虚风动

【证候】低热，手足蠕动，甚或瘛疭，两目上视或斜视，筋惕肉瞤，心悸或心中憺憺大动，甚则心中作痛，时时欲脱，形消神倦，齿黑唇裂，舌干绛或光绛无苔，脉虚细无力。

【证机概要】阴虚风动。

【食疗方法】滋阴息风。

【推荐食材】黑豆、黑芝麻、生地黄、驴头等。

【推荐食疗方】

1. 双耳汤　见"中风"节。

2. 驴头羹　见"中风"节。

3. 加味大豆酒　见"中风"节。

（三）阴虚火炽

【证候】身热不甚，心烦不得卧，舌红，苔黄或薄黑而干，脉细数。

【证机概要】阴虚火炽。

【食疗方法】清热降火，育阴安神。

【推荐食材】百合、麦冬、阿胶、荠菜、藕、甲鱼、冬虫夏草等。

【推荐食疗方】

1. 冬虫夏草粥（《中国药粥谱》）冬虫夏草 10g，瘦猪肉薄片 50g，小米 100g。先将冬虫夏草用布包好，与小米、猪肉片同时放入砂罐内，加水煮至粥熟时，调味即成，每日 1 剂，分次喝粥吃肉。

2. 鳖甲炖鸡　见"肺痨"节。

3. 清蒸鳗鱼　见"肺痨"节。

热陷心包

【证候】神昏谵语，或昏愦不语，身体灼热，四肢厥冷，舌蹇，舌纯绛鲜泽，脉细数。

【证机概要】热陷心包。

【食疗方法】清心开窍。

【推荐食材】竹叶心、莲子心、焦山栀、薄荷、麻仁、决明子、粳米、金银花、赤小豆皮等。

【推荐食疗方】

1. 五汁饮　见"消渴"节。

2. 竹叶莲心栀子茶（自拟）　淡竹叶 10g，莲子心 3g，焦栀子 6g。上三味同入杯中，沸水冲泡，加盖温浸 10 分钟，代茶饮，频服。

阳气暴脱

【证候】身热骤降，四肢逆冷，面色苍白，冷汗淋漓，皮肤出现花纹，斑疹成片，色紫黯，或肢端青紫，呼吸短促或微弱，舌淡，脉微细欲绝。

【证机概要】阳气暴脱。

【食疗方法】回阳救逆。

【推荐食材】人参、乌梅、玉竹、干姜、生姜、甘草、冰糖。

【推荐食疗方】

1. 独参汤　见"中风"节。

2. 人参干姜汤（《辨证录》参附汤化裁）　人参 50g，干姜 30g，大枣 5 个。上三味，加清水 300mL，同煎至 150mL，灌服或随时鼻饲。

热盛动风

【证候】高热不退，头晕胀痛，烦渴，烦闷躁扰，甚则狂乱，神昏，手足抽搐，或见颈项强直，角弓反张，舌干红绛，脉弦数。

【证机概要】热盛动风。

【食疗方法】清热凉肝息风。

【推荐食材】桑叶、菊花、夏枯草、枸杞叶、槐花、薄荷、莲子心等。

【推荐食疗方】

1. 桑菊茅竹饮（《中国药膳学》）　取桑叶、菊花各 5g，竹叶、白茅根、薄荷各 30g。桑叶、竹叶、白茅根三味水煎至沸，取沸水冲泡菊花、薄荷即得。加入蔗糖等调味品服食。每日 1 剂。

2. 荠菜鸡蛋汤（《本草纲目》）　鸡蛋 150g，荠菜 200g。荠菜洗净切约 1 寸长，烧热锅，下油 1 汤匙，爆香姜末，加水适量煮开，放入荠菜煮熟，约 10 分钟，下盐调味，放入鸡蛋拌匀，即可盛起饮用。每日 1 剂。

邪留阴分

【证候】夜热早凉，热退无汗，能食形瘦，舌红苔少，脉沉细略数。

【证机概要】邪留阴分。

【食疗方法】滋阴清热，搜邪透络。

【推荐食材】乌梅、茶叶、百合、鸡蛋、麦冬、粳米、冰糖、大枣、五味子、当归等。

【推荐食疗方】

1. 乌梅茶 见"自汗、盗汗"节。

2. 百合鸡蛋汤 见"肺痨"节。

3. 麦冬粥 见"肺痨"节。

第二节 暑 温

暑温是感受暑热病邪，发病于夏暑当令之时的急性外感热病。起病急骤，初起即见壮热、烦渴、汗多、脉洪等热盛证候。传变迅速，易耗气伤津、闭窍动风。发生于夏季的流行性乙型脑炎、登革热和出血热、钩端螺旋体病、流行性感冒及热射病等，可参考本病食疗。

一、病因病机

暑热病邪，直入于气分，初起即见壮热、汗多、口渴、脉洪等阳明气分热盛证候。暑性炎热，耗伤津气，会出现津气欲脱的危候。暑热亢盛，深入心营，生痰生风，从而迅速出现痰热闭窍、风火相煽等危重病证。内迫血分，损伤血络而致斑疹、出血等危重症状。初病即引起神昏、痉厥。这些危重的病证于小儿患者更为多见。

二、辨证要点

暑温有明显的季节性，多发生于夏暑当令之时。暑温初起的典型表现为壮热、烦渴、大汗、脉洪大等阳明气分热盛证候，也有初起见发热恶寒、头痛身痛、苔薄白、脉浮数等卫表症状者。

本病过程中尤易耗伤津气，导致多种凶险危证。

三、食疗要点

暑温以清暑泄热为基本食疗原则。本病初起暑伤气分，阳明热盛者，治以辛寒清气，涤暑泄热；如进而伤及津气，则宜甘寒之剂以清热生津；若暑邪虽去而津气大伤，又当以甘酸之品以益气敛津，酸苦之品以泄热生津。若暑热化火，生痰生风，内传心营，引起闭窍、动风、入营、动血等病变时，则须根据病情而采取清营凉血、化痰开窍、凉肝息风等法。清心涤暑，导热下行，亦是治暑大法之一。

四、辨证食疗

（一）气分证治

见"春温"辨证食疗之邪盛气分。

（二）营血分证治

见"春温"辨证食疗之热燔营血。

（三）后期证治

【证候】暑伤心肾则心热烦躁，消渴不已，麻痹，舌红绛，苔薄黄或薄黑而干，脉细数。暑热未净，痰瘀滞络则低热不退，心悸烦躁，手足颤动，神情呆钝，默默不语，甚则痴呆、失语、失明、耳聋，或见手足拘挛、肢体强直、瘫痪等。

【证机概要】暑伤心肾，痰瘀滞络，余热未清。

【食疗方法】清心泻火，滋肾养液。清透余热，化痰祛瘀搜络。

【推荐食材】银耳、黑木耳、桑椹、鸡蛋黄、梨、猪皮、高粱米、丝瓜、冬瓜、平菇、桃子、山楂、猕猴桃、白萝卜等。

【推荐食疗方】

1. 酸枣仁茶　见"胸痹"节。

2. 洋参汤　见"胸痹"节。

3. 麦冬人参炖瘦肉　见"胸痹"节。

4. 橘子羹　见"癫狂"节。

第三节　湿　温

湿温是由湿热病邪所引起的急性外感热病。临床以发病较缓、传变较慢、病程较长、病势缠绵为特征。本病全年可见，但好发于雨湿较盛、气候炎热之季。伤寒、副伤寒、沙门菌属感染、钩端螺旋体病、某些肠道病毒感染等可参考本病进行辨治食疗。

一、病因病机

湿温初期湿热外遏肌表、内蕴脾胃，病情发展，则湿热郁蒸气分。湿热病邪致病多太阴、阳明受病，以脾胃为病变中心。湿热病邪蒙上流下、弥漫三焦，相应部位的气机阻滞。湿为阴邪、其性重浊黏腻，与热相合，胶着难解，故起病迟缓，传变较慢，病势缠绵，病程迁延。

二、辨证要点

1. 本病多发生于夏秋雨湿季节，起病较缓，初期恶寒身热不扬，进而热势渐高，稽留不退，并见头重如裹，身重肢倦，胸闷脘痞，苔腻脉缓等。本病传变较慢，湿热留恋气分阶段较长，病变以脾胃为中心，也可涉及其他脏腑。后期邪随火化，损伤肠络，可见大便下血甚或气随血脱；或湿从寒化，致湿盛阳微等严重证候。

2. 本病有卫气营血不同阶段之浅深变化。初期多为湿遏卫气，可见恶寒身热不扬；中期邪留气分，时间较长，以脾胃湿热为主，增见脘痞呕恶等；后期湿热化燥深入营血而见大便下血，或湿从寒化而见脘痞便溏、身冷汗泄等。恢复期余邪未尽，脘中微闷、知饥不食等。

3. 湿热偏上焦肺卫，见恶寒发热、头重、胸闷、咽肿、耳聋等；湿热蒙蔽心包，轻则神志淡漠，重则神识昏蒙等。湿热阻于中焦胃脘，多见胃脘痞满、恶心呕吐、苔白腻或黄腻；偏于脾者，可见知饥不食、大便溏薄；湿热熏蒸肝胆者，可见身目发黄、胁肋胀满等。湿热阻于下焦膀胱，则见小便不利，尿频尿急，甚或尿闭；阻滞肠道则见大便不爽、腹满、下利黏垢等。

三、食疗原则

祛湿清热为本病的食疗原则。病证湿中蕴热、蒸酿为患，治宜分解湿热，使湿去热孤易于消解，祛湿和清热要二者兼顾，合理运用。湿热在上焦者宜芳化，在中焦者宜苦燥，在下焦者宜淡渗。

湿温初起治疗禁用辛温发汗、苦寒攻下、滋养阴液，俗称湿温初起"三禁"。湿温病以中焦脾胃为病变中心，易于损伤脾胃功能，因此，治疗湿温病过程中应时时注意顾护脾胃，苦寒之品每可败胃，在湿温病治疗中不可过量、久服；苦寒攻下中病即止，避免损伤脾胃。

四、辨证食疗

（一）湿重于热

【证候】湿遏卫气则恶寒身热不扬，午后热盛，少汗，头痛如裹，身重肢倦，胸闷脘痞，面色淡黄，口不渴，苔白腻，脉濡缓。邪阻膜原则寒热往来，寒甚热微，身痛有汗，手足沉重，呕逆胀满，舌苔白厚腻浊或如积粉，脉缓。邪困中焦则身热不扬，脘痞腹胀，恶心呕吐，口不渴或渴而不欲饮或渴喜热饮，大便溏泄，小便浑浊，苔白腻，脉濡缓。湿阻肠道、传导失司则少腹满硬，大便不通，神识如蒙，苔垢腻。湿浊上蒙，泌别失职则热蒸头胀，呕逆神迷，小便不通，渴不多饮，舌苔白腻。

【证机概要】湿遏卫气，阻膜原，困中焦。

【食疗方法】芳香化湿，宣通气机，疏利透达膜原湿浊。

【推荐食材】杏仁、薏苡仁、藿香、竹叶、白豆蔻、茯苓、大豆黄卷、淡豆豉、甘草、生姜、鲜荷叶、陈皮、瓜蒌、茯苓、淡竹叶、玉米须、赤小豆、冬瓜。

【推荐食疗方】

1. 藿朴夏苓汤（《医原》藿朴夏苓汤化裁）　藿香 6g，厚朴 3g，姜半夏 4.5g，杏仁 9g，薏苡仁 12g，白豆蔻 1.8g，冬瓜皮 4.5g，淡豆豉 9g，玉米须 4.5g。水煎服。

2. 白扁豆汤（《随息居饮食谱》）　白扁豆 200g。将鲜嫩扁豆洗净，入锅中加适量清水，煮至豆熟汤成。不拘时饮用。

3. 薏苡仁粥　见"胃痛"节。

（二）湿热并重

【证候】湿热困阻中焦发热，汗出不解，口渴不欲多饮，脘痞呕恶，心中烦闷，便溏色黄，小便短赤，苔黄腻，脉濡数。湿热蕴毒则发热口渴，胸痞腹胀，肢酸倦怠，咽肿溺赤，或身目发黄，苔黄而腻，脉滑数。湿热酿痰，蒙蔽心包则身热不退，朝轻暮重，神识昏蒙，似清似昧，或时醒时昧，时或谵语，舌苔黄腻，脉濡滑而数。

【证机概要】湿热困阻中焦，蕴毒酿痰。

【食疗方法】辛开苦降，燥湿清热；或清化湿热，解毒利咽；或清化湿热，豁痰开窍。

【推荐食材】生姜、薏苡仁、白豆蔻、冬瓜、薄荷、藿香、金银花、白扁豆、茄子、黄瓜、栀子、竹叶、茯苓、百合、荷叶。

【推荐食疗方】

1. 冬瓜薏米海带汤（《中国民族药食大全》）　冬瓜 500g，薏苡仁 50g，海带 50g，食盐适量。

将冬瓜洗净，切块；海带洗净，切丝；薏苡仁浸泡 2 小时。将上述三物同置锅中，加适量清水，武火煮沸，文火炖至熟烂，加食盐少许调味即可。

2. 绿豆汤（《遵生八笺》）　绿豆 200g，将绿豆淘净下锅，加水，武火煮至水沸即可。不拘时饮服。

3. 苦菜粥（《粥谱》）　苦菜 100g，粳米 100g，食盐适量。将苦菜去根，洗净，切碎；粳米淘净，加适量清水煮粥，粥沸后，加入苦菜、食盐，熟后即可。空腹食用，每次两次。

（三）热重于湿

【证候】高热汗出，面赤气粗，口渴欲饮，身重脘痞，苔黄微腻，脉滑数。

【证机概要】湿困脾胃，阳明热盛。

【食疗方法】清泄阳明胃热，兼化太阴脾湿。

【推荐食材】藿香、大豆黄卷、栀子、扁豆花、金银花、鲜荷叶等。

【推荐食疗方】

1. 石膏粳米汤（《医学衷中参西录》）　生石膏 60g，粳米 60g。上两味，加水煎煮，至米熟烂，去渣取汁，乘热顿服。1 日 1～2 次。

2. 清络饮　见"感冒"节。

（四）化燥入血

【证候】身灼热，心烦躁扰，甚或神昏谵语，发斑或上窍出血，或便下鲜血，舌绛而干。

【证机概要】热毒化燥，血热妄行。

【食疗方法】清热解毒，凉血止血。

【推荐食材】桃仁、藕、山楂、丝瓜、木耳、槐花、绿豆、马齿苋。

【推荐食疗方】

1. 马兰茶（《圣济总录》）　马兰头 200g，冰糖适量。把马兰头去杂，除去老、黄叶子，用清水洗净，控干水，用刀切成细丝，待用；将马兰头和冰糖一同放入茶杯中，以沸水冲泡，温浸 10～15 分钟后，即可饮用。或加水少许，捣汁。代茶饮。

2. 甘蔗白藕汁　见"口疮"节。

3. 马齿苋绿豆粥（《饮食疗法》）　鲜马齿苋 120g，绿豆 60g。上二味同煮成粥，分两次食用。

（五）湿从寒化

【证候】脘腹胀满，大便不爽或溏泄，食少无味，苔白腻或白腻而滑，脉缓。

【证机概要】湿困脾阳。

【食疗方法】温运脾阳，燥湿理气。

【推荐食材】藿香、茯苓、山楂、陈皮、生姜。

【推荐食疗方】

1. 豆蔻粥　见"呃逆"节。

2. 白胡椒炖猪肚　见"鼓胀"节。

（六）后期证治

【证候】湿盛阳微则身冷汗泄，胸痞，口渴，苔白腻，脉细缓；或形寒神疲，心悸头晕，面浮肢肿，小便短少，舌淡苔白，脉象沉细。余邪未净则身热已退，脘中微闷，知饥不食，苔薄腻。

【证机概要】湿盛阳微，余邪未净。

【食疗方法】温肾健脾，扶阳逐湿；或轻清芳化，涤除余湿。

【推荐食材】芍药、茯苓、生姜、白豆蔻、薏苡仁、冬瓜皮、藿香、佩兰、鲜荷叶、枇杷叶、薄荷叶、冬瓜仁、白扁豆、杏仁、大豆黄卷、草果、草豆蔻。

【推荐食疗方】

1. 干姜饼（《圣济总录》）干姜粉 20g，面粉 250g，食盐适量。将面粉放入盘中，加入干姜粉、食盐、清水，和面，烙成饼。作主食，适量食用。

2. 栗子猪腰粥（《中华药膳宝典》）栗子 10 枚，猪肾 100g，粳米 100g。把栗子盛于袋中悬挂风干，磨粉，与洗干净的粳米和猪肾一同放入锅内，加水适量煮粥，煮至米熟烂即成。空腹食用，每日两次。

3. 五叶芦根茶（《湿热病篇》薛氏五叶芦根汤化裁）藿香叶 3g，薄荷叶 3g，鲜荷叶 3g，枇杷叶 15.6g，佩兰叶 3g，芦根 31.2g，冬瓜仁 31.2g。水煎服。

第四节 温 疫

温疫是感受疫疠病邪所引起的一类急性外感热病。以急骤起病，传变迅速，病情凶险，具有强烈传染性并能引起流行为主要特征。其临床表现为温热性质的温疫，称为温热疫；表现为暑热性质的温疫，称为暑热疫；表现为湿热性质的温疫，称为湿热疫；若温疫病程中，肌肤有明显的斑疹出现者，又可称为疫疹。本病一年四季都可发生，一般通过呼吸道传染的温疫多发生于冬春季节，而通过肠道传染的温疫多发生于夏秋季。现代医学中的鼠疫、霍乱、艾滋病、登革热和出血热、斑疹伤寒、肾综合征出血热、严重急性呼吸综合征（SARS）、新型冠状病毒肺炎、流行性感冒等，凡能引起较大范围流行者，都可参照温疫进行辨证食疗。

一、病因病机

温疫的病因是疫疠病邪，疫疠病邪可分别兼具有风、热、暑、湿、燥之性，具有较强的传染性，并可引起程度不等的流行。在冬春温风过暖的条件下，其邪属性偏温热；在夏季暑热偏盛的条件下，则其邪属性偏暑热；在夏秋雨湿偏盛的条件下，则其邪属性偏湿热秽浊。温热疫气从口鼻而入，怫郁于里，充斥三焦，初起即表现里热炽盛之证，温热疫邪炽盛可内扰心神，迫血动血，瘀热搏结，或蓄血于下，还可出现多脏腑同病，后期温热疫邪伤及气阴，可出现气阴两伤。暑热疫气致病，初起多为卫气同病，入里则可闭结胃肠或熏蒸阳明，甚则充斥表里上下，气血热毒炽盛明显；热毒深伏，可出现昏愦不语等；若邪来凶猛，病变迅速，则无明显阶段过程，而诸候并见，病甚危笃。湿热疠气多从口鼻而入，可直达膜原，出现邪遏膜原的见症；继之病邪可向里传变，可见表病、里病、表里同病等不同类型，其表病为邪热壅于肌表或里热浮溢于表，里病又有上、中、下三部之分，有湿热内溃胸膈、阳明实热、劫烁阴液等病理变化。

二、辨证要点

1.本病一年四季都可发生，起病急骤，初起或见发热恶寒，头身疼痛，口渴心烦等卫气同病证候；或见憎寒壮热，继则但热不寒，苔白如积粉，舌质红绛等邪伏膜原之征；或见身大热，头痛如劈，吐泻腹痛，或吐衄发斑，舌绛苔焦，脉浮大而数等热毒充斥内外之象；传变迅速，症状复杂，病情凶险。可在短时间内出现闭窍神昏、动风痉厥、伤络动血、喘急、厥脱、尿闭等危重证候；有强烈的传染性，易发生流行，在短时期内即有较多的人患病。

2. 温疫由疫疠病邪引起，各种疫邪的致病特点不同。发病初起以但热不恶寒、头身疼痛、口干咽燥、烦躁便干等里热外发为主要证候表现者，多为温热疫气所致；若发病后身热不扬，或憎寒发热，全身重滞，胸脘痞满，苔腻浊或白如积粉，则多为湿热秽浊之邪侵袭；若发病后热势张扬，高热口渴，唇燥舌干，肌肤斑疹，尿少便结，则多为暑热疫气所感。

3. 温疫起病后发展变化十分复杂，病情可在转瞬间突变。一般可从热势、神志、斑疹的色泽及分布等方面进行判断。若热势骤降，呼吸急促甚至喘憋，神志由烦躁转为昏谵、昏愦，甚至发生厥脱，动风，肌肤斑疹色深稠密，甚至融合成片，均属病势严重、预后不良之象。相反，若热势逐渐降低，或身热夜甚转为白昼热盛，呼吸平稳，神志无明显异常，虽外发斑疹，但色泽明润不深，则大多提示病势有好的转机，预后亦较好。

三、食疗原则

对于温疫的食疗，总以祛邪为第一要义。

根据疫邪性质的不同，分别采取不同的治法。如温热疫邪侵袭，怫热于里，充斥表里三焦，治当升散清泄，逐邪解毒；如湿热疫邪侵袭，治疗应化湿辟秽为主，待湿热疫毒化热化燥，方可治同温热、暑热；如为暑热疫邪所感，治疗应注意清热解毒、清气凉营、生津救阴。

根据病邪在卫气营血和脏腑部位的不同而确立治法。如属卫气同病者治以解表清里；邪遏膜原者治以辟秽化浊，开达膜原；阳明热盛者治以清泄热毒；热盛迫血外发斑疹者治以凉血化斑；热陷手足厥阴者治以开窍息风；后期余邪未净，阴伤络阻者，治以养阴泄热，清透包络。

四、辨证食疗

（一）卫气同病

见"春温"辨证食疗之卫气同病。

（二）温热疫邪充斥三焦

【证候】壮热不恶寒反恶热，头痛目眩，身痛，鼻干咽燥，口干口苦，烦渴引饮，胸膈胀满，心腹疼痛，大便干结，小便短赤，舌红苔黄，脉洪滑。

【证机概要】温热疫邪充斥三焦。

【食疗方法】升清降浊，透泄里热。

【推荐食材】葛根、金银花、栀子、薄荷、芦根、姜黄、蜂蜜、莲子、荷叶、竹叶、豆腐、绿豆、西瓜、绿茶等。

【推荐食疗方】

1. 栀子仁粥　见"胁痛"节。

2. 清暑荷叶饮（《食物与食治》荷叶饮化裁）　荷叶 15g，金银花 10g，竹叶心 6g。沸水浸泡，代茶饮，频服。

3. 莲子百合西瓜饮（据《民间验方》莲子百合粥自拟）　莲子 10g，百合 6g，绿豆 10g，西瓜翠衣 6g。以上食材洗净一同放入锅中，加水适量；武火烧开后改用文火继续煎煮，去渣取汁；

代茶饮服，每日 1～2 剂。

（三）湿热疫毒阻遏膜原

【证候】初起畏寒（或寒战）壮热，继而但热不寒，头痛且重，面目红赤，疹粒显现，肢体沉重酸楚，纳呆，胸脘痞闷，呕逆或呕吐，秽气喷人，腹满胀痛，腹泻或便秘，小便短赤，舌红绛，苔白厚腻浊或白如积粉，脉濡数。

【证机概要】湿热疫毒阻遏膜原。

【食疗方法】疏利透达，辟秽化浊。

【推荐食材】草果、藿香、佩兰、橘皮、柚皮、葛根、竹茹、丹皮、薏苡仁、黑豆、丝瓜络、茼蒿等。

【推荐食疗方】

1. 藿香粥　见"口臭"节。

2. 五叶芦根茶　见"湿温"节。

3. 竹茹藿香茶（《备急千金要方》竹茹芦根茶化裁）　竹茹 30g，藿香 30g，生姜 3 片。以上食材，以水共煎，代茶饮用。

（四）阳明热炽，迫及营血

【证候】壮热日晡益甚，口渴引饮，烦躁不宁，或腹满便秘，斑色红赤，甚或紫黑，初见于胸膺部，迅速发展至背、腹及四肢等处，舌红，苔黄燥，甚或干裂，脉洪大或沉实。

【证机概要】阳明热炽，迫及营血。

【食疗方法】清胃解毒，凉血化斑。

【推荐食材】金银花、生地黄、玄参、牡丹皮、白茅根、藕、藕节、绿豆、丝瓜等。

【推荐食疗方】

1. 茅根藕节茶　见"血证"节。

2. 化斑粥（《温病条辨》化斑汤化裁）　生石膏 30～60g，玄参 10g，水牛角 6～10g，鲜荷叶半张，绿豆 30g，粳米 100g，清水适量，将玄参、荷叶洗净，与石膏加水煎取汁，再与粳米、绿豆煮粥，调入水牛角末。

（五）邪毒炽盛，气营（血）两燔

【证候】起病急骤，壮热，头痛如劈，两目昏瞀，骨节烦痛，身如被杖，或狂躁谵妄，口渴引饮，或惊厥抽搐，或吐血衄血，斑色深紫，疏密不匀，舌绛苔焦或生芒刺，脉浮大而数或沉细而数。

【证机概要】邪毒炽盛，气营两燔。

【食疗方法】气营（血）两清，解毒化斑。

【推荐食材】金银花、生地黄、玄参、牡丹皮、钩藤、白茅根、荸荠、西瓜、丝瓜、苋菜等。

【推荐食疗方】

1. 马兰炖猪肉（《药膳食谱集锦》）　鲜马兰（或水发干马兰菜）500g，切段，带皮五花猪肉 250 克，切块，同放入砂锅中，加入酱油、糖和黄酒，注入适量的水，煮滚，改小火煨炖熟烂即可。

2. 生地黄粥　见"血证"节。

3. 二根西瓜盅（《中国食疗学》）　西瓜 1 个（约 250g），茅根 60g，芦根 100g，荸荠、山楂糕条、糖莲子、鲜荔枝各 50g，雪梨 30g，白糖 300g。将西瓜瓤、山楂条、荸荠分别切成小粒，莲子对剖开，雪梨切片，荔枝去核切成小块；鲜茅根、芦根洗净，水煎取汁 300mL，加白糖溶化后入莲子、瓜瓤、荸荠、雪梨煮沸。再入山楂丁，起锅，入冰箱放置 1～2 小时。

（六）血分实热，血热妄行

【证候】身热，心烦失眠，斑疹连结成片，颜色紫赤，或兼有鼻衄、齿衄、便血，舌深绛紫暗，脉数。

【证机概要】热毒入血分，迫血妄行。

【食疗方法】清热解毒，凉血止血。

【推荐食材】金银花、蒲公英、栀子、荷叶、生地黄、牡丹皮、桃仁、槐花、白茅根、侧柏叶、麦冬、玄参、藕、丝瓜、冬瓜、雪梨、猕猴桃、鸭肉等。

【推荐食疗方】

1. 赤豆红枣汤　见"血证"节。

2. 藕汁鸡冠花糖饮（《药膳食谱集锦》）　新鲜鸡冠花 500g，鲜藕汁 500mL，白糖 500g。将鸡冠花除去杂质，洗净，入锅中水煎 2 次，滤去药渣，取汁；将汁液以文火煎，浓缩，将成膏时加入鲜藕汁，继续文火炖至膏状，离火，拌入白糖，吸收煎液中水分使之混合均匀，放阴凉干燥通风处阴干。

3. 荸荠茅根饮（《民间验方》）　荸荠 250g，鲜藕 250g，鲜茅根 250g。洗净，加水适量，用武火烧沸，再用文火熬煮 20 分钟，滤去渣，稍晾凉，装入罐中即成。

（七）毒陷心包，肝风内动

【证候】身灼热，肢厥，神昏谵语或昏愦不语，颈项强直，牙关紧闭，两目上视，手足抽搐，呕吐频作，斑疹紫黑，舌质红绛，脉细数。

【证机概要】毒陷心包，肝风内动。

【食疗方法】清心开窍，凉血解毒，平肝息风。

【推荐食材】竹叶心、莲子心、牡蛎、天麻、钩藤、玄参、麦冬、赤芍、苦瓜、芹菜、苹果等。

【推荐食疗方】

1. 竹叶莲心钩藤饮　淡竹叶 10g，莲子心 3g，钩藤 9g。沸水冲泡，加盖温浸 10 分钟，代茶饮，频服。

2. 菊花莲心槐花茶　菊花 3g，槐花 3g，莲子心 3g，绿茶 3g。用沸水冲泡，密封浸泡 5～10 分钟。频频饮用，每日数次。

（八）正气暴脱

【证候】身热骤降，面色苍白，气短息微，大汗不止，四肢湿冷，心烦不安或神昏谵语，斑疹暗晦或突然隐退，或见各种出血，舌质淡，脉微欲绝。

【证机概要】正气暴脱。

【食疗方法】益气固脱，回阳救逆。

【推荐食材】人参、干姜、生姜、当归、黄芪、大枣、甘草等。

【推荐食疗方】

1. 独参汤 见"中风"节。

2. 人参干姜汤 见"春温"节。

3. 人参粥 见"血证"节。

（九）正衰邪恋

【证候】低热，口不渴，默默不语，神识不清，或胁下刺痛，或肢体时疼，脉数。

【证机概要】正衰邪恋。

【食疗方法】扶正祛邪，活血通络。

【推荐食材】鳖甲、龟甲、牡蛎、桃仁、丹参、人参、黄芪、当归、芍药、大枣、甘草、玫瑰花等。

【推荐食疗方】

1. 当归鳖鱼汤 甲鱼1只（500g），当归15g，白芍15g，枸杞子30g。甲鱼治净，与诸药共煮至肉熟，弃药调味，食肉饮汤。

2. 丹参茶 见"内伤发热"节。

3. 桃仁鳖甲汤 鳖甲9g，桃仁9g，丹参9g，生地黄9g，甘草6g。以上食材一同放入锅中，加水适量煎煮，温服。

全国中医药行业高等教育"十四五"规划教材

全国高等中医药院校规划教材（第十一版）

教材目录（第一批）

注：凡标☆号者为"核心示范教材"。

（一）中医学类专业

序号	书 名	主 编		主编所在单位	
1	中国医学史	郭宏伟	徐江雁	黑龙江中医药大学	河南中医药大学
2	医古文	王育林	李亚军	北京中医药大学	陕西中医药大学
3	大学语文	黄作阵		北京中医药大学	
4	中医基础理论☆	郑洪新	杨 柱	辽宁中医药大学	贵州中医药大学
5	中医诊断学☆	李灿东	方朝义	福建中医药大学	河北中医学院
6	中药学☆	钟赣生	杨柏灿	北京中医药大学	上海中医药大学
7	方剂学☆	李 冀	左铮云	黑龙江中医药大学	江西中医药大学
8	内经选读☆	翟双庆	黎敬波	北京中医药大学	广州中医药大学
9	伤寒论选读☆	王庆国	周春祥	北京中医药大学	南京中医药大学
10	金匮要略☆	范永升	姜德友	浙江中医药大学	黑龙江中医药大学
11	温病学☆	谷晓红	马 健	北京中医药大学	南京中医药大学
12	中医内科学☆	吴勉华	石 岩	南京中医药大学	辽宁中医药大学
13	中医外科学☆	陈红风		上海中医药大学	
14	中医妇科学☆	冯晓玲	张婷婷	黑龙江中医药大学	上海中医药大学
15	中医儿科学☆	赵 霞	李新民	南京中医药大学	天津中医药大学
16	中医骨伤科学☆	黄桂成	王拥军	南京中医药大学	上海中医药大学
17	中医眼科学	彭清华		湖南中医药大学	
18	中医耳鼻咽喉科学	刘 蓬		广州中医药大学	
19	中医急诊学☆	刘清泉	方邦江	首都医科大学	上海中医药大学
20	中医各家学说☆	尚 力	戴 铭	上海中医药大学	广西中医药大学
21	针灸学☆	梁繁荣	王 华	成都中医药大学	湖北中医药大学
22	推拿学☆	房 敏	王金贵	上海中医药大学	天津中医药大学
23	中医养生学	马烈光	章德林	成都中医药大学	江西中医药大学
24	中医药膳学	谢梦洲	朱天民	湖南中医药大学	成都中医药大学
25	中医食疗学	施洪飞	方 泓	南京中医药大学	上海中医药大学
26	中医气功学	章文春	魏玉龙	江西中医药大学	北京中医药大学
27	细胞生物学	赵宗江	高碧珍	北京中医药大学	福建中医药大学

序号	书 名	主 编		主编所在单位	
28	人体解剖学	邵水金		上海中医药大学	
29	组织学与胚胎学	周忠光	汪 涛	黑龙江中医药大学	天津中医药大学
30	生物化学	唐炳华		北京中医药大学	
31	生理学	赵铁建	朱大诚	广西中医药大学	江西中医药大学
32	病理学	刘春英	高维娟	辽宁中医药大学	河北中医学院
33	免疫学基础与病原生物学	袁嘉丽	刘永琦	云南中医药大学	甘肃中医药大学
34	预防医学	史周华		山东中医药大学	
35	药理学	张硕峰	方晓艳	北京中医药大学	河南中医药大学
36	诊断学	詹华奎		成都中医药大学	
37	医学影像学	侯 键	许茂盛	成都中医药大学	浙江中医药大学
38	内科学	潘 涛	戴爱国	南京中医药大学	湖南中医药大学
39	外科学	谢建兴		广州中医药大学	
40	中西医文献检索	林丹红	孙 玲	福建中医药大学	湖北中医药大学
41	中医疫病学	张伯礼	吕文亮	天津中医药大学	湖北中医药大学
42	中医文化学	张其成	臧守虎	北京中医药大学	山东中医药大学

（二）针灸推拿学专业

序号	书 名	主 编		主编所在单位	
43	局部解剖学	姜国华	李义凯	黑龙江中医药大学	南方医科大学
44	经络腧穴学☆	沈雪勇	刘存志	上海中医药大学	北京中医药大学
45	刺法灸法学☆	王富春	岳增辉	长春中医药大学	湖南中医药大学
46	针灸治疗学☆	高树中	冀来喜	山东中医药大学	山西中医药大学
47	各家针灸学说	高希言	王 威	河南中医药大学	辽宁中医药大学
48	针灸医籍选读	常小荣	张建斌	湖南中医药大学	南京中医药大学
49	实验针灸学	郭 义		天津中医药大学	
50	推拿手法学☆	周运峰		河南中医药大学	
51	推拿功法学☆	吕立江		浙江中医药大学	
52	推拿治疗学☆	井夫杰	杨永刚	山东中医药大学	长春中医药大学
53	小儿推拿学	刘明军	邰先桃	长春中医药大学	云南中医药大学

（三）中西医临床医学专业

序号	书 名	主 编		主编所在单位	
54	中外医学史	王振国	徐建云	山东中医药大学	南京中医药大学
55	中西医结合内科学	陈志强	杨文明	河北中医学院	安徽中医药大学
56	中西医结合外科学	何清湖		湖南中医药大学	
57	中西医结合妇产科学	杜惠兰		河北中医学院	
58	中西医结合儿科学	王雪峰	郑 健	辽宁中医药大学	福建中医药大学
59	中西医结合骨伤科学	詹红生	刘 军	上海中医药大学	广州中医药大学
60	中西医结合眼科学	段俊国	毕宏生	成都中医药大学	山东中医药大学
61	中西医结合耳鼻咽喉科学	张勤修	陈文勇	成都中医药大学	广州中医药大学
62	中西医结合口腔科学	谭 劲		湖南中医药大学	

（四）中药学类专业

序号	书 名	主 编		主编所在单位	
63	中医学基础	陈 晶	程海波	黑龙江中医药大学	南京中医药大学
64	高等数学	李秀昌	邵建华	长春中医药大学	上海中医药大学
65	中医药统计学	何 雁		江西中医药大学	
66	物理学	章新友	侯俊玲	江西中医药大学	北京中医药大学
67	无机化学	杨怀霞	吴培云	河南中医药大学	安徽中医药大学
68	有机化学	林 辉		广州中医药大学	
69	分析化学（上）（化学分析）	张 凌		江西中医药大学	
70	分析化学（下）（仪器分析）	王淑美		广东药科大学	
71	物理化学	刘 雄	王颖莉	甘肃中医药大学	山西中医药大学
72	临床中药学☆	周祯祥	唐德才	湖北中医药大学	南京中医药大学
73	方剂学	贾 波	许二平	成都中医药大学	河南中医药大学
74	中药药剂学☆	杨 明		江西中医药大学	
75	中药鉴定学☆	康廷国	闫永红	辽宁中医药大学	北京中医药大学
76	中药药理学☆	彭 成		成都中医药大学	
77	中药拉丁语	李 峰	马 琳	山东中医药大学	天津中医药大学
78	药用植物学☆	刘春生	谷 巍	北京中医药大学	南京中医药大学
79	中药炮制学☆	钟凌云		江西中医药大学	
80	中药分析学☆	梁生旺	张 彤	广东药科大学	上海中医药大学
81	中药化学☆	匡海学	冯卫生	黑龙江中医药大学	河南中医药大学
82	中药制药工程原理与设备	周长征		山东中医药大学	
83	药事管理学☆	刘红宁		江西中医药大学	
84	本草典籍选读	彭代银	陈仁寿	安徽中医药大学	南京中医药大学
85	中药制药分离工程	朱卫丰		江西中医药大学	
86	中药制药设备与车间设计	李 正		天津中医药大学	
87	药用植物栽培学	张永清		山东中医药大学	
88	中药资源学	马云桐		成都中医药大学	
89	中药产品与开发	孟宪生		辽宁中医药大学	
90	中药加工与炮制学	王秋红		广东药科大学	
91	人体形态学	武煜明	游言文	云南中医药大学	河南中医药大学
92	生理学基础	于远望		陕西中医药大学	
93	病理学基础	王 谦		北京中医药大学	

（五）护理学专业

序号	书 名	主 编		主编所在单位	
94	中医护理学基础	徐桂华	胡 慧	南京中医药大学	湖北中医药大学
95	护理学导论	穆 欣	马小琴	黑龙江中医药大学	浙江中医药大学
96	护理学基础	杨巧菊		河南中医药大学	
97	护理专业英语	刘红霞	刘 娅	北京中医药大学	湖北中医药大学
98	护理美学	余雨枫		成都中医药大学	
99	健康评估	阚丽君	张玉芳	黑龙江中医药大学	山东中医药大学

序号	书 名	主 编		主编所在单位	
100	护理心理学	郝玉芳		北京中医药大学	
101	护理伦理学	崔瑞兰		山东中医药大学	
102	内科护理学	陈 燕	孙志岭	湖南中医药大学	南京中医药大学
103	外科护理学	陆静波	蔡恩丽	上海中医药大学	云南中医药大学
104	妇产科护理学	冯 进	王丽芹	湖南中医药大学	黑龙江中医药大学
105	儿科护理学	肖洪玲	陈偶英	安徽中医药大学	湖南中医药大学
106	五官科护理学	喻京生		湖南中医药大学	
107	老年护理学	王 燕	高 静	天津中医药大学	成都中医药大学
108	急救护理学	吕 静	卢根娣	长春中医药大学	上海中医药大学
109	康复护理学	陈锦秀	汤继芹	福建中医药大学	山东中医药大学
110	社区护理学	沈翠珍	王诗源	浙江中医药大学	山东中医药大学
111	中医临床护理学	裘秀月	刘建军	浙江中医药大学	江西中医药大学
112	护理管理学	全小明	柏亚妹	广州中医药大学	南京中医药大学
113	医学营养学	聂 宏	李艳玲	黑龙江中医药大学	天津中医药大学

（六）公共课

序号	书 名	主 编		主编所在单位	
114	中医学概论	储全根	胡志希	安徽中医药大学	湖南中医药大学
115	传统体育	吴志坤	邵玉萍	上海中医药大学	湖北中医药大学
116	科研思路与方法	刘 涛	商洪才	南京中医药大学	北京中医药大学

（七）中医骨伤科学专业

序号	书 名	主 编		主编所在单位	
117	中医骨伤科学基础	李 楠	李 刚	福建中医药大学	山东中医药大学
118	骨伤解剖学	侯德才	姜国华	辽宁中医药大学	黑龙江中医药大学
119	骨伤影像学	栾金红	郭会利	黑龙江中医药大学	河南中医药大学洛阳平乐正骨学院
120	中医正骨学	冷向阳	马 勇	长春中医药大学	南京中医药大学
121	中医筋伤学	周红海	于 栋	广西中医药大学	北京中医药大学
122	中医骨病学	徐展望	郑福增	山东中医药大学	河南中医药大学
123	创伤急救学	毕荣修	李无阴	山东中医药大学	河南中医药大学洛阳平乐正骨学院
124	骨伤手术学	童培建	曾意荣	浙江中医药大学	广州中医药大学

（八）中医养生学专业

序号	书 名	主 编		主编所在单位	
125	中医养生文献学	蒋力生	王 平	江西中医药大学	湖北中医药大学
126	中医治未病学概论	陈涤平		南京中医药大学	